高等医药院校教材

中 药 学

（供中医、中药、针灸专业用）

主　编　凌一揆
副主编　颜正华
编　委　林乾良　徐辉光　黄雅镕

上海科学技术出版社

图书在版编目(CIP)数据

中药学/凌一揆主编. —上海：上海科学技术出版社，1984.6(2025.1重印)

高等医药院校教材. 供中医、中药、针灸专业用

ISBN 978-7-5323-0497-4

Ⅰ.中… Ⅱ.凌… Ⅲ.中药学—医学院校—教材 Ⅳ.R28

中国版本图书馆CIP数据核字(2007)第015559号

中药学

主编 凌一揆

上海世纪出版(集团)有限公司 出版、发行
上海科学技术出版社
(上海市闵行区号景路159弄A座9F–10F)
邮政编码 201101　www.sstp.cn
常熟市华顺印刷有限公司印刷
开本 787×1092　1/16　印张 20.75
字数 491千字
1984年6月第1版　2025年1月第68次印刷
ISBN 978-7-5323-0497-4/R·136
定价：48.00元

本书如有缺页、错装或坏损等严重质量问题，请向印刷厂联系调换

前　　言

由国家组织编写并审定的高等中医院校教材从初版迄今已历二十余年。其间曾进行了几次修改再版，对系统整理中医药理论、稳定教学秩序和提高中医教学质量起到了很好的作用。但随着中医药学的不断发展，原有教材已不能满足并适应当前教学、临床、科研工作的需要。

为了提高教材质量，促进高等中医药教育事业的发展，卫生部于一九八二年十月在南京召开了全国高等中医院校中医药教材编审会议。首次成立了全国高等中医药教材编审委员会，组成32门学科教材编审小组。根据新修订的中医、中药、针灸各专业的教学计划修订了各科教学大纲。各学科编审小组根据新的教学大纲要求，认真地进行了新教材的编写。在各门教材的编写过程中，贯彻了一九八二年四月卫生部在衡阳召开的"全国中医医院和高等中医教育工作会议"的精神，汲取了前几版教材的长处，综合了各地中医院校教学人员的意见；力求使这套新教材保持中医理论的科学性、系统性和完整性；坚持理论联系实际的原则；正确处理继承和发扬的关系；在教材内容的深、广度方面，都从本课程的性质、任务出发，注意符合教学的实际需要和具有与本门学科发展相适应的科学水平；对本学科的基础理论、基本知识和基本技能进行了较全面的阐述；同时又尽量减少了各学科间教材内容不必要的重复和某些脱节。通过全体编写人员的努力和全国中医院校的支持，新教材已陆续编写完毕。

本套教材计有医古文、中国医学史、中医基础理论、中医诊断学、中药学、方剂学、内经讲义、伤寒论讲义、金匮要略讲义、温病学、中医各家学说、中医内科学、中医外科学、中医儿科学、中医妇科学、中医眼科学、中医耳鼻喉科学、中医伤科学、针灸学、经络学、腧穴学、刺灸学、针灸治疗学、针灸医籍选、各家针灸学说、推拿学、药用植物学、中药鉴定学、中药炮制学、中药药剂学、中药化学、中药药理学三十二门。其中除少数教材是初次编写外，多数是在原教材，特别是在二版教材的基础上充实、修改而编写成的。所以这套新教材也包含着前几版教材编写者的劳动成果在内。

教材是培养社会主义专门人才和传授知识的重要工具，教材质量的高低直接影响到人才的培养。要提高教材的质量，必须不断地予以锤炼和修改。本套教材不可避免地还存在着一些不足之处，因而殷切地希望各地中医药教学人员和广大读者在使用中进行检验并提出宝贵意见，为进一步修订作准备，使之成为科学性更强、教学效果更好的高等中医药教学用书，以期更好地适应我国社会主义四化建设和中医事业发展的需要。

全国高等中医药教材编审委员会
一九八三年十二月

编 写 说 明

本书是中药学教材编审小组根据全国高等中医院校教材编审会议精神和教学大纲要求进行编写和审稿定稿的。

本书供全国高等医药院校中医、中药、针灸专业使用。全书分总论、各论两个部分。此外，并列有附篇，介绍历代主要本草学著作。书末附药名中文笔画索引和引用方剂索引，以备检索。

总论介绍中药的基本理论知识，包括中药学的发展概况，中药采、制的理论与技术，以及药物性能、配伍、应用知识等基本概念。

各论介绍全国多数地区常用中药493种，按药物功用的共性，结合治法进行分类，共分20章，章以下适当分节。此外，对不同来源或同一来源而药用部位不同，但疗效相似而且临床常用的一些药物，作为附药，概述其性能功效和用法，分列于相关药物之后。

药物的性能、功效和应用，是各论的重点内容。根据中医学辨证用药的理法，以中医理论阐述各个药的基本功效及其适应范围，并引证必要的方剂，体现实际应用的法度。

各个中药的标名以沿用已久、考证无误的本草用名为正名。少数未见本草著录的，则采用《中华人民共和国药典》的标名或国内多数地区习用的名称。并标出拉丁学名，避免名实混淆。有些来源不一或商品品种混乱，需要澄清的，则另列附注栏目，予以扼要叙述。

为有利于继承、发扬我国药学遗产，培养直接阅读本草原文的能力，每药之后均有文献摘要一栏，选摘重要的本草和医家论述，按时代顺序，分段排列。

本书（按各章顺序）由以下同志分别执笔：凌一揆（总论、解表药、清热药）；黄雅镕（泻下药、祛风湿药、芳香化湿药、利水渗湿药、温里药及附篇历代主要本草著作介绍）；徐辉光（理气药、消食药、驱虫药、止血药、活血药）；林乾良（止咳化痰平喘药、安神药、平肝息风药、开窍药）；颜正华（补益药、收涩药、涌吐药、外用及其他药）。本书编写及审稿中有关资料工作及索引编制，均由本学科编审小组秘书、成都中医学院陈先难同志负责并协助清稿。

本书是在第二版教材基础上吸取其他各版教材的长处，按新教学大纲的要求进行编审的。因此，本书定稿之际，我们自然想到从1960年第一版起，先后领导和组织全套教材建设工作的一些同志和参加过本教材各版修订编审工作的许多同志。我们没有忘记他们所作的开拓性工作和辛勤劳动。同时，我们也希望各院校在使用本教材过程中，通过教学实践，不断总结经验，收集反映，随时提供宝贵意见，以利于进一步修订和提高。

编者

1984年5月

目 录

总 论

1. 中药的起源和中药学的发展 …… 1
2. 中药的产地与采集 …… 4
   2.1 产地 …… 4
   2.2 采集 …… 5
3. 中药的炮制 …… 5
   3.1 炮制的目的 …… 6
   3.2 炮制的方法 …… 6
4. 中药的性能 …… 8
   4.1 四气和五味 …… 8
   4.2 升降浮沉 …… 9
   4.3 归经 …… 10
   4.4 有毒与无毒 …… 10
5. 中药的应用 …… 11
   5.1 配伍 …… 11
   5.2 用药禁忌 …… 12
   5.3 剂量 …… 13
   5.4 用法 …… 14

各 论

1. 解表药 …… 16
   1.1 辛温解表药 …… 16
     麻黄 …… 16
     桂枝 …… 17
     紫苏(附：苏梗) …… 18
     生姜(附：生姜皮) …… 18
     香薷 …… 19
     荆芥 …… 20
     防风 …… 20
     羌活 …… 21
     白芷 …… 21
     藁本 …… 22
     苍耳子(附：苍耳草、苍耳虫) …… 22
     辛夷 …… 23
     葱白 …… 24
     胡荽 …… 24
     柽柳 …… 25
   1.2 辛凉解表药 …… 25
     薄荷 …… 25
     牛蒡子 …… 26
     蝉蜕 …… 26
     淡豆豉(附：大豆黄卷) …… 27
     桑叶 …… 28
     菊花(附：野菊花) …… 28
     蔓荆子 …… 29
     葛根(附：葛花) …… 29
     柴胡 …… 30
     升麻 …… 31
     浮萍 …… 31
     木贼 …… 32
2. 清热药 …… 33
   2.1 清热泻火药 …… 33
     石膏 …… 34
     知母 …… 34
     芦根 …… 35
     天花粉 …… 35
     竹叶 …… 36
     栀子 …… 37
     夏枯草 …… 37
     淡竹叶 …… 38
     寒水石 …… 38
     鸭跖草 …… 39
     谷精草 …… 39
     密蒙花 …… 40
     青葙子 …… 40
   2.2 清热燥湿药 …… 40

黄芩	41
黄连	42
黄柏	42
龙胆草	43
苦参	44
2.3 清热凉血药	44
犀角(附：水牛角)	44
生地黄	45
玄参	46
牡丹皮	47
赤芍	47
紫草	48
2.4 清热解毒药	48
金银花(附：忍冬藤)	49
连翘	49
蒲公英	50
紫花地丁	51
大青叶(附：板蓝根)	51
青黛	52
穿心莲	53
牛黄	53
蚤休	54
拳参	54
半边莲	55
垂盆草	55
土茯苓	56
鱼腥草	56
射干	57
山豆根(附：北豆根)	57
马勃	58
马齿苋	58
白头翁	59
秦皮	59
鸦胆子	60
红藤	60
败酱草(附：墓头回)	61
白花蛇舌草	61
熊胆	62
白蔹	62
白鲜皮	63
漏芦	63
山慈姑	64
四季青	64
金荞麦	64
地锦草	65
白毛夏枯草	66
绿豆(附：绿豆衣)	66
2.5 清虚热药	67
青蒿	67
白薇	68
地骨皮	68
银柴胡	69
胡黄连	69
3. 泻下药	70
3.1 攻下药	70
大黄	70
芒硝	72
番泻叶	72
芦荟	73
3.2 润下药	73
火麻仁	73
郁李仁	74
3.3 峻下逐水药	74
甘遂	75
大戟	75
芫花	76
巴豆	76
牵牛子	77
商陆	78
千金子	78
4. 祛风湿药	79
独活	79
威灵仙	80
防己	81
秦艽	81
豨莶草	82
臭梧桐	82
木瓜	83
络石藤	83
徐长卿	84
桑枝	84
桑寄生	85
五加皮	85
虎骨	86
白花蛇(附：乌梢蛇、蛇蜕)	86
海桐皮	87
蚕沙	87
寻骨风	88
海风藤	88
千年健	89
松节	89
5. 芳香化湿药	89

苍术 …………………………………… 90
　　厚朴(附：厚朴花) …………………… 90
　　藿香 …………………………………… 91
　　佩兰 …………………………………… 92
　　砂仁(附：砂仁壳) …………………… 92
　　白豆蔻(附：豆蔻壳) ………………… 93
　　草豆蔻 ………………………………… 93
　　草果 …………………………………… 94
6. 利水渗湿药 ……………………………… 94
　　茯苓(附：茯苓皮) …………………… 95
　　猪苓 …………………………………… 96
　　泽泻 …………………………………… 96
　　薏苡仁 ………………………………… 97
　　车前子(附：车前草) ………………… 97
　　滑石 …………………………………… 98
　　木通 …………………………………… 99
　　通草(附：梗通草) …………………… 99
　　金钱草 ………………………………… 100
　　海金沙(附：海金沙藤) ……………… 101
　　石韦 …………………………………… 101
　　萆薢 …………………………………… 102
　　茵陈蒿 ………………………………… 102
　　地肤子 ………………………………… 103
　　冬瓜皮(附：冬瓜子) ………………… 103
　　葫芦 …………………………………… 104
　　赤小豆 ………………………………… 104
　　泽漆 …………………………………… 105
　　萹蓄 …………………………………… 105
　　瞿麦 …………………………………… 106
　　灯心草 ………………………………… 106
　　冬葵子 ………………………………… 107
7. 温里药 …………………………………… 107
　　附子(附：乌头) ……………………… 108
　　干姜(附：炮姜) ……………………… 109
　　肉桂 …………………………………… 109
　　吴茱萸 ………………………………… 110
　　细辛 …………………………………… 111
　　花椒(附：椒目) ……………………… 112
　　荜茇 …………………………………… 112
　　荜澄茄 ………………………………… 113
　　丁香(附：母丁香) …………………… 113
　　高良姜 ………………………………… 114
　　小茴香(附：八角茴香) ……………… 114
　　胡椒 …………………………………… 115
8. 理气药 …………………………………… 115
　　橘皮(附：橘核、橘络、橘叶、化橘红) …… 116
　　青皮 …………………………………… 117
　　枳实(附：枳壳) ……………………… 117
　　佛手(附：佛手花) …………………… 118
　　香橼 …………………………………… 119
　　枸橘 …………………………………… 119
　　木香 …………………………………… 120
　　香附 …………………………………… 120
　　乌药 …………………………………… 121
　　沉香 …………………………………… 122
　　川楝子 ………………………………… 122
　　荔枝核 ………………………………… 123
　　青木香 ………………………………… 123
　　薤白 …………………………………… 124
　　檀香 …………………………………… 125
　　刀豆 …………………………………… 125
　　柿蒂 …………………………………… 125
　　甘松 …………………………………… 126
　　娑罗子 ………………………………… 126
　　八月札 ………………………………… 127
　　玫瑰花 ………………………………… 127
　　绿萼梅 ………………………………… 128
　　九香虫 ………………………………… 128
9. 消食药 …………………………………… 129
　　山楂 …………………………………… 129
　　神曲(附：建曲) ……………………… 130
　　麦芽 …………………………………… 130
　　谷芽 …………………………………… 131
　　莱菔子 ………………………………… 131
　　鸡内金 ………………………………… 132
10. 驱虫药 ………………………………… 132
　　使君子 ………………………………… 133
　　苦楝皮 ………………………………… 133
　　槟榔(附：大腹皮) …………………… 134
　　南瓜子 ………………………………… 134
　　鹤草芽 ………………………………… 135
　　雷丸 …………………………………… 135
　　鹤虱 …………………………………… 135
　　榧子 …………………………………… 136
　　芜荑 …………………………………… 136
　　贯众 …………………………………… 137
11. 止血药 ………………………………… 138
　　大蓟 …………………………………… 138
　　小蓟 …………………………………… 138
　　地榆 …………………………………… 139
　　苎麻根 ………………………………… 140
　　紫珠 …………………………………… 140

白茅根（附：白茅花） …… 141
槐花（附：槐角） …… 141
侧柏叶 …… 142
仙鹤草 …… 142
白及 …… 143
棕榈炭 …… 144
血余炭 …… 144
三七（附：菊叶三七、景天三七） …… 144
茜草 …… 145
蒲黄 …… 146
花蕊石 …… 146
艾叶 …… 147
灶心土 …… 147
羊蹄 …… 148
藕节 …… 148

12. 活血祛瘀药 …… 149

川芎 …… 149
乳香 …… 150
没药 …… 151
延胡索 …… 151
郁金 …… 152
姜黄 …… 153
莪术 …… 153
三棱 …… 154
丹参 …… 154
虎杖 …… 155
益母草（附：茺蔚子） …… 156
鸡血藤（附：鸡血藤膏） …… 157
桃仁 …… 157
红花（附：番红花） …… 158
五灵脂 …… 159
牛膝（附：土牛膝） …… 159
穿山甲 …… 160
䗪虫 …… 161
水蛭 …… 162
虻虫 …… 162
降香 …… 163
泽兰 …… 163
月季花 …… 164
凌霄花 …… 164
自然铜 …… 165
王不留行 …… 165
刘寄奴 …… 166
苏木 …… 167
干漆 …… 167

13. 化痰 止咳 平喘药 …… 168

13.1 化痰药 …… 168

半夏 …… 168
天南星（附：胆南星） …… 169
白附子 …… 170
白芥子 …… 171
皂荚（附：皂角刺） …… 171
桔梗 …… 172
旋覆花（附：金沸草） …… 173
白前 …… 173
前胡 …… 174
瓜蒌 …… 174
贝母 …… 175
天竹黄 …… 176
竹茹 …… 176
竹沥 …… 177
浮海石 …… 177
海蛤壳 …… 178
礞石 …… 178
海藻 …… 179
昆布 …… 179
黄药子 …… 180
胖大海 …… 180
猪胆汁 …… 181
薄菜 …… 181

13.2 止咳平喘药 …… 182

杏仁（附：甜杏仁） …… 182
百部 …… 183
紫菀 …… 183
款冬花 …… 184
苏子 …… 184
桑白皮 …… 184
葶苈子 …… 185
枇杷叶 …… 185
马兜铃 …… 186
矮地茶 …… 186
白果（附：银杏叶） …… 187
洋金花 …… 188

14. 安神药 …… 188

朱砂 …… 189
磁石 …… 189
龙骨（附：龙齿） …… 190
琥珀 …… 191
酸枣仁 …… 191
柏子仁 …… 192
远志 …… 192
合欢皮（附：合欢花） …… 193

15. 平肝息风药 194
- 羚羊角（附：山羊角） 194
- 石决明 195
- 牡蛎 195
- 珍珠 196
- 珍珠母 197
- 玳瑁 197
- 紫贝齿 198
- 代赭石 198
- 钩藤 199
- 天麻 199
- 刺蒺藜 200
- 决明子 201
- 穞豆衣 201
- 全蝎 201
- 蜈蚣 202
- 白僵蚕 203
- 地龙 203
- 罗布麻 204

16. 开窍药 204
- 麝香 205
- 冰片 206
- 苏合香 206
- 石菖蒲 207

17. 补虚药 208
17.1 补气药 208
- 人参（附：人参叶） 209
- 西洋参 210
- 党参 211
- 太子参 211
- 黄芪 212
- 白术 213
- 山药 214
- 扁豆（附：扁豆衣、扁豆花） 215
- 甘草 215
- 大枣 216
- 饴糖 217
- 蜂蜜 217

17.2 补阳药 218
- 鹿茸（附：鹿角、鹿角胶、鹿角霜） 219
- 巴戟天 220
- 肉苁蓉 220
- 仙茅 221
- 淫羊藿 221
- 胡芦巴 222
- 杜仲 222
- 续断 223
- 狗脊 224
- 骨碎补 224
- 补骨脂 225
- 益智仁 225
- 冬虫夏草 226
- 蛤蚧 227
- 胡桃肉 227
- 紫河车（附：脐带） 228
- 菟丝子 228
- 沙苑子 229
- 锁阳 230
- 黄狗肾 230
- 韭子 231
- 阳起石 231

17.3 补血药 232
- 当归 232
- 熟地黄 233
- 何首乌（附：夜交藤） 233
- 白芍 234
- 阿胶 235
- 龙眼肉 236

17.4 补阴药 236
- 沙参 237
- 麦门冬 237
- 天门冬 238
- 石斛 239
- 玉竹 239
- 黄精 240
- 百合 241
- 枸杞子 241
- 桑椹 242
- 墨旱莲 242
- 女贞子 243
- 龟板 243
- 鳖甲 244
- 黑脂麻 245

18. 收涩药 245
- 五味子 246
- 乌梅 246
- 五倍子 247
- 浮小麦（附：小麦） 248
- 糯稻根须 249
- 麻黄根 249
- 椿皮 249
- 石榴皮 250

诃子 …… 251	升药 …… 265
肉豆蔻 …… 251	铅丹 …… 266
赤石脂 …… 252	炉甘石 …… 266
禹余粮 …… 253	硼砂 …… 267
罂粟壳 …… 253	明矾 …… 267
莲子（附：莲须、莲子心、莲房、荷叶）…… 254	皂矾 …… 268
芡实 …… 255	毛茛 …… 269
山茱萸 …… 255	大蒜 …… 269
金樱子 …… 256	斑蝥 …… 270
桑螵蛸 …… 257	蟾酥（附：蟾皮）…… 271
覆盆子 …… 257	马钱子 …… 272
乌贼骨 …… 258	蛇床子 …… 272
刺猬皮 …… 259	露蜂房 …… 273

19. 涌吐药 …… 259

瓜蒂 …… 260	木芙蓉叶 …… 274
常山（附：蜀漆）…… 260	血竭 …… 274
胆矾 …… 261	樟脑 …… 275
藜芦 …… 262	大风子 …… 275

20. 外用药及其他 …… 262

	木槿皮（附：土槿皮）…… 276
硫黄 …… 263	丝瓜络 …… 276
雄黄 …… 263	松香 …… 277
砒石 …… 264	孩儿茶 …… 277
轻粉 …… 265	瓦楞子 …… 278
	守宫 …… 279

附 篇

主要本草著作简介 …… 280	中文名索引 …… 313
引用方剂索引 …… 288	

总　　　论

在我国的辽阔大地和海域，分布着种类繁多、产量丰富的天然药材资源，包括植物、动物和矿物。仅典籍所载，已达三千种以上。对于这些宝贵资源的开发与有效利用，已有很悠久的历史，也是我国医药学发展的物质基础。几千年来，以之作为防治疾病的主要武器，对保障人民健康和民族繁衍起着不可忽视的作用。

这些药物中，植物性药材占大多数，使用也更普遍，所以古来相沿把药学叫作"本草学"。本草学典籍和文献资料十分丰富，记录着我国人民发明和发展医药学的智慧创造和卓越贡献；并较完整地保存和流传下来，成为中华民族优秀文化宝库中一个重要内容。由于中药的应用是以中医学理论为基础的，有着独特的理论体系和应用形式，充分反映了我国自然资源及历史、文化等方面的若干特点，所以人们把它称为"中药"。中药学就是专门研究中药基本理论和各种中药的来源、采制、性能功效及应用方法等知识的一门学科，是祖国医学的一个重要组成部分。

1. 中药的起源和中药学的发展

中药的发现与应用以及中药学的发展，如同中医学的发展一样，经历了长期实践过程。

原始时代，我们的祖先在生活与生产活动中，由于采食植物和狩猎，得以接触并了解某些植物和动物及其对人体可能产生的影响，不可避免地会引起某种药效反应或中毒现象，或造成痛苦甚至死亡，从而使人们懂得在寻觅食物时有所辨别和选择。同时，为了同疾病作斗争，上述经验积累到一定程度，社会启示人们对某些自然产物的治病效果和毒性作用予以注意并进而加以利用。经过无数次显然是零星的、分散的，但却是有意识的试验、观察，口尝身受，实际体验，逐渐创造并积累起一些用药知识。经过反复的实践与认识过程，不断总结和交流，逐步形成了早期的药物疗法。随着历史递嬗，社会和文化的演进，生产力的发展，医学的进步，对于药物的需要与日俱增。药物来源已由野生药材逐渐发展到部分由人工栽培和驯养，并由动物、植物扩展到天然矿物及若干人工制品。用药知识与经验也愈见丰富。记录和传播这些知识的方式也就由最初的口耳相传发展到文字记载了。

我国药学发达很早，正式的文字记载可以追溯到公元前一千多年。西周时（公元前1066年—771年）已有专业的"医师"，"聚毒药以供医事"。先秦（公元前221年前）诸子书中有关药物的资料为数不少。《诗经》里有不少为诗人借以比喻吟咏的药物。《山海经》载有100余种动物和植物药，其中不少沿用至今；70年代初出土的帛书《五十二病方》载方约300个，涉及药物已达240余种。说明至迟在秦汉之际，药学已略具规模，到西汉时（公元前

202—公元 8 年)本草学已为医生必修的学科,但专门著述未能遗留下来。现存的最早的药学专著当推《神农本草经》,成书于东汉末期(公元 2 世纪),原书已佚,现存的各种版本是经明清以来学者考订、辑佚、整理而成的。本书共三卷,载药 365 种,是汉以前药学知识和经验的总结。书中还简要而赅备地记述了药学的基本理论。如四气五味、有毒无毒、配伍法度、服药方法及丸、散、膏、酒等多种剂型,为中药学的发展奠定了初步基础。所记药物的疗效,大多朴实有验,今尚习用,如常山抗疟、黄连治痢、苦楝子驱虫、麻黄定喘、当归调经、阿胶止血、乌头止痛等,是我国最早的珍贵药学文献。

两汉迄于南北朝时期,医家应用的药物种类较《神农本草经》有成倍增长,并对各种生药的形态、生态条件以及与之相关的物候知识等均予以注意。同时开创了新兴的分支学科——炮炙学。随着中外文化交流的增多,西域和南海诸国药物如檀香、沉香、龙脑、苏合香、乳香等"香药"开始输入中土,经发现其药用价值后均按我国医药学的理论和方法予以论证,并纳入自己的药学宝库,沿用至今。南北朝时期保存下来的重要本草学著作虽然不多,但已能反映出汉以来的若干重大发展,如雷敩著《雷公炮炙论》叙述各种药物通过适宜的炮炙,可以提高药效,减轻毒性或烈性,从而发展了药物加工技术。梁代陶弘景(公元 456—536 年)搜集和整理了历代使用药物的经验,写成《神农本草经集注》七卷,对魏晋以来 300 余年间药学的发展作了总结,载药达 730 种。又创用按药物自然属性分类的方法。此外,对药物产地、采制加工、真伪鉴别等都有较详的论述。

唐代医药学有较大发展,各地使用的药物种数已达千种。由于政权统一,版图辽阔,经济发达,同海外的经济、文化交流的发展,相继自海外输入的药材品种亦有所增加,进一步丰富了我国药学宝库。唐显庆四年(公元 659 年)颁行了由李勣、苏敬等主持编纂的《新修本草》(又称《唐本草》)。依靠了国家的行政力量和充分的人力物力,从而具有国家规模。全书卷帙浩博,收载药物共 844 种。书中还增加了药物图谱,并附以文字说明,这种图文对照的方法,开创了世界药学著作的先例,无论形式和内容,都有崭新的特色。不仅反映了唐代药学的高度成就,对后世药学的发展也有深远影响。该书很快传到国外,如公元 731 年即传入日本,并广为流传。日本古书《延喜式》还有"凡医生皆读苏敬新修本草"的记载。《唐本草》是最早的一部药典学著作,比起公元 1542 年欧洲纽伦堡药典来,《唐本草》要早出 800 余年,对世界医学的发展作出了重要贡献。

开元年间(公元 713—741 中),陈藏器编成了《本草拾遗》。作者深入实践,不仅增补了大量民间药物,而且辨识品类,也极审慎。陈氏又将各种药物功用概括为十类,从而提出了著名的"十剂",为中药临床分类最早的设想。

唐代已开始使用动物组织、器官及激素剂。《唐本草》记载了用羊肝治夜盲症和改善视力的经验;《本草拾遗》记录了人胞作为强壮剂的效力;而用羊靥(羊的甲状腺)和鹿靥治甲状腺病,则见于《千金方》。

酵母制剂在公元前文献已有记载,到了唐代则普遍地用于医药,如《千金方》和甄权的《药性论》都对神曲的性质功用有明确的叙述。唐至五代时期(公元 618—960 年)对某些食物药和外来药,都有了专门的研究,如孟诜的《食疗本草》,李珣的《海药本草》等。这种研究是中药学发展的另一个侧面,扩大了药物研究范围和应用形式,进一步丰富了中药学的内容。

宋代用药数目更有较大幅度增加,而生药形性鉴别与药物生长环境生态研究尤有进一步的发展,非常重视道地药材和质量规格。对于制剂,也制定了制剂规范,如有名的《太平惠民和剂局方》，是很重要的文献。宋代已将重要的配伍禁忌药物具体加以总结，列出其名称，即后世所遵循的"十八反""十九畏"。至于本草书籍的修订，则沿唐代先例以国家规模进行。如公元975年刊行的《开宝本草》，1060年的《嘉祐补注本草》以及1061年的《本草图经》等，均足以反映当时药学发展情况。而私人撰述的书籍，如唐慎微的《经史证类备急本草》（后世简称证类本草），则在此基础上研究、整理了大量经史文献中有关药学的资料，内容丰富，载药总数已达到1500余种，并于各药之后附列方剂以相印证。宋以前许多本草资料后来已经亡佚，亦赖此书的引用得以保存下来。

宋末到金、元时期，著名医家张元素、李东垣等一些学者，注重对常用药物奏效原理的探讨，他们开拓了经典药学和前代主流本草未能较多触及的领域，颇多创见。元代忽思慧所著《饮膳正要》是饮食疗法的专门著作，记录了不少回、蒙民族的食疗方药，并首次记载了用蒸馏法的工艺制酒。由于酒的浓度较高，用来浸制药酒，药物的有效成分溶出较多，且不易变质，易于保存，比旧时低浓度的醇酒效果好。

明代，伟大的医药学家李时珍（1518—1593年）以毕生精力，广搜博采，实地考查，亲历实践，对古代本草学进行了全面的整理总结，历时27年编成了《本草纲目》这一科学巨著。载药数达到1892种，附方11000多个。改绘药图，订正错误，新增药374种，并按药物的自然属性和生态条件为分类基础，分为十六纲、六十类，是中古时代最完备的分类系统，是我国科技史上极其辉煌的硕果。由于综合了16世纪以前动物学、植物学、矿物和冶金学等多学科的知识，因此，其影响远远超出了本草学的范围，17世纪末即传播海外，先后有多种文字的译本。

明代在我国科学技术传播海外的同时，也陆续引进一些外来药，如《本草纲目》收载的曼陀罗、番红花、番木鳖、阿芙蓉等。明代后期，约为17世纪时的著作《白猿经》记载了用新鲜乌头榨汁、日晒、烟熏，则"药面上结成冰"，"冰"即结晶，也就是乌头碱的结晶。比起欧洲人在19世纪初叶从鸦片中提炼出号称世界第一种生物碱——吗啡，还要早一些。

继李时珍之后，清代杰出医学家赵学敏（约1719—1805年），对民间草药作了广泛收集和整理，于1765年刊行《本草纲目拾遗》，大大丰富了我国药学宝库。全书共载药921种，仅新增的就有716种之多。由于该书资料主要来自群众实践，关于药物形态的描述和功效用法等记载，都较翔实可靠。赵氏及其著作继承了历代药学朴实的传统，对补充《本草纲目》有很大贡献。

我国药学自汉代到清朝，各个时代都有它的成就和特色，而且历代相承，日渐繁富。据统计现存的本草书籍就有400种以上。除去有较大代表性的大型著作外，还有许多短小精悍，便于初学者使用的中药书籍。也有专业性较强的著作，如研究生药的《本草原始》（明·李中立著）；或研究一个地区药物的《滇南本草》（明·兰藏庵著）。总之，在两千年的发展中，文献资料相当丰富，内容相当广泛，记录了我国人民在医药方面的创造和高度成就，包含着丰富经验和理论知识，确实是一个伟大的宝库。

然而，鸦片战争以后的百年间，中医药学的发展受到阻碍，解放前甚至濒于被人为消灭的境地。

新中国成立以来，由于党和政府十分重视中医药学的继承、整理与发扬工作，将之视为一项历史使命，真正反映了人民的愿望与需要。中医药事业从而得到了前所未有的迅速发展。中药方面，在继承整理丰富浩繁的药学遗产的同时，培养了一批批中药人才，建立了研究机构和基地,做了许多很有价值的工作。全国各地区先后多次进行了相当规模的中药资源普查,整理出版了具有特色的专门著作和地方药志,国家药典首次专门收载各种常用中药和成药,逐步制订了成套的质量控制标准,一定程度上反映了我国当代药学科技水平和民族文化特色。一些流传在民间的行之有效的方药不断发掘出来,许多研究成果得以交流和推广。由于中药生产技术的发展,药材产量和质量都有所提高。对于一些药源较少的和长期依靠进口的药材,引种和动物驯化的研究有了可喜的成效(如沉香、麝香、乳香、血竭、鹿茸等);对有些天然药材,为了解决药源短缺的问题,进行了人工合成或半合成(如牛黄、延胡索乙素等)。此外,中药加工技术,如炮制工艺的总结和研究、剂型的改进等都有较大进展。凡此种种,标志着中药科学在社会主义中国前所未有的蓬勃发展,并展示了极其光辉而广阔的前景。

我国医药学源远流长,内容浩博,在取得一定成绩的基础上,进一步进行继承与发扬工作,总结经验,发挥多学科的力量来发展中药科学,还有许多工作要做,任重而道远。

2. 中药的产地与采集

中药的来源,除部分人工制品外,主要是天然的动、植物和矿物。中药的产地、采收与贮存是否合宜,直接影响到药材质量。不合理的采收对于野生动、植物来说,还会严重损害药材资源。如果生长或栽培、驯养的环境适当,土地合宜,采收适时并有计划,贮存恰当,则药材质量高,药性强,疗效好;反之则药性弱,疗效差。早在《神农本草经》里已经指出:"阴干,暴干,采造时月生熟,土地所出,真伪陈新,并各有法。"此后,历代医家在这方面积累了许多宝贵的知识和经验。药物产地、采收与贮存方法的研究,是保证药材质量和保护药源的重要课题。

2.1 产　　地

天然药材的分布和生产,离不开一定的自然条件。在我国纵横万里的大地、江河湖泽、山陵丘壑、平原沃野以及辽阔海域,自然地理状况十分复杂,水土、气候、日照、生物分布等生态环境各地不完全相同,甚至南北迥异,差别很大。因而各种药材的生产,无论产量和质量方面,都各有一定的地域性。自古以来医家非常重视"道地药材",就是这个缘故。宋代寇宗奭说:"凡用药必须择土地所宜者,则药力具,用之有据。"古人经过长期使用,观察和比较,知道即使是分布较广的药材,也由于上述自然条件的不同,各地所产,其质量规格也不一样。如四川的黄连、川芎、附子,广东的陈皮,东北的人参、细辛、五味子,云南的茯苓,河南的地黄,山东的阿胶等,从古到今都是著名的"道地药材"。这方面的经验积累,对于今后发展药材生产,开拓新的药源,无疑是值得重视的。然而各种"道地药材"的产量毕竟难以完全满足需要,实际上在不影响药效的前提下,也可不必拘泥于道地的地域限制。在现代的技术条件中,我国已能从事某些原来产量不多而需要量日益增加的药材的异地引种和动物驯养,从而在一定程度上满足部分短缺药材的需求。此项工作正在不断取得成效。当然,研究"道地药材"的栽培技术和生态系统,创造特定的生产条件,是扩大优质药材生产,确保药品原有性能功效的关键。总之,应以是否确保疗效为标准来认识"道地药材"的真正涵义。

2.2 采　　集

中药大都是植物药材,各种植物在其生长发育的各个时期,根、茎、花、叶、实各个部分,由于所含有效成分的量各有不同,因而药性的强弱也往往有较大差异。因此,药材的采收,应该在有效成分含量最多的时候进行。通常以入药部分的成熟程度作为依据。每种植物药材都有一定的采收时节和方法。一般来说,可按药用部位归纳为以下几方面:

全草入药的,大多在植株充分成长或开花的时候采集,从根以上割取地上部分,如益母草、豨莶草、荆芥、薄荷、紫苏等;须连根入药的,则可拔起全株,如车前草、柴胡、大蓟、小蓟等;有的须用嫩苗或带叶花梢,如夏枯草、茵陈蒿之类,更要适时采收。

叶类药材通常在花蕾将放或正盛开的时候,此时正当植物生长茂盛的阶段,性味完壮,药力雄厚,最适于采收,如大青叶、枇杷叶、艾叶等。有些特定的品种,如霜桑叶,则须在深秋或初冬经霜后采集。

花的采收,一般在花正开放时,由于花朵次第开放,所以要分次采摘,采摘时间很重要。过迟则易致花瓣脱落和变色,影响质量,如菊花、旋覆花;有些花要求在含苞欲放时采摘花蕾,如金银花、槐花、辛夷;有的在刚开放时采摘最好,如月季花;而红花则宜于花冠由黄色变橙红色时采。都是取其药效最高的阶段适时采收。至于如蒲黄之类以花粉入药的,则须于花朵盛开时采收。

果实和种子,除枳实、青皮、乌梅等少数药材要在果实未成熟时采收果实或果皮外,通常都在成熟时采,如瓜蒌、马兜铃等。以种子入药的,如果同一果序的果实成熟期相近,可以割取整个果序,悬挂在干燥通风处,以待果实全部成熟,然后进行脱粒。若同一果序的果实次第成熟,则应分次摘取成熟果实。有些干果成熟后很快脱落,或果壳裂开,种子散失,如茴香、豆蔻、牵牛子等,最好在开始成熟时适时采取。容易变质的浆果,如枸杞、女贞子,在略熟时于清晨或傍晚采收为好。

根和根茎的采集,古时以2月、8月为佳,认为春初"津润始萌,未充枝叶,势力淳浓","至秋枝叶干枯,津润归流于下",并指出"春宁宜早,秋宁宜晚。"(据《本草纲目》引陶弘景说)是很正确的。因为早春及深秋时植物根或根茎中有效成分含量较高,此时采集则产量和质量也都较高,如天麻、苍术、葛根、桔梗、大黄、玉竹等。此外,也有少数例外的,如半夏、延胡索等则以夏季采收为宜。

树皮或根皮通常在春、夏时节植物生长旺盛,植物体内浆液充沛时采集,则药性较强,疗效较高,并容易剥离,如黄柏、厚朴、杜仲。另有些植物根皮则秋后采取为宜,如牡丹皮、地骨皮、苦楝根皮等。

有些木本植物的生产周期很长,应尽量避免伐树取皮或环剥树皮等简单方法,以保护药源。

3. 中药的炮制

炮制是药物在应用前或制成各种剂型以前必要的加工过程,包括对原药材进行一般修治整理和部分药材的特殊处理，后者也称为"炮炙"。由于中药材大都是生药，其中不少药材必须经过特定的炮炙处理，才能更符合治疗需要，充分发挥药效。因此，按照不同的药性和治疗要求而有多种炮制方法。有些药材的炮制还要加用适宜的辅料，并且注意操作技术和讲究火候，正如前人所说："不及则功效难求，太过则性味反失。"炮制是否得当，直接关系到药效，而少数毒性药和烈性药的合理炮制，更是确保用药安全的重要措施。药物炮制法的应用与发展，已有很悠久的历史，方法多样，内容丰富。

3.1 炮制的目的

大致可以归纳为以下几点：

(1) 消除或降低药物的毒性、烈性或副作用。如川乌、草乌生用内服易于中毒，需炮制后用；巴豆、续随子泻下作用剧烈，宜去油取霜用；常山用酒炒，可减轻其催吐的副作用等。

(2) 改变药物的性能，使之更能适合病情需要。如地黄生用凉血，若制成熟地黄则性转微温而以补血见长；生姜煨熟，则能减缓其发散力，而增强温中之效；何首乌生用能泻下通便，制熟后则失去泻下作用而专补肝肾等。

(3) 便于制剂和贮藏。如一般饮片的切片；矿物、动物甲壳、贝壳及某些种子类药物的粉碎处理，能使有效成分易于溶出，并便于制成各种剂型；有些药物在贮藏前要进行烘焙、炒干等干燥处理，使其不易霉变、腐烂等。

(4) 除去杂质和非药用部分，使药物纯净，才能用量准确，或利于服用。如一般植物药的根和根茎当洗去泥沙，拣去杂质；枇杷叶要刷去毛；远志去心；蝉蜕去头足；而海藻、肉苁蓉当漂去咸味腥味，以利于服用等。

3.2 炮制的方法

炮制方法是历代逐渐发展和充实起来的，参酌前人的记载，根据现代实际炮制经验，炮制法大致可分为五类。

3.2.1 修制

(1) 纯净处理：采用挑、拣、簸、筛、刮、刷等方法，去掉灰屑、杂质及非药用部分，使药物清洁纯净。如拣去合欢花中的枝、叶，刷除枇杷叶、石韦叶背面的绒毛，刮去厚朴、肉桂的粗皮等。

(2) 粉碎处理：采用捣、碾、镑、锉等方法，使药物粉碎，以符合制剂和其他炮制法的要求。如牡蛎、龙骨捣碎便于煎煮；川贝母捣粉便于吞服；犀角、羚羊角镑成薄片，或锉成粉末，便于制剂和服用。

(3) 切制处理：采用切、铡的方法，把药物切制成一定的规格，使药物有效成分易于溶出，并便于进行其他炮制，也利于干燥、贮藏和调剂时称量。根据药材的性质和医疗需要，切片有很多规格。如天麻、槟榔宜切薄片，泽泻、白术宜切厚片，黄芪、鸡血藤宜切斜片，白芍、甘草宜切圆片，肉桂、厚朴宜切圆盘片，桑白皮、枇杷叶宜切丝，白茅根、麻黄宜铡成段，茯苓、葛根宜切成块等。

3.2.2 水制 用水或其他液体辅料处理药材的方法称为水制法。水制的目的主要是清洁药物、软化药物、调整药性。常用的有淋、洗、泡、漂、浸、润、水飞等。这里介绍三种常用的方法。

（1）润：又称闷或伏。根据药材质地的软硬，加工时的气温、工具，用淋润、洗润、泡润、浸润、晾润、盖润、伏润、露润、包润、复润、双润等多种方法，使清水或其他液体辅料徐徐入内，在不损失或少损失药效的前提下，使药材软化，便于切制饮片。如淋润荆芥，泡润槟榔，酒洗润当归，姜汁浸润厚朴，伏润天麻，盖润大黄等。

（2）漂：将药物置宽水或长流水中浸渍一段时间，并反复换水，以去掉腥味、盐分及毒性成分的方法称为漂。如将昆布、海藻、盐附子漂去盐分，紫河车漂去腥味等。

（3）水飞：系借药物在水中的沉降性质分取药材极细粉末的方法。将不溶于水的药材粉碎后置乳钵或碾槽内加水共研，大量生产则用球磨机研磨，再加入多量的水，搅拌，较粗的粉粒即下沉，细粉混悬于水中，倾出；粗粒再飞再研。倾出的混悬液沉淀后，分出，干燥即成极细粉末。此法所制粉末既细，又减少了研磨中粉末的飞扬损失。常用于矿物类、贝甲类药物的制粉，如飞朱砂、飞炉甘石、飞雄黄等。

3.2.3 火制

（1）炒：有炒黄、炒焦、炒炭等程度不同的清炒法。炒黄、炒焦使药物易于粉碎加工，并缓和药性；种子类药物炒后则煎煮时有效成分易于溶出。炒炭能缓和药物的烈性、副作用，或增强其收敛止血的功效。还有拌固体辅料如土、麸、米炒的，可减少药物的刺激性，增强疗效，如土炒白术、麸炒枳壳、米炒斑蝥等。与砂或滑石、蛤粉同炒的方法习称烫，药物受热均匀酥脆，易于煎出有效成分或便于服用，如砂炒穿山甲、蛤粉炒阿胶等。

（2）炙：用液体辅料拌炒药物，使辅料渗入药物组织内部，以改变药性，增强疗效或减少副作用的炮制方法称为炙。通常使用的液体辅料有蜜、酒、醋、姜汁、盐水、童便等。如蜜制黄芪、甘草可增强补中益气作用；蜜炙百部、款冬花可增强润肺止咳作用；酒炙川芎可增强活血之功；醋炙香附可增强疏肝止痛之效；盐炙杜仲可增强补肾功能；酒炙常山可减轻催吐作用等。

（3）煅：将药物用猛火直接或间接煅烧，使质地松脆，易于粉碎，充分发挥疗效。坚硬的矿物药或贝壳类药多直接用火煅烧，以煅至红透为度，如紫石英、海蛤壳等。间接煅是置药物于耐火容器中密闭煅烧，至容器底部红透为度，如制血余炭、陈棕炭等。

（4）煨：利用湿面粉或湿纸包裹药物，置热火灰中加热至面或纸焦黑为度，可减轻药物的烈性和副作用，如煨生姜、煨甘遂、煨肉豆蔻等。

3.2.4 水火共制

（1）煮：是用清水或液体辅料与药物共同加热的方法，如醋煮芫花可减低毒性，酒煮黄芩可增强清肺热的功效。

（2）蒸：是利用水蒸气或隔水加热药物的方法，如酒蒸大黄可缓和泻下作用。有些药物经反复蒸、晒，才能获得适合医疗需要的作用。如何首乌经反复蒸晒后不再有泻下力而能补肝肾、益精血。

（3）淬：是将药物煅烧红后，迅速投入冷水或液体辅料中，使其酥脆的方法。淬后不仅易于粉碎，且辅料被其吸收，可发挥预期疗效。如醋淬自然铜、鳖甲，黄连煮汁淬炉甘石等。

（4）潬：是将药物快速放入沸水中短暂潦过，立即取出的方法。常用于种子类药物的去皮和肉质多汁类药物的干燥处理。如㷖杏仁、桃仁以去皮；㷖马齿苋、天门冬以便于晒干贮存。

3.2.5 其他制法 常用的有发芽、发酵、制霜及部分法制法等。其目的在于改变药物原有性能，增加新的疗效，减少毒性或副作用，或使药物更趋效高质纯。如稻、麦的发芽；发酵法制取神曲、淡豆豉；巴豆的去油取霜，西瓜的加工制霜；法制半夏等。

4. 中药的性能

药物治病的基本作用不外是祛除病邪，消除病因；恢复脏腑功能的协调，纠正阴阳偏胜偏衰的病理现象，使之在最大程度上恢复到正常状态。药物之所以能够针对病情，发挥上述基本治疗作用，乃是因为各种药物各自具有若干特性和作用，前人也称为药物的偏性，意思是说以药物的偏性纠正疾病所表现的阴阳偏盛或偏衰。把药物治病的多种多样的性质和作用加以概括，主要有性、味、归经、升降沉浮及有毒、无毒等方面，统称为药物的性能。

药物性能的认识和论定，是前人在长期实践中对为数众多的药物的各种性质及其医疗作用的了解与认识不断深化，进而加以概括和总结出来的，并以阴阳、脏腑、经络、治疗法则等医学理论为其理论基础，创造和逐步发展了中药基本理论，是整个中医学理论体系中一个重要组成部分。

4.1 四气和五味

药物都具有一定的性和味。性与味是药物性能的一个方面，自古以来，各种中药书籍都在每论述一药物时首先标明其性味，这对于认识各种药物的共性和个性，以及临床用药，都有实际意义。药性是根据实际疗效反复验证然后归纳起来的，是从性质上对药物多种医疗作用的高度概括。至于药味的确定，是由口尝而得，从而发现各种药物所具不同滋味与医疗作用之间的若干规律性的联系。因此，味的概念，不仅表示味觉感知的真实滋味，同时也反映药物的实际性能。

寒、热、温、凉四种药性，古时也称四气。其中温热与寒凉属于两类不同的性质。而温与热，寒与凉则分别具有共同性；温次于热，凉次于寒，即在共同性质中又有程度上的差异。对于有些药物，通常还标以大热、大寒、微温、微寒等予以区别。药物的寒、热、温、凉，是从药物作用于机体所发生的反应概括出来的，是与所治疾病的寒、热性质相对而言。能够减轻或消除热证的药物，一般属于寒性或凉性，如黄芩、板蓝根对于发热口渴、咽痛等热证有清热解毒作用，表明这两种药物具有寒性。反之，能够减轻或消除寒证的药物，一般属于温性或热性，如附子、干姜对于腹中冷痛、脉沉无力等寒证有温中散寒作用，表明这两种药物具有热性。在治则方面《神农本草经》云："疗寒以热药，疗热以寒药。"《素问·至真要大论》云："寒者热之，热者寒之。"这是基本的用药规律。

此外，还有一些平性药，是指药性寒、热之性不甚显著、作用比较和缓的药物。其中也有微寒、微温的，但仍未越出四性的范围，所以平性是指相对的属性，而不是绝对性的概念。

五味，就是辛、甘、酸、苦、咸五种味。有些药物具有淡味或涩味，实际上不止五种。但是，五味是最基本的五种滋味，所以仍然称为五味。不同的味有不同的作用，味相同的药物，其作用也有相近或共同之处。至于其阴阳属性，则辛、甘、淡属阳，酸、苦、咸属阴。综合历代用药经验，其作用有如下述：

辛：有发散、行气、行血作用。一般治疗表证的药物，如麻黄、薄荷，或治疗气血阻滞的药物，如木香、红花等，都有辛味。

甘：有补益、和中、缓急等作用。一般用于治疗虚证的滋补强壮药，如党参、熟地；缓和拘急疼痛、调和药性的药物，如饴糖、甘草等，皆有甘味。甘味药多质润而善于滋燥。

酸：酸有收敛、固涩作用。一般具有酸味的药物多用于治疗虚汗、泄泻等证，如山茱萸、五味子涩精敛汗，五倍子涩肠止泻。

涩：与酸味药的作用相似。多用以治疗虚汗、泄泻、尿频、精滑、出血等证，如龙骨、牡蛎涩精，赤石脂能涩肠止泻。

苦：有泄和燥的作用。泄的含义甚广，有指通泄的，如大黄，适用于热结便秘；有指降泄的，如杏仁，适用于肺气上逆的喘咳；有指清泄的，如栀子，适用于热盛心烦等证。至于燥，则用于湿证。湿证有寒湿、湿热的不同，温性的苦味药如苍术，适用于前者；寒性的苦味药如黄连，适用于后者。此外，前人的经验，认为苦还有坚阴的作用，如黄柏、知母用于肾阴虚亏而相火亢盛的痿证，即具有泻火存阴(坚阴)的意义。

咸：有软坚散结、泻下作用。多用以治疗瘰疬、痰核、痞块及热结便秘等证，如瓦楞子软坚散结，芒硝泻下通便等。

淡：有渗湿、利尿作用。多用以治疗水肿、小便不利等证，如猪苓、茯苓等利尿药。

由于每一种药物都具有性和味，因此，两者必须综合起来看。例如，两种药物都是寒性，但是味不相同，一是苦寒，一是辛寒，两者的作用就有差异。反过来说，假如两种药物都是甘味，但性不相同，一是甘寒，一是甘温，其作用也不一样。所以，不能把性与味孤立起来看。性与味显示了药物的部分性能，也显示出有些药物的共性。只有认识和掌握每一药物的全部性能，以及性味相同药物之间同中有异的特性，才能全面而准确地了解和使用药物。

4.2 升降浮沉

由于各种疾病在病机和证候上，常常表现出向上(如呕吐、喘咳)、向下(如泻利、崩漏、脱肛)，或向外(如自汗、盗汗)、向内(如表证不解)等病势趋向，因此，能够针对病情，改善或消除这些病证的药物，相对说来也就分别具有升降浮沉的作用趋向。这种性能，可以纠正机体功能的失调，使之恢复正常，或因势利导，有助于祛邪外出。

升和降，浮和沉都是相对的，升是上升，降是下降，浮表示发散、沉表示泄利等作用。一般具有升阳发表、祛风散寒、涌吐、开窍等功效的药物，都能上行向外，药性都是升浮的；而具有泻下、清热、利尿渗湿、重镇安神、潜阳息风、消导积滞、降逆、收敛及止咳平喘等功效的药物，则能下行向内，药性都是沉降的。但仍有些药物，升降浮沉的性能不明显或存在着二向性，如麻黄既能发汗，又可平喘、利水；川芎既"上行头目"，又"下行血海"。不过，这种情况毕竟是少数。

药物升降浮沉的性能与药物本身的性味有不可分割的关系,能升浮的药物大多具有辛、甘味和温、热性;能沉降的药物大多具有酸、苦、咸、涩味和寒、凉性。所以,李时珍曾经指出:"酸咸无升,辛甘无降,寒无浮,热无沉。"此外,药物升降浮沉的性能,还常受到加工炮制的影响,而在复方中,一种药的作用趋向还可能受到其他药物的制约,这在用药时是应加以注意的。如药物炮制,经酒炒则性升,姜汁炒则能散,醋炒则收敛,盐水炒则下行。而在复方配伍中,性质升浮的药物,在同较多的沉降性药物配伍时,其升浮之性可受到一定的制约;反之,性属沉降的药物同较多的升浮性质药物同用,则其沉降之性亦能受到一定程度的制约。可见各种药物所具的升降浮沉性质,在一定的条件下,是可以加以人为控制而转化的。

4.3 归 经

归经就是指药物对于机体某部分的选择性作用——主要对某经(脏腑及其经络)或某几经发生明显的作用,而对其他经则作用较小,或没有作用。如同属寒性药物,虽然都具有清热作用,但其作用范围,或偏于清肺热,或偏于清肝热,各有所长。再如同一补药,也有补肺、补脾、补肾等不同。因此,将各种药物对机体各部分的治疗作用作进一步归纳,使之系统化,这种便形成了归经理论。

归经是以脏腑、经络理论为基础,以所治具体病证为依据的。经络能沟通人体内外表里,在病变时,体表的疾病,可以影响到内脏;内脏的病变,也可以反映到体表。因此人体各部分发生病变时所出现的证候,可以通过经络而获得系统的认识。如肺经病变,每见喘、咳等证;肝经病变,每见胁痛、抽搐等证;心经病变,每见神昏、心悸等证。我们根据药物的疗效,与病机和脏腑、经络密切结合起来,可以说明某药对某些脏腑、经络的病变起着主要医疗作用。如桔梗、杏仁能治胸闷、喘咳,归肺经;全蝎能定抽搐,归肝经;朱砂能安神,归心经等。这说明归经的理论是具体指出药效的所在,是从疗效观察中总结出来的。

但是,在应用药物的时候,如果只掌握药物的归经,而忽略了四性、五味、升降浮沉等性能,是不够全面的。因为某一脏腑、经络发生病变,可能有的属寒,有的属热,有的属虚,有的属实。所以,不可只注意归经,而将能归该经的药物不加区别地应用。同归一经的药物,其作用有温、清、补、泻的不同,如肺病咳嗽,虽然黄芩、干姜、百合、葶苈子都能归肺经,可是在应用时却不一样,黄芩主要清肺热,干姜则能温肺寒,百合补肺虚,而葶苈子则泻肺实,如此等等。归其他脏腑、经络的药物,也是这样。可见,将中药的多种性能结合起来,以之指导中药的应用,才会收到预期的效果。

此外,我们还必须了解,由于脏腑经络的病变可以相互影响,因此,在临床用药时,并不单纯地使用某一经的药物。如肺病而见脾虚者,每兼用补脾的药物,使肺有所养而逐渐向愈;肝阳上亢由于肾阴不足者,每加用滋补肾阴的药物,使肝有所涵而虚阳自潜。总之既要了解每一药物的归经,又要掌握脏腑、经络之间的相互关系,才能更好地指导临床用药。

4.4 有毒与无毒

本草书籍中,常在每一味药物的性味之下,标明"有毒"或"无毒"等字样。

"毒药"一词,在古代医药文献中常是药物的总称。如前所述,药性都各有偏性,这种偏性就是"毒"。在《素问》中有这样的记述："大毒治病，十去其六；常毒治病，十去其七；小毒治病，十去其八；无毒治病，十去其九。"《神农本草经》把药物分为上中下三品，就是根据药性的无毒有毒来分类的，大体上是把攻病愈疾的药物称为有毒，而可以久服补虚的药物看作无毒。有毒的药物用后多有强烈的医疗作用。可见在古代对于"毒"的概念，是广义的。故张子和说："凡药皆有毒也，非止大毒、小毒谓之毒。"张景岳云："药以治病，因毒为能，所谓毒药，是以气味之有偏也。盖气味之正者，谷食之属是也，所以养人之正气。气味之偏者，药饵之属是也，所以去人之邪气。其为故也，正以人之为病，病在阴阳偏胜耳……是凡可辟邪安正者，均可称为毒药，故曰毒药攻邪也。"张氏的论述，进一步解释了毒药的广义含意，并阐明了毒性作为药物性能之一，是一种偏性，以偏纠偏也就是药物治病的基本原理。但是，为了确保用药安全，后世许多本草书籍在药物性味之下所标注的"大毒""小毒"，大多是指一些具有一定毒性或副作用的药物，用得不当就可能导致中毒。所以，"毒"的含义已不是古时那样广义的概念。认识每一药物有无毒性以及毒性之强弱，在医疗上有时可以采用"以毒攻毒"的法则，如应用适宜的毒药来解疮毒、除毒疔、杀虫等就是。同时，认识各种药物的有毒、无毒、大毒、小毒，可以帮助我们理解其作用之峻利或和缓，俾能根据病体虚实、疾病深浅来适当地选用药物和确定用量。并可通过必要的炮制、配伍、制剂等环节来减轻或消除其有害作用，以保证用药安全。

5. 中药的应用

药物的用法包括配伍禁忌、用药禁忌、剂量和服法等几项主要内容。掌握这些知识与方法，按照病情、药性和治疗要求予以正确应用，对于充分发挥药效和确保用药安全具有十分重要的意义。

5.1 配　　伍

前人把单味药的应用同药与药之间的配伍关系总结为七个方面，称为药物的"七情"。其中首先谈到"单行"。单行就是指用单味药治病。病情比较单纯，选用一种针对性强的药物即能获得疗效，如清金散单用一味黄芩治轻度的肺热咳血，现代单用鹤草芽驱除绦虫，以及许多行之有效的"单方"等。它符合简便廉验的要求，便于使用和推广。但若病情较为复杂，单味药难以实现既分清主次，又全面兼顾的治疗要求时，便需同时使用两种以上的药物，药与药之间就会发生某些相互作用，如有的能增进或减低原有药效，有的能抑制或消除毒性和烈性，有的则能产生毒性或副作用。因此，在使用两味以上药物时，就必需有所选择，这就提出了药物配伍关系的问题。所以前人总结的"七情"之中，除单行者外，其余六个方面都是谈配伍关系。现分述如次。

5.1.1　相须　即性能功效相类似的药物配合应用，可以增强其原有疗效。如石膏与知母配合，能明显地增强清热泻火的治疗效果；大黄与芒硝配合，能明显地增强攻下泻热的治疗效果。

5.1.2　相使　即在性能功效方面有某种共性的药物配合应用，而以一种药物为主，另一种药物为辅,能提高主药物的疗效。如补气利水的黄芪与利水健脾的茯苓配合时,茯苓能提高黄芪补气利水的治疗效果;清热泻火的黄芩与攻下泻热的大黄配合时,大黄能提高黄芩清热泻火的治疗效果。

5.1.3 相畏 即一种药物的毒性反应或副作用,能被另一种药物减轻或消除。如生半夏和生南星的毒性能被生姜减轻和消除,所以说生半夏和生南星畏生姜。

5.1.4 相杀 即一种药物能减轻或消除另一种药物的毒性或副作用。如生姜能减轻或消除生半夏和生南星的毒性或副作用,所以说生姜杀生半夏和生南星的毒。由此可知,相畏、相杀实际上是同一配伍关系的两种提法,是药物间相互对待而言的。

5.1.5 相恶 即两种药物合用,一种药物与另一药物相作用而致原有功效降低,甚至丧失药效。如人参恶莱菔子,因莱菔子能削弱人参的补气作用。

5.1.6 相反 即两种药物合用,能产生毒性反应或副作用。如"十八反""十九畏"中的若干药物(见"用药禁忌")。

上述六个方面,其变化关系可以概括为四项,即在配伍应用的情况下:(1)有些药物因产生协同作用而增进疗效,是临床用药时要充分利用的;(2)有些药物可能互相拮抗而抵消,削弱原有功效,用药时应加以注意;(3)有些药物则由于相互作用,而能减轻或消除原有的毒性或副作用,在应用毒性药或剧烈药时必须考虑选用;(4)另一些本来单用无害的药物,却因相互作用而产生毒性反应或强烈的副作用,则属于配伍禁忌,原则上应避免配用。

基于上述,可知从单味药到配伍应用,是通过很长的实践与认识过程,逐渐积累丰富起来的。药物的配伍应用是中医用药的主要形式。药物按一定法度加以组合,并确定一定的分量比例,制成适当剂型,即为方剂。方剂是药物配伍的发展,也是药物配伍应用的较高形式。

5.2 用药禁忌

用药禁忌主要有以下几个方面:

5.2.1 配伍禁忌 前面"配伍"一节中曾原则地提到,在复方配伍中,有些药物应避免合用。《神农本草经》称这些药物之间的关系为"相恶"和"相反"。据《蜀本草》统计,《本经》所载药物中,相恶的有六十种,而相反的则有十八种。历代关于配伍禁忌的认识和发展,在古籍中说法并不一致。金元时期概括为"十九畏"和"十八反",并编成歌诀,现将歌诀内容列举于下:

(1)"十九畏":

硫黄畏朴硝,水银畏砒霜,狼毒畏密陀僧,巴豆畏牵牛,丁香畏郁金,川乌、草乌畏犀角,牙硝畏三棱,官桂畏石脂,人参畏五灵脂。

(2)"十八反":

甘草反甘遂、大戟、海藻、芫花;乌头反贝母、瓜蒌、半夏、白蔹、白及;藜芦反人参、沙参、丹参、玄参、细辛、芍药。

此后的《本草纲目》及《药鉴》等书所记,略有出入,但不如"十八反""十九畏"歌那样普遍认可和传播习诵。

《神农本草经·序例》指出"勿用相恶,相反者""若有毒宜制,可用相畏、相杀者,不尔,勿合用也"。自宋代以后,将"相畏"关系也列为配伍禁忌,与"相恶"混淆不清。因此,"十九畏"的概念,与"配伍"一节中所谈的"七情"之一的"相畏",含义并不相同。

"十九畏"和"十八反"诸药,有一部分同实际应用有些出入,历代医家也有所论及,并引古方为据,证明某些药物仍然可以合用。如感应丸中的巴豆与牵牛同用,甘遂半夏汤以甘草同甘遂并列;散肿溃坚汤、海藻玉壶汤等均合用甘草和海藻;十香返魂丹是将丁香、郁金同用;大活络丹乌头与犀角同用等。现代这方面的研究工作做得不多,有些实验研究初步表明,如甘草、甘遂两种药合用时,毒性的大小主要取决于甘草的用量比例,甘草的剂量若相等或大于甘遂,毒性较大;又如贝母和半夏分别与乌头配伍,未见明显的增强毒性。而细辛配伍藜芦,则可导致实验动物中毒死亡。由于对"十九畏"和"十八反"的研究,还有待进一步作较深入的实验和观察,并研究其机理,因此,目前应采取慎重态度。一般说来,对于其中一些药物,若无充分根据和应用经验,仍须避免盲目配合应用。

5.2.2 妊娠用药禁忌 某些药物具有损害胎元以致堕胎的副作用,所以应该作为妊娠禁忌的药物。根据药物对于胎元损害程度的不同,一般可分为禁用与慎用二类。禁用的大多是毒性较强,或药性猛烈的药物,如巴豆、牵牛、大戟、斑蝥、商陆、麝香、三棱、莪术、水蛭、虻虫等;慎用的包括通经去瘀、行气破滞,以及辛热等药物,如桃仁、红花、大黄、枳实、附子、干姜、肉桂等。

凡禁用的药物,绝对不能使用;慎用的药物,则可根据孕妇患病的情况,斟情使用。但没有特殊必要时,应尽量避免,以防发生事故。

5.2.3 服药时的饮食禁忌 饮食禁忌简称食忌,也就是通常所说的忌口。在古代文献上有常山忌葱;地黄、何首乌忌葱、蒜、萝卜;薄荷忌鳖肉;茯苓忌醋;鳖甲忌苋菜;以及蜜反生葱等记载。这说明服用某些药时不可同吃某些食物。另外,由于疾病的关系,在服药期间,凡属生冷、粘腻、腥臭等不易消化及有特殊刺激性的食物,都应根据需要予以避免。高热患者还应忌油。

5.3 剂　　量

中药的计量单位,古代有重量(铢、两、分、钱、斤等)、度量(尺、寸等)及容量(斗、升、合等)等多种计量方法,用来量取不同的药物。此外还有可与上述计量方法换算的"刀圭""方寸匕""撮""枚"等较粗略的计量方法。由于古今度量衡制的变迁,后世多以重量为计量固体药物的方法。明清以来,普遍采用16进位制,即1斤=16两=160钱。现在我国对中药生药计量采用公制,即1 kg=1 000 g。为了处方和配药特别是古方的配用需要进行换算时的方便,按规定以如下的近似值进行换算:

$$一两(16进位制)=30\ g$$

$$一钱=3\ g$$

$$一分=0.3\ g$$

$$一厘=0.03\ g$$

用药量,称为剂量,首先是指每一味药的成人一日量(按:本书各药物所标注的用量除特别注明以外,都是指干燥后的生药在汤剂中的成人一日内服量)。其次是指在方剂中药与药间的比较分量,即相对剂量。一般非毒性的药物,单用时用量可较大,而在复方中的用量可略小。主要药物用量可较大,辅助性药物一般可用较低于主药的剂量。

在确定剂量的时候,要根据病者的年龄、体质强弱、病程久暂、病势轻重以及所用药物的性质和作用强度等具体情况来进行全面考虑。一般是:老年人气血渐衰,对药物的耐受力较弱,特别是作用峻烈的攻病祛邪药物易损正气,应适当低于成人量;小儿五岁以下通常用成人量的四分之一,五六岁以上可按成人量减半用;体弱患者也不宜用较大剂量;久病者又应低于新病者的剂量。老人及身体已极度衰弱者用补药时,一般剂量可较重,但开始时的剂量宜轻,逐渐增加,否则药力过猛而病者虚不受补,反致萎顿。若属峻补药物,则用量尤不宜重。就病势而言,凡病势重剧而药力弱、药量轻,则效果不佳;病势轻浅而药力猛、药量过大,极易损耗正气,这些也是必须充分注意的。至于药物方面,质轻的用量宜轻,质重的可稍大;性味浓厚,作用较强的用量可较小,性味淡薄或作用较温和的,可用较大量。而毒性药则须严格控制剂量在安全限度内。除峻烈药、毒性药和某些精制药剂外,一般中药的常用内服剂量(即有效剂量)为 5~10 g,部分常用量较大的为 15~30 g。

5.4 用　　法

本节所述中药的用法,主要指常用汤剂的煎煮应当注意的事项以及各种药剂的服用方法。

煎煮汤药是最为常用的一种制剂形式,煎药用水和火候都有一定要求。用水必须洁净,一般可用清澈的泉水、河水及自来水,井水则须选择水质较好的。煎药时先用适量水在容器内浸药令匀,用水量应以淹没药物或稍高为度。至于火候的控制,则主要取决于不同药物的性质和质地,通常发散药及其他芳香性药物都应避免久煎,应当用"武火"迅速煮沸数分钟后改用"文火"略煮即可,以避免久煮而致香气挥散,药性损失。而补益滋腻药物则大多可以较久煎煮,使有效成分充分溶出,药力完全。其他如贝壳、甲壳、化石及多数矿物药入汤更宜久煮。在一个处方中如果各个药物的性质和质地有显著差别,就应当分别先后,次第煎煮,其中的芳香药等则须待矿物、贝壳及某些根类药物先煮沸约 10 分钟后再放入。有些粉末状药物及细小的植物种子,可用纱布包裹煎煮,使不致浮散,以便饮服。若处方中有不宜煎煮的药物,可另行溶化(如芒硝),然后同煎取的其他药液混合。方剂中的液态药物(如竹沥、姜汁等)亦不入煎,与其他药液混合即得。较贵重的药物(如人参、三七、川贝母)通常多制成散剂与煎得的其他药物药液同服。胶质药物如鹿角胶、龟板胶等则当另行烊化然后混合其他药汁服用。

服药方法,汤剂都宜于温服;发散风寒药最好是热服;呕吐或药物中毒,宜小量频服;用从治法时,也有热药冷服或凉药热服的。丸、散等固体药剂,除特别规定以外,一般都用温开水吞服。

服药时间,也必须根据病情和药性而定。一般说来,滋补药宜在饭前服;驱虫药和泻下药大多在空腹时服;健胃药和对胃肠刺激性较大的药物宜于饭后服;其他药物一般也宜在饭后服;而安眠的药物则应在睡前服。无论食前或饭后服药,都应略有间隔,如饭前后 1~2 小时,以免影响疗效。

  一剂中药,一天通常服 3 次。病缓可服 2 次;而病重病急的可隔 4 小时左右服药 1 次,昼夜不停,使药力持续,利于顿挫病势。在应用发汗、泻下等药时,若药力较强,要注意病者个体差异,一般以得汗、泻下为度,适可而止,不必尽剂,以免汗下太过,损伤正气。

各 论

1. 解 表 药

凡以发散表邪,解除表证为主要功效的药物,称为解表药。

解表药多具有辛味,性能发散,使肌表之邪外散或从汗解。由于表证有风寒和风热两种不同性质,故本类药物相应分为辛温解表和辛凉解表两类。主要用于外感风寒或风热所致的恶寒、发热、头痛、身痛、无汗(或有汗)、脉浮等证。部分解表药还可用于水肿、咳喘、疹发不畅,可借其辛散祛邪作用以宣肺散邪和促使疹子透发;有些解表药兼能祛除湿邪并缓解疼痛,故可用于风湿所致的肢体疼痛。

应用解表药时,除必须针对外感风寒或风热的不同,而分别选用长于发散风寒或解散风热的药物外,对于正气偏虚的患者,还应随证配伍必要的助阳、益气、养阴等扶正之品,以保护正气并利于祛邪。辛凉解表药用于温病初起,要配伍适当的清热解毒药。

使用发汗力强的解表药,要注意不可使之出汗过多,以免损耗阳气和津液。解表药忌用于多汗及热病后期津液亏耗者;对于久患疮痈、淋病,及失血患者,虽有外感表证,要慎重使用。

1.1 辛温解表药

辛温解表药因性味多属辛温,故以发散风寒为其主要作用,适用于外感风寒所致的恶寒、发热、无汗、头痛、身痛、舌苔薄白、脉浮紧等风寒表实证。部分药物对具有风寒表证的咳喘、水肿、疮疡以及风湿痹痛证也可应用。

辛温解表药大多有较强的发汗作用,虚人当慎用。

麻 黄
《本经》

为麻黄科多年生草本状小灌木草麻黄 *Ephedra sinica* Stapf. 或木贼麻黄 *E. equisetina* Bunge. 和中麻黄 *E. intermedia* Schrenk et Mey. 的草质茎(根亦入药,见收涩药)。主产于河北、山西、内蒙古、甘肃及辽宁、四川等地。立秋至霜降之间采收,阴干切段。生用、蜜炙或捣绒用。

性味归经 辛、微苦,温。归肺、膀胱经。

功效 发汗,平喘,利水。

应用

1. 用于外感风寒,恶寒发热,头、身疼痛,鼻塞,无汗,脉浮紧等表实证。本品能宣肺气,开腠理,散风寒,以发汗解表。常与桂枝相须为用,增强发汗解表力量,如麻黄汤。

2. 用于风寒外束,肺气壅遏所致的喘咳证。能开宣肺气,散风寒而平喘。与杏仁、甘草配伍,即三拗汤,可增强平喘功效;若兼内有寒饮,可配伍细辛、干姜、半夏等,以温化寒饮而平喘止咳,如小青龙汤;若属热邪壅肺而致喘咳者,可与石膏、杏仁、甘草等药配伍以清肺平喘,即麻杏甘石汤。

3. 用于水肿而兼有表证,本品发汗利水,有助于消散水肿,常与生姜、白术等同用,如越婢加术汤。

此外,取麻黄温散寒邪的作用,配合其他相应药物可以治风湿痹痛及阴疽、痰核等证。

用量用法 1.5~10 g。宜先煎。解表生用,平喘炙用或生用。

使用注意 本品发汗力较强,故表虚自汗及阴虚盗汗,喘咳由于肾不纳气者均应忌用。

文献摘要

《本经》:"主中风,伤寒头痛,温疟。发表出汗,去邪热气,止咳逆上气,除寒热……"

《本草纲目》:"散目赤肿痛,水肿,风肿……""麻黄乃肺经专药,故治肺病多用之。张仲景治伤寒,无汗用麻黄,有汗用桂枝……津液为汗,汗即血也。在营则为血,在卫则为汗。夫寒伤营,营血内涩,不能外通于卫,卫气闭固,津液不行,故无汗发热而憎寒……然风寒之邪,皆由皮毛而入,皮毛者肺之合也,肺主卫气,包罗一身,天之象也。是证虽属乎太阳,而肺实受邪气,其证时兼面赤怫郁,咳嗽有痰,喘而胸满诸证者,非肺病乎?盖皮毛外闭,则邪热内攻,而肺气膹郁,故用麻黄、甘草同桂枝,引出营分之邪,达之肌表,佐以杏仁,泄肺而利气。"

桂 枝
《本经》

为樟科植物肉桂 *Cinnamomum cassia* Presl.的嫩枝。主产于广西、广东及云南等地,尤以广西为多。通常于春季刈下嫩枝,晒干或阴干,切成薄片或小段。

性味归经 辛、甘,温。归心、肺、膀胱经。

功效 发汗解表,温经通阳。

应用

1. 用于外感风寒,头痛、发热、恶寒等证。本品辛散温通,可外行肌表而奏解表之效。用于外感风寒,表虚有汗而表证不解,恶风、发热者,常与白芍配伍以调和营卫,则卫气自和,如桂枝汤;若表实无汗之证,本品和营通阳可助麻黄发汗,两者相须为用,如麻黄汤。

2. 用于风寒湿痹,肩背肢节疼痛。桂枝能祛风寒湿邪,温经通络而缓解疼痛,常与附子配伍,如桂枝附子汤。

3. 用于心脾阳虚,阳气不行,水湿内停而致的痰饮证。本品能温化水湿,常与茯苓、白术等配伍,以温运脾阳,化湿利水;若膀胱气化不行,小便不利,水肿等证,本品能温膀胱之气,常与茯苓、泽泻等配伍,以渗水利湿,如五苓散。

4. 用于胸痹,胸痛或心悸、脉结代之证。能温通胸中阳气,常与瓜蒌、薤白同用,如枳实薤白桂枝汤;这种通阳的作用又可用于心悸、脉结代之证以助阳复脉,多与炙甘草、人参、阿胶等配伍,如炙甘草汤。

5. 用于经寒瘀滞,经闭,痛经及癥瘕等证。能温通血脉,散寒逐瘀。常与当归、川芎同用以通经活血,如温经汤;与丹皮、桃仁等配伍,以逐瘀消癥,如桂枝茯苓丸。

用量 3~10 g。

使用注意 本品辛温助热,易伤阴动血,凡温热病及阴虚阳盛,血热妄行诸证均忌用;孕妇及月经过多者慎用。

文献摘要

《本经》:"主上气咳逆,结气,喉痹吐吸,利关节。"

《珍珠囊》:"去伤风头痛,开腠理,解表发汗,去皮肤风湿。"

《本经疏证》:"能利关节,温经通脉……其用之道有六:曰和营,曰通阳,曰利水,曰下气,曰行瘀,曰补中。其功最大,施之最广,无如桂枝汤,则和营其首功也。"

紫 苏
《本草经集注》

为唇形科一年生草本植物皱紫苏 *Perilla frutescens* (L.) Britt. var. *crispa* (Thunb.) Hand.-Mazz.的叶。我国南北均产。每年7~9月采收地上部分,阴干采叶角。

性味归经 辛,温。归肺、脾经。

功效 发表散寒,行气宽中,解鱼蟹毒。

应用

1. 用于感冒风寒,发热恶寒,头痛鼻塞,兼见咳嗽或胸闷不舒者。本品能发散表寒,开宣肺气,可与生姜同用。兼有咳嗽者,常配伍杏仁、前胡等,如杏苏散;若兼有气滞胸闷者,多配伍香附、陈皮等,如香苏散。

2. 用于脾胃气滞,胸闷,呕吐之证。本品具行气宽中,和胃止呕功效。偏寒者,每与藿香同用;偏热者,可与黄连同用。偏气滞痰结者,常与半夏、厚朴同用。

又用于妊娠呕吐,胸腹满闷,常与陈皮、砂仁配伍,以加强其止呕、安胎的效果。

3. 用于进食鱼蟹而引起的腹痛、吐泻,单用或配生姜、白芷煎服。

用量用法 3~10 g。不宜久煎。

文献摘要

《滇南本草》:"发汗,解伤风头痛,消痰,定吼喘。"

《本草纲目》:"解肌发表,散风寒。行气宽中,消痰利肺。和血温中,止痛,定喘,安胎。"

附药 苏梗

为紫苏或同属植物白苏 *P. frutescens* (L.) Britt.的茎。性味辛、甘,微温。归肺、脾、胃经。能宽胸利膈,顺气安胎。适用于胸腹气滞、痞闷作胀及胎动不安、腹胁胀痛等证。常与香附、陈皮等疏郁理气药同用。用量5~10 g。不宜久煎。

生 姜
《别录》

为姜科多年生草本植物姜 *Zingiber officinale* Rosc.的根茎。我国各地均产。于9~11月间采挖。除去须根,洗净,切片入药。捣汁名生姜汁,取皮名生姜皮,煨熟名煨姜。

性味归经 辛,微温。归肺、脾经。

功效 发汗解表,温中止呕,温肺止咳。

应用

1. 用于外感风寒,恶寒发热、头痛、鼻塞等证。本品辛散发表,可加入辛温解表剂中,增强发汗效果,如桂枝汤等方剂均有本品。轻微感冒,可煎汤加红糖热服。

2. 用于胃寒呕吐。能温胃和中,降逆止呕。随配伍之不同,可用于多种呕吐,常与半夏同用治胃寒呕吐,即小半夏汤;若热证呕吐,可配伍竹茹、黄连等同用。

3. 用于风寒客肺的咳嗽。有温肺除痰止咳之效,常配伍其他散寒止咳药用。

此外,本品能解半夏、南星、鱼蟹之毒。

用量用法 3~10 g,煎服或捣汁冲服。

使用注意 本品辛温,对于阴虚内热及热盛之证忌用。

文献摘要

《别录》:"主伤寒头痛鼻塞,咳逆上气,止呕吐。"

《本草拾遗》:"汁解毒药……破血调中,去冷除痰,开胃。"

《本草纲目》:"生用发散,熟用和中。"

附药 生姜皮

为生姜根茎切下的外皮。性味辛,凉。功能和脾行水,主要用于水肿。常配伍茯苓皮、桑白皮、大腹皮等药以利水退肿,如五皮饮。用量 3~10 g,煎服。

香 薷

《别录》

为唇形科多年生草本植物海洲香薷 Elsholtzia splendens Nakai ex F. Maekawa 的全草。主产于江西、河北、河南等地。以江西产量大,质量好。果实成熟后割取全草,晒干,切段。

性味归经 辛,微温。归肺、胃经。

功效 发汗解表,和中化湿,利水消肿。

应用

1. 用于夏季乘凉、饮冷或外感风寒、暑湿,而致发热、恶寒、头痛、无汗及腹痛、吐泻等证。本品外能发汗解表,内能化湿和中。常与扁豆、厚朴配伍,如香薷散。

2. 用于水肿,小便不利等证。本品能发越阳气,通利水湿。单用或与白术配伍,即薷术丸,对脾虚水肿患者尤能散水和脾。

用量用法 3~10 g。利水退肿须浓煎。

使用注意 本品发汗力较强,表虚有汗者忌用。

文献摘要

《别录》:"主霍乱腹痛,吐下;散水肿。"

《滇南本草》:"发汗,温胃,和中。"

《本草纲目》:"世医治暑病,以香薷饮为首药。然暑日乘凉饮冷,致阳气为阴邪所遏,遂病头痛,发热恶寒、烦躁口渴,或吐或泻,或霍乱者,宜用此药,以发越阳气,散水和脾。香薷乃夏月解表之药、如冬月之用麻黄。气虚者尤不可多服。"

荆 芥
《本经》

为唇形科一年生草本植物荆芥 Schizonepeta tenuifolia Briq. 的带花序的全草或花穗。我国南北分布甚广,主产于江苏、浙江及江西等地。多系人工栽培。秋冬采收,阴干切段。生用、炒黄或炒炭用。

性味归经 辛,微温。归肺、肝经。

功效 祛风解表,止血。

应用

1. 用于外感风寒,头痛、发热恶寒、无汗等证。本品能祛风解表而性较平和。若配伍辛凉解表药亦可用于风热证发热头痛或咽喉肿痛,能疏散风热,利咽喉,清头目。治风寒证常与防风、羌活等配伍,如荆防败毒散;治风热证常与连翘、薄荷、桔梗等同用,如银翘散。

2. 用于风疹瘙痒或麻疹透发不畅。能祛风止痒,宣散透疹。常与薄荷、蝉蜕、牛蒡子等配合应用。

3. 用于疮疡初起有表证者。本品尚有消疮之效。常与防风、金银花、连翘等同用。

4. 荆芥炭有止血作用,可用于衄血、便血、崩漏等证。常配合其他止血药同用。

用量用法 3~10 g。不宜久煎。用于止血,须炒炭用。

文献摘要

《本经》:"主寒热,鼠瘘,瘰疬生疮,下瘀血,除湿痹。"

《本草纲目》:"散风热,清头目,利咽喉,消疮肿,治项强、目中黑花及生疮阴癞、吐血、衄血、下血、血痢、崩中、痔漏。"

附注 《本经》原名假苏。

防 风
《本经》

为伞形科多年生草本植物防风 Saposhnikovia divaricata (Turcz.) Schischk. 的根。主产于黑龙江、吉林及辽宁等地。春、秋两季采挖,除去芦头上之棕毛,晒干,润透切片。

性味归经 辛、甘,微温。归膀胱、肝、脾经。

功效 祛风解表,胜湿,止痛,解痉。

应用

1. 用于外感风寒,头痛、身痛、恶寒等证。本品能发散表邪,祛风止痛。常与荆芥、羌活、前胡等同用,如荆防败毒散。本品微温,甘缓不峻,故亦可用于外感风热,发热头痛、目赤等证。常与荆芥、黄芩、薄荷、连翘等同用。若风热发疹或皮肤瘙痒之证,亦可用本品与荆芥、白蒺藜等配伍以祛风止痒。

2. 用于风寒湿痹,关节疼痛、四肢挛急等证。本品既能祛风散寒,又能胜湿止痛。常与羌活、当归等同用,如蠲痹汤。

3. 用于破伤风角弓反张、牙关紧闭、抽搐痉挛等证。本品入肝经,有祛风、解痉之效。常与天南星、白附子、天麻等同用,如玉真散。

用量用法 3~10 g,入煎剂、酒剂或丸散用。

使用注意 本品主要用于外风,凡血虚发痉及阴虚火旺者慎用。

文献摘要

《本经》:"主大风头眩痛,恶风,风邪目盲无所见,风行周身骨节疼痛。"

《别录》:主"胁痛,胁风……四肢挛急。"

《千金方》:"解乌头、芫花、野菌毒。"

《本草汇言》:"主诸风周身不遂,骨节酸痛,四肢挛急,痿痹痫痉等症。又伤寒初病太阳经,头痛发热,身痛无汗,或伤风咳嗽,鼻塞咽干……用防风辛温轻散,润泽不燥,能发邪从毛窍出,故外科疮痈肿毒,疮瘘风癞诸证亦必需也。"

附注 同科植物川防风 *Ligusticum brachylobum* Franch. 和云防风 *Seseli yunnanense* Franch. 等在部分地区应用。

羌 活
《药性论》

为伞形科多年生草本植物羌活 *Notopterygium incisum* Ting. 及同属植物宽叶羌活 *N. forbesii* Boiss. 或川羌活 *N. franchetii* Boiss. 的根茎及根。主产于四川、甘肃及云南等地。多于初春及秋季采挖,除去茎叶须根,干燥,切片。防蛀。

性味归经 辛、苦,温。归膀胱、肾经。

功效 解表散寒,祛风胜湿,止痛。

应用

1. 用于外感风寒,恶寒发热,头痛身痛等证。本品有较强的发散风寒和止痛效果。常与防风、白芷、细辛等同用,如九味羌活汤。

2. 用于风寒湿邪侵袭所致的肢节疼痛、肩背酸痛,尤以上半身疼痛更为适用。本品能祛风胜湿,散寒止痛。常与防风、姜黄同用,如蠲痹汤。

用量 3~10 g。

文献摘要

《药性论》:"治贼风失音不语,多痒血癞,手足不遂,口面㖞斜,遍身瘰痹血癞。"

《珍珠囊》:"治太阳经头痛,去诸骨节疼痛。"

白 芷
《本经》

为伞形科多年生草本植物兴安白芷 *Angelica dahurica* Benth. et Hook. 或川白芷 *A. anomala* Lallem. 和杭白芷 *A. taiwaniana* Boiss. 的根。主产于浙江、湖北、辽宁及四川等地,多系栽培。夏秋间叶黄时采挖,除去须根,晒干,润透切片。防蛀。

性味归经 辛,温。归肺、胃经。

功效 解表,祛风燥湿,消肿排脓,止痛。

应用

1. 用于外感风寒,头痛、鼻塞。能散风寒,止头痛。常与防风、羌活等配伍应用,如九味羌活汤。

2. 用于阳明经头痛、眉棱骨痛、头风痛、齿痛。本品芳香上达,祛风止痛。单用即都梁丸;或与川芎、防风等配伍应用,如川芎茶调散。又为治鼻渊头痛的要药。常配伍苍耳、辛夷等药,如苍耳散。

3. 用于疮疡肿痛。未溃者能消散,已溃者能排脓,有消肿排脓、止痛之功,为外科常用之品。治乳痈常配伍瓜蒌、贝母、蒲公英等,以解毒散结消肿;治疮肿可配伍银花、天花粉等。

4. 用于寒湿带下证。能燥湿止带。常与海螵蛸、白术、茯苓等配伍应用;若配伍清热除湿的黄柏、车前草等,亦可用于湿热带下证。

此外,本品亦可用于皮肤风湿瘙痒症,能祛风止痒。

用量 3~10 g。

文献摘要

《本经》:"主女人漏下赤白,血闭阴肿,寒热,头风侵目泪出。"

《日华子本草》:主"乳痈,发背,瘰疬,肠风痔瘘,排脓,疥癣疥癞,止痛,生肌,去面皯疵瘢。"

《本草纲目》:"治鼻渊、鼻衄、齿痛、眉棱骨痛、大肠风秘……蛇伤、刀箭金疮。"

藁 本
《本经》

为伞形科多年生草本植物藁本 *Ligusticum sinense* Oliv.和辽宁藁本 *L. jeholense* Nakai et Kitag.的根茎。主产于湖南、四川、辽宁及河北等地。春季采挖,除去芦头、须根。晒干,润透切片。

性味归经 辛,温。归膀胱经。

功效 发表散寒,祛风胜湿,止痛。

应用

1. 用于外感风寒所致的头痛、巅顶剧痛、痛连齿颊及偏头痛等证。本品能发表散寒,上达巅顶,有止痛之功。常与白芷、川芎同用,如神术散。

2. 用于风寒湿邪所致的痹痛、肢节痛等证。多与祛风除湿之羌活、防风、威灵仙、苍术等药配伍。

用量 2~10 g。

使用注意 本品辛温发散,凡血虚头痛及热证均忌用。

文献摘要

《本经》:"主妇人疝瘕,阴中寒肿痛,腹中急,除风头痛。"

《珍珠囊》:"治太阳头痛,巅顶痛,大寒犯脑,痛连齿颊。"

苍 耳 子
《本经》

为菊科一年生草本植物苍耳 *Xanthium sibiricum* Patr. et Widd.的果实。分布全国各地,主产于江西、山东、湖北、江苏。秋季采收,晒干。炒去硬刺用。

性味归经 辛、苦,温。有小毒。归肺经。

功效 通鼻窍,祛风湿,止痛。

应用

1. 用于鼻渊,头痛、不闻香臭、时流浊涕等证。本品散风通窍,又能止痛。常与辛夷、白芷等配伍,如苍耳散。对于外感风寒所致的头痛及头风头痛,也有解表祛风止痛的功效,可与防风、白芷、藁本等配伍。

2. 用于风湿痹痛,四肢拘挛等证。有祛风湿、止痛的作用。可单用,或与威灵仙、肉桂、苍术、川芎等配伍。

用量用法 3~10 g,煎服,或入丸散。

使用注意 血虚头痛不宜用。过量易致中毒,引起呕吐、腹痛、腹泻等证。

文献摘要

《本经》:"主风头寒痛,风湿周痹,四肢拘挛痛,恶肉死肌。"

《日华子本草》:"治一切风气,填髓暖腰脚,治瘰疬疥癣及瘙痒。"

《要药分剂》:"治鼻渊鼻瘜,断不可缺,能使清阳之气上行巅顶也。"

附药 苍耳草 苍耳虫

1. 苍耳草 为苍耳的茎叶。性味苦、辛,微寒;有小毒。功能祛风,清热,解毒。主要用于风湿痹痛,四肢拘挛等证,可调和作羹,如苍耳叶羹。又可用于麻风、疔毒、皮肤瘙痒诸证。单用或配伍大风子内服治麻风;同野菊花捣敷疗毒;配伍白蒺藜、地肤子煎汤洗皮肤风痒。但本品有毒,内服不宜过多,亦不能持续服用。用量 6~15 g,水煎或熬膏及入丸散。外用适量。本品散气耗血,不宜于虚人。

2. 苍耳虫 为寄居在苍耳茎中的一种昆虫的幼虫。夏秋间捕取,可焙干贮存备用。本品具解毒散肿功效。本品专供外用,主要用于痈肿、疔毒、痔疮等证。多与白僵蚕或雄黄、冰片等配伍,蜜调敷贴或捣敷患处。

辛　夷
《本经》

为木兰科落叶灌木植物辛夷 *Magnolia liliflora* Desr.的花蕾。主产于河南、安徽及四川等地。多为栽培。早春花蕾未开放时采摘晒干。去尽枝梗。

别名 木笔花

性味归经 辛,温。归肺、胃经。

功效 散风寒,通鼻窍。

应用 用于外感风寒,头痛鼻塞,尤为鼻渊头痛、鼻塞、香臭不闻、浊涕常流等症的要药。本品祛风散寒,能上行于头面而善通鼻窍。鼻渊证偏于寒者,多以其与细辛、白芷、防风、藁本等配伍应用;证偏于热者,多以其与薄荷、黄芩、苍耳子等同用。现代用于治疗鼻腔疾患方面,除将其入煎剂内服以外,又可制成油剂、乳剂和散剂局部滴用或吹敷,都有比较好的疗效。

用量用法 3~10 g。本品有毛,刺激咽喉,内服时,宜用纱布包煎。外用适量。

文献摘要

《本经》:"主五脏身体寒热,头风脑痛,面䵟。"

《别录》:"温中解肌,利九窍,通鼻塞涕出。"

《本草纲目》:"鼻渊,鼻鼽,鼻窒,鼻疮及痘后鼻疮。""辛夷之辛温,走气而入肺,能助胃中清阳上行,所以能温中,治头面目鼻之病。"

附注 同属植物玉兰 *M. denudata* Desr.亦作药用。

葱　白
《本经》

为百合科多年生草本植物葱 *Allium fistulosum* L.近根部的鳞茎。我国各地均有种植。随时可采。鲜用。

性味归经　辛,温。归肺、胃经。

功效　发汗解表,散寒通阳,解毒散结。

应用

1. 用于感冒风寒轻证。本品辛散发表。常与生姜、淡豆豉配伍,以增强发汗解表功效。与生姜配伍,即连须葱白汤;与淡豆豉配伍,即葱豉汤。

2. 用于阴寒内盛,格阳于外,症见腹泻、厥冷、脉微者。本品散寒通阳,与附子、干姜配伍,即白通汤,有助于附子、干姜温里祛寒。单用炒热,外熨脐腹,亦有散寒通阳之效,可用于寒凝气阻,腹部冷痛,或膀胱气化失司,小便不通等证。

3. 外用于疮痈疔毒。本品能解毒散结。可单用捣烂敷患处,若加入蜂蜜,解毒散结效果更好。

用量　3~10 g。外用适量。

使用注意　不宜与蜂蜜共同内服。

文献摘要

《本经》:"主伤寒,寒热,出汗,中风,面目肿。"

《别录》:"主伤寒头痛。"

《日华子本草》:"治心腹痛。"

《本草纲目》:"除风湿身痛麻痹,虫积心痛,止大人阳脱,阴毒腹痛,小儿盘肠内钓,妇人妊娠溺血,通乳汁,散乳痈,利耳鸣,涂猘犬伤,制蚯蚓毒。"

《本草从新》:"发汗解肌,通上、下阳气,仲景白通汤、通脉四逆汤并加之以通脉回阳。若面赤格阳于上者,尤须用之。"

胡　荽
《嘉祐本草》

为伞形科一年生草本植物胡荽 *Coriandrum sativum* L.的全草。我国各地均有种植。8月果实成熟时采集。鲜用或晒干切段用。

别名　园荽

性味归经　辛,温。归肺、胃经。

功效　发汗透疹。

应用　用于麻疹初期,透出不畅。外用本品煎汤熏洗,或乘热频擦,能促使疹子顺利外透。若因风寒外束,疹出不快者,本品内服有发汗解表与透疹之效。可配入解表透疹剂中使用。

此外,本品略有芳香开胃作用,但仅作菜肴中之调味品,医方罕用。

用量　3~6 g。外用适量。

使用注意　因热毒壅盛而非风寒外束所致的疹出不透忌服。

文献摘要

《嘉祐本草》:"拔四肢热,止头痛,疗痧疹、豌豆疮不出,作酒喷之,立出。"

《本草纲目》:"胡荽辛温香窜,内通心脾,外达四肢,能辟一切不正之气。"

柽　　柳
《开宝本草》

为柽柳科落叶灌木或小乔木柽柳 *Tamarix chinensis* Lour.的嫩枝叶。全国各地均有分布。5~6月开花时采收。晒干,切段用。

性味归经　辛,平。归肺、胃、心经。

功效　发汗透疹。

应用　用于麻疹初期,透发不畅,或因风寒外束,疹毒内陷之证。借其辛散开发之性,可促使疹子外透。可与竹叶、牛蒡子、蝉衣等配伍,如竹叶柳蒡汤。亦可煎汤熏洗。

此外,取其发散祛风作用,煎汤沐浴,可治风疹身痒;配合祛风湿药可治风湿痹证。

用量　3~10 g。外用适量。

使用注意　麻疹已透者不宜用。用量过大能令人心烦。

文献摘要

《本草经疏》:"近世治痧疹热毒不能出,用为发散之神药。经云少阴所至为疡疹,正刘守真所谓诸痛痒疮疡皆属心之旨也。盖热毒炽于肺胃,则发斑疹于肌肉间,以肺主皮毛,胃主肌肉也。此药正入心肺胃三经,毒解则邪透肌肤而内热自消,此皆开发升散之功也。"

《本经逢原》:"独入阳明,故其功专发麻疹。"

1.2　辛凉解表药

辛凉解表药性味多为辛凉,发散作用亦较辛温解表药缓和,以宣散风热为其主要作用。适用于外感风热所致的发热、微恶风寒、咽干口渴、舌苔薄黄、脉浮数等证。部分药物兼具清头目,利咽喉,或宣肺止咳,散邪透疹等作用,故风热性眼病、咽喉肿痛、疹出不透或风热咳嗽诸证亦可选用,并常与清热、解毒药物配伍应用。

薄　　荷
《新修本草》

为唇形科多年生草本植物薄荷 *Mentha haplocalyx* Briq.和家薄荷的茎叶。我国南北均产,尤以江苏、江西、浙江产者为著名。收获期因地而异,每年一般可采收2~3次。阴干。用时润软切段。

性味归经　辛,凉。归肝、肺经。

功效　疏散风热,清利头目,利咽,透疹。

应用

1. 用于外感风热及温病初起,头痛、发热、微恶寒者。本品清轻凉散,善解风热之邪,多配入辛凉解表剂,与清热解毒药同用。常与荆芥、连翘、银花等配伍,如银翘散。

2. 用于风热上攻所致的头痛、目赤诸证。本品轻扬升浮,清利头目。常与菊花、荆芥、桑叶等同用。因能宣散风热,利咽喉,故对于风热壅盛所致的咽喉肿痛,常同桔梗、僵蚕、荆芥等配伍,如六味汤。

3. 用于麻疹初期,或风热外束肌表而疹发不畅。本品轻扬宣散之性能疏表散邪而助疹子透发。常与蝉蜕、荆芥、牛蒡子、连翘等同用,如加减葛根汤。对于风疹瘙痒,亦可应用。

4. 用于肝气郁滞,胸闷,胁肋胀痛之证。本品能疏解肝郁。可与白芍、柴胡等同用,如逍遥散。

用量用法 2～10 g。不宜久煎。

使用注意 表虚自汗者不宜用。

文献摘要

《新修本草》:"主贼风伤寒,发汗,治恶气心腹胀满。"

《本草纲目》:"利咽喉口齿诸病。治瘰疬、疮疥、风瘙瘾疹。"

《本草备要》:"消散风热,清利头目,头风头痛,失音痰嗽,眼耳咽喉口齿诸病,皮肤瘾疹,瘰疬疮疥。"

牛 蒡 子
《别录》

为菊科二年生草本植物牛蒡 *Arctium lappa* L.的成熟种子。主产于河北、浙江等地。秋季采收,晒干。生用或炒后捣碎用。

别名 鼠粘子　大力子　恶实

性味归经 辛、苦,寒。归肺、胃经。

功效 疏散风热,解毒透疹,利咽散肿。

应用

1. 用于外感风热,咳嗽咯痰不利及咽喉肿痛等证。牛蒡子疏散风热,清肺利咽,较为常用。常配伍薄荷、荆芥、桔梗等,如银翘散、牛蒡汤。

2. 用于麻疹初期,疹出不畅及风热发疹等证。本品能疏散风热和透泄热毒,促使疹子透发。常与金银花、薄荷、荆芥等配伍;若热毒壅盛之证,则常配伍大青、紫草、升麻等药。

3. 用于热毒疮肿及痄腮等证。能清热解毒、散结消肿。常与板蓝根、连翘、野菊花等配伍。

用量用法 3～10 g,煎服或入散剂。

使用注意 本品能滑肠,气虚便溏者忌用。

文献摘要

《珍珠囊》:"润肺散气,利咽膈,去皮肤风。"

《本草纲目》:"消斑疹毒。"

《药品化义》:"能升能降,力解热毒。味苦能消火,带辛能疏风。主治上部风痰,面目浮肿,咽喉不利,诸毒热壅,马刀瘰疬,颈项痰核,血热痘,时行疹子,皮肤瘾疹。凡肺经郁火,肺经风热,悉宜用此。"

蝉 蜕
《别录》

为蝉科昆虫黑蚱(蝉)*Cryptotympana atrata* Fabr.羽化时的蜕壳。全国大部分地区均产,夏秋时自树枝上或树下采收,晒干。

别名 蝉衣 蝉退

性味归经 甘,寒。归肺、肝经。

功效 疏风热,透疹,明目退翳,息风止痉。

应用

1. 用于外感风热及温病初期,发热、头痛等证。本品能凉散风热,清利头目,常与菊花配伍;又对于风热郁肺,发热、咽痛、声音嘶哑之证有疏散风热、开宣肺气之效,常与胖大海或牛蒡子、桔梗等配伍。

2. 用于麻疹初期,疹出不畅。可借本品宣散作用助其透发,常与葛根、牛蒡子等同用;对风疹及风热证皮肤瘙痒,亦能疏风止痒,可配伍白蒺藜、荆芥等药。

3. 用于肝经风热,目赤、目翳、多泪等证。本品有疏肝经风热以退目翳之效。常与菊花、木贼等配伍,如蝉花散。

4. 用于肝经风热,小儿惊哭夜啼及破伤风证。本品能凉肝息风,定惊止痉。单用或配伍全蝎、僵蚕、钩藤等祛风止痉药。

用量用法 3~10 g,煎服或作丸散。

文献摘要

《别录》:"主小儿痫。"

《药性论》:"主小儿浑身壮热,惊痫,兼能止渴。"

《本草纲目》:"治头风眩晕,皮肤风热作痒,破伤风及疔肿毒疮,大人失音,小儿噤风天吊,惊哭夜啼,阴肿。"

淡 豆 豉
《名医别录》

为豆科植物大豆 *Glycine max*(L.) Merr.的成熟种子经蒸罨加工发酵制成。各地都有生产。

性味归经 辛、甘、微苦,寒。归肺、胃经。

功效 解表,除烦。

应用

1. 用于外感风寒或风热的发热、恶风寒、头痛等证。本品有宣散表邪作用,但单用则力薄,故多配伍其他解表药用。外感风寒之证常与葱白配伍,即葱豉汤;外感风热及风温初起,发热、头痛之证,多配伍薄荷、荆芥、牛蒡子等,如银翘散。

2. 用于热病胸中烦闷,不眠等证。常配伍栀子以清热除烦,即栀子豉汤。

用量 10~15 g。

文献摘要

《别录》:"主伤寒头病,寒热,瘴气恶毒,烦躁满闷。"

《本草拾遗》:"解烦热热毒,寒热虚劳,调中发汗,通关节……伤寒鼻塞。"

附注 淡豆豉发酵时主要用桑叶、鲜青蒿为辅料。此外有的地方用苏叶、麻黄为辅料,则性味为辛,微温。只宜于外感风寒之证。

附药　大豆黄卷

又名清水豆卷。采用黑大豆浸水湿润发芽,晒干而成。性味甘,平。归胃经。功能清热利湿。多用于暑湿、湿温、温热内蕴所致的发热汗少、胸痞不舒、骨节烦痛等证。也可用以治疗湿痹筋挛、膝痛、水肿胀满等证。常与半夏、茯苓、黄芩、滑石等配伍。用量 10~15 g。

桑　叶
《本经》

为桑科落叶小乔木植物桑树 Morus alba L.的叶。分布于我国南北各省,经霜后采收,晒干。生用或炙用。

性味归经　苦、甘,寒。归肺、肝经。

功效　疏风清热,清肝明目。

应用

1. 用于外感风热,发热、头昏头痛、咳嗽及咽喉肿痛等证。本品轻清凉散,能清疏肺经及在表的风热。常与菊花、连翘、桔梗等配伍,如桑菊饮;对于燥热伤肺,咳嗽痰稠,鼻、咽干燥之证,可用蜜炙桑叶,有清肺热和润肺燥功效,多与杏仁、贝母、麦冬等配伍,如桑杏汤、清燥救肺汤。

2. 用于肝经实热或风热所致的目赤、涩痛、多泪等证。本品能清肝明目。常配伍菊花、决明子、车前子,亦可煎汤外洗;若属肝阴不足,目暗昏花,可同黑芝麻配伍,作蜜丸服,即桑麻丸。

此外,本品略有凉血止血作用,可用于血热吐血之轻证,单用或入复方。

用量用法　5~10 g,煎服或入丸散。外用煎水洗眼。

文献摘要

《本经》:"除寒热,出汗。"

《本草纲目》:"治劳热咳嗽,明目长发。"

菊　花
《本经》

为菊科多年生草本植物菊 Chrysanthemum morifolium Ramat.的头状花序。由于产地、花色、加工方法的不同,又分为白菊花、黄菊花、杭菊花、滁菊花等品种。主产于浙江、安徽、河南及四川等地。花期采收,阴干。

性味归经　辛、甘、苦,微寒。归肝、肺经。

功效　疏风清热,解毒,明目。

应用

1. 用于外感风热及温病初起,发热、头昏头痛等证。本品能清上焦风热,清头目。常与桑叶相须为用,并配伍薄荷、荆芥等品,如桑菊饮。

2. 用于肝经风热或肝火上攻所致的目赤肿痛。本品能清肝明目。常与桑叶、蝉蜕、夏枯草等配伍。亦可用于肝肾阴虚的目昏暗证,常与枸杞子同用以养肝明目,并配伍地黄等补肝肾药物,如杞菊地黄丸。

3. 用于肝风头痛及肝阳上亢头痛、眩晕等证。本品能平肝息风。常配伍石决明、白芍、钩藤等同用。

用量用法 10~15 g,煎服或入丸散。外感风热多用黄菊花,清热明目和平肝多用白菊花。

文献摘要

《本经》:"主诸风头眩,肿痛,目欲脱,泪出,皮肤死肌,恶风湿痹,利血气。"

《药性论》:"治头目风热,风眩倒地,脑骨疼痛,身上一切游风,令消散,利血脉。"

附药 野菊花

为同属近缘植物野菊 *C. indicum* L.等的头状花序。全草亦入药。别名苦薏。性味苦、辛,微寒。归肺与肝经。功能清热解毒。主要用于痈肿、疔毒、咽喉肿痛、风火赤眼等证。治疮毒可单用,内服或捣鲜品敷患处。或与蒲公英、紫花地丁、金银花等配伍,如五味消毒饮;治目赤肿痛常与夏枯草、桑叶等同用。此外,内服并煎汤外洗,可用于皮肤瘙痒之证。用量10~18 g,煎服或入丸散。外用适量。

蔓 荆 子
《本经》

为马鞭草科落叶小灌木植物单叶蔓荆 *Vitex rotundifolia* L.和蔓荆 *V. trifolia* L.的果实。主产于山东、江西、浙江及福建等地。多系野生。夏季采收,阴干,炒至焦黄色。

性味归经 辛、苦,平。归膀胱、肝、胃经。

功效 疏散风热,清利头目。

应用

1. 用于外感风热所致的头昏头痛及偏头痛等证。本品能疏散风热并有止痛作用。单用浸酒服,或配伍防风、菊花、川芎等以增强祛风止痛效果。

2. 用于风热上扰所致的目昏或目赤肿痛、多泪等证。本品能散肝经风热,清利头目。常与菊花、蝉蜕、白蒺藜等同用。

此外,可用于风湿痹痛,肢体挛急之证。具祛风止痛效果。常与防风、秦艽、木瓜等药配伍。

用量用法 6~12 g,煎服或浸酒,并入丸散用。

文献摘要

《本经》:"主筋骨间寒热,湿痹拘挛,明目坚齿。"

《别录》:"治头风痛,脑鸣,目泪出。"

《珍珠囊》:"疗太阳头痛,头沉昏闷。除昏暗,散风邪。凉诸经血,止目睛内痛。"

葛 根
《本经》

为豆科多年生落叶藤本植物葛 *Pueraria lobata*(Willd.)Ohwi.的根。分布于我国南北各地。春、秋两季采挖,切片,晒干。生用,或煨用。

性味归经 甘、辛,凉。归脾、胃经。

功效 发表解肌,升阳透疹,解热生津。

应用

1. 用于外感发热,头痛、无汗、项背强痛等证。本品解肌发汗。对风寒表证常与桂枝、麻黄、白芍等同用;若风热表证兼有内热则宜配伍黄芩、石膏、柴胡等药以解肌清热,如柴葛解肌汤。

2. 用于麻疹初起,发热、恶寒、疹出不畅之证。本品性能解肌发散,可助其透发。常与升麻同用,如升麻葛根汤。

3. 用于湿热泻痢及脾虚腹泻等证。本品能升发清阳,鼓舞脾胃清阳之气上行而奏止泻痢之效。湿热泻痢多与黄芩、黄连等配伍,如葛根芩连汤,治痢疾身热证;若脾虚气弱的腹泻,则多配伍党参、白术、木香等药,如七味白术散。

4. 用于热病烦渴及消渴证口渴多饮。本品有生津功效。可单用或配伍麦冬、天花粉、地黄等药,如玉泉散。

此外,现代用葛根治疗高血压脑病,对改善头痛、眩晕、项强、耳鸣、肢体麻木等症状有效。多与其他降压药配合应用。

用量用法　10~20 g,煎服或入丸散。止泻宜煨用。

文献摘要

《本经》:"主消渴,身大热,呕吐,诸痹,起阴气,解诸毒。"

《别录》:"疗伤寒中风头痛,解肌发表,出汗,开腠理,疗金疮止痛,胁风痛。""生根汁大寒,疗消渴、伤寒壮热。"

《日华子本草》:"止血痢。"

附药　葛花

为葛的未开放的花蕾。性味甘,平。功能解酒醒脾。主要用于饮酒过度,头痛、头昏、烦渴、胸膈饱胀、呕吐酸水等伤及胃气之证。可与人参、白蔻仁、橘皮等配伍,如葛花解醒汤。用量3~12 g,煎服或入丸散。

柴　胡
《本经》

为伞形科多年生草本植物柴胡(北柴胡)*Bupleurum chinense* DC.和狭叶柴胡(南柴胡)*B. scorzonerifolfium* Willd.的根或全草。前者主产于辽宁、甘肃、河北、河南等地;后者主产于湖北、江苏、四川等地。春、秋两季采挖,晒干,切短节。生用、酒炒或醋炒。

性味归经　苦、辛,微寒。归心包络、肝、三焦、胆经。

功效　和解退热,疏肝解郁,升举阳气。

应用

1. 用于伤寒邪在少阳,寒热往来、胸胁苦满、口苦、咽干、目眩等证。本品长于疏解半表半里之邪,故用为治疗少阳证要药。常与黄芩、半夏等配伍,如小柴胡汤。对于外感发热有透表泄热功效,可与甘草同用,即柴胡散;或配伍葛根等药,如柴葛解肌汤。现代有用柴胡制成的单味或复方注射剂,对外感发热有较好的解热功效。

2. 用于肝气郁结,胁肋胀痛,或头痛,月经不调,痛经等证。柴胡能条达肝气而疏肝解郁。常与白芍、当归等同用,如加味逍遥散;若肝郁气滞,胸腹胁肋胀痛之证,可配伍香附、川芎、枳壳之类,如柴胡疏肝散。

3. 用气虚下陷所致的脱肛、子宫脱垂以及短气、倦乏等证。本品能升清阳之气而举陷。常与升麻同用,并配伍人参、黄芪、白术等补脾益气药物,如补中益气汤。

用量 3~10 g。

使用注意 本品性能升发,故真阴亏损,肝阳上升之证忌用。

文献摘要

《本经》:"主心腹肠胃结气,饮食积聚,寒热邪气,推陈致新。"

《药性论》:"主时疾内外热不解。"

《本草正义》:"用其凉散,平肝之热。其性凉,故解寒热往来,肌表潮热,肝胆火炎,胸胁痛结,兼治疮疡,血室受热;其性散,故主伤寒邪热未解,温病热盛,少阳头痛,肝经郁证。总之邪实者可用,真虚者当酌其宜。"

升 麻
《本经》

为毛茛科多年生草本植物大三叶升麻 *Cimicifuga heracleifolia* Kom. 或兴安升麻 *C. dahurica* (Turcz.) Maxim. 和升麻 *C. foetida* L. 的根茎。主产于辽宁、黑龙江、湖南及山西等地。夏、秋两季采挖,晒干,除去须根,润透切片。生用或炙用。

性味归经 辛、甘,微寒。归肺、脾、大肠、胃经。

功效 发表透疹,清热解毒,升阳举陷。

应用

1. 用于外感风热所致的头痛,以及麻疹初期,疹发不畅诸证。升麻性能升散,并解热毒,可解表、透疹。常与葛根同用,如升麻葛根汤;若麻疹热毒较盛之证,可配伍紫草、牛蒡子、大青等药。

2. 用于热毒所致的多种病证。升麻能清热解毒。如阳明热邪所致的头痛、牙龈肿痛、口舌生疮等证,可配伍黄连、生地、丹皮等品,如清胃散;对于风热上壅,咽喉肿痛之证,多与桔梗、玄参等同用,如牛蒡子汤;若配伍金银花、连翘、蒲公英等,则可用于热毒疮疡及皮肤瘙痒之证;温病发斑,可与石膏、大青、犀角等同用。

3. 用于中气虚弱或气虚下陷的短气、倦乏、久泻脱肛、子宫下垂,以及气虚不能摄血的崩漏不止等。升麻能升气举陷。常与柴胡同用,并须配伍人参、黄芪、白术等益气补脾之品,如补中益气汤、举元煎。

用量用法 3~10 g。升举阳气多用炙升麻。

使用注意 本品具升浮之性,凡阴虚阳浮,喘满气逆及麻疹已透,均当忌用。

文献摘要

《本经》:"解百毒……辟温疫瘴气,邪气蛊毒。"

《本草纲目》:"消斑疹,行瘀血,治阳陷眩晕,胸胁虚痛,久泄,下痢后重,遗浊,带下崩中。"

浮 萍
《本经》

为浮萍科多年生水生漂浮草本植物紫萍 *Spirodela polyrrhiza* (L.) Schleid 的全株。全国各地均有分布。夏季捞取,除去杂质,晒干用。

性味归经 辛,寒。归肺、膀胱经。

功效 发汗解表,透疹,祛风止痒,利水消肿。

应用

1. 用于外感风热,发热无汗等证。本品能辛散发表。单用为末,炼蜜作丸,名紫萍一粒丹。亦可与荆芥、薄荷、连翘等配伍,以疏散风热。

2. 用于麻疹透发不畅。借其发散之性,助其透发。可与薄荷、牛蒡子、蝉蜕等同用。

3. 用于风热瘾疹,皮肤瘙痒。本品有祛风止痒之效,内服可与牛蒡子、薄荷等配伍;外用可煎汤外洗或浸酒涂擦患处。

4. 用于水肿而兼表证。本品发汗利水,有助于消散水肿。可单用或入复方使用。

用量 3~10 g。散剂每次1~2 g。外用适量。

文献摘要

《本经》:"主暴热身痒,下水气。"

《日华子本草》:"治热毒风热疾,热狂……风疹。"

《本草纲目》:"其性轻浮,入肺经,达皮肤,所以能发扬邪汗也。"

《本草从新》:"发汗祛风,利水消肿。"

《本草求真》:"古人谓其发汗胜于麻黄,下水捷于通草,一语括尽浮萍治功。故凡风湿内淫,瘫痪不举,在外而见于肌肤瘙痒,一身暴热,在内而见水肿不消,小便不利,用此疏肌通窍,俾风从外散,湿从下行。"

木　贼
《嘉祐本草》

为木贼科多年生常绿草本隐花植物木贼 *Eguisetum hiemale* L.的全草。产于东北、华北及内蒙古和长江流域各省。夏季采收。除去须根,切段用。

性味归经 甘、苦,平。归肺、肝经。

功效 疏散风热,明目退翳,止血。

应用

1. 本品较少用于一般风热表证,主要用于外感风热所致的目赤多泪。本品有疏散肝经风热以明目退翳之效。可与蝉蜕、谷精草、黄芩等配伍,以疏风清热,退翳明目,如神消散。

2. 用于便血、痔疮出血。本品能止血。宜与黄芩、地榆、槐角等清热止血药配伍。

用量 3~10 g。

文献摘要

《嘉祐本草》:"主目疾,退翳膜,又消积块,益肝胆,明目,疗肠风,止痢,及妇人月水不断……崩中赤白。"

《本草衍义补遗》:"去节烘过,发汗至易。"

《本草纲目》:"解肌,止泪,止血,去风湿疝痛,大肠脱肛。"

《本经逢原》:"主目病风热暴翳,取其发散肝胆风邪。久翳及血虚者非宜,多服令人目肿。"

《本草求真》:"形质有类麻黄,升散亦颇相似,但此气不辛热,且入足少阳胆、足厥阴肝,能于二经血分驱散风热,使血上通于目,故为去翳明目要剂。"

2. 清 热 药

凡以清泄里热为主要作用的药物,称为清热药。

清热药性属寒凉,具有清热泻火、解毒、凉血、清虚热等功效,主要用于热病高热、热痢、痈肿疮毒以及阴虚内热等所呈现出的各种里热证候。

里热证由于发病因素不一,病情发展变化的阶段不同,以及患者体质情况的特殊,因而可有多种类型的脉证表现,需要相应地选择针对性强的清热药去治疗。而清热药也各有所长,有的以泻火为主,有的以解毒为主,有的以凉血为主,有的以清虚热为主,这就需要在了解共性的基础上区别掌握其特性,才能恰当投药。当然,也有少数清热药的功效较为复杂,同时具有凉血、解毒等几种作用,难于截然划分。根据清热药的主要性能,大体分为下列五类。

清热泻火药：能清气分热,对气分实热证,有泻火泄热的作用。

清热燥湿药：偏于苦燥,有清热燥湿的作用,可用于实热病证。

清热凉血药：主要入血分,能清血分热,对血分实热有凉血清热作用。

清热解毒药：有清热解毒的作用,常用于瘟疫、毒痢及痈肿、疮毒等热毒病证。

退虚热药：能清虚热,退骨蒸,常用于午后潮热、低热不退等证。

应用清热药时,应辨清热证属气分还是血分,属实热还是虚热,并以整个病情来决定主次先后,如有表证的,当先解表或表里同治;气分热兼血分热的,宜气血两清。

清热药性多寒凉,易伤脾胃,影响运化,对脾胃虚弱的患者,宜适当辅以健胃的药物;热病易伤津液,清热燥湿药,又性多燥,也易伤津液,对阴虚的患者,要注意辅以养阴的药,祛邪而不忘扶正。

对脾胃虚寒,胃纳不佳,肠滑易泻的要慎用。如遇阴盛格阳、真寒假热之证。尤须明辨,不可妄投。

使用本类药物,要注意中病即止,避免克伐太过,损伤正气。

2.1 清热泻火药

热与火均为六淫之一,以发热心烦、汗出、口渴,甚至神昏谵语、发狂等热盛的证候为特征。热为火之渐,火为热之极,两者只是程度上的不同。凡能清热的药物,大抵皆能泻火。

本节所列药物主要具有清热泻火作用。适用于急性热病具有高热、汗出、烦渴、谵语、发狂、小便短赤、舌苔黄燥、脉象洪实等证候,并包括一些由于肺热、胃热、心热、暑热引起的多种实热证。

对于虚人使用本类药物时,首先当考虑照顾正气,应适当配伍扶正药物。其次,应根据各药作用部位的不同(如清肺热、心热),有针对性地选择使用。

石　膏
《本经》

石膏 Cypsum 为一种矿石含水硫酸钙（$CaSO_4 \cdot 2H_2O$）。分布极广，几乎全国各省区皆有蕴藏，主产于湖北、甘肃及四川，以湖北、安徽产者为最佳。挖出后去净泥土、杂石，碾碎。研细生用或煅用。

性味归经　辛、甘，大寒。归肺、胃经。

功效　清热泻火，除烦止渴。

应用

1. 用于温病邪在气分、壮热、烦渴、脉洪大等实热亢盛之证。本品有较强的清热泻火作用。常与知母相须为用，如白虎汤。若邪渐深入，肺胃热毒壅盛，气血两燔，高热不退而发斑疹者，宜与犀角、牡丹皮、玄参等清热凉血药同用，共奏解毒化斑、气血两清之效，如清瘟败毒饮。

2. 用于肺热所致的咳嗽痰稠、发热，以及气喘等证。本品清泄肺热作用较强。用于肺热所致的咳嗽痰稠、发热等证，可同甘草、竹沥配伍；用于肺热气喘，常与麻黄、杏仁等配伍，共奏清宣肺热和平喘之效，如麻杏石甘汤。

3. 用于胃火上炎所致的头痛、牙龈肿痛。本品能泻胃火。常与生地、知母、牛膝等配伍，如玉女煎。

4. 煅石膏末可外用于疮疡溃而不敛、湿疹、水火烫伤等，有清热、收敛之效。可单用或配伍青黛、黄柏等。

用量用法　15～60 g。内服宜生用。入汤剂宜打碎先煎。外用须经火煅研末。

使用注意　脾胃虚寒及阴虚内热忌服。

文献摘要

《本经》："主中风寒热，心下气逆，惊喘，口干舌焦，不能息。"

《别录》："除时气头痛身热、三焦大热、皮肤热……解肌发汗，止渴，消烦逆，暴气喘息，咽热。"

《本草纲目》："止阳明经头痛，发热恶寒，日晡潮热，大渴引饮，中暑潮热，牙痛。"

知　母
《本经》

为百合科多年生草本植物知母 Anemarrhena asphodeloides Bge. 的根茎。主产于河北（以历县产者最佳）、山西及广东等地。春、秋两季均可采收，除去地上部分及须根，洗净，晒干。润软刮去皮，切片，盐炒用。

性味归经　苦、甘，寒。归肺、胃、肾经。

功效　清热泻火，滋阴润燥。

应用

1. 用于温热病，邪热亢盛、壮热、烦渴、脉洪大等肺胃实热证。知母有清热泻火除烦的作用。与石膏配伍有协同之效，如白虎汤。

2. 用于肺热咳嗽或阴虚燥咳、痰稠等证。本品有清泻肺火，滋阴润肺之效。常与贝母同用以清肺化痰止咳，即二母散。

3. 用于阴虚火旺，肺肾阴亏所致的骨蒸潮热、盗汗、心烦等证。知母有滋阴降火的作用。常同黄柏相须为用，配入养阴药中，如知柏地黄丸。

4. 用于阴虚消渴，症见口渴、饮多、尿多者。本品有滋阴润燥、生津止渴功效。与天花粉、五味子等配合使用可增强疗效，如玉液汤。

用量 6～12 g。

使用注意 本品性质寒润，能滑肠，故脾虚便溏者不宜用。

文献摘要

《本经》："主消渴热中，除邪气。"

《别录》："疗伤寒，久疟烦热。"

《日华子本草》："治热劳传尸疰病，通小肠，消痰，止咳，润心肺，补虚乏，安心止惊悸。"

《本草纲目》："知母之辛苦寒凉，下则润肾燥而滋阴，上则清肺金而泻火，乃二经气分药也。"

芦 根
《别录》

为禾本科多年生草本植物芦苇 *Phragmites communis* Trin. 的地下茎。我国南北各地均有分布。春末夏初、秋季均可挖采，除去泥土、须根，剥去皮膜，洗净晒干。或鲜角，以鲜者疗效为佳。

性味归经 甘，寒。归肺、胃经。

功效 清热生津，止呕，除烦。

应用

1. 用于热病伤津，烦热口渴，或舌燥少津之证。本品有清热除烦，生津止渴之效。常与石膏、麦冬、天花粉等配伍。

2. 用治胃热呕逆。本品有清热止呕之效。如《肘后方》单用本品，煎浓汁频饮，治呕逆；亦可与姜汁、竹茹合用，如芦根饮。

3. 用于肺热咳嗽，痰稠、口干，及外感风热的咳嗽证。本品能清泄肺热，润燥缓咳。常配伍桔梗、桑叶、杏仁等同用。又用于肺痈咳吐脓痰，本品有类似苇茎的功用，可配伍苡仁、银花、冬瓜仁等共奏消热排脓之效。

此外，又用于小便短赤、热淋涩痛。本品具有清热利尿作用。多配伍白茅根、车前草等清热利尿药以增强疗效。

用量用法 15～30 g。鲜品可用加倍或更高剂量。鲜品可捣汁服。

文献摘要

《别录》："主消渴客热，止小便利。"

《新修本草》："疗呕逆不下食，胃中热，伤寒患者弥良。"

天 花 粉
《本经》

为葫芦科多年生宿根草质藤本植物栝楼 *Trichosanthes kirilowii* Maxim. 的干燥块根。产我国南北各地。秋、冬两季采挖，洗去泥土，刮去外皮，切成段、块、片，晒干。

性味归经 苦、微甘，寒。归肺、胃经。

功效 清热生津,消肿排脓。

应用

1. 用于热病热邪伤津,口干舌燥、烦渴,以及消渴证口渴多饮。天花粉能清胃热,降心火,生津止渴。配伍芦根、茅根、麦冬等用于热病烦渴;若与葛根、五味子、知母等配伍,可用于消渴证,如玉液汤。

2. 用于肺热咳嗽或燥咳痰稠,以及咳血等证。本品能清泄肺热,降膈上热痰并润肺燥。常与贝母、桑白皮、桔梗等同用,如射干兜铃汤。

3. 用于痈肿疮疡,热毒炽盛,赤肿焮痛之证。本品内服、外服,均有清热泻火、排脓散肿功效。内服多与金银花、贝母、皂角刺等配伍以内消肿毒,如内消散。

此外,用于中期妊娠引产。以天花粉针剂肌注,能使胎盘绒毛膜滋养细胞变性坏死而引起流产。试用于恶性葡萄胎及绒毛膜上皮癌,也有疗效。

用量用法 10~15 g,煎服或入丸散。外用研末,水或醋调敷。

使用注意 脾胃虚寒、大便滑泄者忌用。

文献摘要

《本经》:"主消渴,身热,烦满,大热。"

《日华子本草》:"通小肠,排脓,消肿毒,生肌长肉,消扑损瘀血。治时热狂疾,乳痈发背,痔瘘疮疖。"

《滇南本草》:"治痈肿肿毒,并止咳嗽带血。"

附注 《本经》原名栝楼根。

竹　叶
《别录》

为禾本科植物淡竹 *Phyllostachys nigra*（Lodd.）Munro var. *henonis*（Mitf.）Stapf ex Rendle 的叶。主要分布于长江流域。随时可采。宜用鲜品。

别名 淡竹叶

性味归经 甘、淡,寒。归心、肺、胃经。

功效 清热除烦,生津,利尿。

应用

1. 用于热病烦热口渴。竹叶能清心除烦,生津。常与石膏、麦冬、芦根等同用。

2. 用于心火上炎,口舌生疮及小儿惊热诸证。本品能清心火,并可宁神定惊。常与木通、生地等同用治口糜,即导赤散;若配伍钩藤、蝉蜕等清热息风之品,则可用以清心宁神定惊。

3. 用于热淋及心火移热于小肠所致的小便淋痛。本品有清心、利尿作用。常配车前子、灯心草、木通等药同用。

用量 6~15 g。

文献摘要

《别录》:"主胸中痰热,咳逆上气。"

《本草正义》:"退虚热烦躁不眠,止烦渴,生津液,利小水,解喉痹,并小儿风热惊痫。"

栀　子
《本经》

为茜草科常绿灌木植物栀子 *Gardenia jasminoides* Ellis.的成熟果实。产我国长江以南各省。秋冬采收。生用、炒焦或炒炭用。

别名　越桃　山栀

性味归经　苦,寒。归心、肺、胃、三焦经。

功效　泻火除烦,清热利湿,凉血解毒。

应用

1. 用于热病心烦、郁闷、躁扰不宁。本品善于消泻心、肺、胃经之火邪而除烦。每与淡豆豉合用以宣泄邪热,解郁除烦,即栀子豉汤;若火毒炽盛,高热烦躁,神昏谵语者,则须配伍黄连、连翘、黄芩等凉血解毒、泻火除烦之品,如清瘟败毒饮。

2. 用于肝胆湿热郁结所致黄疸、发热、小便短赤等证。本品有清利湿热,利胆退黄之效。若与茵陈、大黄合用,可以增强利湿、退黄作用,即茵陈蒿汤;若配伍黄柏,可增强清除湿热作用,即栀子柏皮汤。

3. 用于血热妄行的吐血、衄血、尿血等。本品有凉血止血作用。每与茅根、生地、黄芩同用。

此外,生栀子粉用水或醋调成糊状,湿敷,对外伤性肿痛有消肿止痛作用。涂敷疔肿,亦有疗效。

用量　3～10 g。外用适量。

使用注意　脾虚便溏,食少者忌用。

文献摘要

《本经》:"主五内邪气,胃中热气,面赤酒疱皶鼻,白癞赤癞疮疡。"

《药性论》:"利五淋,主中恶,通小便,解五种黄病,明目。治时疾,除热及消渴、口干、目赤肿痛。"

《本草纲目》:"治吐血、衄血、血痢、下血、血淋、损伤瘀血,及伤寒劳复、热厥头痛、疝气、汤火伤。"

附注　栀子用于清热解毒宜生用;凉血止血宜炒用(焦栀子、黑栀子)。

夏　枯　草
《本经》

为唇形科多年生植物夏枯草 *Prunella vulgaris* L.的带花的果穗。我国各地均产,主产于江苏、浙江、安徽、河南等地。夏季采收,晒干。

性味归经　苦、辛,寒。归肝、胆经。

功效　清肝火,散郁结,降血压。

应用

1. 用于肝火上炎,目赤肿痛、目珠疼痛、羞明流泪、头痛、眩晕等证。本品能清泄肝火,清头目。可单用,也可配伍石决明、菊花、蝉蜕等药同用;目珠疼痛若痛久血伤,则须与当归、生地、白芍等补血养肝药配伍。

2. 用于痰火郁结所致的瘰疬、瘿瘤。本品能清热散结。可单用煎服或熬膏服,并可涂患部;或与玄参、牡蛎、昆布等配伍。

夏枯草的清热散结作用,也可用于消散痈肿。

此外,本品的清泄肝火作用,现代常用于高血压病属肝热、阳亢之证者。

用量用法　10~15 g,煎服或熬膏服。

文献摘要

《本经》:"主寒热,瘰疬,鼠瘘,头疮,破癥,散瘿结气,脚肿湿痹。"

《滇南本草》:"祛肝风,行经络。治口眼歪斜,行肝气,开肝郁,止筋骨疼痛,目珠痛,散瘰疬周身结核。"

淡 竹 叶
《本草纲目》

为禾本科多年生草本植物淡竹叶 *Lophatherum gracile* Brongn.的叶。主产于长江流域至南部各省。夏季采收,晒干,切段。

别名　竹叶麦冬

性味归经　甘、淡,寒。归心、胃、小肠经。

功效　清热除烦,利尿。

应用

1. 用于口舌生疮、小便不利、灼热涩痛等证。本品长于清心与小肠经热,而利尿通淋。常与灯心草、白茅根、海金沙等同用。

2. 用于热病心烦口渴之证。本品能清心泄热,除烦止渴。可与麦冬、芦根、天花粉等同用。

用量　10~15 g。

文献摘要

《本草纲目》:"去烦热,利小便,清心。"

《本草便方》:"消痰,止渴。治烦热,咳喘,吐血,呕哕,小儿惊痫。"

附注　本品始载于《本草纲目》。明代以前方剂中所用的竹叶或淡竹叶均非本品,而是来源于同科植物淡竹或苦竹的叶。竹叶以清解胃热见长,淡竹叶则长于清热利尿。两者功用相似而同中有异。

寒 水 石
《本经》

为硫酸盐类矿物芒硝 Mirabilite 的天然晶体。产于山西、河北等地,多发现于卤地积盐之下。全年可采,研细用。

性味归经　咸,大寒。归胃、肾经。

功效　清热泻火。

应用

1. 用于温热病邪在气分,烦渴、脉洪大之证。本品能清热泻火,退壮热以除烦止渴。常与石膏配伍,如三石汤。

2. 研末外用于风热火眼、咽喉肿痛、口舌生疮及烧烫伤。本品有清热泻火,缓解赤热疼痛之效。

用量　10~15 g。外用适量。

文献摘要

《本经》:"主身热,腹中积聚邪气,皮中如火烧,烦满,水饮之。"

《别录》:"除时气热盛,五脏伏热,胃中热,烦满,止渴,水肿,小腹痹。"
《本草纲目》:"禀积阴之气而成,其气大寒,其味辛咸,入肾走血,除热之功,同于诸盐。"
《本草求真》:"敷汤火伤。"

附注 《本经》名凝水石。近代寒水石药材的商品,有红石膏与方解石两种,前者北方习用;后者南方习用。

鸭 跖 草
《本草拾遗》

为鸭跖草科一年生草本植物鸭跖草 Commelina communis L.的全草。全国各地均有分布。夏、秋两季采收。洗净鲜用或晒干切段用。

性味归经 甘、苦,寒。归肺、胃、膀胱经。

功效 清热,解毒,利尿。

应用

1. 用于热病发热。本品能清热解毒以退热。若属表热证发热,宜与薄荷、牛蒡子等疏散风热药配伍;若属温热病气分实热证发热,可与石膏、知母等清热泻火药配伍。

2. 用于热淋小便短赤或水肿而有热者。本品有清热利尿通淋与利水消肿之效。可单用,或与车前草、淡竹叶等清热利尿药同用。

3. 用于咽喉肿痛、痈肿疮毒或毒蛇咬伤等证。本品能清热解毒。用于咽喉肿痛,可与大青叶、板蓝根等清热解毒药配伍;用于疮痈肿毒,可与紫花地丁、野菊花等配伍,内服或外用;用于毒蛇咬伤,可与半边莲等配伍,捣烂外敷并煎水内服。

用量 15~30 g;鲜品 30~60 g。外用适量。

文献摘要

《本草拾遗》:"主寒热瘴疟,痰饮,疔肿,肉癥,滞涩,小儿丹毒,发热狂痫,大腹痞满,身面气肿,热痢,蛇犬咬,痈疽等毒。"

《日华子本草》:"下水气湿痹,利小便。"

《本草纲目》:"消喉痹。"

谷 精 草
《开宝本草》

为谷精草科一年生草本植物谷精草 Eriocaulon buergerianum Koern. 和赛谷精草 E. sieboldtianum Seib. et Zucc.的全草或花序。主产于浙江、江苏、安徽、江西、湖南、广东、广西等省。秋季采收,拔取全草或剪取花序,晒干,切段用。

性味归经 甘,平。归肝、胃经。

功效 疏散风热,明目退翳。

应用 用于肝经风热,目赤肿痛、羞明多泪及目生翳膜。本品有疏散肝经风热以明目退翳之效。可与荆芥、龙胆草、赤芍等配伍,如谷精龙胆散。

用量 6~15 g。

文献摘要

《开宝本草》:"喉痹,齿风痛及诸疮疥。"

《本草纲目》:"头风痛,目盲翳膜,痘后生翳。""凡治目中诸病加而用之,甚良,明目退翳之功,似在菊花之上也。"

密蒙花
《开宝本草》

为马钱科落叶灌木密蒙花树 Buddleia officinalis Maxim 的花蕾。主产于湖北、四川、甘肃、陕西、河南、广东、广西、云南、贵州等地。春季采收,晒干用。

性味归经 甘,微寒。归肝经。

功效 清肝,明目,退翳。

应用 用于肝热目赤肿痛、羞明、多眵多泪及目昏生翳等证。本品有清肝热以明目退翳之效。常与菊花、木贼、石决明等配伍,如密蒙花散。若肝虚而有热,目昏干涩或生翳障者,可与枸杞子、沙苑子等养肝明目药同用。

用量 6~10 g。

文献摘要

《开宝本草》:"主青盲肤翳,赤涩多眵泪,消目中赤脉,小儿麸痘及疳气攻眼。"

《汤液本草》:"入肝经气血分,润肝燥。"

《本草经疏》:"密蒙花为厥阴肝家正药,所主无非肝虚有热所致。盖肝开窍于目,目得血而能视,肝血虚则为青盲肤翳,肝热甚则为赤肿眵泪、赤脉,及小儿痘疮余毒,疳气攻眼。此药甘以补血,寒以除热,肝血足而诸证无不愈矣。"

青 葙 子
《本经》

为苋科一年生草本植物青葙 Celosia argentea L.的成熟种子。产于我国中部及南部各省。秋季种子成熟时采集。晒干用。

性味归经 苦,微寒。归肝经。

功效 清泄肝火,明目,退翳。

应用 用于肝火上炎,目赤肿痛、目生翳膜、视物昏暗等证。本品能清泄肝火以明目退翳。常与决明子等配伍。

此外,本品的清泄肝火作用现代还用于高血压病属于肝阳上亢之证。

用量 3~15 g。

使用注意 本品清热力强,且有扩散瞳孔的作用,肝肾虚及青光眼患者忌用。

文献摘要

《本经》:"主邪气,皮肤中热,风瘙身痒,杀三虫……主唇口青。"

《药性论》:"治肝脏热毒冲眼,赤障青盲翳肿。"

《本草正》:"能清肝火血热,故治赤眼,退赤障,消翳肿,镇肝明耳目。"

2.2 清 热 燥 湿 药

本类药物的性味多属苦寒,苦能燥湿,寒能清热,主要用治湿热证。

湿热内蕴,多见发热、苔腻、尿少等症状,如肠胃湿热所致的泄泻、痢疾、痔瘘,肝胆湿热所致的胁肋胀痛、黄疸、口苦;下焦湿热所致的小便淋沥涩痛、带下,其他如关节肿痛、湿疹、痈肿、耳痛流脓等证,亦多与湿热有关,均属本类药应用范围。

苦寒多能伐胃,燥能伤阴,故本类药对脾胃虚弱和津液亏耗者当慎用。必须用时,当配伍益胃或养阴药物。此外,本类药多兼泻火、解毒作用,可与清热泻火药、清热解毒药互参。

黄 芩
《本经》

为唇形科多年生草本植物黄芩 *Scutellaria baicalensis* Georgi 的根。主产于河北、山西、内蒙古、河南及陕西等地。以山西产量最多,河北承德产的质量最好。春、秋两季采挖,除去残茎、须根,晒干。蒸透或开水润透切片。生用,酒炒或炒炭用。

性味归经 苦,寒。归肺、胆、胃、大肠经。

功效 清热燥湿,泻火解毒,止血,安胎。

应用

1. 用于湿热所致的多种病证,如湿温、黄疸、泻痢、热淋、痈肿疮毒等。本品苦寒,燥湿泄热,并能解毒。治湿温发热、胸闷、苔腻之证,须配伍滑石、通草、白蔻仁等渗利化湿药,如黄芩滑石汤;治湿热发黄,可为栀子、茵陈等药的辅佐,以增强清肝利胆功效;若肠胃湿热所致的泻痢,则多配伍黄连;治下焦湿热,小便涩痛,可配伍生地、木通,即火府丹;用于痈肿疮毒,常配以天花粉、白芷、连翘之类。

2. 用于湿热病壮热烦渴、苔黄脉数等证。本品能清气分实热,并有退热功效。常与栀子、黄连、石膏等配伍。本品的清解热邪作用,配伍柴胡,用于寒热往来证,可解少阳之邪,如小柴胡汤。

3. 用于肺热咳嗽。本品长于清肺热。单用即为黄芩散;配伍半夏、天南星,即小黄丸,可治咳嗽痰壅之证。

4. 用于内热亢盛,迫血妄行所致的吐血、咳血、衄血、便血、血崩等证。黄芩具清热与止血双重作用。可单用黄芩炭,或配伍生地、白茅根、三七等药。

5. 用于胎热不安。黄芩有清热安胎功效。常与白术、当归等配伍,如当归散。

用量用法 3~10 g,煎服或入丸散。清热多用生黄芩,安胎多用炒制品;清上焦热可用酒芩;止血则多炒成炭用。

使用注意 本品苦寒伐生气,脾胃虚寒、少食、便溏者忌用。

文献摘要

《本经》:"主诸热黄疸,肠澼泄痢,逐水,下血闭,恶疮疽蚀火疡。"

《别录》:"疗痰热,胃中热。"

《本草纲目》:"治风热、湿热、头痛、奔豚热痛、火咳肺痿、喉腥、诸失血。""得酒上行,得猪胆汁除肝胆火,得柴胡退寒热,得芍药治下痢,得桑白皮泻肺火,得白术安胎。"

附注 另有同属植物西南黄芩 *S. amoena* C. H. Wright 和甘肃黄芩 *S. rehderiana* Diels. 或粘毛黄芩 *S. viscidula* Bge. 等均作本品使用。

黄 连
《本经》

为毛茛科多年生草本植物黄连 Coptis chinensis Franch.、三角叶黄连 C. deltoidea C. Y. Cheng et Hsiao 或云连 C. teetoides C. Y. Cheng 的根茎、根须及叶。黄连多系栽培，主产于我国中部及南部各省。四川、云南黄连产量较大。秋季采挖 5～7 年的植株，除去苗叶、须根，干燥。生用或姜炒。

性味归经 苦，寒。归心、肝、胃、大肠经。

功效 清热燥湿，泻火解毒。

应用

1. 用于肠胃湿热所致的腹泻、痢疾、呕吐等证。黄连去中焦湿热，并具解毒作用，故有较好疗效。古时也有单用本品治上述诸证的。若病情较重，或有其他兼证者，则多配入复方。如与木香同用，即香连丸，可调气行滞而除里急后重；若治痢疾、泄泻而身热者，常配伍葛根、黄芩等，如葛根芩连汤。对于肝火或胃热呕吐，配伍吴茱萸同用，即左金丸；或配伍半夏、竹茹等，如黄连橘皮竹茹半夏汤，均可奏清热降逆止呕之效。

2. 用于热病，热盛火炽、壮热、烦躁，甚至神昏谵语等证。本品解毒泻火，并以泻心经实火见长。多与黄芩、栀子等配伍，如黄连解毒汤。本品泻心火，解热毒的功效，还适用于心火亢盛、烦躁不眠及迫血妄行所致的吐血、衄血等证。常与黄芩、白芍、阿胶等配伍，如黄连阿胶汤。

3. 用于痈肿疮毒，疔毒内攻，耳、目肿痛诸证。亦可用本品以泻火解毒，常配伍黄芩、栀子、连翘等药，如《外科正宗》的黄连解毒汤。对于耳目肿痛，亦可外用，研末或浸汁涂患处。

此外，对于胃火炽盛，消谷善饥、烦渴多饮的中消证，常配伍天花粉、地黄等清热生津之品，如崔氏方。

用量用法 2～10 g，煎服或入丸散。外用适量。

使用注意 本品大苦大寒，过量或服用较久，易致败胃。凡胃寒呕吐，脾虚泄泻之证均忌用。

文献摘要

《本经》："主热气目痛，眦伤泪出，明目，肠澼腹痛下痢，妇人阴中肿痛。"

《别录》："主五脏冷热，久下泄澼脓血，止消渴，大惊……调胃厚肠，益胆，疗口疮。""解巴豆毒。"

《珍珠囊》："其用有六：泻心脏火，一也；去中焦湿热，二也；诸疮必用，三也；去风湿，四也；治赤眼暴发，五也；止中部见血，六也。"

《本草纲目》："去心窍恶血，解服药过剂烦闷及巴豆、轻粉毒。"

黄 柏
《本经》

为芸香科落叶乔木植物黄檗（关黄柏）Phellodendron amurense Rupr. 和黄皮树（川黄柏）P. chinense Schneid. 除去栓皮的树皮。关黄柏主产于辽宁、吉林、河北等地，川黄柏主产于四川、贵州、湖北、云南等地。清明前后剥取树皮，刮去粗皮，晒干压平。切片生用或盐炒用。

性味归经 苦,寒。归肾、膀胱、大肠经。

功效 清热燥湿,泻火解毒,退虚热。

应用

1. 用于湿热泻痢、黄疸、白带、足膝肿痛及热淋等证。黄柏清热燥湿与解毒的作用与黄连类似。治痢疾,常配黄连、白头翁同用,如白头翁汤;治黄疸,可与栀子、甘草同用,即栀子柏皮汤;治带下黄稠,多配白果、车前子等,如易黄汤;治足膝肿痛,常配苍术、牛膝,即三妙丸;治热淋,可与竹叶、木通等清热利尿通淋药同用。

2. 用于疮疡肿毒、湿疹等。本品亦可泻火毒,去湿热。治疮疡肿毒,内服多与黄连、栀子等同用,外用以本品细末调猪胆汁外涂;治湿疹,可与荆芥、苦参等同用,煎服,并以之同滑石、甘草为末撒敷,或煎汁洗患处。

3. 用于阴虚发热、骨蒸盗汗及遗精等证。黄柏有退虚热、制相火的功效。常与知母相须为用,并配以地黄、龟板之类养阴药以滋肾阴,泻相火,如知柏地黄丸、大补阴丸。

用量用法 3~10 g,煎服或入丸散。外用适量。

使用注意 本品大苦大寒,易损胃气,脾胃虚寒者忌用。

文献摘要

《本经》:"主五脏肠胃中结气热,黄疸,肠痔,止泄利,女子漏下赤白,阴阳蚀疮。"

《别录》:"目热赤痛,口疮。"

《日华子本草》:"治骨蒸,清肝,明目,多泪,口干心热,杀疳虫,治蚘心痛,疥癣。蜜炙治鼻洪。"

《本草衍义补遗》:"得知母滋阴降火,得苍术除湿清热,为治痿要药;得细辛泻膀胱火,治口舌生疮。"

龙 胆 草
《本经》

为龙胆科多年生草本植物龙胆 *Centiana scabra* Bunge.和三花龙胆 *G. triflora* Pall.或东北龙胆 *G. manshurica* Kitag.的根。我国南北各地均有分布。秋季采挖,晒干,切段。生用。

性味归经 苦,寒。归肝、胆、胃经。

功效 清热燥湿,泻肝火。

应用

1. 用于湿热黄疸、阴肿阴痒、白带、湿疹等证。本品有清热泻火、燥湿作用。治黄疸,常与茵陈、栀子同用;治阴肿阴痒、白带、湿疹,多与苦参、黄柏、车前子等配伍。

2. 用于肝经热盛,热极生风所致的高热惊厥、手足抽搐。本品能清肝胆邪热。多与钩藤、黄连、牛黄等同用,能协奏清肝息风的作用,如凉惊丸。

3. 用于肝胆实热所致的胁痛、头痛、口苦、目赤、耳聋、阴肿阴痒诸证。常与柴胡、黄芩、木通等配伍,如龙胆泻肝汤。

用量用法 3~6 g,煎服或入丸散。外用适量。

使用注意 脾胃虚寒者不宜用。

文献摘要

《本经》:"主骨间寒热,惊痫邪气,续绝伤,定五脏,杀蛊毒。"

《别录》:"除胃中伏热,时气温热,热泄下痢……益肝胆气,止惊惕。"

《珍珠囊》:"去目中黄及睛赤肿胀,瘀肉高起,痛不可忍。"

《用药法象》:"退肝经邪热,除下焦湿热之肿,泻膀胱火。"

苦 参
《本经》

为豆科多年生落叶亚灌木植物苦参 Sophora flavescens Ait. 的根。我国各地均产。春、秋两季采挖,除去芦头、须根,洗净,切片,晒干。

性味归经 苦,寒。归心、肝、胃、大肠、膀胱经。

功效 清热燥湿,祛风杀虫,利尿。

应用

1. 用于湿热所致的黄疸、泻痢、带下、阴痒等证。本品能清热燥湿。治黄疸,常与栀子、龙胆草等同用;治泻痢,可单味煎服,或与木香、甘草同用,即香参丸;治带下黄色稠黏及阴痒,多与黄柏、白芷、蛇床子同用。近年用治阴道滴虫病有良效。

2. 用于皮肤瘙痒、脓疱疮、疥癣、麻风诸证。本品能祛风止痒,杀虫。既可煎服,又可外用。如煎汤浴洗,治皮肤瘙痒、脓疱疮;配枯矾、硫黄制成软膏,涂治疥癣;同大风子、苍耳子配伍,可用于麻风。

3. 用于湿热蕴结,小便不利、灼热涩痛之证。本品有显著的清热利尿作用。单用或与蒲公英、石韦等清热解毒、利尿通淋药同用。若配伍当归、贝母,即当归贝母苦参丸,可用于妊娠小便不利之证。

用量用法 3~10 g,煎服或入丸散。外用适量。

使用注意 苦寒之品,凡脾胃虚寒者忌用。反藜芦。

文献摘要

《本经》:"主心腹气结,癥瘕积聚,黄疸,溺有余沥,逐水,除痈肿。"

《别录》:"除伏热肠澼,止渴,醒酒,小便黄赤,疗恶疮,下部䘌。"

《药性论》:"赤癞眉脱。"

《本草经百种录》:"专治心经之火,与黄连功用相近,但黄连似去心脏之火为多,苦参似去心腑小肠之火为多。"

2.3 清热凉血药

清热凉血药,多为苦甘咸寒之品。具有清解营分、血分热邪的作用。主要用于血分实热证,温热病热入营血,血热妄行,症见斑疹和各种出血(如鼻衄、牙龈出血、吐血、便血等)以及舌绛、烦躁,甚至神昏谵语等证。

热邪入于营分,往往伤阴耗液,本类药物中的生地、玄参等,既能清热凉血,又能养阴增液。因此,不仅血分实热证常用,热病伤阴亦常选用。

清热凉血药,一般适用于热在血分的病证,如果气血两燔,可配合清热泻火药同用。

犀 角
《本经》

为脊椎动物犀科犀牛的角,分"暹罗"角和广角两类。"暹罗"角的原动物为亚洲产的印

度犀 *Rhinoceros unicornis* L.或爪哇犀 *R. sondaicus* Desmarest 和苏门答腊犀 *R. sum atrensis* (Fischer),广角的原动物为非洲产的黑犀 *R. bicornis* L.和白犀 *R. simus* Burchell。"暹罗"角主产于印度、尼泊尔、缅甸、泰国、马来西亚及印度尼西亚等地。广角主产于非洲东部及东南部,均系进口药材。一般锯成片,再分小条如筷,名犀角条;以沸水浸后(或蒸软),镑成薄片,名犀角片;或挫为细末,名犀角粉;或用犀角磨汁服。

性味归经 苦、咸,寒。归心、肝、胃经。

功效 凉血止血,泻火解毒,安神定惊。

应用

1. 用于血热妄行的吐血、衄血等证。本品有较强的凉血止血作用。常与生地、丹皮、赤芍等配伍,如犀角地黄汤。

2. 用于湿热病热盛火炽、壮热不退、神昏谵语等证。本品能清心定惊。常与连翘、玄参等配伍;对温病邪热入营、烦渴舌赤、夜寐不安之证,可配伍金银花、玄参、黄连等药,如清营汤;若高热烦躁、惊厥抽搐者,又常与羚羊角等息风止痉药配伍,如紫雪丹。

3. 用于温热病热毒炽盛,身热、发斑疹其色紫暗。犀角能泻火解毒,凉血消斑。常与玄参、石膏配伍,如化斑汤。或配伍大青、栀子、淡豆豉,即犀角大清汤。

用量用法 1.5~6 g,锉为细粉冲服或磨汁服,或入丸散剂。

使用注意 孕妇慎用,畏川乌、草乌。

文献摘要

《药性论》:"镇心神,解大热,散风毒。能治发背、痈疽、疮肿化脓作水。主疗时疾热如火,烦闷,毒入心中,狂言妄语。"

《本草纲目》:"磨汁治吐血、衄血、下血及伤寒畜血发狂谵语、发黄发斑……泻肝凉心,清胃解毒。"

附药 水牛角

为牛科动物水牛 *Bubalus bubalis* L.的双角。性味咸,寒。功能清热,凉血,解毒。用于热病壮热,神昏及斑疹,热盛出血等证。疗效与犀角相近,而沿用已久。《别录》记载:"疗时气寒热,头痛。"《日华子本草》云:"治热毒风并壮热。"近年来广东、天津、江西等地临床报道,用水牛角代替犀角,治疗温热病及小儿热证,效果亦良好,药理作用与犀角相似。但用量6~15 g,锉碎先煎,亦可锉末冲服。

生 地 黄
《本经》

为玄参科多年生草本植物怀庆地黄 *Rehmannia glutinosa* Libosch. f. *hueichingensis*(Cbao et Schih) Hsiao 或地黄 *R. glutinosa*(Gaertn.) Libosch.的根。主产于我国河南、河北、内蒙古及东北,大部分地区有栽培。春、秋两季采挖,除去须根,大小分开,干燥。切片,生用或鲜用。

别名 干地黄

性味归经 甘、苦,寒。归心、肝、肾经。

功效 清热凉血,养阴生津。

应用

1. 用于温热病热入营血,身热口干、舌绛或红等证。本品具有清热凉血和养阴的作用。

常与犀角、玄参等配伍,以增强清营养阴功效,如清营汤。这种作用又适用于温热病后期,余热未尽,阴津已伤,而致发热、夜热早凉,以及慢性病由于阴虚内热所致的潮热证。常与知母、青蒿、鳖甲等配伍,如青蒿鳖甲汤。

2. 用于热在血分,迫血妄行的吐血、衄血、尿血、崩漏下血等证。本品又能凉血、止血。常与侧柏叶、生荷叶、艾叶等同用,如四生丸。又对于血热毒盛,发疹发斑而斑疹紫黑之证,亦常与犀角、丹皮、赤芍等配伍以凉血消斑,即犀角地黄汤。

3. 用于热病伤阴,舌红口干,或口渴多饮,以及消渴证烦渴多饮等证。本品能养阴生津。常与麦冬、沙参、玉竹等配伍以养胃阴,生津液,如益胃汤。治消渴证多用与葛根、天花粉、五味子等配伍,如玉泉散。

此外,用于热甚伤阴劫液而致肠燥便秘。多与麦冬、玄参同用,即增液汤。

用量用法 10~30 g,煎服或以鲜品捣汁入药。

使用注意 本品性寒而滞,脾虚湿滞,腹满便溏者不宜用。

文献摘要

《本经》:"主折跌绝筋,伤中。逐血痹,填骨髓,长肌肉。"

《别录》:"主男子五劳七伤,女子伤中,胞漏下血。"

《日华子本草》:"治惊悸劳劣,心肺损,吐血,鼻衄。妇人崩中血晕。助筋骨。"

玄　参
《本经》

为玄参科多年生草本植物玄参 *Scrophularia ningpoensis* Hemsl.的根。产于我国长江流域及陕西、福建等省,野生、家种均有。立冬前后采挖,反复堆、晒,至内部色黑,晒干,切片。生用。

别名 元参

性味归经 苦、甘、咸,寒。归肺、胃、肾经。

功效 清热,解毒,养阴。

应用

1. 用于温热病热入营分,伤阴劫液、身热、口干、舌绛等证。常与生地、黄连、连翘等配伍以泻火解毒,凉血养阴,如清营汤;又用于温热病邪陷心包、神昏谵语之证,可配伍犀角、连翘心、麦冬等共奏清心解毒、凉血养阴之效,如清宫汤。

2. 用于温热病血热壅盛、发斑,或咽喉肿痛,甚则烦躁谵语之证。本品能滋阴降火以解毒消斑。常与犀角、石膏、知母等配伍,如化斑汤;亦可配伍升麻、甘草,即玄参升麻汤。

3. 用于咽喉肿痛、痈肿疮毒、瘰疬痰核等证。本品有清热解毒、散结消痈的功效。咽喉肿痛由外感风热引起的,常用与牛蒡子、桔梗、薄荷等配伍治疗;若内热所致的,可配伍麦冬、桔梗、甘草等,即玄麦甘桔汤。对于痈肿疮疡,多与金银花、连翘、紫花地丁等同用;若配伍金银花、甘草、当归等,可用于脱疽,如四妙勇安汤。治瘰疬痰核可配伍贝母、牡蛎,即消瘰丸。

用量用法 10~15 g,煎服或入丸散。

使用注意 本品性寒而滞,脾胃虚寒,胸闷少食者不宜用。反藜芦。

文献摘要

《本经》:"主腹中寒热积聚,女人产乳余疾,补肾气,令人目明。"

《别录》:"下水,止烦渴,散颈下核,痈肿。"
《本草纲目》:"滋阴降火,解斑毒,利咽喉,通小便血滞。"

附注 同属植物北玄参 S. buergeriana Miq.,在湖北、内蒙古和东北、华北等部分地区,也作本品使用。

牡 丹 皮
《本经》

为毛茛科多年生落叶小灌木植物牡丹 Paeonia suffruticosa Andr.的根皮。主产于安徽、山东等地。栽培者多在秋季收获,除去须根、外皮,趁鲜湿时剥去木心,晒干。生用或炒用。

性味归经 苦、辛,微寒。归心、肝、肾经。

功效 清热凉血,活血散瘀。

应用

1. 用于温热病热入血分而发斑疹,及血热妄行所致的吐血、衄血等证。本品能清热凉血,以去血分郁热而收化斑、止血之效。常与犀角、生地等配伍,如犀角地黄汤。

2. 用于温热病后期,阴分伏热发热,或夜热早凉,以及阴虚内热等证。本品能退虚热。常与知母、鳖甲、生地等同用,如青蒿鳖甲汤。此种凉血退热功效,还适用于妇女月经先期,经前发热之证。通常与白芍、黄芩、柴胡等配伍,如宣郁通经汤。

3. 用于血滞经闭、痛经,或癥瘕等证。本品能活血行瘀以通经散瘕。常与桂枝、桃仁等同用,如桂枝茯苓丸。本品的活血行瘀作用亦适用于跌仆损伤、瘀滞疼痛之证,可与乳香、没药等配伍。

4. 用于痈肿疮毒及内痈。本品在方剂中发挥其清热凉血与活血行瘀的综合作用,能凉血消痈。治外痈可配伍金银花、连翘、白芷等药;治肠痈初起,多配伍大黄、桃仁、冬瓜仁等,如大黄牡丹皮汤。

用量用法 6~12 g,煎服或入丸散。

使用注意 血虚有寒、孕妇及月经过多者不宜用。

文献摘要

《本经》:"主寒热,中风瘛疭、痉,惊痫邪气,除坚癥瘀血留舍肠胃,安五脏,疗痈疮。"
《珍珠囊》:"治肠胃积血、衄血、吐血、无汗骨蒸。"
《本草纲目》:"和血,生血,凉血,治血中伏火,除烦热。"

赤 芍
《本经》

为毛茛科多年生草本植物毛果赤芍(川赤芍) Paeonia veitchii Lynch.和卵叶芍药 P. obovata Maxim.或芍药 P. lactiflora Pall.的根。主产于内蒙古、四川及东北各地。秋季采挖,除去茎秆、芦头、须根,刮去粗皮,晒干。润软,切片。

性味归经 苦,微寒。归肝经。

功效 清热凉血,祛瘀止痛。

应用

1. 用于温热病热在血分,身热、发斑疹,及血热所致吐血、衄血等证。本品能清血分郁热。常与丹皮同用,或配伍犀角、生地等品,如犀角地黄汤。若斑疹色不红活之证,可配伍紫草、蝉蜕等药,如紫草快斑汤。

2. 用于血滞经闭、痛经及跌打损伤瘀滞肿痛诸证。本品能祛瘀行滞并缓解疼痛。活血通经可与当归、丹皮、川芎等配伍,如滋血汤;若配伍桃仁、乳香、红花等药,可用于外伤瘀痛。

3. 用于痈肿、目赤肿痛等证。本品凉血、祛瘀而散肿消痈,并能止痛、泻肝火。治痈肿疔毒,可配伍金银花、黄连、蚤休等,如夺命丹;治肝热目赤,常与菊花、木贼、夏枯草等配伍运用。

此外,亦可用于热淋、血淋及热痢带血等血热证,多配入相应的方剂中。

用量用法　1~15 g,煎服或入丸散。

使用注意　虚寒性的经闭等忌用。反藜芦。

文献摘要

《本经》:"主邪气腹痛,除血痹,破坚积,寒热疝瘕,止痛,利小便。"

《滇南本草》:"泻脾火,降气,行血,破瘀,散血块,止腹痛,攻痈疮。"

《药品化义》:"泻肝火。"

紫　草
《本经》

为紫草科多年生草本植物紫草 *Lithospermum erythrorhizon* Sieb. et Zucc.和新疆紫草 *Macrotomia euchroma* (Royle.) Pauls.的根。主产于辽宁、湖南、湖北、新疆等地。春、秋两季采挖,除去茎叶,晒干,润透切片。

性味归经　甘,寒。归心、肝经。

功效　凉血活血,解毒透疹。

应用

1. 用于麻疹或温热病发斑疹,因热毒盛而致斑疹不畅或色紫暗等证。本品有清润凉血及活血功效,能解血分热毒。常与蝉蜕、赤芍等配伍,如紫草快斑汤;若麻疹紫黑,疹出不畅而兼有咽喉肿痛之证,可配伍牛蒡子、连翘、山豆根等药,如紫草消毒饮。

此外,用于预防麻疹,以本品同甘草配伍,煎水服,可减少发病率,或减轻症状。

2. 用于疮疡、湿疹、阴痒及烫伤、火伤等证。本品可凉血解毒。并多外用,单用或配伍白芷、当归、血竭等制成膏剂,如生肌玉红膏。

用量用法　3~10 g,煎服,或作散剂。外用可油浸用或熬膏。

使用注意　本品有轻泻作用,脾虚便溏者忌服。

文献摘要

《药性论》:"治恶疮,瘑癣。"

《本草纲目》:"治斑疹,痘毒,活血凉血,利大肠。"

2.4　清热解毒药

本类药物主要具有清热解毒作用,适用于各种热毒病证,如疮痈、丹毒、斑疹、咽喉肿痛、痄腮、痢疾等。部分清热解毒药还可用于毒蛇咬伤及癌症等。

临床应用本类药物,必须根据热毒证候的不同表现,有针对性地选择适当药物,发挥各个清热解毒药的特点。还应根据病情需要作适当配伍,如热毒邪气在于血分者,当配伍清热凉血之品;挟湿者当配伍燥湿或利湿药物等;对于虚人可配伍适当的补益药以固护正气。总之,宜随证配伍,以提高疗效。

金 银 花
《别录》

为忍冬科多年生半常绿缠绕性木质藤本植物忍冬 *Lonicera japonica* Thunb. 的花蕾。我国南北各地均有分布。夏初当花含苞未放时采摘,阴干。生用或制为露剂。

性味归经 甘,寒。归肺、胃、大肠经。

功效 清热解毒。

应用

1. 用于外感风热或温热病初起,发热而微恶风寒者。本品能清热解毒,且有轻宣疏散之效。常与荆芥穗、连翘配伍,以增强其疏散清热之力,如银翘散;若热入气分,壮热、烦渴、脉洪大者,以金银花与石膏、知母、连翘等同用,则泻火解毒作用尤为显著;若热入营血,症见斑疹隐隐、舌绛而干、神烦少寐者,以本品与丹皮、生地合用,可共奏清营护阴、凉血解毒之效。

2. 用于疮、痈、疔肿。本品为外科常用的清热解毒药。可单用,亦可配合蒲公英、野菊花、紫花地丁等,以加强解毒消肿作用,如五味消毒饮;或以鲜品捣烂外敷亦良。又适用于肠痈证,常配伍苡仁、黄芩、当归等,如清肠饮。

金银花的挥发性成分,制成银花露,可清热解暑,并清头目。

3. 用于热毒泻痢,下痢脓血之证。单用生品浓煎频服,有解毒、凉血、止痢作用。重证可配伍黄连、白头翁、赤芍。

用量 10~15 g。外用适量。

文献摘要

《本草拾遗》:"主热毒,血痢,水痢。浓煎服之。"

《本草纲目》:"一切风湿气,及诸肿毒、痈疽、疥癣、杨梅诸恶疮,散热解毒。"

《重庆堂随笔》:"清络中风火实热,解温疫秽恶浊邪。"

附药 忍冬藤

为忍冬的茎叶,又名银花藤。秋冬割取带叶的嫩枝,晒干,生用。性味功效与金银花相似,而多用于痈肿疮毒。常配伍连翘、蒲公英等同用;配伍黄芪、当归、甘草,奏解毒和内托之效,如神效托里散。本品又能清经络中风湿热邪而止疼痛,故又用于风湿热痹,关节红、肿、痛、屈伸不利之证。用量16~20 g,煎服或浸酒饮用。

连 翘
《本经》

为木犀科落叶灌木植物连翘 *Forsythia suspensa* (Thunb.) Vahl 的果实。产于我国东北、华北、长江流域至云南。野生、家种均有。白露前采初熟果实,色尚青绿,称青翘。寒露前采熟透果实则为黄翘。青翘采得后即蒸熟晒干,筛取籽实作连翘心用。以青翘为佳,生用。

别名 连轺

性味归经 苦,微寒。归肺、心、胆经。

功效 清热解毒,消痈散结。

应用

1. 用于外感风热或温病初起,发热、头痛、口渴等证。连翘能清热解毒透邪,并善清心而散上焦之热。常与金银花相须为用,配伍牛蒡子、薄荷等药同用,如银翘散。连翘心长于清心泻火,治热邪陷入心包,高热、烦躁、神昏之证,常与犀角、莲子心配伍,如清宫汤。

2. 用于热毒蕴结所致的各种疮毒痈肿,或瘰疬结核等证。本品泻火解毒,能消痈散结,前人称为疮家圣药。疗痈肿疮疖,可与野菊花、金银花、天花粉等解毒消肿之品同用;治瘰疬结核,多与夏枯草、玄参、贝母等配伍,以增强解毒消肿散结的作用。

用量 6~15 g。

文献摘要

《本经》:"主寒热,鼠瘘瘰疬,痈肿恶疮,瘿瘤,结热。"

《日华子本草》:"通小肠,排脓,治疮疖,止痛,通月经。"

蒲 公 英
《新修本草》

为菊科多年生草本植物蒲公英 *Taraxacum mongolicum* Hand. Mazz. 及其多种同属植物的带根全草。全国各地均有分布。夏、秋两季采收,洗净晒干,防霉。鲜用或生用。

性味归经 苦、甘,寒。归肝、胃经。

功效 清热解毒,利湿。

应用

1. 用于热毒痈肿疮疡及内痈等证。蒲公英清热解毒,消痈散结作用与紫花地丁相似,且常同用。治痈肿疔毒,常配伍金银花、紫花地丁、野菊花等,如五味消毒饮;治乳痈可单用,鲜品内服或捣敷;亦可以本品配伍忍冬藤,捣汁服,用于火毒较盛之证。若配鱼腥草、芦根、冬瓜仁,可用于肺痈咳吐脓痰,胸痛等证;配赤芍、牡丹皮、大黄等,可用于肠痈热毒壅盛之证;与板蓝根、玄参同用,则可治咽喉肿痛。

此外,单用本品或配伍菊花、龙胆草、黄芩等,又能治目赤肿痛。

2. 用于湿热黄疸及小便淋沥涩痛。本品能清热利湿和解毒。前者多与茵陈配伍,后者常与金钱草、茅根同用。

用量 10~30 g。外用适量。

使用注意 用量过大,可致缓泻。

文献摘要

《新修本草》:"主妇人乳痈肿,水煮饮之及封之。"

《本草衍义补遗》:"解食毒,散滞气,化热毒,消恶肿结核疔肿。"

《本草备要》:"专治乳痈、疔毒,亦为通淋妙品。"

紫花地丁
《本草纲目》

为堇菜科多年生草本植物紫花地丁 Viola yedoensis Mak.的带根全草。产于我国长江流域下游至南部各省。夏季果实成熟时采收,洗净晒干,切段。

性味归经 苦、辛,寒。归心、肝经。

功效 清热解毒。

应用

1. 用于疔疮、乳痈、肠痈、丹毒等热毒疮疡证。本品能清热解毒,消散痈肿。鲜品可捣汁服,并以其渣敷患处。常与金银花、蒲公英、野菊花等配伍,如五味消毒饮。

2. 用于毒蛇咬伤。可用鲜品取汁服,其渣加雄黄少许捣匀外敷。

此外,用于肝热目赤肿痛之证,亦可同菊花、蝉蜕等配伍应用。

用量 10~16 g。外用适量。

文献摘要

《本草纲目》:"一切痈疽,发背,疔肿,瘰疬,无名肿毒,恶疮。"

附注 各地作(紫花)地丁用的药材,还有以下几种。

① 豆科多年生草本植物米口袋 Gueldenstaedtia multiflora Bge.、小米口袋 G. Pauciflora (pall.) Fish.的带根全草。为东北、华北、山东及江苏等地习用。

② 堇菜科一年生草本植物犁头草 Viola japonica Langsd.或长萼堇菜 V. inconspicua Bl.和白花堇菜 V. patrinii DC.、香堇 V. oxycentra Juz.的带根全草。为甘肃、江苏、浙江、广东、陕西、新疆等地习用。

③ 罂粟科一年或二年生矮小草本植物紫堇 Corydalis bungeana Turcz.的全草。为东北、西北、华北等地习用。

④ 龙胆科一年生草本植物华南龙胆 Gentiana loureiri Griseb.的全草。为广东、广西等地习用。

大青叶
《别录》

为十字花科二年生草本植物菘蓝 Isatis tinctoria L.、草大青 I. indigotica Fort.或爵床科多年生灌木状草本马蓝 Baphicacanthus cusia Bremek.、蓼科一年生草本植物蓼蓝 Polygonum tinctorium Ait.、马鞭草科落叶灌木路边青 Clerodendron cyrtophyllum Turcz.等的叶或枝叶。菘蓝主产江苏、安徽、河北、河南、浙江等地;马蓝主产福建、广西、广东、江西及西南等地;蓼蓝主产河北、山西等地;路边青主产湖南、湖北、江西等地。均于夏、秋两季采收叶片,晒干生用;或鲜用。

性味归经 苦,大寒。归心、肺、胃经。

功效 清热解毒,凉血消斑。

应用

1. 用于温热病热毒入于血分,发斑、神昏、壮热、烦躁等证。本品具有较强的清热解毒、凉血消斑功效。常配伍犀角、栀子等凉血解毒药,如犀角大青汤。亦可用于外感风热或温病初起、头痛、口渴、发热等证,多配伍其他辛凉解表、清热解毒之品如金银花、荆芥、牛蒡子等同用。

2. 用于血热毒盛，发为丹毒、口疮、咽喉肿痛等证。本品有清火解毒、利咽消肿之功。古方用大青叶鲜品打汁饮服，治疗喉痹咽痛；又以鲜品捣烂外敷丹毒，在复方中常与升麻、玄参、金银花等配伍。

用量 10~15 g。外用适量。

使用注意 脾胃虚寒证忌用。

文献摘要

《别录》："疗时气头痛，大热，口疮。"

《本草正》："治瘟疫热毒发狂，风热斑疹，痈疡肿痛，除烦渴。止鼻衄、吐血……凡以热兼毒者，皆宜蓝叶捣汁用之。"

附药　板蓝根

为菘蓝或马蓝的根。性味苦，寒。归心、胃经。功能清热解毒，凉血，利咽。主要用于温热病发热、头痛、喉痛，或发斑疹以及痄腮、痈肿疮毒等多种热炽毒盛之证。本品有类似大青叶的清热解毒功效，而更以解毒散结见长。如用于外感风热发热头痛或温病初起有上述证候者，可与金银花、连翘、荆芥等同用；治大头瘟毒、头面红肿、咽喉不利等证，常与连翘、牛蒡子、玄参等配伍，如普济消毒饮。用量 10~15 g。煎服或入散剂。

青　黛
《药性论》

为菘蓝、马蓝、蓼蓝、木蓝、草大青等叶中的色素，经加工制取，干燥而成。或水飞后入药。

别名　靛花　靛沫花

性味归经　咸，寒。归肝、肺、胃经。

功效　清热解毒，凉血散肿。

应用

1. 用于热毒发斑及血热妄行的吐血、咯血、衄血等证。本品能凉血解毒，祛肝、肺、胃诸经郁热。治发斑常与石膏、生地、升麻等同用，如青黛石膏汤；治血热所致的吐、衄等出血证，可单用，即青金散；亦可配伍侧柏叶、白茅根等同用。

2. 用于小儿惊风，发热、痉挛等证。本品善清肝胆郁火，又能解毒，从而收息风止痉功效。常与牛黄、钩藤等同用，如凉惊丸。

3. 用于热咳气急痰稠之证。本品能清肺热以消痰止嗽。常用与瓜蒌仁、贝母、浮海石等配伍，如青黛海石丸。

4. 用于痄腮肿痛及热毒痈疮。本品内服或外用有清热解毒、凉血散肿的功效。单用或与玄参、金银花、连翘等配伍。

用量用法　1.5~3 g，作散剂冲服或作丸服。外用干敷或调敷患部。

使用注意　胃寒者慎用。

文献摘要

《药性论》："解小儿疳热消瘦，杀虫。"

《开宝本草》："主解诸药毒，小儿诸热，惊痫发热，天行头痛寒热，煎水研服之。亦摩敷热疮恶肿，金疮下血、蛇犬等毒。"

《本草纲目》:"去烦热、吐血、咯血、斑疹、阴疮,杀恶虫。"

穿 心 莲
《岭南采药录》

为爵床科一年生草本植物穿心莲 *Androrgpahis paniculata*（Burm.f.）Nees 的全草。原产亚热带地区,现国内华南、华东及西南均有栽培。秋初刚开花时采收,质量较好。切段,晒干生用,或鲜用。

别名 一见喜 苦胆草

性味归经 苦,寒。归肺、胃、大肠、小肠经。

功效 清热解毒,燥湿。

应用

1. 用于温病初起,发热头痛,以及肺热喘咳、肺痈、咽喉肿痛等证。本品有清热解毒作用。单用或随证配伍其他药物,如治肺热喘咳,可与地骨皮、桑白皮合用；肺痈,咳吐脓痰,可配伍鱼腥草、桔梗、冬瓜仁等,以解毒清肺,祛痰排脓；若与金银花、桔梗、牛蒡子等同用,可用于温病初起,发热,或咽喉肿痛之证。

此外,以鲜品捣烂敷疔肿及毒蛇咬伤,能解毒消肿。

2. 用于湿热泻痢、热淋、湿疹等。本品又能清热燥湿。疗泻痢,可单用或与马齿苋、金银花等配伍；若配伍虎杖、车前子、白茅根等,可治热淋、尿频涩痛；治湿疹可以粉末甘油调涂。

使用注意 本品苦寒,不宜多服久服,以免损胃气。

用量用法 6~15 g,煎服；多作丸、散、片剂。外用适量。

牛 黄
《本经》

为牛科动物牛 *Bos taurus domesticus* Gmelin 的胆囊结石（少数为胆管中的结石）,称天然牛黄。我国西北、东北及河南、河北、江苏等地均产。由牛胆汁或猪胆汁经提取加工而成的称人工牛黄。研末冲服或入丸散。

性味归经 苦,凉。归肝、心经。

功效 清热解毒,息风止痉,化痰开窍。

应用

1. 用于温热病及小儿惊风,壮热神昏,痉挛抽搐等证。本品有清肝解毒、息风止痉作用。常与朱砂、犀角配伍,以增强清热息风效果,如《小儿卫生总微论》治小儿热挛方。或以本品与朱砂、蝎尾、钩藤等配伍,如牛黄散。

2. 用于温热病热入心包或中风、惊风、癫痫等痰热阻闭心窍所致的神昏、口噤等证。牛黄能清心,化痰,开窍醒神。单用本品为末,淡竹沥化服,即《外台秘要》治婴儿口噤方；若与麝香等开窍药同用,其效尤著,如安宫牛黄丸。

3. 用于热毒郁结所致的咽喉肿痛、溃烂、口舌生疮、痈疽疔毒等证。本品有清热解毒作用。常与黄芩、雄黄等药同用,如牛黄解毒丸；治痈毒、乳岩、瘰疬等证,以本品为主药,与麝香、乳香、没药合用,以清热解毒、活血散结,如犀黄丸。治咽喉肿烂,亦可与珍珠为末吹喉,如珠黄散。

用量用法 0.2~0.5 g,入丸散剂。外用适量。

使用注意 孕妇慎用,非实热证不宜。

文献摘要

《本经》:"主惊痫寒热,热盛狂痉。"

《别录》:"疗小儿百病,诸痫热,口不开,大人狂癫,又堕胎。"

《日华子本草》:"疗中风失音口噤,妇人血噤,惊悸,天行时疾。"

蚤 休
《本经》

为百合科多年生草本植物蚤休(七叶一枝花)*Paris polyphylla* Smith 及同属多种植物的根茎。我国分布甚广,南北均有,主产于长江流域及南方各省。秋末、冬初采挖,除去须根,洗净晒干,切片。

别名 重楼

性味归经 苦,微寒;有小毒。归肝经。

功效 清热解毒,消肿止痛,息风定惊。

应用

1. 用于痈肿疮毒及毒蛇咬伤等证。本品能解毒散肿和止痛。可单用煎服;或研末用醋调敷患部。治疮痈热毒、疔毒内攻,若配伍黄连、赤芍、金银花等解毒泻火药,尤能增强解毒消肿之效,如夺命丹。

2. 用于肝热生风、惊痫以及热病神昏,抽搐等证。本品具清肝热、解毒和息风定惊作用。常与钩藤、蝉蜕等配伍,以增强定惊止痉之效。

此外,还用于外伤出血,或瘀肿疼痛之证。本品可散肿止痛,兼能化瘀止血。内服外用均可。

用量用法 5~10 g,煎服或入丸散。

文献摘要

《本经》:"主惊痫,摇头弄舌,热气在腹中,癫疾,痈疮,阴蚀,下三虫,去蛇毒。"

《本草纲目》:"去疟疾寒热。""俗谚云'七叶一枝花,深山是我家,痈疽如遇著,一拟手拈拏'。"

拳 参
《本草图经》

为蓼科多年生植物拳参 *Polygonum bistorta* L.的根茎。主产于东北、华北及山东、江苏、湖北等地。春季未发芽前或秋季地上部分枯萎时采,晒干,除去须根,切片。

别名 紫参

性味 苦,凉。

功效 清热解毒,祛湿,散痈肿。

应用 用于湿热泻痢,泻脓血、里急后重等证。本品有清热除湿和解毒的功效。多单用。又用于热毒痈疡,口舌生疮之证。能解毒散肿,清热消疮。内服和外用均有疗效。

此外,还能利湿以消退水肿。

用量用法 3~12 g,煎服或入丸散。外用研敷或煎水含漱、洗疮。

文献摘要

《本草图经》:"捣末,淋渫肿气。"

《广西中药志》:"治肠胃湿热,赤痢。外用治口糜、痈肿、火伤,民间作产后补血药。"

附注

1. 《新修本草》载紫参"叶似羊蹄,紫花青穗"及《图经本草》记以紫参为名的几种植物,其中亦有"叶似羊蹄"者,均属紫参的一种。

2. 与本种同属的近缘植物如石生蓼 *P. lapidosum* Kitag.、珠芽蓼 *P. viviparum* L.、耳叶蓼 *P. manshuriense* V. Patr.、狐尾蓼 *P. alopecuroides* Turcz.及圆穗蓼 *P. sphaerostachyum* Meissn.等,现均作拳参入药。

3. 药材商品中有"草河车"及"重楼"等异名,易与蚤休混淆。

半 边 莲
《本草纲目》

为桔梗科多年生蔓生草本植物半边莲 *Lobelia chinensis* Lour.的全草。各地均有分布。主产于湖北、湖南、江西、安徽、四川、江苏、广东等地。夏季采收,拔起全草,洗净泥土,除去杂质,用鲜品或晒干。

性味归经 辛,寒。归心、小肠、肺经。

功效 清热解毒,利水消肿。

应用

1. 用于毒蛇咬伤、蜂蝎刺螫,以及疔疮初起肿痛等证。本品有清热解毒作用。可以本品外敷、内服。

2. 用于大腹水肿、面足浮肿等证。本品有利水消肿作用,可单用,或与泽泻、茯苓、猪苓等配伍。

用量 干品 10~15 g;鲜草 30~60 g,煎服。外用适量。

使用注意 虚证水肿忌用。

文献摘要

《本草纲目》:"蛇虺伤,捣汁饮、以滓围涂之。又治寒齁气喘及疟疾寒热,同雄黄各二钱,捣泥碗内复之,待色青,以饭丸梧子大,每服九丸,空心盐汤下。"

垂 盆 草

为景天科多年生肉质草本植物垂盆草 *Sedum sarmentosum* Bunge 的全草。我国大部分地区均有野生。多于夏、秋两季采集生长茂盛的植株,切段晒干或烘干备用,亦可随时采取鲜品。

性味归经 甘、淡、微酸,凉。归肝、胆、小肠经。

功效 清热解毒,利湿。

应用

1. 用于痈肿疮疡、毒蛇咬伤及水火烫伤等。本品有清热解毒,消痈散肿的功效。可单用内服或外敷,或同野菊花、紫花地丁、半边莲等配伍以增强解毒散痈功效。

2. 用于湿热黄疸,小便不利之证。本品有清利湿热的功效。近年来有用于传染性肝炎,证实本品过去在民间应用确有一定疗效。研究表明单用本品对急性黄疸型肝炎和无黄疸型肝炎均有疗效,对降低血清转氨酶有良好的近期效果,并可使患者的口苦、胃纳不佳、小便黄赤等湿热证候减轻或消除。

用量　10~30 g;鲜品可用 50~100 g。外用适量。

土 茯 苓
《本草纲目》

为百合科多年生常绿藤本植物土茯苓 *Smilax glabra* Roxb.的块茎。长江流域南部各省均有分布。全年可采,以秋末、冬初采收较好。除去残茎及须根,洗净泥土,晒干;或新鲜时切成薄片,晒干。

性味归经　甘、淡,平。归肝、胃经。

功效　解毒,除湿,利关节。

应用

1. 用于梅毒或因梅毒服汞剂而致肢体拘挛者。本品有解毒、利关节之效。可用较大剂量单用或配伍金银花、白鲜皮、甘草等,如复方土茯苓汤。

2. 用于火毒痈疖、热淋尿赤涩痛之证。有解毒和除湿热功效。治疮毒多与金银花同用;治热淋可配伍木通、蒲公英、萹蓄等。

用量　15~60 g。

文献摘要

《本草纲目》:"健脾胃,强筋骨,去风湿,利关节,止泄泻,治拘挛骨痛,恶疮痈肿,解汞粉、银朱毒。"

《本草备要》:"治杨梅疮毒、瘰疬疮肿。"

鱼 腥 草
《别录》

为三白草科植物蕺菜 *Houttuynia cordata* Thunb.的全草。分布于长江流域以南各省。夏秋间采集,洗净,晒干。

别名　蕺菜

性味归经　辛,微寒。归肺经。

功效　清热解毒,排脓,利尿。

应用

1. 用于肺痈咳吐脓血,及肺热咳嗽,痰稠等证。本品清热解毒并能排脓消痈。清肺经热邪,治肺痈,常与桔梗、芦根、苡仁等配合应用;治热咳,可配伍知母、贝母、桑白皮等药;疗热毒疖肿,可单用煎服,并以鲜品捣敷。近年来用治肺炎、急慢性气管炎、肠炎及尿路感染,均有较好疗效。

2. 用于热毒疮疡。本品可解毒消痈,常配伍野菊花、蒲公英、连翘等品;亦可外用捣敷。

3. 用于热淋,小便涩痛之证。本品能清热除湿,利尿通淋。可同海金砂、石苇、金钱草等配伍。

用量　15~30 g。外用适量。

文献摘要

《日华子本草》:"淡竹筒内煨,敷恶疮白秃。"

《本草经疏》:"治痰热壅肺,发为肺痈吐脓血之要药。"

射 干
《本经》

为鸢尾科多年生草本植物射干 *Belamcanda chinensis*（L.）DC.的根茎。主产于湖北、河南、江苏、安徽等地。全年均可采挖,以秋季采收为佳。除去苗茎、须根,洗净,晒干,切片。

性味归经 苦,寒。归肺经。

功效 清热解毒,祛痰利咽。

应用

1. 用于咽喉肿痛,兼有热痰壅盛者。本品有解毒利咽、祛痰和散结作用。可单服,捣汁含咽,或以醋研汁噙,引涎出即可；亦可以黄芩、桔梗、甘草等清肺利咽之品配用；或与升麻、马勃等配伍,如射干汤。

2. 用于痰盛的咳喘证。本品长于化痰。对肺热咳嗽痰多者,常与桑白皮、马兜铃、桔梗等清热化痰止咳药同用,如射干兜铃汤；若属寒痰壅塞,痰鸣气喘或咳嗽痰多之证,亦可与细辛、生姜、半夏等温肺化痰药配伍,如射干麻黄汤。

用量 6~10 g。

使用注意 孕妇忌用或慎用。

文献摘要

《本经》:"治咳逆上气,喉痹咽痛不得消息。散结气,腹中邪逆,食饮大热。"

《别录》:"咳唾言语气臭,散胸中热气。"

《本草纲目》:"降实火,利大肠,治疟母。"

附注 全国各地使用的射干还有以下几种鸢尾科植物：

① 蝴蝶花 *Iris japonica* Thunb.,为四川地区习用。

② 鸢尾 *I. tectorum* Maxim.为贵州、陕西等地习用。

③ 百射干（扁蒲扇）*I. dichotoma* Pall.为陕西地区习用。

山 豆 根
《开宝本草》

为豆科植物柔枝槐（广豆根）*Sophora subprostrata* Chun et T. Chen 的根。主产于广西、广东、江西、贵州等省。全年可采,以秋季采者为佳。洗净泥土,晒干,切片生用。

性味归经 苦,寒。归肺经。

功效 清热解毒,利咽喉,散肿止痛。

应用 用于热毒蕴结,咽喉肿痛。本品能清热解毒而利咽喉,为治咽喉肿痛要药。轻者单用煎服,并含漱；重者须配伍玄参、射干、板蓝根等,以增强疗效,或与连翘、桔梗、牛蒡子等同用,如清凉散。

此外,本品还可用于黄疸由湿热所致者；对于肺热咳嗽及痈肿疮毒,有清肺热和散肿止痛之效。

用量用法 6~10 g,煎服,或磨汁服。外用含漱或研末涂敷患处。

使用注意 本品苦寒,不宜于脾胃虚寒、少食、便溏者。

文献摘要

《开宝本草》:"解诸药毒,止痛,消疮肿毒,人及马急黄发热,咳嗽,杀小虫。"

《图经本草》:"采根用。今人寸截含之,以解咽喉肿痛极妙。"

附药 北豆根

为防己科多年生藤本植物蝙蝠葛(北豆根)*Menispermum dahuricum* DC.的根茎。为北方习用。除能清热解毒,治咽喉肿痛外,并有降血压作用,可用于高血压病;又具有抗癌活性,临床上用于肝癌有一定疗效。用量 3~10 g。

马 勃
《别录》

为马勃科植物大颓马勃 *Calvatia gigantea* (Batsch ex Pers.) Lloyd、紫颓马勃 *C. lilacina* (Mont. et Berk.) Lloyd 与脱皮马勃 *Lasiosphaera fenzlii* Reich.的干燥子实体。主产于内蒙古、甘肃、吉林、辽宁等省。秋季采收,除去外层硬皮,切成方块或研粉用。

性味归经 辛,平。归肺经。

功效 清肺,利咽,解毒,止血。

应用

1. 用于肺热咳嗽、失音、咽喉肿痛等证。本品有清肺热、利咽喉的作用。可单用研末含咽,或与玄参、板蓝根等配伍;若咽喉肿痛,难下饮食之证,可配伍芒硝、射干、升麻等,如射干汤。

2. 用于血热吐血、衄血。本品有止血作用。可单用或配伍其他止血药;外伤出血,可用马勃粉撒敷伤口。

用量用法 3~6 g,煎服或入丸散。外用适量。

文献摘要

《别录》:"主恶疮马疥。"

《本草衍义》:"治喉痹咽痛。"

《本草纲目》:"清肺,散血热,解毒。"

《本草备要》:"清肺解热,散血止嗽,治喉痹咽痛,鼻衄,失音,外用敷诸疮。"

马 齿 苋
《新修本草》

为马齿苋科一年生肉质草本植物马齿苋 *Portulaca oleracea* L.的全草。我国南北各地均产。夏季采收,略蒸或烫后晒干。防霉。鲜用或生用。

性味归经 酸,寒。归大肠、肝经。

功效 清热解毒,凉血止血。

应用

1. 用于湿热泻痢及下痢脓血、里急后重等证。本品可凉血解毒。常以鲜品绞汁服或与黄芩、黄连同用。

2. 用于赤白带下、火毒痈疖。可单用绞汁服。或煎服,治火毒疮疖。并可以鲜品捣敷患处。

此外,本品还可用于热淋、血淋,有凉血和利尿通淋功效。

用量　30~60 g,鲜品加倍。外用适量。

文献摘要
《新修本草》:"主诸肿瘘疣目,捣揩之;饮汁主反胃、诸淋、金疮血流……用汁洗紧唇、面疮……"
《食疗本草》:"湿癣、白秃,以马齿膏和灰涂效。治疳痢及一切风。"
《本草纲目》:"散血消肿,利肠滑胎,解毒通淋,治产后虚汗。"

白　头　翁
《本经》

为毛茛科多年生草本植物白头翁 *Pulsatilla chinensis* Reg.的根。分布于我国东北、内蒙古及华北等地。春季开花前或秋末叶黄时均可采收。除去叶及残留的花茎和须根,保留根头白绒毛,洗净泥土,晒干。生用。

性味归经　苦,寒。归大肠经。

功效　清热,解毒,凉血。

应用　用于湿热泻痢、热毒泻痢之发热、腹痛、下痢脓血、里急后重等证。本品为治痢要药。配伍黄连、黄柏、秦皮等,凉血解毒治痢之效尤著,如白头翁汤。

此外,本品同柴胡、黄芩、槟榔等配伍,可用于温疟之证。

用量用法　6~15 g,煎服或入丸散。

文献摘要
《本经》:"主温疟狂易寒热……逐血止痛。"
《药性论》:"止腹痛及赤毒痢,治齿痛。"
《本草汇言》:"凉血,消瘀,解湿毒。"

秦　皮
《本经》

为木犀科落叶乔木植物苦枥白蜡树 *Fraxinus rhynchophylla* Hance 或小叶白蜡树 *F. bungeana* DC.的茎皮。产于吉林、辽宁及河南等地。春、秋两季剥取干皮,晒干,生用。

性味归经　苦,寒。归肝、胆、大肠经。

功效　清热解毒,清肝明目。

应用

1. 用于热毒泻痢、血痢、里急后重之证。本品能清热解毒。常与白头翁、黄连等同用,如白头翁汤。

2. 用于肝经郁热,目赤肿痛、生翳等证。本品可清肝明目。常与黄连、竹叶同用,亦可单用煎汁洗眼。

用量用法　3~12 g,煎服或入丸散。外用可煎水洗眼。

文献摘要
《本经》:"主风寒湿痹……除热,目中青翳白膜。"

《汤液本草》:"主热痢下重。"

鸦 胆 子
《本草纲目拾遗》

为苦木科常绿灌木或小乔木鸦胆子 *Brucea javanica* (L.) Merr.的成熟种子。产于广西、广东省。秋季果实成熟时采收,晒干,去壳取仁。以干龙眼肉及胶囊或面皮包裹吞服,或压去油,制为丸剂或片剂。

性味归经 苦,寒。归大肠、肝经。

功效 清热解毒,截疟治痢,腐蚀赘疣。

应用

1. 用于间日疟或三日疟。本品有抗疟作用。常单用装入胶囊或用龙眼肉包裹服。

2. 用于热毒血痢,痢下脓血,里急后重等证。本品能清热解毒治痢。如《幼幼集成》治冷积久痢,单用以龙服肉包裹服。现用于原虫痢有效。

3. 用以治疗鸡眼、寻常疣。本品外用能腐蚀赘疣。取鸦胆子仁捣烂涂敷患处,或用鸦胆子油局部涂敷,皆能使赘疣脱落。

用量用法 每次 10~15 粒(治疟疾)或 10~30 粒(治痢)。味极苦,不宜入汤剂,可装胶囊或桂圆肉包裹吞服。外用适量。

使用注意 现已知本品对胃肠道及肝肾均有损害,不宜多用久服。胃肠出血及肝肾病患者,应忌用或慎用。

文献摘要

《纲目拾遗》:"治痢、痔。"

《医学衷中参西录》:"为凉血解毒之要药,善治热性赤痢,二便因热下血,最能清血分之热及肠中之热,防腐生肌,诚有奇效。"

红 藤
《图经本草》

为大血藤科落叶木质藤本植物大血藤 *Sargentodoxa cuneata* Rehd. et Wils.的藤茎。主产于江西、湖北、湖南、江苏等地区。夏、秋两季采收藤茎,除去枝叶,砍成短节,趁鲜切片,晒干。

性味归经 苦,平。归大肠经。

功效 清热解毒,活血止痛。

应用 为治肠痈腹痛之要药。本品长于清热解毒,消痈止痛。常与清热凉血、解毒消痈的金银花、连翘、丹皮等配伍,如红藤煎;又可配伍金银花、白芷、赤芍等用于热毒痈肿。

此外,本品有活血散瘀及止痛作用。用于跌打损伤、妇女经痛、风湿关节疼痛,也有一定疗效。

用量用法 15~30 g,煎服或浸酒服。

文献摘要

《本草图经》:"行血,治气块。"

《植物名实图考》:"治筋骨疼痛,追风,健腰膝。"

败 酱 草
《新修本草》

为败酱科多年生草本植物黄花败酱 Patrinia scabiosaefolia Fisch. ex Link.、白花败酱 P. villosa Juss. 的带根全草。产于长江流域中下游各省。秋季采收,洗净,阴干,切段。

性味归经 辛、苦,微寒。归胃、大肠、肝经。

功效 清热解毒,消痈排脓,祛瘀止痛。

应用

1. 用于热毒痈肿,并善治内痈,尤多用于肠痈证。本品能泻热解毒,散结排脓。以本品配苡仁、附子,即薏苡附子败酱散,可治肠痈脓已成者;亦可治疗肠痈脓未成者,多用与金银花、丹皮等配伍;亦可治肺痈发热,咳唾脓血,以之配鱼腥草、芦根、桔梗等同用。治热毒疮疖,内服并以鲜品捣敷患处,均有一定疗效。

2. 用于血滞之胸腹疼痛。本品能祛瘀止痛。可单用煎服,或与五灵脂、香附、当归等同用。

用量 6~15 g。外用适量。

文献摘要

《本经》:"主暴热火疮,赤气,疥瘙疽痔,马鞍热气。"

《别录》:"除痈肿,浮肿,结热,风痹不足,产后腹痛。"

《日华子本草》:"治赤眼,障膜,胬肉,聤耳,血气心腹痛,破癥结……排脓,补瘘……赤白带下。"

附注 我国北方地区习惯以菊科多年生草本植物苣荬菜 Sonchus brachyotus DC. 的带根全草作败酱用;南方地区习惯以十字花科一年生草本植物菥蓂 Thlaspi arvense L. 的带果全草作败酱用。

附药 墓头回

为败酱科多年生草本植物异叶败酱 Patrinia heterophylla Bunge 及糙叶败酱 P. scabra Bunge 的根。主产于山西、河南、河北、广西等地。秋季采挖,去净茎苗,晒干。性味辛、苦,微寒。效用与败酱相似,唯临床较多用于崩中、赤白带下。用量与败酱同。

白 花 蛇 舌 草
《广西中药志》

为茜草科一年生草本植物白花蛇舌草 Oldenlandia diffusa (Willd.) Roxb. 的全草。产于我国长江以南各省。夏、秋两季采收,洗净,晒干,切段。

性味归经 微苦、甘,寒。入胃、大肠、小肠经。

功效 清热,利湿,解毒,消痈。

应用

1. 用于痈肿疮毒、咽喉肿痛、毒蛇咬伤等证。本品有较强的解毒消痈功效。可内服和外用。复方中用与其他清热解毒药配伍,如配伍红藤、败酱等,可治肠痈;同金银花、连翘、菊花等配伍,可用于痈肿;肿毒及毒蛇咬伤均可外用捣敷患部,并配伍紫花地丁、半边莲等内服。

2. 用于热淋小便不利之证。本品能清热利湿,通利小便。可同半边莲、车前草、石韦等配伍。

3. 现代试用于胃癌、食管癌、直肠癌等多种癌症,亦取其清热解毒作用,但疗效仍待进一步研究。通常用与藤梨根、半枝莲等配伍。

用量　15~60 g。外用适量。

熊　　胆
《新修本草》

为脊椎动物熊科棕熊 *Ursus arctos* L. 和黑熊 *Selenarctos thibetanus* G. Cuvier 的干燥胆汁。棕熊胆主产于东北、华北地区,陕西、四川、云南、青海、新疆、甘肃等省亦有分布;黑熊胆主产于东北及华北地区。夏、秋两季猎取为宜,迅速取出胆囊,干燥。去净胆囊皮膜,研细用。

性味归经　苦,寒。归肝、胆、心经。

功效　清热解毒,止痉,明目。

应用

1. 用于肝热炽盛,热极生风所致的惊风、癫痫、抽搐等证。本品能清肝经邪热,制止痉挛。如治子痫,可单用本品温开水化服;治小儿痰热惊痫,可用清热化痰的竹沥化服。

2. 用于肝热目赤肿痛、羞明或生翳障等证。本品有清泄肝热以明目退翳之效。可外用滴眼或内服。

3. 用于疮痈肿痛及痔疮肿痛。熊胆能清热解毒以消痈肿。可用水调化涂于患部,或加入冰片少许,用胆汁调涂。此外,其清热解毒作用还可用于热毒壅结之咽喉肿痛。

用量用法　1~2.5 g。外用适量。内服多作丸、散剂,不入汤剂。

文献摘要

《新修本草》:"疗时气热盛变为黄疸,暑日久痢,疳䘌心痛。"

《本草纲目》:"退热清心,平肝,明目,去翳。"

《本草从新》:"凉心,平肝,明目,杀虫,治惊痫五痔。实热则宜,虚家当戒。"

白　　蔹

为葡萄科多年生藤本植物白蔹 *Ampelopsis japonica* (Thunb.) Makino 的块根。产于东北、华北、华东及河北、陕西、河南、湖北、四川等省。春、秋两季采挖,以春采为好。洗净,剥去外皮,切片晒干用。

性味归经　苦、辛,微寒。归心、胃、肝经。

功效　清热解毒,敛疮生肌。

应用　用于疮痈肿毒及烧烫伤。本品能清热解毒。疮痈初起,内服、外用都有散结、消痈肿之效。内服,可单用或与连翘等清热解毒药配伍;外用,可用本品与赤小豆同研为末,用鸡蛋清调涂患处。疮痈有脓者,内服可促使出头排脓。疮痈溃后不敛者,外用又能敛疮生肌,可与白及、络石藤配伍,即白蔹散,治烧烫伤,可单用为末敷患处。

用量　5~10 g。外用适量。

使用注意 反乌头。

文献摘要

《本经》:"主痈肿疽疮。"

《日华子本草》:"……发背,瘰疬,肠风,痔漏,刀箭疮,仆损,温热疟疾,血痢,烫火疮,生肌止痛。"

《本经逢原》:"同地肤子治淋浊失精,同白及治金疮失血,同甘草解狼毒之毒。"

白 鲜 皮
《本经》

为芸香科多年生草本植物白鲜 *Dictamnus dasycarpus* Turcz.的根皮。产于辽宁、河北、四川、江苏等地。春、秋两季均可采挖,洗净,除去细根及外表糙皮,纵向剖开,抽去木心,切片,晒干用。

性味归经 苦,寒。归脾、胃经。

功效 清热解毒,除湿,止痒。

应用 用于湿热疮疹,多脓或黄水淋漓、肌肤湿烂、皮肤瘙痒等证。本品能清热解毒,除湿,止痒。可与苦参、苍术等配伍。

此外,取其清热解毒、除湿的功效,配合其他相应的药物,可以治湿热黄疸及湿热痹证。

用量 6~10 g。外用适量。

文献摘要

《本经》:"主头风,黄疸,咳逆,淋沥,女子阴中肿痛,湿痹死肌,不可屈伸起止行步。"

《药性论》:"治一切热毒风恶风,风疮疥癣赤烂……壮热恶寒,主解热黄、酒黄、急黄、谷黄、劳黄等良。"

《本草纲目》:"白鲜皮气寒善行,味苦性燥,足太阴阳明经去湿热药也。""为诸黄风痹要药。"

漏 芦
《本经》

为菊科多年生草本植物祁州漏芦 *Rhaponticum uniflorum* (L.) DC.或禹州漏芦 *Echinops latifolius* Tausch 的根。祁州漏芦主产于东北、华北、西北;禹州漏芦主产于河南、安徽、江苏、湖北等地。秋季采挖,除去残茎及须根,洗净晒干,切片用。

性味归经 苦,寒。归胃经。

功效 清热解毒,消痈肿,下乳汁。

应用

1. 用于疮痈肿痛,尤多用于乳痈。本品能清热解毒,促使痈肿消散。多与蒲公英、连翘、大黄等清热泻火、解毒疗疮之品配伍。

2. 用于热邪壅滞,乳房作胀,乳汁不下。本品能清解热邪,促进乳汁排泄。多与长于下乳的王不留行、穿山甲等配伍。

用量 3~12 g。

文献摘要

《本经》:"主皮肤热毒,恶疮疽痔,湿痹,下乳汁。"

《本草正义》:"苟非实热,不可轻用,不独耗阴,尤损正气。"

山 慈 姑
《嘉祐本草》

为兰科植物杜鹃兰 *Cremastra variabilis* (Bl.) Nakai 和独蒜兰 *Pleione bulbocodioides* (Franch.) Rolfe 的假球茎。杜鹃兰分布于黄河流域至西南、华南等地；独蒜兰分布于西南地区。5~6月挖取假球茎，除去茎叶、须根，洗净，晒干用。

别名 毛慈姑

性味归经 辛，寒；有小毒。归肝、胃经。

功效 清热解毒，消痈散结。

应用 用于痈疽发背、疔肿恶疮。本品内服外用都有清热解毒、消痈散结之效。常与雄黄、朱砂等解毒疗疮之品配伍，如紫金锭。

用量 3~6 g。外用适量。

文献摘要

《本草纲目》："主疔肿，攻毒破皮，解诸毒，蛊毒，蛇虫狂犬伤。"

《本草正义》："山慈姑味甘微辛，能散坚消结，化痰解毒，其力颇峻，故诸家以为有小毒……且气味俱淡，以质为用，所以古来未入煎剂。近人不知古意，遂有用入煎方，以为消积攻坚之法，如瘰疬痞积之类，皆喜用之，而不能取效者，则以此物体质坚重，独颗无枝，止能直下，而不能旁行，其力虽峻，而无宣络通经之性，何能行于肤体脉络。且瘰疬结核，病在上部，而此物又专于下趋，更无气味蒸及上，又属背道而驰，何能中病。"

附注 百合科多年生纤弱草本植物老鸦瓣 *Tulipa edulis* (Miq.) Bak. 的鳞茎，亦作山慈姑用。又叫光慈姑。

四 季 青
《本草纲目》

为冬青科常绿乔木冬青 *Ilex chinensis* Sims 的叶。主产于江苏、浙江、广西、广东和西南各省。秋、冬两季采收，晒干用。

性味归经 苦、涩，寒。归肺、心经。

功效 清热解毒，凉血，敛疮。

应用 用于烧烫伤、下肢溃疡、湿疹、热毒疮疡等证，尤长于治疗烧烫伤。本品能清热解毒凉血，又兼具收敛作用。用于烧烫伤及下肢溃疡，可用干叶研细粉，麻油调敷；治湿疹，可用干粉撒布；用于热毒疮疖，可用鲜叶洗净，加食盐少许同捣敷。

此外，本品对外伤出血亦有收敛止血之效。可用鲜叶捣敷或干叶捣细撒布患处。

用量 15~30 g。外用适量。

文献摘要

《本草图经》："烧灰，面膏涂之，治皲瘃殊效，兼灭瘢疵。"

金 荞 麦
《新修本草》

为蓼科多年生草本植物野荞麦（天荞麦）*Fagopyrum cymosum* Meissn. 的根茎和块根。产于陕西、江苏、浙江、江西、河南、湖北、湖南、广西、广东、四川、云南等地。秋季采挖，洗净，晒干。切成段或小块用。

性味归经 苦,平。归肺、脾、胃经。

功效 清热解毒,清肺化痰,健脾消食。

应用

1. 用于肺痈咯痰浓稠腥臭及瘰疬疮疖。本品能清热解毒以消痈肿。对于肺痈,本品还能清肺化痰。可单用,或与鱼腥草、金银花、苇茎等配伍。用于瘰疬,可与何首乌等配伍。如治疮疖或毒蛇咬伤,可与相应的清热解毒药配伍。

2. 用于肺热咳嗽、咽喉肿痛。本品有清肺化痰、利咽喉之效。可与鱼腥草、矮地茶、射干等清热化痰、利咽喉药配伍。

3. 用于脾失健运所致的腹胀少食或疳积消瘦。本品能促进脾胃运化功能,增进食欲。可单用同猪瘦肉炖熟,吃肉喝汤;或与其他健脾消食药配伍。

用量 15~30 g。

文献摘要

《新修本草》:"赤白冷热诸痢,断血破血,带下赤白,生肌肉。"

《本草纲目拾遗》:"治喉闭,喉风喉毒,用醋磨漱喉。治白浊,捣汁冲酒服。"

地 锦 草
《嘉祐本草》

为大戟科一年生草本植物地锦草 *Euphorbia humifusa* Willd.的全草。全国各地均有分布,尤以长江流域及南方各省为多。夏、秋两季采集,洗净,晒干,切段用。

性味归经 苦、辛,平。归肝、胃、大肠经。

功效 清热解毒,止血,活血,利湿。

应用

1. 用于热毒泻痢、痈肿及毒蛇咬伤。本品能清热解毒。对于热毒泻痢,便下脓血者,还能止血。可单用或与马齿苋等配伍,以增强清热解毒治痢的功效。用于热毒疮肿及毒蛇咬伤,多用鲜品捣烂外敷。

2. 用于便血、尿血、崩漏及外伤出血等多种出血证。本品既能止血,又能活血,具有止血而不留瘀的优点。单用即有一定疗效。对于血痢便血及痔疮出血,兼能清热解毒,治痢疗疮。可与地榆等配伍,以增强止血之效。对于尿血、血淋,本品既能止血,又能利尿通淋。可与白茅根、小蓟等长于治尿血的药同用。用于崩漏下血,可与茜草根等长于治崩漏的药同用。用于外伤肿痛出血,既能活血消肿,又能止血,可单用研磨外掺。

3. 用于湿热黄疸,小便不利。本品能利湿退黄。可单用,或与茵陈、栀子等配伍,以增强利湿退黄的功效。

用量 15~30 g。外用适量。

文献摘要

《嘉祐本草》:"通流血脉,亦可治气。"

《本草纲目》:"主痈肿恶疮,金刃扑损出血,血痢下血崩中,能散血止血,利小便。"

《本草汇言》:"凉血散血,解毒治痢之药也。善通流血脉,专消解毒疮。凡血病而因热所使者,用之合宜。设非血热为病,而胃气薄弱者,又当斟酌行之。"

白毛夏枯草
《本草拾遗》

为唇形科多年生草本植物筋骨草 *Ajuga decumbens* Thunb.的全株。产于华东、中南、华南及西南地区。夏、秋两季采收,晒干切段用,或用鲜品。

性味归经 苦,寒。归肺、肝、心经。

功效 清热解毒,祛痰止咳,凉血止血。

应用

1. 用于咽喉肿痛、痈肿疮疖及肺痈、肠痈等证。本品能清热解毒,凉血。可单用,或与金银花、鱼腥草、蒲公英等清热解毒之品配伍应用。治疗痈肿疖疮,亦可单用捣烂外敷。

2. 用于肺热咳嗽,痰黄稠者。本品既能清肺热,又能祛痰止咳。可单用,或与黄芩、瓜蒌等配伍,以增强清肺、祛痰止咳的功效。

3. 用于血热咳血、衄血或外伤出血。本品能凉血、止血。可单用内服或外敷,亦可与其他凉血止血药配伍。

用量 10~30 g。外用适量。

文献摘要

《本草拾遗》:"主金疮,止血,长肌,断鼻中衄出,取叶挼碎敷之;亦煮服断血瘀及卒下血。"

《本草纲目拾遗》:"专清肝火。"

《植物名实图考》:"养筋和血,散寒,酒煎服。""捣敷疮毒。"

绿 豆
《开宝本草》

为豆科一年生草本植物绿豆 *Phaseolus radiatus* L.的种子。全国大部分地区均产。立秋后种子成熟时采收,洗净晒干。打碎入药或研粉用。

性味归经 甘,寒。归心、胃经。

功效 清热解毒,消暑。

应用

1. 用于暑热烦渴或痈肿疮毒等证。对于暑热烦渴,本品可清热消暑以除烦止渴。可单用。对于痈肿疮毒,本品能清热解毒以消痈肿。可生研加冷开水浸泡,滤取汁服。外用,可与大黄研末,用生薄荷汁入蜜调涂。

2. 用于服巴豆、附子或其他热毒之剂中毒,烦躁闷乱、呕吐口渴者。可单用连皮生研,加冷开水浸泡,滤取汁服。亦可与黄连、甘草等同用,以增强清热解毒的功效。

用量 15~30 g。外用适量。

文献摘要

据《本草纲目》引《开宝本草》:"煮食,清肿下气,清热解毒;生研绞汁服,治丹毒烦热,风疹,药石发动,热气奔豚。"

《随息居饮食谱》:"绿豆甘凉,煮食清胆养胃,解暑止渴,利小便,已泻痢。"

附药 绿豆衣

为绿豆的种皮。将绿豆用清水浸泡后取皮,晒干即成。甘,寒。归心、胃经。功用同绿豆,但清暑之力皮不及豆;清热解毒之功皮胜于豆,并能退目翳,治疗斑痘目翳。其用量为6~12 g。

2.5 清虚热药

清虚热药主要用于阴虚内热病机所表现的发热、骨蒸潮热、手足心热以及口燥咽干、虚烦不寐、盗汗、舌红少苔、脉细数等证,亦适用于温热病后期,邪热未尽、伤阴劫液,或发热、夜热早凉等证。本类药物通常要配伍生地、麦冬、玄参、鳖甲、龟板之类养阴药用,方能标本兼顾。

青 蒿
《本经》

为菊科一年生草本植物青蒿 Artemisia apiacea Hance 和黄花蒿 A. annua L.的全草。广布于全国各地,而以黄花蒿最多,最普遍。夏、秋两季采收,鲜用或阴干,切段。

性味归经 苦、辛,寒。归肝、胆、肾经。

功效 退虚热,凉血,解暑,截疟。

应用

1. 用于疟疾寒热。本品有截疟和解热作用。因本品又能清暑热,故古来对于疟疾兼感暑邪者尤为常用,但用于抗疟的剂量应比一般用量为大。《肘后方》治疟疾寒热,单用较大量的鲜品,加水捣汁服。在复方中也有配伍桂心作散剂服的,如《治病活法秘方》的止疟方。若兼暑湿而有恶心、脘闷、发热甚之证,可配伍黄芩、半夏之类,如蒿芩清胆汤。

2. 用于温热病后期,温热之邪入阴分、夜热早凉、热退无汗之证或温热病后低热不退等证。本品有良好的清热凉血作用。常与鳖甲、丹皮、生地等同用,如青蒿鳖甲汤。

3. 用于阴虚发热,而见骨蒸劳瘵、日晡潮热、手足心热等证。本品有显著的退虚热作用。常与秦艽、鳖甲、知母等同用。

4. 用于暑热外感,发热无汗或有汗、头昏头痛、脉洪数等证。本品有清解暑热功效。多用鲜青蒿同绿豆、西瓜翠衣、荷叶等配伍。鲜青蒿同鲜车前草配伍,还可用于小儿受暑热,发热、小便不利等证。

用量用法 3~10 g,煎服,或鲜用绞汁。

使用注意 不宜久煎。

文献摘要

《本经》:"主疥瘙痂痒,恶疮,杀虱,(治)留热在骨节间,明目。"

《本草拾遗》:"妇人血气,腹内满,及冷热久痢。秋冬用子,春夏用苗,并捣汁服,亦曝干为末,小便入酒和服。"

《本草纲目》:"治疟疾寒热。"

附注 同属植物牡蒿 A. japonica Thunb.,在我国部分地区也作青蒿用,功用与青蒿相似。

白　薇
《本经》

为萝藦科多年生草本植物白薇 Cynanchum atratum Bge. 和蔓生白薇 C. versicolor Bge. 的根及根茎。我国南北各省均有分布。秋季采挖，晒干。

性味归经　苦、咸，寒。归胃、肝经。

功效　消热凉血，利尿通淋，解毒疗疮。

应用

1. 用于外感热病发热，及邪入营血，身热经久不退、肺热咳嗽，以及阴虚内热、产后虚热等证。本品有清热凉血作用，既能清实热，而又以退虚热为其所长。若配伍当归、人参、甘草，可治产后血虚发热、昏厥，如白薇汤。若治阴虚发热，或骨蒸潮热、盗汗等，常与地骨皮同用，或配入其他滋阴退虚热的方剂中应用。治肺热咳嗽，常配贝母、海蛤壳等同用，共奏清热化痰之效。

2. 用于热淋、血淋等证。本品清热凉血，又具利尿作用。如《千金方》治胎前产后的热淋、血淋，配白芍等分为末冲服；亦可与淡竹叶、木通、滑石、生地等配伍。

3. 用于疮痈肿毒、咽喉肿痛，以及毒蛇咬伤等证。本品有解毒疗疮之效。内服外敷均可。

用量用法　3~12 g，煎服或入丸散剂。

文献摘要

《本经》："主暴中风，身热肢满、忽忽不知人、狂惑邪气，寒热酸疼，温疟洗洗发作有时。"

《别录》："疗伤中淋露，下水气，利阴气。"

《本草纲目》："风温灼热多眠，及热淋，遗尿，金疮出血。"

《重庆堂随笔》："白薇凉降，清血热，为妇科要药，温热证邪入血分者亦宜用之。"

地　骨　皮
《本经》

为茄科落叶灌木植物枸杞 Lycium chinense Mill. 的根皮。分布于我国南北各地。初春或秋后采挖，剥取根皮，晒干，切段。

性味归经　甘、淡，寒。归肺、肾经。

功效　凉血退蒸，清泄肺热。

应用

1. 用于阴虚血热、小儿疳疾发热及骨蒸潮热、盗汗等证。本品善清虚热。常与知母、鳖甲等同用，如地骨皮汤。

2. 用于肺热咳喘。本品能清泄肺热，热去则肺气清肃而喘咳自止。常与桑白皮、甘草同用，如泻白散。

3. 用于血热妄行的吐血、衄血等证。本品可清血热而收止血之效。常与白茅根、侧柏叶等凉血止血药同用。

此外，可用于消渴尿多证。本品泄热邪而止烦渴，须与养阴生津药如地黄、天花粉等配伍。又能泻肾经浮火而止虚火牙痛。

用量 6~15 g。

使用注意 外感风寒发热及脾虚便溏者不宜用。

文献摘要

《珍珠囊》:"解骨蒸肌热,消渴,风湿痹,坚筋骨,凉血。"

《汤液本草》:"泻肾火,降肺中伏火,去胞中火,退热,补正气。"

《本草求真》:"虽与丹皮同治骨蒸之剂,但丹皮味辛,能治无汗骨蒸,此属味甘,能治有汗骨蒸。"

银 柴 胡
《本草纲目拾遗》

为石竹科多年生草本植物银柴胡 *Stellaria dichotoma* L. var. *lanceolata* Bge. 的根。产于我国西北部及内蒙古等地。秋后茎叶枯萎至立春植株萌发前采挖,除去残茎须根,洗净,晒干,切片。

性味归经 甘,微寒。归肝、胃经。

功效 退虚热,清疳热。

应用 用于阴虚发热,劳热骨蒸、盗汗等证。本品长于退虚热,有类似于地骨皮的退虚热效果。多与青蒿、鳖甲、地骨皮等配伍,如清骨散。又为清疳热要药,用于小儿虫积发热、腹大、消瘦、口渴、眼红等肝疳之证。常配栀子、党参、黄芩等使用。

用量用法 3~10 g,煎服或入丸散。

使用注意 外感风寒,血虚无热者忌用。

文献摘要

《本草经疏》:"专用治劳热骨蒸。"

《纲目拾遗》:"治虚劳肌热,骨蒸劳疟,热从髓出,小儿五疳羸热。"

胡 黄 连
《新修本草》

为玄参科多年生草本植物胡黄连 *Picrorrhiza scrophulariaeflora* Pennell 的根茎。主产云南、西藏。秋季采挖,除去泥土,晒干,切片。

性味归经 苦,寒。归心、肝、胃、大肠经。

功效 退虚热,除疳热,清湿热。

应用

1. 用于阴虚骨蒸,潮热盗汗之证。本品善清虚热。常与银柴胡、地骨皮等配伍,如清骨散。

2. 用于小儿疳积、消化不良、腹胀体瘦、下痢、发热等证。本品能清热消疳。常与党参、白术、使君子、山楂等同用,如肥儿丸。

3. 用于胃肠湿热泻痢及痔疮肿痛。本品有类似黄连除湿热和解毒的功效。单用有效,亦可配伍相应的药物同用。如《张氏医通》以之同刺猬皮、麝香为丸,内服以疗痔疮;《孙氏集效方》以之同鹅胆汁调,外涂以疗痔肿。

用量 3~10 g。

文献摘要

《新修本草》:"主骨蒸劳热,补肝胆,明目,治冷热泄痢……厚肠胃。治妇人胎蒸虚惊。治三消、五痔、大人五心烦热……解巴豆毒。"

《开宝本草》:"主久痢成疳、伤寒咳嗽、温疟骨热,理腰肾,去阴汗,小儿惊痫寒热,不下食,霍乱下痢。"

3. 泻 下 药

凡能引起腹泻或滑利大肠、促使排便的药物称泻下药。

泻下药能通利大便,排除积滞、水饮及其他有害物质,有的还能使实热下泄。适用于大便秘结、肠道积滞、实热内结及水肿停饮等里实证。根据其作用与适应证的不同,可分为攻下药、润下药和峻下逐水药三类。其中攻下药和峻下逐水药泻下作用峻猛,尤以后者为甚。润下药能润滑肠道,作用缓和。

使用泻下药应注意:里实兼有表邪者,当先解表而后攻里,必要时攻下药与解表药同用,表里双解,以免表邪陷里;里实而正虚者,应与补益药同用,攻补兼施,使攻下而不伤正;泻下作用峻者,易伤正气,久病体弱,妇女胎前产后,及月经期应慎用或忌用。

此类药易伤胃气,奏效即止,慎勿过剂。

3.1 攻 下 药

本类药具有较强的泻下作用,性味大多苦寒,既能通便,又能泻火,主要适用于实热积滞,燥屎坚结,大便秘结者。常配行气、清热药以加强泻下清热作用。部分药通过配伍温里药,也可用于寒积便秘。

攻下药的清热泻火作用,还可用于外感热病所致的高热神昏、谵语发狂;或火热上炎所致的头痛、目赤、咽痛、牙龈肿痛、吐血、衄血等症。不论有无便秘,均可取其苦寒泄降之力以清除实热,导热下行,起到"釜底抽薪"的效果。

目前,中西医结合治疗多种急腹症,根据"六腑以通为用""通则不痛"的原理,以攻下药为主,适当配伍清热解毒、活血化瘀药物,取得了较好的效果。

大 黄
《本经》

为蓼科多年生草本植物掌叶大黄 Rheum Palmatum L.、唐古特大黄 R. tanguticum Maxim.ex Reg.或药用大黄 R. officinale Baill.的根和根茎。掌叶大黄和唐古特大黄药材称北大黄,主产于青海、甘肃等地。药用大黄药材称南大黄,主产于四川。秋末茎叶枯萎或次春发芽前采挖,除去须根,刮去外皮,切瓣或段,绳穿成串干燥或直接干燥。生用、酒炒、炒炭或制熟用。

别名 将军 川军 锦纹

性味归经 苦,寒。归脾、胃、大肠、肝、心经。

功效 泻下攻积,清热泻火,解毒,活血祛瘀。

应用

1. 用于肠道积滞,大便秘结。大黄苦寒沉降,有较好的泻下作用,为治疗积滞便秘的要药。因其苦寒泄热,故热结便秘尤为适宜。温热病热结便秘、高热不退、神昏谵语者,可用本品通腑泄热,常与芒硝、厚朴、枳实等配伍,以加强攻下作用,即大承气汤;若里实热结而气血虚者,可与党参、当归等益气养血药配伍,如黄龙汤;热结阴伤者,可与生地、玄参、麦冬等养阴生津药配伍,如增液承气汤;脾阳不足,冷积便秘者,可与党参、附子、干姜等益气温阳药配伍,如温脾汤。

此外,热痢初起,肠道湿热积滞不化,亦可用大黄通便,去湿热积滞。

2. 用于血热妄行之吐血、衄血,及火邪上炎所致的目赤、咽痛、牙龈肿痛等症。取其苦寒沉降之性,使上炎之火得以下泄。临床上可与黄连、黄芩等泻火药同用,如泻心汤。大黄与枯矾研末涂口腔,可治口疮。

3. 用于热毒疮疡及烧伤。取其清热解毒,并借通便作用,使热毒下泄。如双解贵金丸,治背疽初起、便秘脉实者,以大黄配白芷内服;大黄牡丹皮汤治肠痈,以大黄配芒硝、丹皮、桃仁等同用。本品亦可外用,如外敷痈肿的如意金黄散中即有大黄。治疗烧伤,可单用大黄粉,或配地榆粉用麻油调敷。

4. 用于瘀血证,如妇女瘀血经闭,产后恶露不下,癥瘕积聚及跌打损伤等。大黄能活血祛瘀,为治疗瘀血证的常用药,无论新瘀、宿瘀,均可应用。单用或与其他活血祛瘀药同用。如下瘀血汤治产妇腹痛,腹中瘀血着脐者,以本品配桃仁、䗪虫;《医林集要》无极丸治瘀滞经闭,单用一味大黄,分成四份,分别以童便、醇酒、红花、当归等制过研末蜜丸服。又《和剂局方》治跌打损伤,瘀血在内,胀满,以大黄与当归研末,酒调服。

此外,本品亦适用于黄疸、淋病等湿热证。因大黄苦寒泄降,能清泄湿热。治黄疸,常配茵陈、栀子,即茵陈蒿汤;治淋病,常配木通、车前子、栀子等,如八正散。

用量用法 3~12 g。外用适量。生大黄泻下力较强,欲攻下者宜生用;入汤剂应后下,或用开水泡服,久煎则泻下力减弱。酒制大黄泻下力较弱,活血作用较好,宜于瘀血证及不宜峻下者。大黄炭则多用于出血证。

使用注意 妇女怀孕、月经期、哺乳期应慎用或忌用。

文献摘要

《本经》:"下瘀血,血闭寒热,破癥瘕积聚,留饮宿食,荡涤肠胃,推陈致新,通利水谷,调中化食,安和五脏。"

《本草纲目》:"下痢赤白,里急腹痛,小便淋沥,实热燥结,潮热谵语,黄疸,诸火疮。"

《药品化义》:"大黄气味重浊,直降下行,走而不守,有斩关夺门之力,故号为将军。专攻心腹胀满,胸胃蓄热,积聚痰实,便结瘀血,女人经闭。盖热淫内结,用此开导阳邪,宣通涩滞,奏功独胜。如积热结久,大便坚实,秘固,难以取下,又借芒硝味咸软坚,两者相须而用。凡内外伤感,郁久皆变为燥,燥甚为热,热极为火,三者属阳邪,销铄肠胃最烈而速,使浊阴不降,清阳不升,诸证蜂起。若用硝黄,如开门放贼,急须驱逐,宜以生用,则能速通肠胃,制熟以酒,性味俱减,仅能缓以润肠。"

《本草正》:"大黄欲速者生用,泡汤便吞;欲缓者熟用,和药煎服。气虚同以人参,名黄龙汤;血虚同以当归,名玉烛散。佐以甘草、桔梗,可缓其行;佐以芒硝、厚朴,益助其锐。用之多寡,酌人实虚,假实误用,与鸩相类。"

芒　硝
《别录》

为含硫酸钠的天然矿物经精制而成的结晶体。产于河北、河南、山东、江苏、安徽等省的碱土地区。将天然产品用热水溶解,过滤,放冷析出结晶,通称朴硝或皮硝。再取萝卜洗净切片,置锅内加水与朴硝共煮,取上层液,放冷析出结晶,即芒硝。芒硝经风化失去结晶水而成的白色粉末称玄明粉(元明粉)。

性味归经　咸、苦,寒。归胃、大肠经。

功效　泻下,软坚,清热。

应用

1. 用于实热积滞,大便燥结。芒硝能泻热通便,润燥软坚。常与大黄相须为用,以增强泻下热结的作用,如大承气汤、调胃承气汤。

2. 用于咽痛、口疮、目赤及疮疡。本品多外用以清热。如治疗咽痛、口疮的冰硼散,即以玄明粉与硼砂、朱砂、冰片同用;治疗咽喉病的西瓜霜,是以芒硝置西瓜中制成。玄明粉化水,可用以滴眼,洗疮口。治乳痈可用芒硝外敷,以消肿块,亦可作回乳之用。

用量用法　10~15 g。冲入药汁内或开水溶化后服。外用适量。

使用注意　孕妇忌用。

文献摘要

《本经》:"除寒热邪气,逐六腑积聚,结固留癖,能化七十二种石。"

《珍珠囊》:"芒硝其用有三:去实热,一也;涤肠中宿垢,二也;破坚积热块,三也。"

《药品化义》:"味咸软坚,故能通燥结;性寒降下,故能去火燥。主治时行热狂,六腑邪热,或上焦膈热,或下部便坚。"

附注　本品因加工不同,有朴硝、芒硝、玄明粉之分。三者功效大致相同,但朴硝含杂质较多,多作外敷用;芒硝质地较纯,可内服;玄明粉质纯净,且已脱水,便于制成散剂,除内服外,常作口腔病、眼病外用药。部分地区药房配方时,芒硝与玄明粉不分,统配芒硝。

番　泻　叶
《中国药学大辞典》

为豆科草本状小灌木植物狭叶番泻 Cassia angustifolia Vahl 和尖叶番泻 C. acutifolia Del. 的小叶。前者主产于印度,埃及和苏丹亦产。后者主产于埃及的尼罗河上游地区。我国广东海南岛及云南有栽培。通常于9月间采收,除去杂质,晒干。生用。

性味归经　甘、苦,寒。归大肠经。

功效　泻下导滞。

应用　用于便秘。番泻叶能泻下导滞,并能清导实热,热结便秘尤为适宜。大多单味泡服,小剂量可起缓下作用,大剂量则峻下。也可配伍枳实、厚朴等同用,以增强泻下导滞作用。

用量用法　缓下 1.5~3 g,攻下 5~10 g,用开水泡服,入汤剂后下。

使用注意　妇女哺乳期、月经期及孕妇忌用。剂量过大,有恶心、呕吐、腹痛等副作用。

芦 荟
《药性论》

为百合科多年生常绿肉质植物库拉索芦荟 *Aloe vera* L. 及好望角芦荟 *A. ferox* Mill. 的液汁经浓缩的干燥物。主产于非洲,我国广东、广西、福建等地亦有栽培。全年可采,割取植物的叶片,收集其流出的液质,置锅内熬成稠膏,倾入容器,冷却凝固。常入丸剂用。

性味归经 苦,寒。归肝、大肠经。

功效 泻下,清肝,杀虫。

应用

1. 用于习惯性便秘及热结便秘。芦荟能泻下通便,又善清肝火。若热结便秘而见烦躁失眠者,以本品与安神之朱砂同用,即更衣丸;若大便秘结而肝经实热,见头晕头痛、烦躁易怒、惊痫者,配清肝火的龙胆草、栀子、青黛等同用,如当归龙荟丸。

2. 用于小儿疳积。本品有驱杀蛔虫作用。虫积腹痛、面色萎黄、消瘦的小儿疳积,可与补气健脾、驱虫的药物配伍,如肥儿丸。

此外,亦可外用治疗癣疮,取其杀虫之效。

用量用法 1～2g,宜入丸散,不入汤剂。外用适量,研敷患处。

使用注意 脾胃虚寒、食少便溏者及孕妇忌用。

文献摘要

《开宝本草》:"治热风烦闷,胸膈间热气,明目镇心,小儿癫痫惊风;疗五疳,杀三虫及痔病疮瘘;解巴豆毒。"

《本草汇言》:"卢会,凉肝杀虫之药也。凡属肝脏为病,有热者,用之必无疑也。但味极苦,气极寒,诸苦寒药无出其右者。其功力主消不主补,因内热气强者可用,如内虚泄泻食少者禁之。"

《本经逢原》:"但大苦大寒,且气甚秽恶,若胃虚少食人得之,入口便大吐逆,每致夺食泄泻,而成羸瘦怯弱者多矣。"

3.2 润 下 药

润下药大多为植物种子或种仁,富含油脂,能润燥滑肠,使大便软化,易于排出。适用于年老、体弱、久病、产后所致津枯、阴虚、血虚便秘者。应用时须根据不同病情,配伍其他药物。若便秘由于热盛津伤者,与清热养阴药同用;由于血虚者,与补血药同用;兼气滞者,与行气药同用。

具有润下作用的药物,除本节收载的外,他如瓜蒌仁、柏子仁、杏仁、桃仁、决明子、蜂蜜、当归、何首乌等散见于其他章节,可参阅。

火 麻 仁
《本经》

为桑科一年生植物大麻 *Cannabis sativa* L. 的成熟果实。全国各地均有栽培。秋季果实成熟时采收,除去杂质,晒干。生用打碎。

别名 大麻仁 麻子仁

性味归经 甘,平。归脾、大肠经。

功效 润肠通便。

应用 用于老人、产妇及体弱者由于津枯血少所致的肠燥便秘。取其润燥滑肠通便之功。可与当归、熟地、杏仁等养血滋阴润燥之品同用,如益血润肠丸。又本品与大黄、厚朴、白芍等同用为丸,可治疗热邪伤阴或素体火旺、大便秘结及痔疮便秘、习惯性便秘等,如麻子仁丸。

用量 10~30 g。

文献摘要

《药品化义》:"麻仁,能润肠,体润能祛燥,专利大肠气结便秘。凡年老血液枯燥,产后气血不顺,病后元气未复,或禀弱不能运行者皆治。"

附注 《本经》原名麻仁。

郁 李 仁
《本经》

为蔷薇科落叶灌木欧李 *Prunus humilis* Bge.和郁李 *P. japonica* Thunb.的成熟种子。南北各地均有分布,主产于河北、辽宁、内蒙古等地,多系野生。秋季果实成熟时采摘,除去果肉,取仁去壳,晒干,去皮。捣碎用。

性味归经 辛、苦,平。归大肠、小肠经。

功效 润肠通便,利水消肿。

应用

1. 用于肠燥便秘。郁李仁质润多脂,能润肠通便,功效类似麻仁而较强。常与其他润肠药同用,如五仁丸。

2. 用于水肿腹满、脚气浮肿。本品能利水消肿。可与桑白皮、赤小豆、白茅根同用,如《圣济总录》郁李仁汤。

用量 5~12 g。

文献摘要

《本经》:"主大腹水肿,面目四肢浮肿,利小便水道。"

《用药法象》:"专治大肠气滞,燥涩不通。"

3.3 峻下逐水药

本类药均有毒,泻下作用峻猛,能引起剧烈腹泻,使体内潴留的水液从大便排除。部分药兼有利尿作用。适用于水肿、胸腹积水,及痰饮喘满等症。

由于本类药有毒而力峻,易于损伤正气,而其所适应的水肿、腹水等症,病程较长,大多邪实而正虚,所以在使用时要注意维护正气,采用先攻后补、先补后攻或攻补兼施的方法,中病即止,不宜久服。并注意炮制、剂量、用法及禁忌的掌握,以确保用药安全。

甘　遂
《本经》

为大戟科多年生草本植物甘遂 *Euphorbia kansui* Liou 的块根。主产于陕西、山西、河南等地。春季开花前或秋末茎叶枯萎后采挖，撞去外皮，晒干。醋制过用。

性味归经　苦、甘，寒；有毒。归肺、肾、大肠经。

功效　泻水逐饮，消肿散结。

应用

1. 用于身面浮肿、大腹水肿及胸胁积液等证。甘遂泻水之力颇峻，服后可致连续泻下，使潴留之水饮排出体外。可单味应用，一般与其他逐水药同用，如《圣济总录》二气汤，治水肿腹满，即以本品与牵牛子同用；十枣汤治胸腹积水，以本品与大戟、芫花同用，并用补脾胃之大枣煎汤送服以减少反应。若治水饮与热邪结聚所致的水饮结胸，可与大黄、芒硝同用，如大陷胸汤。

现代治疗重型肠梗阻、肠腔积液较多者，以甘遂与大黄、厚朴、桃仁等同用，如甘遂通结汤。

2. 用于风痰癫痫。取其驱逐痰涎之功。如《济生方》遂心丹，用甘遂末入猪心内煨过，与辰砂末为丸服。

此外，亦可用于痈肿疮毒，以甘遂末水调外敷，有消肿散结作用。

用量用法　本品有效成分不溶于水，宜入丸散，每次 0.5～1 g。醋制可减低毒性。外用适量生用。

使用注意　虚弱者及孕妇忌用。反甘草。

文献摘要

《本经》："主大腹疝瘕，腹满，面目浮肿，留饮宿食，破癥坚积聚，利水谷道。"

《珍珠囊》："味苦气寒，苦性泄，寒胜热，直达水气所结之处，乃泄水之圣药。水结胸中，非此不能除，故仲景大陷胸汤用之，但有毒，不可轻用。"

《本草经疏》："甘遂性阴毒，虽善下水除湿，然能耗损真气，亏竭津液……必察病属湿热，有饮有水，而元气尚壮之人，乃可一施耳，不然祸不旋踵矣。"

大　戟
《本经》

为大戟科多年生草本植物大戟 *Euphorbia pekinensis* Rupr.或茜草科多年生草本植物红芽大戟 *Knoxia valerianoides* Thorel 的根。前者称京大戟，主产于江苏、四川、江西、广西等地亦产。后者称红大戟，主产于广西、广东、云南、贵州等地。两者均于春季未发芽前，或秋季茎叶枯萎时采挖，除去残茎及须根，洗净，晒干。醋制过用。

性味归经　苦、辛，寒；有毒。归肺、肾、大肠经。

功效　泻水逐饮，消肿散结。

应用

1. 用于身面浮肿、大腹水肿及胸胁积液等证。其逐水作用与甘遂相似而力稍逊。《活法机要》治水肿，用大戟与大枣同煮，食枣。十枣汤、舟车丸，均以大戟与甘遂、芫花等逐水药同用,逐水力更峻。

2. 用于热毒痈肿疮毒及痰火凝聚的瘰疬痰核。本品能消肿散结。内服外敷均可,如紫金锭中即用红芽大戟。

用量用法 1.5~3 g;散剂每次 1 g。醋制以减低毒性。

使用注意 虚弱者及孕妇忌用。反甘草。

文献摘要

《本经》:"主十二水,腹满急痛,积聚。"

《本草正》:"性峻烈,善逐水邪痰涎,泻湿热胀满。"

附注 传统所用大戟,主要为京大戟。而茜草科红芽大戟,为目前大戟药材中使用最广的一种。这两个品种均有逐水作用,但京大戟的逐水作用较红大戟强,而消肿解毒多用红大戟。

芫 花
《本经》

为瑞香科落叶灌木植物芫花 Daphne genkwa Sieb. et Zucc.的花蕾。主产于安徽、江苏、浙江、四川、山东等地。春季花未开放前采摘,晒干或烘干。醋炒用。

别名 老鼠花 头痛花 药鱼草

性味归经 辛、苦,温;有毒。归肺、肾、大肠经。

功效 泻水逐饮,祛痰止咳,外用杀虫疗疮。

应用

1. 用于身面浮肿、大腹水肿、胸胁积液等证。芫花泻水逐饮与甘遂、大戟相似而以泻胸胁水饮见长,并能祛痰止咳。如《补缺肘后方》以芫花与大枣同煮,食枣治卒得咳嗽。现代用以治疗慢性气管炎属于寒湿型者。

2. 用于头疮、白秃、顽癣。芫花外用有杀虫疗疮之功。可单用研末,或与雄黄共研细末,猪脂调膏外涂。

用量用法 1.5~3 g。散剂每次服 0.6 g。外用适量。醋炒以减低毒性。

使用注意 虚弱者及孕妇忌用。反甘草。

文献摘要

《本经》:"主咳逆上气,喉鸣喘,咽肿短气……疝瘕,痈肿。"

《本草纲目》:"治水饮痰澼,胁下痛。""芫花、甘遂、大戟之性,逐水泄湿,能直达水饮窠囊隐僻之处,但可徐徐之用,取效甚捷,不可过剂,泄人真元也。""芫花留数年陈久者良。用时以好醋煮十数沸,去醋,以水浸一宿,晒干用,则毒灭也。或以醋炒者次之。"

附注 芫花药材,除上述品种外,尚有黄芫花,亦称北芫花,为同科植物河朔荛花 Wikstroemia chamaedaphne Meissn.的干燥花蕾,主产于华北、西北及东北。可与芫花同等使用。

巴 豆
《本经》

为大戟科乔木植物巴豆 Croton tiglium L.的成熟种子。多系栽培,产于四川、广西、云南、贵州等地。秋季种子成熟,果皮尚未开裂时采摘,晒干,破开果壳,取出种子。用仁或制霜。巴豆仁,是将巴豆,用黏稠米汤或面汤浸拌,置日光下曝晒或烘裂,去皮,取净仁,炒焦黑用;巴豆霜,是取净巴豆仁碾碎,用多层吸油纸包裹加热微烘,压榨去油后碾细,过筛。

别名 江子 刚子

性味归经 辛,热;有大毒。归胃、大肠、肺经。

功效 泻下冷积,逐水退肿,祛痰利咽。

应用

1. 用于寒邪食积,阻结肠道,突然腹满胀痛,大便不通,甚至气急暴厥者。巴豆辛热,能峻下寒积,开通闭塞,前人喻其有"斩关夺门之功"。寒邪食积,病情急剧,气血未衰者,每用为主药,配干姜、大黄为丸服,即三物备急丸。

小儿乳食停积、痰多惊悸者,可用本品以消积、祛痰。如儿科成药保赤散,即以巴豆霜与神曲、南星、朱砂同用。巴豆药性虽峻,然此方用量极轻(6个月至1岁小儿成药用量为0.09 g,巴豆霜为总药量的七分之一),这是峻药轻投的用药方法。

2. 用于大腹水肿。是取其强烈泻下作用以消腹水。如《补缺肘后方》治水蛊腹满,用巴豆、杏仁炙黄为丸服。近代用本品配绛矾,名含巴绛矾丸,治疗晚期血吸虫病肝硬化腹水。

3. 用于喉痹,痰涎壅塞气道,呼吸急促,甚至窒息欲死者。巴豆能祛除痰涎以利呼吸。如《千金方》单用巴豆治喉痹垂死,只有余气者。近用治白喉及喉炎引起的喉梗阻,用巴豆霜吹入喉部,引起呕吐,排出痰涎,或伴有腹泻,使梗阻症状得以解除。

此外,本品亦可用于痈肿脓成未溃及疥癣恶疮等症,局部外用可促使痈肿溃破及蚀疮。

用量用法 大多制成巴豆霜用,以减低毒性。内服0.1~0.3 g,多入丸散。外用适量。

使用注意 服巴豆时,不宜食热粥、饮开水等热物,以免加剧泻下。服巴豆后如泻下不止者,用黄连、黄柏煎汤冷服,或食冷粥以缓解。体弱者及孕妇忌用。畏牵牛。

文献摘要

《本经》:"破癥瘕积聚,坚积,留饮痰癖,大腹水胀,荡涤五脏六腑,开通闭塞,利水谷道,去恶肉。"

《汤液本草》:"巴豆,若急治为水谷道路之剂,去皮心膜油生用;若缓治为消坚磨积之剂,炒去烟令紫黑,研用。可以通肠,可以止泄,世所不知也。"

《本草通玄》:"巴豆禀阳刚雄猛之性,有斩关夺门之功,气血未衰,积邪坚固者,诚有神功,老羸衰弱之人,轻妄投之,祸不旋踵。巴豆、大黄,同为攻下之剂,但大黄性冷,腑病多热者宜之;巴豆性热,脏病多寒者宜之。故仲景治伤寒传里恶热者,多用大黄。东垣治五积属脏者,多用巴豆。"

牵 牛 子

《别录》

为旋花科一年生攀援草本植物裂叶牵牛 Pharbitis nil (L.) Cnoisy 或圆叶牵牛 P. purpurea (L.) Voigt 的成熟种子。表面灰黑色者称黑丑,淡黄色者称白丑,同等使用。全国大部分地区均产。秋季果实成熟时将全株割下,晒干,打下种子,除去杂质。生用或炒用。

性味归经 苦,寒;有毒。归肺、肾、大肠经。

功效 泻下,逐水,去积,杀虫。

应用

1. 用于水饮停蓄,水肿腹胀。牵牛子既能泻水,又能利尿,使水湿从二便排除。其逐水力虽较甘遂、大戟、芫花稍缓,但仍为峻下之品,以水饮停蓄正气未衰者为宜。可单用,或入复方应用。如《千金方》治水肿,即单用牵牛子研末服之,以小便利为度。禹功散治停饮肿满,以本品与茴香共为末,姜汁送服。此外,亦可用于痰饮喘咳,多与葶苈子、杏仁、厚朴同用。

2. 用于肠胃湿热积滞,大便秘结。本品少用能通大便,去积滞。李杲有牵牛子"少则动大便,多则下水"之说,《简易方》用本品为末,姜汁送服,治大便不通;《本草衍义》则以之配桃仁,研末蜜丸服,治大肠风秘结涩。

3. 用于虫积腹痛。牵牛子能驱杀蛔虫,并可借其泻下作用排除虫体。牛槟丸,即以本品与槟榔同用,驱虫效果更好,可治疗蛔虫、绦虫等多种寄生虫病。

用量用法 3~10 g,打碎入煎,散剂 1.5~3 g。生用或炒用,炒用药性较缓。

使用注意 脾虚水肿及孕妇忌用。

文献摘要

《别录》:"主下气,疗脚满水肿,除风毒,利小便。"

《本草纲目》:"牵牛治水气在肺,喘满肿胀;下焦郁遏,腰背胀肿,及大肠风秘。气秘、卓有殊功。""东垣治脾湿太过,通身浮肿,喘不得卧,腹如鼓,海金沙散,亦以牵牛为君。"

《本草正》:"牵牛,古方多为散丸,若用救急,亦可佐群药煎服,然大泄元气,凡虚弱之人须忌之。"

商　陆
《本经》

为商陆科多年生草本植物商陆 *Phytolacca acinosa* Roxb.的根。我国大部地区有产,主产于河南、安徽、湖北等地。秋季至次春采挖,除去须根及泥沙,切成块或片,晒干或阴干。内服醋制用。

性味归经 苦,寒;有毒。归肺、肾、大肠经。

功效 泻下利水,消肿散结。

应用

1. 用于水肿胀满,大便秘结、小便不利者。商陆能通利大小便,使水湿从二便下泄,以消除肿满。古方有用商陆煮粥食,或与鲤鱼一同煮食。水肿方疏凿饮子,以本品与泽泻、赤小豆、茯苓皮、槟榔等利水行气药同用,其消肿作用尤著。李时珍云:"以赤根(赤商陆)捣烂,入麝香三分,贴于脐上,以帛束之,得小便利则肿消。"这是用商陆外治消水肿的方法。

2. 用于痈肿。商陆外用能消肿散结。治痈肿可用鲜根酌加食盐,捣烂外敷,干即换药。

用量 5~10 g。外用适量。

使用注意 脾虚水肿及孕妇忌用。

文献摘要

《本经》:"主水胀,疝瘕,痹;熨除痈肿。"

《日华子本草》:"通大小肠,泻蛊毒,坠胎,煨肿毒,敷恶疮。"

《本草纲目》:"其性下行,专于行水,与大戟、甘遂盖异性而同功。""其茎叶作蔬食,亦可治肿疾。"

千　金　子
《开宝本草》

为大戟科二年生草本植物续随子 *Euphorbia lathyris* L.的成熟种子。主产于河北、河南、浙江等地。夏秋间果实成熟时采割地上部分,晒干,打下种子,再晒干,除去杂质。用时去壳取仁,碾碎,置蒸器内蒸透,用吸油纸包裹压去油,即成千金子霜。

性味归经 辛,温;有毒。归肝、肾、大肠经。

功效 逐水退肿,破血消癥。

应用

1. 用于水肿腹满,二便不利。千金子泻下逐水作用甚为峻烈,且能利尿,宜于二便不利之水肿实证。单用有效,如《斗门方》治水气肿胀,即单用本品压去油服。又《摘玄方》治阳水肿胀,以本品压去油,配大黄末,酒水为丸服。

2. 用于瘀滞癥瘕、经闭。本品能破瘀血,消癥瘕,通月经。如《圣济总录》续随子丸,以本品配轻粉、青黛为末,糯米饭粘合为丸,治癥块。治瘀血经闭,可与其他活血调经药同用。

此外,本品外用,可治顽癣、疣赘及毒蛇咬伤。

用量用法 1~2 g,制霜入丸散用。外用适量。

使用注意 体虚者及孕妇忌用。

文献摘要

《开宝本草》:"主妇人血结月闭,癥瘕疢癣,瘀血蛊毒,心腹痛,冷气胀满;利大小肠。"

《本草图经》:"续随下水最速,然有毒损人,不可过多。"

《本草纲目》:"续随与大戟、泽漆、甘遂茎叶相似,主疗亦相似,其功皆长于利水,惟在用之得法,亦皆要药也。"

4. 祛风湿药

凡以祛除风湿、解除痹痛为主要作用的药物,称祛风湿药。

本类药物能祛除留着于肌表、经络的风湿,其中部分药还分别具有舒筋、通络、止痛及强筋骨等作用。适用于风湿痹痛、筋脉拘急、麻木不仁、半身不遂、腰膝酸痛、下肢痿弱等症。

使用祛风湿药,可根据痹证的性质、部位等具体情况,选用相应的药物,并予适当配伍。如病邪在表,或疼痛偏于上部者,配祛风解表药;病邪入络、血凝气滞者,配活血通络药;寒湿偏盛者,配温经药;郁久化热者,配清热药;病久气血不足者,配益气养血药;肝肾亏损,腰痛脚弱者,配补养肝肾药,等等。

痹证多属慢性疾患,为服用方便,可作酒剂或丸散常服;酒剂还能加强祛风湿药的功效。

本类部分药物辛温香燥,易耗伤阴血,故阴亏血虚者应慎用。

独 活
《本经》

为伞形科多年生草本植物重齿毛当归 *Angelica pubescens* Maxim. f. *biserrata* Shan et Yuan 的根。主产于湖北、四川等地。春初苗刚发芽或秋末茎叶枯萎时采挖,除去须根及泥沙,烘至半干,堆置2~3天,发软后,再烘至全干。切片生用。

性味归经 辛、苦,温。归肝、肾、膀胱经。

功效 祛风湿,止痛,解表。

应用

1. 用于风湿痹痛。独活辛散苦燥,善祛风湿,止痛,凡风寒湿邪痹着于肌肉关节者,无问新久,均可应用。尤以下部之痹证为适宜。故腰腿疼痛,两足痿痹不能行走,属于寒湿所致者,本品每持为要药。临床应用,除了与其他祛风湿药同用外,还配伍地黄、杜仲、桑寄生等补肝肾药,以标本同治,如独活寄生汤。

2. 用于风寒表证,兼有湿邪者。本品能发散风寒湿邪而解表,但其力较羌活为弱,常与羌活同用。

此外,本品亦用于少阴头痛、皮肤湿痒。

用量 3~10 g。

文献摘要

《别录》:"治诸风,百节痛风无(问)久新者。"

《药性论》:"主中诸风湿冷,奔喘逆气,皮肌苦痒,手足挛痛,劳损,主风毒齿痛。"

《汤液本草》:"两足寒湿,浑不能动止,非此不能治。"

附注 独活与羌活,《本经》未分,而云独活一名羌活。唐·甄权《药性论》中已分用。两者功用的主要不同是:羌活性较燥烈,偏于发散,风湿在上者为宜;独活性较缓和,发散力不及羌活,而善于治下部之痹痛。

威 灵 仙
《新修本草》

为毛茛科植物威灵仙 Clematis chinensis Osbeck、棉团铁线莲 C. hexapetala Pall.或东北铁线莲 C. manshurica Rupr.的根及根茎。威灵仙主产于江苏、安徽、浙江等地,应用较广。后两种部分地区应用。秋季采挖,除去泥沙,晒干。生用。

性味归经 辛、咸,温。归膀胱经。

功效 祛风湿,通经络,止痹痛,治骨鲠。

应用

1. 用于风湿痹痛等。威灵仙性善走,能通经络,祛风湿,止痛作用较强。风湿痹痛,肢体麻木,筋脉拘挛,关节屈伸不利者,均可应用。古方有单用者,或制蜜丸,或研末用酒送服。复方应用,可随证配伍有关药物。如神应丸,治风湿腰痛,以本品配桂心、当归。

2. 用于诸骨鲠咽。可用本品煎汤,缓缓咽下,一般可使骨鲠消失。亦可和入米醋、砂糖服。

此外,本品能消痰水,可用于噎膈、痞积。

用量 5~10 g;治骨鲠可用 30 g。

使用注意 本品性走窜,久服易伤正气,体弱者宜慎用。

文献摘要

《新修本草》:"腰、肾、脚膝、积聚、肠内诸冷病,积年不瘥,服之效。"

《本草纲目》:"威灵仙,气温,味微辛咸。辛泄气,咸泄水,故风湿痰饮之病,气壮者服之有捷效,其性大抵疏利,久服恐损真气,气弱者亦不可服之。"

《本草正义》:"威灵仙,以走窜消克为能事,积湿停痰,血凝气滞,诸实宜之。"

防　己
《本经》

为防己科多年生木质藤本植物粉防己 *Stephania tetrandra* S. Moore 或马兜铃科多年生缠绕草本植物广防己 *Aristolochia fangchi* Wu 的根。前者药材称汉防己，主产于浙江、安徽、江西、湖北等地。后者药材称木防己，主产于广东、广西等地。均于秋季采挖，洗净，除去粗皮，晒至半干，切段，个大者再纵切，干燥。切片生用。

性味归经　苦、辛，寒。归膀胱、肾、脾经。

功效　祛风湿，止痛，利水。

应用

1. 用于风湿痹痛。防己善能祛风湿止痛。因其性寒，以湿热者为宜。寒湿痹痛，须与温经止痛的肉桂、附子等药配伍。

2. 用于水肿、腹水、脚气浮肿。本品能利水、清下焦湿热。常与利水消肿药配伍，如己椒苈黄丸，即以本品与葶苈子、椒目、大黄配伍；若属虚证，可配伍益气健脾之品，如防己黄芪汤，即以本品配黄芪、白术、甘草等药。

一般认为，汉防己利水消肿作用较强，木防己祛风止痛作用较好。

用量　5～10 g。

使用注意　本品苦寒较甚，不宜大量使用，以免损伤胃气。食欲不振及阴虚无湿热者忌用。

文献摘要

《本草拾遗》："汉防己主水气，木防己主风气，宣通。"

《本草求真》："防己，辛苦大寒，性险而健，善走下行，长于除湿、通窍、利道，能泻下焦血分湿热，及疗风水要药。"

秦　艽
《本经》

为龙胆科多年生草本植物秦艽 *Gentiana macrophylla* Pall.、麻花秦艽 *G. straminea* Maxim.、粗茎秦艽 *G. crassicaulis* Duthie ex Burk. 或小秦艽 *G. dahurica* Fisch. 的根。前三种按性状不同分别习称"秦艽"和"麻花艽"，后一种习称"小秦艽"。主产于甘肃、陕西、内蒙古、四川等地。春、秋两季采挖，除去泥沙；秦艽及麻花艽，堆置"发汗"至表面呈红黄色或灰黄色时，摊开晒干，或不经"发汗"直接晒干；小秦艽趁鲜时搓去黑皮，晒干。切片生用。

性味归经　苦、辛，微寒。归胃、肝、胆经。

功效　祛风湿，舒筋络，清虚热。

应用

1. 用于风湿痹痛、周身或关节拘挛，及手足不遂等。秦艽能祛风湿，舒筋络。风湿痹证无问新久或偏寒偏热，均可配伍应用。本品性微寒，兼能清热，痹证见发热、关节红肿等热象者尤为适宜。一般偏热者，可配防己、知母、忍冬藤等；属寒者，配羌、独活、桂枝、附子等。对于中风手足不遂者，亦适用本品。

2. 用于骨蒸潮热。本品能清虚热，为治疗阴虚骨蒸潮热的常用药。可与青蒿、鳖甲、知母、地骨皮等配伍,如秦艽鳖甲散。

此外,本品尚能利湿退黄。治疗湿热黄疸,可与茵陈、栀子等配伍。

用量 5~10 g。

文献摘要

《本经》:"主寒热邪气,寒湿风痹,肢节痛,下水,利小便。"

《别录》:"疗风,无问久新;通身挛急。"

《药性论》:"利大小便,瘥五种黄病,解酒毒,去头风。"

《本草纲目》:"手足不遂,黄疸,烦渴之病须之,取其去阳明之湿热也。阳明有湿,则身体酸疼烦热,有热则日晡潮热骨蒸。"

豨 莶 草
《新修本草》

为菊科一年生草本植物豨莶 *Siegesbeckia orientalis* L.、腺梗豨莶 *S. pubescens* Mak. 或毛梗豨莶 *S. glabrescens* Mak. 的地上部分。我国大部地区有产,以湖北、湖南、江苏等地产量较大。夏、秋两季花开前及花期均可采割,除去杂质,晒干。切碎生用,或加黄酒蒸制用。

性味归经 苦,寒。归肝、肾经。

功效 祛风湿,通经络,清热解毒。

应用

1. 用于风湿痹证,骨节疼痛、四肢麻木、脚弱无力及中风手足不遂等。豨莶草能祛风湿,通经络。可单用,以酒拌蒸晒,炼蜜为丸;或与臭梧桐合用,即豨桐丸。

2. 用于痈肿疮毒、湿疹瘙痒。本品能清解疮毒,并祛风湿而治湿疮。多生用,内服、外用均可。

此外,现代应用本品治高血压病,有降低血压作用。

用量用法 10~15 g。治风湿痹证宜制用,治痈肿、湿疹宜生用。

文献摘要

《本草图经》:"治肝肾风气,四肢麻痹,骨间疼,腰膝无力者。""兼主风湿疮,肌肉顽痹。"

《本草纲目》:"豨莶,生捣汁服则令人吐,故云有小毒;久蒸久暴则补人,去痹,故云无毒。生则性寒,熟则性温,云热者非也。"

《本草通玄》:"豨莶,苦寒之品,且有毒,令人吐,以为生寒熟温,理或有之,以为生泻熟补,未敢尽信,岂有苦寒搜风之剂,一经蒸煮,便有补益之功耶。"

臭 梧 桐
《本草图经》

为马鞭草科落叶灌木或小乔木海州常山 *Clerodendron trichotomum* Thunb. 的嫩枝及叶。全国大部地区有产,主产于江苏、安徽等地。夏季结果前采收,晒干。生用。

性味归经 辛、苦、甘,凉。归肝经。

功效 祛风湿。

应用 用于风湿痹痛、肢体麻木、半身不遂。为取其祛风湿之效。单用,或与豨莶草配伍,即豨桐丸。煎汤洗浴,可治遍身湿疹。

此外，本品有降血压作用，可用于高血压病。以开花前的叶降压作用较好。用时不宜高热煎煮，以免减弱降压作用。宜制丸剂或研粉服，亦可与豨莶草配伍。

用量　5~15 g。

文献摘要

《本草纲目拾遗》："洗鹅掌风、一切疮疥，煎汤洗汗斑……并能治一切风湿，止痔肿，煎酒服。治臁疮，捣烂作饼，加桐油贴。"

木　瓜
《别录》

为蔷薇科落叶灌木贴梗海棠 Chaenomeles lagenaria (Loisel.) Koidz. 和木瓜（榠楂）C. sinensis (Thouin) Koehne 的成熟果实。前者习称"皱皮木瓜"，后者习称"光皮木瓜"。主产于安徽、浙江、湖北、四川等地。安徽宣城产者称"宣木瓜"，质量较好。夏、秋两季果实绿黄时采摘。皱皮木瓜置水中烫至外皮灰白色，对半纵剖后晒干；光皮木瓜纵剖成二或四瓣置沸水中烫后，晒干。切片生用。

性味归经　酸，温。归肝、脾经。

功效　舒筋活络，化湿和胃。

应用

1. 用于风湿痹痛、筋脉拘挛、脚气肿痛。木瓜有较好的舒筋活络作用，且能化湿，为治风湿痹痛所常用，筋脉拘挛者尤为要药。如木瓜煎，治筋急项强，不可转侧，即以本品配乳香、没药、生地。治脚气肿痛，冲心烦闷，常与吴茱萸、槟榔等配伍，如鸡鸣散。

2. 用于吐泻转筋。木瓜治此症，一则使湿浊得化，中焦调和；二则舒筋活络，使吐利过多而致的足腓挛急得以缓解。如蚕矢汤治疗此症，即以本品与苡仁、蚕沙、黄连、吴茱萸等同用。

此外，本品尚有消食作用，可用于消化不良证。

用量　6~12 g。

文献摘要

《别录》："主湿痹邪气，霍乱大吐下，转筋不止。"

《本草拾遗》："下冷气，强筋骨，消食，止水痢后渴不止，作饮服之。又脚气冲心，取一颗去子，煎服之，嫩者更佳。"

《本草纲目》："木瓜所主霍乱吐利转筋、脚气，皆脾胃病，非肝病也。肝虽主筋，而转筋则由湿热、寒湿之邪袭伤脾胃所致，故转筋必起于足腓，腓及宗筋皆属阳明。"

络石藤
《本经》

为夹竹桃科攀援木质藤本植物络石 Trachelospermun jasminoides (Lindl.) Lem. 的带叶藤茎。我国大多地区有分布，主产于江苏、安徽、湖北、山东等地。冬季至次春采割，除去杂质，晒干。切碎生用。

性味归经　苦，微寒。归心、肝经。

功效　祛风通络，凉血消肿。

应用

1. 用于风湿痹痛、筋脉拘挛。络石藤能祛风通络,兼能清热,痹痛偏热性者较为适宜。可单用本品浸酒服,也可与五加皮、牛膝等同用。

2. 用于喉痹、痈肿。本品能凉血消肿。如《近效方》单用本品水煎,慢慢含咽,治咽喉肿塞;止痛灵宝散以本品配皂角刺、瓜蒌、乳香、没药等煎服,可治痈疽焮痛。

用量 6~15 g。

文献摘要

《本经》:"主风热死肌痈伤,口干舌焦,痈肿不消,喉舌肿,水浆不下。"

《本草纲目》:"络石,气味平和,其功主筋骨关节风热痈肿。"

《要药分剂》:"络石之功,专于舒筋活络。凡病人筋脉拘挛,不易屈伸者,服之无不效,不可忽之也。"

徐 长 卿
《本经》

为萝藦科多年生草本植物徐长卿 Cynanchum paniculatum (Bge.) Kitag. 的根及根茎。全国大部分地区有分布,主产于江苏、安徽、河北、湖南等地。秋季采挖,除去泥沙,阴干。切碎生用。

别名 寮刁竹

性味归经 辛,温。归肝、胃经。

功效 祛风止痛、止痒。

应用

1. 用于风湿痹痛、腰痛、跌打损伤疼痛、脘腹痛、牙痛等各种痛症。徐长卿有较好的祛风止痛作用,广泛地用于风湿、寒凝、气滞、血瘀所致的各种痛症。近年来也用于手术后疼痛及癌肿疼痛,有一定的止痛作用。可单味应用,或随证配伍有关的药物。

2. 用于湿疹、风疹块、顽癣等皮肤病。本品有祛风止痒作用。可单用内服或煎汤外洗,亦可配伍苦参、地肤子、白鲜皮等清利湿热的药物。

此外,本品还能解蛇毒,治毒蛇咬伤。可与半边莲同用内服或外敷。

用量用法 3~10 g;散剂 1.5~3 g。本品芳香入汤剂不宜久煎。

桑 枝
《本草图经》

为桑科落叶乔木桑树 Morus alba L. 的嫩枝。全国大部地区均产,主产于江苏、浙江、安徽、湖南、河北、四川等地。春末、夏初采收,去叶晒干,或趁鲜切片晒干。生用,或炒微黄用。

性味归经 苦,平。归肝经。

功效 祛风通络。

应用 用于风湿痹痛、四肢拘挛。桑枝有祛风通络、利关节作用,可治痹痛,尤宜于上肢痹痛。如《本事方》单用本品治风热臂痛;《景岳全书》桑枝膏,即单用桑枝熬膏服,治疗筋骨酸痛,四肢麻;也可与其他祛风湿药配伍。

此外,本品尚能利水,治疗水肿。

用量 10~30 g。

文献摘要

《本草图经》:"桑枝不冷不热,可以常服。""疗遍体风痒干燥,脚气风气,四肢拘挛,上气,眼晕,肺气嗽,消食,利小便,兼疗口干。"

《本草撮要》:"桑枝,功专去风湿拘挛,得桂枝治肩臂痹痛;得槐枝、柳枝、桃枝洗遍身痒。"

桑 寄 生
《本经》

为桑寄生科常绿小灌木槲寄生 Viscum coloratum (Komar.) Nakai 或桑寄生 Loranthus Parasiticus (L.) Merr.的带叶茎枝。前者主产于河北、辽宁、吉林、内蒙古、安徽、浙江、湖南、河南等地;后者主产于广东、广西等地。冬季至次春采割,除去粗茎,切段,干燥,或蒸后干燥。生用。

性味归经 苦,平。归肝、肾经。

功效 祛风湿,补肝肾,强筋骨,安胎。

应用

1. 用于风湿痹痛、腰膝酸痛等。桑寄生能祛风湿,舒筋络,治疗风湿痹痛;而尤长于补肝肾,强筋骨。故肝肾不足,腰膝酸痛者尤为适宜。常与独活、牛膝、杜仲、当归等同用,如独活寄生汤。

2. 用于胎漏下血、胎动不安。本品补肝肾,养血而安胎,可治肝肾虚损,冲任不固之胎漏、胎动不安,常与艾叶、阿胶、杜仲、川续断等配伍。

用量 10~20 g。

文献摘要

《本经》:"主腰痛,小儿背强,痈肿,安胎,充肌肤,坚发齿,长须眉。"

《药性论》:"能令胎牢固,主怀妊漏血不止。"

《本草蒙筌》:"凡风湿作痛之症,古方每用独活寄生汤煎调。川续断与桑寄生气味略异,主治颇同,不得寄生,即加续断。"

附注 《本经》原名桑上寄生。

五 加 皮
《本经》

为五加科落叶小灌木细柱五加 Acanthopanax gracilistylus W. W. Smith 的根皮,习称"南五加皮"。主产于湖北、河南、安徽等地。于夏、秋两季采挖根部,剥取根皮,晒干。生用。

性味归经 辛、苦,温。归肝、肾经。

功效 祛风湿,强筋骨。

应用 用于风湿痹痛、四肢拘挛、腰膝软弱、小儿行迟。五加皮能祛风湿。治风湿痹痛,可单用浸酒饮,或配伍其他祛风湿药同用。因其有强筋骨作用,对肝肾不足,腰膝软弱、行走无力及小儿行迟等也颇为适用,可配伍其他补肝肾强筋骨的药物。五加皮散治小儿行迟,以本品与木瓜、川牛膝共为末服。

此外,五加皮尚有利水作用,治疗水肿。常与茯苓皮、大腹皮、生姜皮等同用,如五皮饮。

用量 5~10 g。

文献摘要

《本经》:"益气疗躄,小儿不能行。"

《别录》:"疗男子阴痿,囊下湿,小便余沥,女人阴痒及腰脊痛,两脚疼痹风弱,五缓虚羸,补中益精,坚筋骨,强志意。"

《本草思辨录》:"五加皮,宜下焦风湿之缓证。若风湿搏于肌表,则非其所施。古方多浸酒酿酒,及酒调末服之,以行药势。"

附注 考古代本草所记载的五加皮,系来源于五加科植物,而现代使用的五加皮药材,有南五加和北五加之分。南五加即上述五加科植物,北五加为萝藦科植物杠柳 Periploca sepium Bge.的根皮,习称香五加,1977年版《药典》定为香加皮。北五加皮使用地区相当广泛,但这两种药材,科属不同,功效也不一样,应区别使用。南五加无毒,补肝肾、强筋骨作用较好;北五加有强心利尿作用,有毒,不宜多用。

作五加皮用的五加科植物尚有无梗五加 Acanthopanax sessiliforus (Rupr. et Maxim.) Seem.、刺五加 A. senticosus (Rupr. et Maxim.) Harms、糙叶五加 A. henryi (Oliv.) Harms 等。

虎 骨
《别录》

为猫科动物虎 Panthera tigris L.的干燥骨骼。以头骨、四肢骨入药为优。雄虎的前胫骨更佳,处方名虎胫骨。分布东北、华南等地。猎得后刮尽骨上附着的筋肉,在通风处阴干,锯成短段,用砂炙或油炙酥。

性味归经 辛,温。归肝、肾经。

功效 祛风定痛,强筋健骨。

应用 用于风湿痹痛、脚膝痿软。虎骨有较好的祛风定痛、强健筋骨作用。风湿痹痛,痛无定处,四肢拘挛,关节不利,及肝肾不足所致的筋骨痿弱、下肢无力,均适用。可与木瓜、牛膝、五加皮等同用。成药虎骨木瓜酒及虎潜丸等均以本品为主药。

用量用法 3~6 g,入丸剂或浸酒服。

文献摘要

《药性论》:"治筋骨毒风挛急,屈伸不得,走注疼痛。"

《本草纲目》:"追风定痛,健骨。"

附注 豹骨、狗骨、猪骨、猴骨有与虎骨相似的功效,惟药力较逊。

白 花 蛇
《雷公炮炙论》

为蝰蛇科动物尖吻蝮(五步蛇)Agkistrodon acutus (Gunther)除去内脏的干燥全体。主产于湖北、浙江、江西、福建等地。于夏、秋两季捕捉,剖开蛇腹,除去内脏,盘成圆形,用竹片固定,干燥。以黄酒润透去皮骨,切段用。

别名 蕲蛇

性味归经 甘、咸,温;有毒。归肝经。

功效 祛风,活络,定惊。

应用

1. 用于以下几种风病:风湿痹痛,筋脉拘挛;口眼歪斜、肢体麻木、中风后半身不遂;

麻风、顽癣、皮肤瘙痒。白花蛇有较强的祛风通络作用,前人云其能"透骨搜风",对上述较重的风病,每恃为要药。历代应用本品制成的膏、酒、丸、散甚多,如白花蛇酒,即以白花蛇为主药,配伍羌活、天麻、防风、当归、五加皮等制成酒剂服,再以药渣为丸服,用治上述病症。

2. 用于破伤风、小儿急慢惊风等。本品有定惊止抽搐作用。如定命散,用本品配伍乌梢蛇、蜈蚣共研细末,温酒下,治破伤风。

用量用法 3~10 g;研末服 1~1.5 g。

文献摘要

《药性论》:"主治肺风鼻塞,身生白癜风,疬疡,斑点及浮风瘾疹。"

《开宝本草》:"主中风湿痹不仁,筋脉拘急,口眼㖞斜,半身不遂,骨节疼痛,大风疥癞及暴风瘙痒,脚弱不能久立。"

《本草纲目》:"白花蛇能透骨搜风,截惊定搐,为风痹、惊搐、癞癣恶疮要药。取其内走脏腑,外彻皮肤,无处不到也。凡服蛇酒药,切忌见风。"

附注 历代本草所载的五步蛇为上述蕲蛇,目前药材另有一种金钱白花蛇,系眼镜蛇科银环蛇 *Bungarus multicinctus* Blyth 的幼蛇,除去内脏,盘成圆形如钱大,故名。其功效与蕲蛇相似,但用量较轻。大多研末服,每次 0.5~1 g。亦可浸酒。两者药材来源不同,使用时应予区别。

附药 乌梢蛇 蛇蜕

1. 乌梢蛇 为游蛇科动物乌梢蛇 *Zaocys dhumnades* (Cantor) 除去内脏的干燥全体。性味甘平,无毒。功效与白花蛇相近而药力较弱。用量 5~10 g,入汤剂;研末一次 2~3 g。

2. 蛇蜕 为游蛇科动物黑眉锦蛇 *Elaphe taeniurus* Cope.、锦蛇 *E. carinata* (Guenther) 或乌梢蛇等蜕下的干燥表皮膜。性味甘、咸,平。功能祛风,定惊,止痒,退翳。用于小儿惊风、皮肤瘙痒、目翳。用量 2~3 g;研末服 0.3~0.6 g。

海 桐 皮
《海药本草》

为豆科常绿乔木植物刺桐 *Erythrina variegata* L. var. *orientalis* (L.) Merr. 的干燥树皮。主产于广西、云南、福建、湖北等地。初夏剥取有钉刺的树皮,晒干。生用。

性味归经 苦、辛,平。归肝经。

功效 祛风湿,通经络。

应用 用于风湿痹痛、四肢拘挛、腰膝疼痛。海桐皮有祛风湿、通经络作用。治疗风湿痹证,可随证配伍祛风湿、活血通络的药物。

此外,本品尚能杀虫止痒,可治疗疥癣、湿疹。多外用煎汤洗,或研末调敷。

用量 6~12 g。外用适量。

文献摘要

《海药本草》:"主腰脚不遂,顽痹腿膝疼痛,霍乱,赤白泻痢,血痢,疥癣。"

《本草纲目》:"能行经络,达病所,又入血分及去风杀虫。"

蚕 沙
《别录》

为蚕蛾科昆虫家蚕蛾 *Bombyx mori* L. 幼虫的粪便。育蚕地区皆产,以江苏、浙江产量最多。6~8月收集,以二眠到三眠时的粪便为主,收集后晒干,簸净泥土,除去轻粒及桑叶的碎屑。生用。

别名 蚕矢

性味归经 甘、辛,温。归肝、脾、胃经。

功效 祛风除湿,和胃化浊。

应用

1. 用于风湿痹痛、肢体不遂、湿疹瘙痒。蚕沙能祛风除湿。如宣痹汤,以本品配伍防己、苡仁、滑石等,治疗湿热痹证;《本草纲目》载,用蚕沙二袋,蒸热更互熨患处,治疗半身不遂;若治皮肤湿疹,可用本品煎汤外洗。

2. 用于湿浊内阻而致的吐泻转筋。本品能和胃化湿。如蚕矢汤,即以本品与黄芩、木瓜、吴茱萸等同用。

用量 5~10 g。外用适量。

文献摘要

《别录》:"风痹,瘾疹。"

《本草拾遗》:"炒黄,袋盛浸酒,去风缓诸节不遂,皮肤顽痹,腹内宿冷,冷血,瘀血,腰脚疼冷;炒令热,袋盛热熨之,主偏风筋骨瘫缓,手足不随,及腰脚软,皮肤顽痹。"

寻 骨 风
《植物名实图考》

为马兜铃科多年生攀援草本植物绵毛马兜铃 *Aristolochia mollissima* Hance 的干燥根茎或全草。产于长江流域和山东、陕西等地。夏、秋两季采收,除去泥沙,干燥。生用。

性味归经 辛、苦,平。归肝经。

功效 祛风湿,通络,止痛。

应用 用于风湿痹痛、肢体麻木、筋脉拘挛和跌打损伤疼痛。可单用煎服、浸酒或制成浸膏服用;亦可与其他祛风湿药配伍应用。

此外,本品亦可用于胃痛、牙痛。

用量 10~15 g。

海 风 藤
《本草再新》

为胡椒科常绿攀援藤本植物风藤 *Piper futokadsura* Sieb. 的藤茎。主产于广东、福建、台湾、浙江等地。夏、秋两季采割,除去根、叶,晒干。切片,生用。

性味归经 辛、苦,微温。归肝经。

功效 祛风湿,通经络。

应用 用于风湿痹痛、关节不利、筋脉拘挛、腰膝疼痛及跌打损伤疼痛。本品有祛风湿、通经络作用。常与祛风湿、活血通络的药物配伍,治疗上述病症。

用量 5~10 g。

文献摘要

《本草再新》:"行经络,和血脉,宽中理气,下湿除风,理腰脚气,治疝,安胎。"

千 年 健
《本草纲目拾遗》

为天南星科多年生草本植物千年健 Homalomena occulta（Lour.）Schott 的干燥根茎。主产于广西南部地区。春、秋两季采挖，洗净，除去外皮，晒干。切片，生用。

性味归经 苦、辛，温。归肝、肾经。

功效 祛风湿，健筋骨。

应用 用于风湿痹痛、腰膝冷痛、下肢拘挛麻木。本品能祛风湿，强健筋骨。如《本草纲目拾遗》方，以本品与钻地风、虎骨、牛膝、枸杞子等浸酒服。

用量 5~10 g。

文献摘要

《纲目拾遗》："壮筋骨，浸酒；止胃痛，酒磨服。"

《本草正义》："千年健，今恒用之于宣通经络，祛风逐痹，颇有应验。盖气味皆厚，亦辛温走窜之作用也。"

松 节
《别录》

为松科常绿大乔木油松 Pinus tabulaeformis Carr.、马尾松 P. massoniana Lamb.等枝干的结节。全国大部分地区有产。多于采伐时或木器厂加工时锯取之，经过选择修整，晒干或阴干。用水浸润，切片，晒干。生用。

性味归经 苦，温。归肝经。

功效 祛风燥湿，止痛。

应用 用于风湿痹痛、跌打损伤疼痛。本品性偏温燥，以治寒湿痹痛为宜。《外台秘要》单用一味松节浸酒服，治历节风痛，四肢如解脱。一般可加入祛风湿复方中应用。对跌打损伤疼痛，可配活血通络药。

用量 10~15 g。

文献摘要

《别录》："主百节久风，风虚，脚痹疼痛。"

《本草汇言》："松节，气温性燥，如足膝筋骨，有风有湿，作痛作酸，痿弱无力者，用此立瘥。倘阴虚髓乏，血燥有火者，宜斟酌用之。"

5. 芳香化湿药

凡是气味芳香，具有化湿运脾作用的药物，称为芳香化湿药。

脾恶湿而喜燥，湿浊内阻中焦，则脾胃运化失常。芳香化湿药辛香温燥，能疏畅气机，宣化湿浊，健脾醒胃，适用于脾为湿困、运化失职而致的脘腹痞满、呕吐泛酸、大便溏薄、食少体倦、口甘多涎、舌苔白腻等证。此外，湿温、暑湿等证，亦可选用。

湿有寒湿、湿热之分，使用化湿药时应根据湿的不同性质进行配伍：寒湿者，配温里药；

湿热者,配清热燥湿药。又湿性黏滞,湿阻则气滞,行气有助于化湿,故使用化湿药时,常配伍行气药。脾弱则生湿,脾虚而生湿者,须配补脾的药物,以培其本。

本类药偏于温燥,易致伤阴,阴虚者应慎用。又因其芳香,含挥发油,入汤剂不宜久煎,以免降低药效。

苍 术
《本经》

为菊科多年生草本植物茅苍术(茅术、南苍术)*Atractylodes lancea*(Thunb.)DC.或北苍术 *A. chinensis*(DC.)Koidz.的根茎。前者主产于江苏、湖北、河南等地,以产于江苏茅山一带者质量最好,故名茅苍术。后者主产于内蒙古、河北、山西、辽宁、黑龙江等地。春、秋两季均可采挖,以秋季采者为好。挖取根茎后,除去残茎、须根及泥土,晒干。水或米泔水润透切片,炒微黄用。

性味归经 辛、苦,温。归脾、胃经。

功效 燥湿健脾,祛风湿。

应用

1. 用于湿阻中焦证。苍术芳香燥烈,有较强的燥湿健脾作用。凡湿阻中焦,运化失司,而见脘腹胀满,食欲不振,恶心呕吐,倦怠乏力,舌苔浊腻者,本品实为要药。常与厚朴、陈皮等行气、燥湿的药物配伍,如平胃散。对于痰饮、水肿等脾湿偏盛之证,亦可应用本品。

2. 用于风寒湿痹,脚膝肿痛,痿软无力等。本品辛散温燥,能祛风湿,治痹证以寒湿偏胜者为宜。因其兼能发汗,故亦适用于外感表证,风寒湿邪偏盛,肢体酸痛较甚者,均可与羌活、防风、细辛等配伍。若湿热下注,足膝肿痛、痿软无力者,应与黄柏配伍,寒温同用,即二妙散。

此外,本品尚能明目,用于夜盲症及眼目昏涩(如角膜软化症)。可单用,或与猪肝、羊肝蒸煮同食。

用量 5~10 g。

文献摘要

《珍珠囊》:"能健胃安脾,诸湿肿非此不能除。"

《本草纲目》:"治湿痰留饮……及脾湿下流,浊沥带下,滑泻肠风。"

《本草正义》:"脾家郁湿,或为膜胀,或为肿满,或为泻泄疟痢,或下流而足重跗肿……但有舌浊不渴见证,茅术一味,最为必须之品。"

附注 《本经》但言"术"而未有苍、白之分。陶弘景指出术有白术、赤术两种,赤术即是苍术。至《证类本草》始有苍术之名。

厚 朴
《本经》

为木兰科落叶乔木植物厚朴 *Magnolia officinalis* Rehd. et Wils.或凹叶厚朴 *M. biloba*(Rehd. et Wils.)Cheng 的干皮、根皮及枝皮。主产于四川、湖北、浙江、贵州、湖南等地。4~6月剥取,根皮及枝皮直接阴干;干皮置沸水中微煮后堆置阴湿处,"发汗"至内表面变紫褐色或棕褐色时,蒸软取出,卷成筒状,干燥。姜汁制用。

性味归经　苦、辛,温。归脾、胃、肺、大肠经。

功效　行气,燥湿,消积,平喘。

应用

1. 用于湿阻、食积、气滞而致脾胃不和,脘腹胀满。厚朴苦燥辛散,温能祛寒,长于行气、燥湿、消积。本品为消除胀满之要药,凡湿阻、食积、气滞所致的脘腹胀满均适用,以治实胀为主。《斗门方》治心腹胀满,单用姜汁制厚朴为末,陈米饮送服。复方应用,可随证配伍有关药物:若湿阻中焦,可配苍术、陈皮,如平胃散;若积滞便秘,可配大黄、枳实,如大、小承气汤;至于虚寒胀满,应在人参、甘草、生姜等益气、温中方药中,佐以厚朴,寓攻于补,方为妥善。

2. 用于咳嗽气喘痰多者。厚朴能下肺气、消痰涎而平咳喘。如《伤寒论》对桂枝汤证而现喘息者,于桂枝汤中加厚朴、杏仁。

用量　3~10 g。

文献摘要

《别录》:"消痰下气,疗霍乱及腹痛胀满。"

《药性论》:"主疗积年冷气,腹内雷鸣,虚吼,宿食不消,除痰饮,去结水……消化水谷,止痛。大温胃气,呕吐酸水,主心腹满。"

《本草发挥》引张元素云:"能治腹胀。若元气虚弱,虽腹胀宜斟酌用之,寒胀是也。大热药中兼用,结者散之,乃神药也。误服脱人元气,切禁之。"

附药　厚朴花

为厚朴的花蕾。性味辛温。功效芳香化湿,行气宽胸。用于湿浊、气滞引起的脘腹胀满、疼痛等。用量3~6 g。

藿　香

《别录》

为唇形科多年生草本植物广藿香 *Pogostemon cablin*（Blanco）Benth.或藿香 *Agastache rugosa*（Fisch. et Mey.）O. Ktze.的地上部分。广藿香主产于广东。藿香又名土藿香,全国大部分地区有产。夏、秋季枝叶茂盛时采割。广藿香,日晒夜闷,反复至干;藿香,阴干,或趁鲜切段阴干。生用或鲜用。

性味归经　辛,微温。归脾、胃、肺经。

功效　化湿,解暑,止呕。

应用

1. 用于湿阻中焦证。藿香芳香行散,能化湿浊。凡湿阻中焦,中气不运,见脘腹胀满、食欲不振、恶心呕吐者,常与苍术、厚朴、半夏等同用,如不换金正气散。

2. 用于暑湿证及湿温证初起。藿香性温而不燥,化浊又能发表。对暑月外感风寒,内伤生冷而致恶寒发热、头痛脘痞、呕恶泄泻者,可与紫苏、半夏、厚朴等同用,如藿香正气散。湿温初起,湿热并重者,每与清热去湿的滑石、黄芩、茵陈蒿等同用,如甘露消毒丹。

3. 用于呕吐。藿香既能化湿浊,又能和中止呕,以脾胃湿浊引起的呕吐最为适宜。单用有效,若配伍半夏,止呕效果更好。对其他呕吐,亦可随证配伍。如湿热者配黄连、竹茹;脾胃虚弱者,配党参、甘草;妊娠呕吐,配砂仁、半夏,等等。

用量 5~10 g；鲜品加倍。

文献摘要

《别录》："去恶气，止霍乱、心痛。"

《本草图经》："治脾胃吐逆，为最要之药。"

《本草正义》："藿香芳香而不嫌其猛烈，温煦而不偏于燥烈，能祛除阴霾湿邪，而助脾胃正气，为湿困脾阳，倦怠无力，饮食不好，舌苔浊垢最捷之药。""藿香虽不燥烈，然究是以气用事，惟舌有浊垢而漾漾欲泛者最佳。若舌燥光滑，津液不布者，咸非所宜。"

佩 兰
《本经》

为菊科多年生草本植物兰草 *Eupatorium fortunei* Turcz.的地上部分。主产于江苏、浙江、河北、山东等地。夏季收割头刀，秋季收割二刀，除去杂草、扎成小把，切段晒干。生用或鲜用。

性味归经 辛，平。归脾、胃经。

功效 化湿，解暑。

应用

1. 用于湿阻中焦证。佩兰气味芳香，其化湿和中功效与藿香相似，治湿阻脾胃之证，每相须为用，并配伍苍术、厚朴、白豆蔻等。以其能化湿，且性平而不温燥，脾经湿热，口中甜腻、多涎、口气腐臭者，亦所适用。

2. 用于外感暑湿或湿温初起。本品化湿并能解暑，治暑湿证常与藿香、荷叶、青蒿等同用。湿温初起，可与滑石、薏苡仁、藿香等同用。

用量 5~10 g；鲜品加倍。

文献摘要

《素问·奇病论》："津液在脾，故令人口甘也，此肥美之所发也……治之以兰，除陈气也。"

附注 《本经》原名兰草。

砂 仁

为姜科多年生草本植物阳春砂 *Amomum villosum* Lour.、海南砂 *A. longiligulare* T. L. Wu 或缩砂 *A. xanthioides* Wall.的干燥成熟果实。阳春砂主产于我国广东阳春、信宜、高州等县；海南砂主产于我国广东海南岛及湛江地区；缩砂产于越南、泰国、缅甸、印度尼西亚等地。以阳春砂质量为优。均于夏秋间果实成熟时采收。晒干或低温干燥。用时打碎，生用。

性味归经 辛，温。归脾、胃经。

功效 化湿，行气，温中，安胎。

应用

1. 用于湿阻中焦及脾胃气滞之证。砂仁辛散温通，善于化湿、行气，为醒脾和胃之良药。凡脾胃湿阻及气滞所致的脘腹胀痛，不思饮食，呕吐泄泻等均可应用。湿阻者，可配厚朴、苍术、白豆蔻；气滞食积者，可配木香、枳实、白术，即香砂枳实丸；脾虚气滞者，配党参、白术等，如香砂六君子丸。

本品有温中作用,故对脾寒泄泻颇为适宜。可单用为末吞服,或配干姜、附子等温里药。

2. 用于妊娠恶阻,胎动不安。本品能行气和中而达止呕、安胎之效。妊娠中虚气滞而致呕吐、胎动不安者,可与白术、苏梗等配伍。

用量用法 3~6 g。入汤剂宜后下。

文献摘要

《药性论》:"主冷气腹痛,止休息气痢,劳损。消化水谷,温暖脾胃。"

《日华子本草》:"治一切气,霍乱转筋,心腹痛。"

《药品化义》:"若呕吐恶心,寒湿冷泻,腹中虚痛,以此温中调气;若脾虚饱闷,宿食不消,酒毒伤胃,以此散滞化气;若胎气腹痛,恶阻食少,胎胀不安,以此运行和气。"

附药 砂仁壳

为砂仁之果壳。性味功效与砂仁相似,但温性略减,化湿、行气之力较弱,适用于脾胃气滞,脘腹胀满、呕恶食少等。用量 3~5 g。

白 豆 蔻
《开宝本草》

为姜科多年生草本植物白豆蔻 Amomum cardamomum L.的干燥成熟果实。主产于越南、泰国等地,我国广东、广西、云南亦有栽培。10~12 月果实呈黄绿色尚未开裂时采收,除去残留的果柄,晒干。用时去果皮或连皮打碎生用。

性味归经 辛,温。归肺、脾、胃经。

功效 化湿,行气,温中,止呕。

应用

1. 用于湿阻中焦及脾胃气滞证。白豆蔻辛温芳香,能化湿,行气。湿阻气滞、脾胃不和、脘腹胀满、不思饮食者,常与厚朴、苍术、陈皮等行气、化湿药配伍。湿温初起,胸闷不饥,舌苔浊腻者,可配薏苡仁、杏仁等,如三仁汤;热胜者,可配黄芩、黄连、滑石等,如黄芩滑石汤。

2. 用于呕吐。本品行气、温中而止呕。以胃寒呕吐为适宜。可单用为末服,或配藿香、半夏等。小儿胃寒吐乳,可配砂仁、甘草共研细末,常掺口中。

用量用法 3~6 g。入汤剂宜后下。

文献摘要

《开宝本草》:"主积冷气,止吐逆反胃,消谷下气。"

《本草通玄》:"白豆蔻,其功全在芳香之气,一经火炒,便减功力;即入汤液,但当研细,乘沸点服尤妙。"

附药 豆蔻壳

为白豆蔻的果壳。性味功效与白豆蔻相似,但温性较减,力亦较弱。适用于湿阻气滞,胸脘痞闷,食欲不振,呕吐等。用量 3~5 g。

草 豆 蔻
《别录》

为姜科多年生草本植物草豆蔻 Alpinia katsumadai Hayata 的干燥近成熟的种子。主产于广西、广东等地。夏、秋两季采收略变黄的果实,晒至九成干,或用沸水略烫,晒至半干,除去果实,取出种子团,晒干。用时打碎生用。

性味归经 辛,温。归脾、胃经。

功效 燥湿,温中,行气。

应用 用于寒湿阻滞脾胃,脘腹胀满疼痛,及呕吐、泄泻等。草豆蔻燥湿、温中作用类似砂仁,而其温燥之性尤过之,故脾胃寒湿偏盛者宜之。中寒之呕吐、脘腹冷痛、大便滑泄,用之可止呕、止痛、止泻。湿盛者,可配厚朴、苍术、半夏等;寒甚者,可配肉桂、干姜等。

用量用法 3~6 g。入汤剂宜后下。

文献摘要

《别录》:"主温中,心腹痛,呕吐,去口臭气。"

《本草纲目》:"豆蔻治病,取其辛热浮散,能入太阴、阳明,除寒燥湿,开郁化食之力而已。南地卑下,山岚烟嶂,饮啖酸咸,脾胃常多寒湿郁滞之病,故食料必用,与之相宜。然过多亦能助脾热,伤肺损目。"

草 果
《饮膳正要》

为姜科多年生草本植物草果 *Amomum tsao-ko* Crevost et Lem.的干燥成熟果实。主产于云南、广西、贵州等地。秋季果实成熟时采收,除去杂质,晒干或低温干燥。将原药炒至焦黄色并微鼓起,捣碎取仁用;或将净草果仁姜汁微炒用。

性味归经 辛,温。归脾、胃经。

功效 燥湿,温中,截疟。

应用

1. 用于寒湿阻滞脾胃,脘腹胀满、疼痛、吐泻等。草果辛香浓烈,燥湿散寒作用较强。凡寒湿阻滞脾胃、舌苔浊腻者,可与厚朴、苍术、半夏等配伍。

2. 用于疟疾。本品燥湿、散寒,又能截疟,以寒湿偏盛之疟疾为宜。对山岚瘴气、秽浊湿邪所致的瘴疟,用之颇为适宜。常与常山、柴胡、知母等药配伍。

用量 3~6 g。

文献摘要

《本草纲目》引李杲云:"温脾胃,止呕吐,治脾寒湿、寒痰;益真气,消一切冷气膨胀,化疟母,消宿食,解酒毒、果积。兼辟瘴解瘟。"

《本草纲目》:"草果,与知母同用,治瘴疟寒热,取其一阴一阳无偏胜之害,盖草果治太阴独胜之寒,知母治阳明独胜之火也。"

6. 利水渗湿药

凡能通利水道、渗泄水湿的药物称利水渗湿药。

本类药物,服后能使尿量增多,小便通畅,将体内蓄积的水湿从小便排泄。部分药物兼有清利湿热的作用。主要适用于小便不利、水肿、淋病、痰饮、湿温、黄疸、湿疮等水湿病证。本类药物性味甘淡平或微寒。"淡能渗泄",偏于利水渗湿,习称为淡渗利湿药;寒能清热,除利水外,并能清利下焦湿热,长于治疗下焦湿热证,习称为清热利湿药。因其多用于淋证,故亦称利尿通淋药。

应用利水渗湿药,须视不同病证,选用有关药物,并作适当配伍。如水肿骤起,有表证者,配宣肺发汗药;水肿日久,脾肾阳虚者,配温补脾肾药;湿热交蒸者,配清热泻火药;热伤血络而尿血者,配凉血止血药。

利水渗湿药应用不当,容易耗伤阴液,阴虚津伤者应慎用。

茯　苓
《本经》

为多孔菌科真菌茯苓 Poria cocos (Schw.) Wolf 的菌核。多寄生于松科植物赤松或马尾松等树根上。野生或栽培,主产于云南、安徽、湖北、河南、四川等地。7~9月采挖,除去泥沙,堆置"发汗"后,摊开晾至表面干燥,再"发汗",反复多次,至现皱纹,内部水分大部散失后,阴干;或将鲜茯苓切制阴干。生用。

性味归经　甘、淡,平。归心、脾、肾经。

功效　利水渗湿,健脾,安神。

应用

1. 用于小便不利、水肿及停饮等水湿证。茯苓利水而不伤气,药性平和,为利水渗湿要药。凡水湿、停饮均适用。常与猪苓、泽泻同用以加强利水渗湿作用,并随湿热、寒湿等不同性质,配伍有关药物。如湿热配车前子、木通;寒湿配附子、干姜等。茯苓既能利水渗湿,又能健脾,故脾弱运迟、水湿停蓄者用之,有标本兼顾之效,停饮所致的头眩、心悸、咳嗽,亦持为要药。本品与白术同用,其健脾利湿之功益彰,如五苓散、苓桂术甘汤等均配伍有茯苓、白术。

2. 用于脾虚证。茯苓能健脾。脾虚体倦、食少便溏者,每与党参、白术、甘草等补脾药同用,即四君子汤。

3. 用于心悸、失眠。本品能宁心安神。常与朱砂、枣仁、远志等安神药同用。

用量用法　10~15 g。用于安神,可以朱砂拌用,处方写朱茯苓或朱衣茯苓。

文献摘要

《本经》:"主胸胁逆气,忧恚惊邪恐悸……利小便。"

《本草衍义》:"茯苓、茯神,行水之功多,益心脾不可阙也。"

《本草纲目》:"后人治心病必用茯神,故洁古张氏于风眩心虚,非茯神不能除,然茯苓未尝不治心病也。"

《药品化义》:"茯苓最为利水除湿要药,书曰健脾,即水去而脾自健之谓也。"

《世补斋医书》:"茯苓一味,为治痰主药。痰之本,水也,茯苓可以行水;痰之动,湿也,茯苓又可以行湿。"

附注　茯苓在加工时将菌核内部的白色部分切成薄片或小方块,即为白茯苓;皮层下的赤色部分,即为赤茯苓;带有松根的白色部分,切成方形薄片,即为茯神,亦称抱木神。传统习惯认为白茯苓偏于健脾,赤茯苓偏于利湿,茯神偏于安神。

附药　茯苓皮

为茯苓菌核的黑色外皮。性味同茯苓。功能利水消肿。多用于水肿,常与生姜皮、桑白皮、陈皮、大腹皮同用,即五皮散。用量 10~15 g。

猪 苓
《本经》

为多孔菌科真菌猪苓 *Polyporus umbellatus*（Pers）Fr. 的菌核。寄生于桦树、枫树、槭树、柞树及柳树的腐朽根上。主产于陕西、河南、河北、四川、云南等地。春、秋两季采挖,去泥沙,晒干。切片入药,生用。

性味归经 甘、淡,平。归肾、膀胱经。

功效 利水渗湿。

应用 用于小便不利、水肿、泄泻、淋浊、带下等。猪苓甘淡渗泄,利水作用较茯苓为强,凡水湿滞留者可以应用。古方有单用一味猪苓以取效的,如《小品方》治妊娠子淋、《杨氏产乳方》治通身肿满、《子母秘录》治妊娠足肿,皆单用一味猪苓为末,热水调服。现临床应用以复方为多,如治小便不利、水肿,每与茯苓、泽泻等利湿药同用,如四苓散;阴虚者则配阿胶、滑石等,如猪苓汤。

用量 5~10 g。

文献摘要

《本经》:"利水道。"

《本草衍义》:"猪苓,行水之功多,久服必损肾气,昏人目。"

《本草纲目》:"猪苓淡渗,利小便与茯苓同功,但入补药,不如茯苓也。""治淋、肿、脚气、白浊、带下、妊娠子淋、小便不利。"

泽 泻
《本经》

为泽泻科多年生沼泽植物泽泻 *Alisma orientale*（Sam.）Juzep. 的块茎。主产于福建、四川、江西等地。冬季茎叶开始枯萎时采挖,洗净,用微火烘干,再撞去须根及粗皮,以水润透切片,晒干。麸炒或盐水炒用。

性味归经 甘、淡,寒。归肾、膀胱经。

功效 利水渗湿,泄热。

应用 用于小便不利、水肿、泄泻、淋浊、带下、痰饮等。泽泻甘淡渗湿,利水作用与茯苓相似,为水湿证所常用。且性寒能泄肾及膀胱之热,下焦湿热者尤为适宜。常与茯苓、猪苓等药同用,以增强利水渗湿作用。治泄泻及痰饮所致的眩晕,可与白术配伍,如泽泻汤。

用量 5~10 g。

文献摘要

《日华子本草》:"主头旋,耳虚鸣。"

《本草蒙筌》:"泽泻多服,虽则目昏,暴服亦能明目,其义何也?盖泻伏水,去留垢,故明目;小便利,肾气虚,故目昏。二者不可不知。"

《本草纲目》:"渗湿热,行痰饮,止呕吐,泻痢,疝痛,脚气。""仲景地黄丸,用茯苓、泽泻者,乃取其泻膀胱之邪气,非引接也。"

薏 苡 仁
《本经》

为禾本科多年生草本植物薏苡 *Coix lachryma-jobi* L. 的成熟种仁。我国大部地区均产,主产于福建、河北、辽宁等地。秋季果实成熟时采割植株,晒干,打下果实,再晒干,除去外壳及种皮。生用或炒用。

性味归经 甘、淡,微寒。归脾、胃、肺经。

功效 利水渗湿,健脾,除痹,清热排脓。

应用

1. 用于小便不利、水肿、脚气及脾虚泄泻等。薏苡仁淡渗利湿,兼能健脾,功似茯苓。凡水湿滞留,尤以脾虚湿胜者为适用。脾虚湿胜之食少泄泻、水肿腹胀、脚气浮肿,皆可用本品配伍利湿、健脾的药物。又本品性偏微寒,能清利湿热,亦适用于湿热淋证,如《杨氏经验方》单用薏苡仁煎服,治疗沙石热淋。

本品亦适用于湿温病邪在气分,湿邪偏胜者。常与杏仁、蔻仁、半夏、厚朴等药同用。如三仁汤、藿朴夏苓汤。

2. 用于风湿痹痛、筋脉挛急。本品既能渗湿,又能舒筋脉,缓和挛急。如麻黄杏仁薏苡甘草汤,以本品佐麻黄、杏仁、甘草,治风湿病人一身尽疼,发热日晡所剧者。《食医心镜》薏苡仁粥,用薏苡仁为末煮粥,日日食之,治久风湿痹,筋脉挛急,水肿等。

3. 用于肺痈、肠痈。薏苡仁能清热排脓,治疗内痈。治肺痈咳吐脓痰,可与苇茎、冬瓜仁、桃仁配伍,即苇茎汤;治肠痈,可与败酱草、丹皮、桃仁等配伍。

用量用法 10~30 g。本品力缓,用量须大,宜久服。健脾炒用,其余生用。除入汤剂、丸散外,亦可作羹或与粳米煮粥、饭食用,为食疗佳品。

文献摘要

《本经》:"主筋急拘挛,不可屈伸,风湿痹,下气。"

《别录》:"除筋骨邪气不仁,利肠胃,消水肿,令人能食。"

《食疗本草》:"去干湿脚气。"

《本草纲目》:"薏苡仁,阳明药也,能健脾益胃。虚则补其母,故肺痿、肺痈用之。筋骨之病,以治阳明为本,故拘挛筋急、风痹者用之。土能胜水除湿,故泄泻、水肿用之。"

《本草新编》:"薏仁最善利水,不至耗损真阴之气,凡湿盛在下身者,最宜用之。视病之轻重,准用药之多寡,则阴阳不伤,而湿病易去。故凡遇水湿之症,用薏仁一二两为君,而佐之健脾去湿之味,未有不速于奏效者也,倘薄其气味之平和而轻用之,无益也。"

车 前 子
《本经》

为车前科多年生草本植物车前 *Plantago asiatica* L. 或平车前 *P. depressa* Willd. 的成熟种子。前者分布全国各地,后者分布北方各省;主产于黑龙江、辽宁、河北等地。夏、秋两季种子成熟时采收果穗,晒干,搓出种子,除去杂质。炒用,或盐水炒用。

性味归经 甘,寒。归肾、肝、肺经。

功效 利水通淋,止泻,清肝明目,清肺化痰。

应用

1. 用于小便不利、水肿、淋病。车前子甘寒滑利,利水并能清热,为治水肿、淋病所常用。若湿热下注,热结膀胱而致小便淋漓涩痛者,可与木通、栀子、滑石等清利湿热的药物同用,如八正散。

2. 用于暑湿泄泻。车前子能利水湿,分清浊而止泻,亦即利小便以实大便,以治湿盛引起的水泻为宜。可单用本品研末,米饮送服。或与白术、茯苓、泽泻等同用。

3. 用于目赤、内障、视物昏暗。本品能清肝明目。若肝热目赤肿痛,可与菊花、龙胆草、黄芩等清肝药配伍;若久患内障,肝肾阴虚,可与生地、麦冬、枸杞子等养阴药同用。

4. 用于肺热咳嗽痰多。本品具有清肺化痰的作用。常与清肺化痰止咳药同用。

用量用法 5~10 g,布包入汤剂。

文献摘要

《本经》:"主气癃,止痛,利水道小便,除湿痹。"

《药性论》:"能去风毒,肝中风热,毒风冲眼,赤痛障翳,脑痛泪出,去心胸烦热。"

《本草纲目》:"止暑湿泻痢。"

附药 车前草

为车前的全草。性味、功效与车前子相似,而又能清热解毒。用于治疗热毒痈肿。内服或用鲜草捣烂外敷。用量 10~15 g;鲜品加倍。外用适量。

滑 石
《本经》

为单斜晶系滑石的矿石。主含含水硅酸镁。产于山东、江西、江苏、陕西、山西等地。采挖后,去净泥土、杂石。打碎用,或用粉碎机粉碎,过筛成滑石粉。古法用水飞磨粉,称飞滑石。

性味归经 甘、淡,寒。归胃、膀胱经。

功效 利水通淋,清解暑热。

应用

1. 用于小便不利,淋沥涩痛。滑石性寒而滑,寒能清热,滑能利窍,能清膀胱热结,通利水道,为治疗湿热淋证的常用药。如滑石散,即用木通煎汤送服滑石粉,治热淋;再如治疗淋证的八正散中亦用本品。

2. 用于暑热烦渴、湿温胸闷、湿热泄泻。滑石既能利湿,又能清解暑热,为治疗暑湿证所常用。本品配以甘草,即六一散,可治疗上述病证,并可随证配伍其他清暑、化湿的药物。

此外,本品亦可用于湿疮、湿疹、痱子等皮肤病,外用有清热收湿作用。可单用,或与石膏、炉甘石、枯矾等配伍。

用量 10~15 g。外用适量。

文献摘要

《本经》:"主身热泄澼,女子乳难,癃闭,利小便,荡胃中积聚寒热。"

《本草蒙筌》:"滑石治渴,非实能治渴也。资其利窍,渗去湿热,则脾气中和,而渴自止尔。假如天令湿淫太过,人患小便不利而渴,正宜用此而渗泄之,渴不自生。若或无湿,小便自利而渴者,则知内有燥热,燥宜滋润,苟误服用,是愈亡其精液,而渴反盛矣。"

《医学衷中参西录》:"因热小便不利者,滑石最为要药。"

木 通
《本经》

为马兜铃科藤本植物木通马兜铃 Aristolochia manshuriensis Kom.或毛茛科常绿攀援性灌木小木通 Clematis armandii Franch.及同属绣球藤 C. montana Buch.-Ham.的藤茎。前一种,药材称关木通,主产于吉林、黑龙江、辽宁等地。后两种药材称川木通,主产于四川。均于春、秋两季采收,除去粗皮,晒干。生用。

性味归经 苦,寒。归心、小肠、膀胱经。

功效 利水通淋,泄热,通乳。

应用

1. 用于膀胱湿热,小便短赤、淋沥涩痛,或心火上炎,口舌生疮、心烦尿赤。木通能利水通淋,导热下行。治淋证的八正散中即用本品,如配生地、甘草、竹叶,即导赤散,用以泻心火,清利湿热。

2. 用于产后乳汁不多。本品有通乳之效。可与王不留行、穿山甲等同用;或与猪蹄一同煮食。

此外,本品亦可用于湿热痹证,因其有通血脉、利湿热的作用。

用量 3~6 g。

使用注意 据现代文献报道,有用大剂量关木通(60 g)而致急性肾功能衰竭者。故本品用量不宜过大。孕妇慎用。

文献摘要

《药性论》:"治五淋,利小便……主水肿浮大。"

《本草新编》:"木通,逐水气,利小便,亦佐使之药,不可不用,而又不可多用,多用则泄人元气……但嫌其苦寒损胃,非若淡泻之无害也。"

附注 木通的品种很复杂,目前使用最广的是关木通,其次是川木通。此外,尚有木通科白木通 Akebia trifoliata (Thunb.) Koidz. var. australis (Diels) Rehd.、三叶木通 A. trifoliata (Thunb.) Koidz.、木通 A. quinata (Thunb.) Decne,及马兜铃科淮通马兜铃 Aristolochia moupinensis Franch.等。按木通,《本经》原名通草。历代本草所记载的木通系木通科木通,但本品目前很少见用。

通 草
《本草拾遗》

为五加科灌木植物通脱木 Tetrapanax papyriferus (Hook.) K. Koch 的茎髓。主产于贵州、云南、台湾、广西、四川等地。秋季采收,选择生长 2~3 年的植株,割取地上茎,截成段,趁鲜时取出茎髓,理直,晒干。将茎髓加工成的方形薄片,称为"方通草";加工时修切下来的边条,称为"丝通草"。

性味归经 甘,淡,微寒。归肺、胃经。

功效 清热利水,通乳。

应用

1. 用于小便不利,淋沥涩痛,及湿温病湿热内蕴,小便短赤。通草味淡能渗湿利水,性寒能清热,然药力较缓,湿热不甚者宜之,常与其他利湿、清热药同用,以为佐使。

2. 用于产后乳汁不多。本品通乳功效与木通相似,亦可与王不留行、穿山甲同用,或与猪蹄煨食。

用量 2~5 g。

使用注意 孕妇慎用。

文献摘要

《本草纲目》:"通草,色白而气寒,味淡而体轻,故入太阴肺经,引热下降而利小便;入阳明胃经,通气上达而下乳汁。"

《本草正义》:"性与木通相似,但无其苦,则泄降之力缓而无峻厉之弊,虽能通利,不甚伤阴,湿热不甚者宜之。"

附注

1. 药材小通草,为旌节花科小乔木植物喜马拉雅旌节花 Stachyurus himalaicus Hook. f. et Thoms.等的茎髓。主产于四川。亦作通草使用。

2. 木通、通草,名称不同,功效有别。今之木通,古书称为通草;今之通草,古书称为通脱木。当知区别,不可混淆。

附药 梗通草

为豆科一年生半灌木状草本植物合萌 Aeschynomene indica L.剥去外皮的主茎。性味、功效、用量与通草相同。

金 钱 草
《本草纲目拾遗》

为报春花科多年生草本植物过路黄 Lysimachia christinae Hance 的全草,习称大金钱草、神仙对座草。我国江南各省均有分布,主产于四川。夏、秋两季采收,除去杂质,晒干。

全国各地作金钱草用的植物尚有:唇形科植物活血丹(连钱草) Glechoma longituba (Nakai) Kupr.,药材称江苏金钱草,为江苏、浙江一带所习用;豆科植物金钱草 Desmodium styracifolium (Osbeck) Merr.,药材称广东金钱草,为广东一带所习用;伞形科植物白毛天胡荽 Hydrocotyle sibthorpioides Lam. var. batrachium (Hance) Hand.- Mazz.,药材称江西金钱草,为江西一带所习用;旋花科植物马蹄金 Dichondra repens Forst.,药材称小金钱草,为四川部分地区所习用。

性味归经 甘、淡,平。归肝、胆、肾、膀胱经。

功效 利水通淋,除湿退黄,解毒消肿。

应用

1. 用于热淋、砂淋、石淋。金钱草能利水通淋,排除结石,为治疗泌尿系结石要药,可单独大剂量煎汤代茶饮;或配伍海金沙、鸡内金等同用。

2. 用于湿热黄疸。金钱草能清肝胆湿热,退黄疸。可与茵陈、栀子等同用。本品亦可用于肝胆结石病。

此外,本品还可用于恶疮肿毒、毒蛇咬伤。可用鲜草捣汁饮,以渣外敷。

用量 30~60 g;鲜者加倍。外用适量。

文献摘要

《纲目拾遗》:"葛祖方,去风散毒煎汤洗一切疮疥神效。《采药志》云,发散头风风邪,治脑漏,白浊,热淋,玉茎肿痛,捣汁冲生酒吃,神效。"

附注 金钱草的品种很多,目前各地根据药源和用药习惯,应用各种金钱草治疗结石病,至于不同品种的功效究竟有何差别,还有待于进一步研究。

海 金 沙
《嘉祐本草》

为海金沙科多年生攀援蕨类植物海金沙 *Lygodium japonicum*(Thunb.) Sw.的成熟孢子。主产于广东、浙江等地。秋季孢子未脱落时采割藤叶,晒干,搓或打下孢子,除去藤叶。生用。

性味归经 甘,寒。归膀胱、小肠经。

功效 利水通淋。

应用 用于热淋、砂淋、血淋、膏淋等证。海金沙能利水通淋,为治疗淋证所常用。可与滑石、石韦、车前子等利水通淋药同用。

本品的利水作用亦可用于脾湿太过,通身肿满之证。如《医学发明》海金沙散治此症,即以本品与逐水药牵牛子、甘遂同用。

用量用法 6~12 g,布包入煎。

文献摘要

《本草纲目》:"治湿热肿满,小便热淋,膏淋,血淋,石淋茎痛,解热毒气。"

附药 海金沙藤

为海金沙植物的全草。性味、功效与海金沙相似,并能清热解毒。除用于淋病、水肿外,亦可用于黄疸、痈肿、疮毒等。用量 15~30 g。

石 韦
《本经》

为水龙骨科多年生草本植物庐山石韦 *Pyrrosia sheareri*(Bak.) Ching.和有柄石韦 *P. petiolosa*(Christ) Ching.或石韦 *P. lingua*(Thunb.) Farw.的叶片。各地普遍野生。主产于浙江、江苏、湖北、河南、河北等地。四季均可采收。洗净,除净根和须根,晒干,切碎,生用。

性味归经 苦、甘,微寒。归肺、膀胱经。

功效 利水通淋,止咳。

应用

1. 用于热淋、石淋、血淋及水肿等。石韦能利水通淋,为治疗湿热淋病、石淋所常用。因其又能止血,故血淋用之,颇为适宜,可与蒲黄同用。

2. 用于肺热咳嗽气喘。石韦能清肺化痰止咳。如石韦散治咳嗽,即用石韦、槟榔等分为末,姜汤送服。目前临床应用本品治疗急、慢性支气管炎有一定疗效。

此外,本品还能止血,可用于崩漏、吐血、衄血等。

用量 5~10 g。

文献摘要

《本经》:"主劳热邪气,五癃闭不通,利小便水道。"

《本草纲目》:"主崩漏,金疮,清肺气。"

《本经逢原》:"石韦,其性寒利,故《本经》治劳热邪气,指劳力伤津,癃闭不通之邪热而言,非虚劳之谓。治妊娠转胞,同车前煎服。"

《本草从新》:"清肺金以滋化源,通膀胱而利水道。"

萆　薢
《本经》

为薯蓣科多年生蔓生草本植物粉背薯蓣 Dioscorea hypoglauca Palib. 或绵萆薢 D. septemloba Thunb.等的干燥根茎。主产于浙江、湖北等地。春、秋两季均可采挖,除去须根,洗净,切片,晒干。生用。

性味归经　苦,平。归肝、胃、膀胱经。

功效　利湿浊,祛风湿。

应用

1. 用于膏淋,见小便混浊、色白如米泔。萆薢能利湿而分清去浊,为治疗膏淋的常用药。如萆薢分清饮治膏淋,即以本品配益智仁、石菖蒲、乌药。

本品亦用于妇女白带属于湿胜者。

2. 用于风湿痹痛、腰痛。本品能祛风湿,舒筋通络。治痹痛属寒湿者,可与桂枝、附子配伍;属湿热者,可与桑枝、秦艽、薏苡仁等配伍。

用量　10~15 g。

文献摘要

《本经》:"主腰背痛强,骨节风寒周痹,恶疮不瘳,热气。"

《本草纲目》:"治白浊茎中痛,痔瘘坏疮。""萆薢,足阳明、厥阴经药也。厥阴主筋属风,阳明主肉属湿。萆薢之功,长于祛风湿,所以能治缓弱顽痹、遗浊、恶疮诸病之属风湿者。"

茵　陈　蒿
《本经》

为菊科多年生草本植物茵陈蒿 Artemisia capillaris Thunb.或滨蒿 A. scoparia Waldst. et Kitaib.的幼苗。我国大部地区有分布,主产于陕西、山西、安徽等地。春季幼苗高约三寸时采收,除去老茎及杂质,晒干。生用。

性味归经　苦,微寒。归脾、胃、肝、胆经。

功效　清利湿热,退黄疸。

应用　用于黄疸。茵陈蒿苦泄下降,功专清利湿热而退黄疸,凡湿热熏蒸而发黄者,每用为主药。可单用一味,大剂量煎汤内服;亦可配伍大黄、栀子,即茵陈蒿汤;若小便不利显著者,可配伍其他利湿药,如茵陈五苓散;若属寒湿阴黄,须配附子、干姜等温中药,如茵陈四逆汤。

此外,本品亦可用于湿疮瘙痒,流黄水,乃取其清湿热之功。可煎汤内服或外洗。

用量　10~30 g。

文献摘要

《本经》:"主风湿寒热邪气,热结黄疸。"

《本草正义》:"茵陈,味淡利水,乃治脾胃二家湿热之专药。湿疸、酒疸,身黄溲赤如酱,皆胃土蕴湿积热之证,古今皆以此物为主,其效甚速……凡下焦湿热瘙痒,及足胫跗肿,湿疮流水,并皆治之。其阴黄一证,虽曰虚寒,然亦内有蕴热,故能发现黄色,则以入于温经队中而扫荡之,则仲景茵陈附子之法。"

地 肤 子
《本经》

为藜科一年生草本植物地肤 *Kochia scoparia*（L.）Schrad.的成熟果实。主产于河北、山西、山东、河南等地,辽宁、青海、陕西、四川、江苏等地亦产。秋季果实成熟时割取全草,晒干,打下果实,除去杂质。生用。

性味归经 苦,寒。归膀胱经。

功效 清热利水,止痒。

应用

1. 用于小便不利,淋沥涩痛。地肤子能清湿热,利小便,但作用较平和,大多入复方作为佐使。

2. 用于皮肤湿疮瘙痒。本品有清利湿热、止痒作用。可与黄柏、白鲜皮等同用入汤剂内服,亦可与苦参、蛇床子、明矾等煎汤外洗。

用量 10~15 g。外用适量。

文献摘要

《本经》:"主膀胱热,利小便。"

《本草原始》:"去皮肤中积热,除皮肤外湿痒。"

《本草求真》:"地肤子,治淋利水,清热,功颇类于黄柏。但黄柏其味苦烈,此则味苦而甘,黄柏大泻膀胱湿热,此则其力稍逊。凡小便因热而见频数,及或不禁,用此苦以入阴,寒以胜热,而使湿热尽从小便而出也。"

冬 瓜 皮
《开宝本草》

为葫芦科一年生草本植物冬瓜 *Benincasa hispida* Cogn.的果皮。我国各地均有栽培。夏末、秋初果实成熟时采收,食冬瓜时收集削下的果皮,晒干。生用。

性味归经 甘,微寒。归肺、小肠经。

功效 利水消肿。

应用 用于水肿。冬瓜皮能利水消肿,兼能清热,以热性水肿为宜。然单用力薄,常加入利水复方中应用,可与赤小豆、白茅根、茯苓等药同用。冬瓜果实亦能利水消肿。《杨氏家藏方》冬瓜丸,治水肿喘满,以冬瓜去瓤,加入赤小豆,用泥封固。火煨,去泥焙干,研末制丸,冬瓜子汤送服。

用量 15~30 g。

附药 冬瓜子

为冬瓜的种子。性味甘寒,功效清肺化痰,排脓。用于肺热咳嗽、肺痈、肠痈。治肺痈的苇茎汤、治肠痈的大黄牡丹皮汤中均用本品。用量10~15 g。

葫 芦
《日华子本草》

为葫芦科一年生攀援草本植物瓢瓜 Lagenaria siceraria (Molina) Standl. var. depressa Ser.的干燥果皮。全国大部分地区有栽培。秋季采收成熟果实,除去果瓤及种子,晒干。生用。

性味归经 甘,平。归肺、小肠经。

功效 利水消肿。

应用 用于水肿、腹水。葫芦的利水消肿作用与冬瓜皮相似,以热性水肿为宜。大多入利水复方应用。

用量 15~30 g。

文献摘要

《滇南本草》:"利水道,通淋,除心肺烦热。"

《本草再新》:"利水,治腹胀,黄疸。"

附注 《日华子本草》原名壶卢。另有一种苦葫芦 Lagenaria siceraria (Molina) Standl. var. gourda Ser.,其果实中间细束如腰,故称亚腰葫芦,亦称京葫芦、小葫芦。性味苦寒。利水消肿作用较葫芦为强。古方有单用其治疗腹水、黄疸者。现代用其与虫笋同用,治疗晚期血吸虫病腹水。但苦寒较甚,易致伤脾败胃。用量 5~10 g。

赤 小 豆
《本经》

为豆科一年生半缠绕草本植物赤小豆 Phaseolus calcaratus Roxb.,或赤豆(饭赤豆)P. angularis Wight 的干燥成熟种子。前者主产于广东、广西、江西等地,后者全国大部分地区均产。秋季荚果成熟而未开裂时拔取全株,晒干打下种子,除去杂质,再晒干。生用。

性味归经 甘,酸,平。归心、小肠经。

功效 利水消肿,解毒排脓。

应用

1. 用于水肿腹满、脚气浮肿。赤小豆性善下行,能通利水道,使水湿下泄而消肿。水肿病可单用本品煎服,或配伍白茅根、桑白皮等利水药。《食疗本草》记载,用赤小豆"和鲤鱼煮烂食之,甚治脚气及大腹水肿"。现代用此法治疗肾炎水肿、肝硬化腹水及营养不良性水肿,有一定疗效。本品亦可外用。如韦宙《独行方》治脚气水肿,单用赤小豆煎汁温渍脚膝以下。

2. 用于热毒痈疮。赤小豆能解毒排脓。痄腮、乳痈、丹毒、烂疮等症均可取其外用。痈肿未溃者,取赤小豆末,用鸡蛋清、蜂蜜或醋等调敷患处,干则换药。如配以苎麻根末,可以加强清热解毒作用,并可避免质黏难揭之弊。对丹毒、烂疮等皮肤病,可用本品煎汤外洗。

此外,本品尚能利湿退黄,用于湿热黄疸。

用量 10~30 g。外用适量。

文献摘要

《本经》:"主下水,排痈肿脓血。"

《药性论》:"消热毒痈肿,散恶血不尽、烦满,治水肿皮肤胀满;捣薄涂痈肿上;主小儿急黄;烂疮,取汁令洗之。"

《本草纲目》:"此药治一切痈疽疮疥及赤肿,不拘善恶,但水调敷之,无不愈者。"

附注 豆科藤本植物相思子 *Abrus precatorius* L.的种子,半红半黑,和赤小豆同有"红豆"之称,因此个别地区曾将有毒的相思子误作赤小豆应用,导致中毒事故发生,应予引起重视。

泽 漆
《本经》

为大戟科二年生草本植物泽漆 *Euphorbia helioscopia* L.的全草。我国大部分地区均产,以江苏、浙江产量较多。4~5月开花时采收,除去根及泥沙,晒干。生用。

别名 猫儿眼睛草

性味归经 辛、苦,微寒;有毒。归大肠、小肠、肺经。

功效 利水消肿,化痰止咳、散结。

应用

1. 用于大腹水肿、四肢面目浮肿。泽漆有较强的利水消肿作用。单用即有效,如《圣惠方》治水气肿满,即以本品熬膏,温酒送服。复方应用,可与白术、泽泻等健脾利湿药配伍。

2. 用于肺热咳嗽及痰饮喘咳。本品有化痰止咳平喘之效。肺热者,可与矮地茶、鱼腥草、黄芩等同用。泽漆汤以本品与半夏、紫菀、桂枝、人参等同用,治咳嗽脉沉。

3. 用于瘰疬。本品有化痰散结作用,可熬膏内服。若溃破形成瘘管者,可将药膏涂于纱布塞入疮口。

用量用法 5~10 g。可敷膏供内服或外用。

文献摘要

《本经》:"主皮肤热,大腹水气,四肢面目浮肿。"

《本草汇言》:"泽漆,主治功力,与大戟同,较之大戟,泽漆稍和缓,而不甚伤元气也。然性亦喜走泄,如胃虚人亦宜少用。"

《长沙药解》:"泽漆,苦寒之性,长于泄水,故能治痰饮阻格之咳。"

萹 蓄
《本经》

为蓼科一年生草本植物萹蓄 *Polygonum aviculare* L.的干燥地上部分。全国各地均产。夏季叶茂盛时采收,除去根及杂质,晒干。生用。

性味归经 苦,微寒。归膀胱经。

功效 利水通淋,杀虫止痒。

应用

1. 用于小便短赤,淋漓涩痛。萹蓄能清下焦湿热,利水通淋。常与瞿麦、木通、滑石等同用治疗湿热淋病,如八正散。若治血淋,可与大蓟、小蓟、白茅根等同用。

2. 用于皮肤湿疹、阴痒等证。本品煎汤外洗,有杀虫止痒作用。

用量 10~15 g,外用适量。

文献摘要

《中药学大辞典》引张寿颐云："萹蓄，《本经》、《别录》皆以祛除湿热为治。浸淫疥疮，痔痔，阴蚀，三虫，皆湿热为病也。后人以其泄化湿热，故并治溲涩淋浊。"

瞿　麦
《本经》

为石竹科多年生草本植物瞿麦 Dianthus superbus L. 和石竹 D. chinensis L. 的带花全草。全国大部地区有分布，主产于河北、河南、辽宁、湖北、江苏等地。夏、秋两季花果期采割，除去杂质，干燥。生用。

性味归经　苦，寒。归心、小肠、膀胱经。

功效　利水通淋。

应用　用于小便短赤，淋漓涩痛。本品能清湿热，利水通淋，为治淋证的常用药。常与萹蓄、木通、滑石等同用，如八正散。

此外，本品尚有活血通经作用，可用于瘀滞经闭。

用量　10～15 g。

使用注意　孕妇忌用。

文献摘要

《本经》："主关格诸癃结，小便不通。"

《日华子本草》："催生，治月经不通，破血块，排脓。"

灯　心　草
《开宝本草》

为灯心草科多年生草本植物灯心草 Juncus effusus L. 的干燥茎髓。全国各地均有分布，主产于江苏、四川、云南、贵州等地。夏末至秋季割取茎，晒干，取出茎髓，理直，扎成小把。生用，朱砂拌用或煅炭用。

性味归经　甘、淡，微寒。归心、肺、小肠经。

功效　利水通淋，清心除烦。

应用

1. 用于热证小便不利、淋漓涩痛。灯心草能清热利水，但药力单薄。宜于病情较轻者，或辅助清热利湿药同用。

2. 用于心热烦躁、小儿夜啼、惊痫。灯心草有清心除烦的作用。可单味煎服，或配其他清心安神药同用。婴儿夜啼，可用灯心煅炭研末，涂母乳头上喂之。

此外，本品外用吹喉，可治喉痹。

用量用法　1.5～2.5 g，或入丸散。治心烦惊痫，朱砂拌用，处方写朱灯心。外用煅存性研末。

文献摘要

《开宝本草》："五淋，生煮服之。"

《本草衍义补遗》："治急喉痹，烧灰吹之甚捷。"

《药品化义》："灯心，气味俱轻，轻者上浮，专入心肺；性味俱淡，淡能利窍，使上部郁热下行、从小便而出。"

附注 灯心入丸散,不易研末,可用粳米粉浆染,晒干,研末,入水澄之。浮者为灯心,取出,再晒干即成;沉者为米粉,不用。

冬葵子
《本经》

为锦葵科一年生草本植物冬葵 *Malva verticillata* L.的成熟种子。全国各地均有分布。春季种子成熟时采收。生用,捣碎入药。

性味归经 甘,寒。归大肠、小肠、膀胱经。

功效 利水通淋,下乳,润肠。

应用

1. 用于小便不利、水肿、淋漓涩痛。本品能利水通淋。常与车前子、海金沙、茯苓等同用,如葵子茯苓散治疗妊娠有水气,即以本品与茯苓同用。又《千金方》治血淋、虚劳尿血及妊娠子淋,均单用一味冬葵子煎服。

2. 用于乳汁不行,乳房胀痛。本品有下乳之效。如《妇人良方》即以本品配砂仁等分为末,热酒服,治疗上述病证。

此外,本品能润肠通便,可治疗大便燥结。

用量 10~15 g。

使用注意 孕妇慎用。

文献摘要

《本经》:"主五癃,利小便。"

《别录》:"主妇人乳难内闭。"

《本草纲目》:"通大便,消水气,滑胎,治痢。"

附注 目前药材所用的冬葵子,大多为锦葵科植物苘麻 *Abutilon theophrasti* Medic.的成熟种子。苘麻始载于《新修本草》,其子名为苘实。其后历代本草记载,两者并不相混,功效亦不一样,而今以其作冬葵子入药,是否妥当,应予深入研究。

7. 温 里 药

凡能温散里寒,治疗里寒证的药物,称为温里药。

温里药性味辛热,能温暖中焦,健运脾胃,散寒止痛;有的药物并有助阳、回阳的作用。适用于里寒证。里寒证包括两方面:一为寒邪内侵,脾胃阳气被困,而见脘腹冷痛、呕吐泻利;二为阳气衰弱,阴寒内盛,而见畏寒肢冷、面色苍白、小溲清长、舌淡苔白、脉象沉细;或大汗亡阳,症见四肢逆冷、脉微欲绝。以上证候,均可选用本类药物。此即《内经》所说"寒者温之"的意义。

使用温里药,可根据不同情况作如下配伍:外寒内侵兼有表证者,配解表药;寒凝气滞者,配行气药;寒湿内蕴者,配健脾化湿药;脾肾阳虚者,配温补脾肾药;亡阳气脱者,配大补元气药。

本类药物辛热而燥,应用不当易耗伤津液,凡属热证、阴虚证及孕妇忌用或慎用。

附 子
《本经》

为毛茛科多年生草本植物乌头 Aconitum carmichaeli Debx. 的子根的加工品。主产于四川,湖北、湖南等省亦有栽培。6月下旬至8月上旬采挖,除去须根及泥沙,然后加工成盐附子、黑顺片及白附片。

性味归经 辛,热;有毒。归心、肾、脾经。

功效 回阳救逆,补火助阳,散寒止痛。

应用

1. 用于亡阳证,症见冷汗自出、四肢厥逆、脉微欲绝。附子能上助心阳以通脉,下补肾阳以益火,挽救散失之元阳,为回阳救逆之要药。常与干姜、甘草同用,以加强回阳救逆之功效,即四逆汤;若阳衰气脱,大汗淋漓、气促喘急者,与大补元气之人参同用,以回阳固脱,即参附汤。

2. 用于阳虚证。本品善于补火助阳,凡肾、脾、心诸脏阳气衰弱者均适用。若肾阳不足,命门火衰,而见畏寒肢冷、腰痠脚弱、阳萎尿频者,每与肉桂、熟地、山茱萸等同用,如桂附八味丸;阴寒内盛,脾阳不振,而见脘腹冷痛、大便溏泄者,可与益气温脾之人参、白术、干姜等同用,如附子理中丸;脾肾阳虚,水气内停,见小便不利,肢体浮肿者,用之有助阳化气之功,常与健脾利水药白术、茯苓等同用,如真武汤;心阳衰弱,而见心悸气短、胸痹心痛者,可与人参、桂枝等同用。

此外,卫阳虚自汗者,可与黄芪、桂枝同用;阳虚外感风寒者,可与麻黄、细辛同用,等等。总之,附子能温一身之阳,凡阳虚者均可应用。

3. 用于痹痛。以寒湿偏盛、周身骨节疼痛较甚者为适宜,用之能祛除寒湿,温经止痛。可与桂枝、白术等同用,如甘草附子汤。

用量用法 3~15 g。入汤剂应先煎 30~60 分钟以减弱其毒性。

使用注意 孕妇忌用。

文献摘要

《本经》:"风寒咳逆邪气,寒湿踒躄,拘挛膝痛,不能行步。破癥坚积聚血瘕,金疮。"

《别录》:"腰脊风寒,脚气冷弱,心腹冷痛……又堕胎。"

《本草纲目》引张元素云:"附子以白术为佐,乃除寒湿之圣药,湿药少加之引经。又益火之源,以消阴翳,则便溺有节,乌附是也。"

《本草汇言》:"附子,回阳气,散阴寒,逐冷痰,通关节之猛药也。诸病真阳不足,虚火上升,咽喉不利,饮食不入,服寒药愈甚者,附子乃命门主药,能入其窟穴而招之,引火归元,则浮游之火自熄矣。凡属阳虚阴极之候,肺肾无热证者,服之有起死之殊功。"

附药 乌头

有川乌、草乌两种。① 川乌:为毛茛科乌头的块根。性味辛、苦,温;有大毒。归心、肝、脾经。功效祛风湿,散寒止痛。用于寒湿痹痛、心腹冷痛、头风痛、偏头痛、跌打损伤疼痛等。其散寒止痛作用较附子为强。用量 3~9 g,若作散剂或酒剂,应减为 1~2 g。制过用。入汤剂应先煎 30~60 分钟。孕妇忌用。避免与半夏、瓜蒌、贝母、白及、白蔹等相反的药物同用。② 草乌:为毛茛科多年生野生植物北乌头 Aconitum kusnezoffii Rchb. 的块根。性味、功效、用法及注意事项与川乌同,而毒性更强,用量 1.5~4.5 g。

干　姜
《本经》

为姜科多年生草本植物姜 *Zingiber officinale* Rosc. 的干燥根茎。主产于四川、湖北、广东、广西、福建、贵州等地。均系栽培。冬季采挖,除去茎叶及须根,洗净晒干或烘干。切片生用或炮用。

性味归经　辛,热。归脾、胃、心、肺经。

功效　温中,回阳,温肺化饮。

应用

1. 用于脾胃寒证,症见脘腹冷痛、呕吐泄泻等。干姜能祛脾胃寒邪,助脾胃阳气,凡脾胃寒证,无论是外寒内侵之实证,或阳气不足之虚证均适用。可单用,如《千金方》治中寒水泻、《外台秘要》治脘腹卒痛,均以干姜为末,水饮调服。复方应用,一般可配伍其他温中药。若胃寒呕吐,可配伍降逆止呕的半夏,半夏干姜散即是其例。若脾胃虚寒者,应与补脾益气的人参、白术、甘草配伍,如理中丸。

2. 用于亡阳证。干姜辛热,通心助阳,祛除里寒,与附子同用,能辅助附子以增强回阳救逆功效,并可减低附子的毒性。四逆汤中用之,即是此义。

3. 用于寒饮伏肺,见咳嗽气喘、形寒背冷、痰多清稀。本品能温散肺寒而化痰饮。常与麻黄、细辛、五味子等同用,如小青龙汤。

用量　3~10 g。

使用注意　孕妇慎用。

文献摘要

《本经》:"主胸满咳逆上气,温中,止血,出汗,逐风湿痹,肠澼下痢。"

《珍珠囊》:"干姜其用有四:通心助阳,一也;去脏腑沉寒痼冷,二也;发诸经之寒气,三也;治感寒腹痛,四也。"

《本草求真》:"干姜大热无毒,守而不走,凡胃中虚冷,元阳欲绝,合以附子同投,则能回阳立效,故书有附子无姜不热之句,仲景四逆、白通、姜附汤皆用之。且同五味则能通肺气而治寒嗽。同白术能燥湿而补脾,同归芍则能入气而生血。故凡因寒内入,而见脏腑痼蔽,关节不通,经络阻塞,冷痹寒痢,反胃膈绝者,无不借此以为拯救除寒。"

附药　炮姜

为干姜炒至表面微黑,内成棕黄色而成。性味苦、涩,温。归脾,肝经。功效与干姜相似,但温里作用弱于干姜,而长于温经止血。适用于虚寒性出血,如吐血、便血、崩漏等见血色黯淡、手足欠温、舌淡脉细者。亦可用于脾胃虚寒之腹痛泻痢。用量 3~6 g。

肉　桂
《别录》

为樟科常绿乔木植物肉桂 *Cinnamomum cassia* Presl 的干皮或粗枝皮。干皮去表皮者称肉桂心;采自粗枝条或幼树干皮者称官桂。主产于广东、广西、云南等地。大暑节前将树皮割裂,立秋后剥离,刮去栓皮,阴干。切片或研末,生用。

性味归经 辛、甘,热。归肾、脾、心、肝经。

功效 补火助阳,散寒止痛,温通经脉。

应用

1. 用于肾阳不足,命门火衰,见畏寒肢冷、腰膝软弱、阳痿、尿频;及脾肾阳衰,见脘腹冷痛、食少便溏。肉桂辛热纯阳,能温补命门之火,益阳消阴,为治下元虚冷之要药。常与附子、熟地、山茱萸等温补肝肾药同用,如桂附八味丸;脾肾阳衰者,配附子、干姜、白术等以温补脾肾,如桂附理中丸。若下元虚冷,虚阳上浮,见上热下寒者,可用以引火归元。

2. 用于脘腹冷痛、寒湿痹痛、腰痛,以及血分有寒之瘀滞经闭、痛经等。肉桂既能散沉寒,又能通血脉,无论寒凝气滞,或寒凝血瘀所致的痛证均可应用。可单味研末冲服,或配伍其他散寒止痛药;血分有寒,血行不畅者,并配伍当归、川芎等活血通经的药物。

3. 用于阴疽及气血虚寒、痈肿脓成不溃,或溃后久不收敛等外科疾患。用之能散寒温阳,通畅气血。阴疽,可配熟地、鹿角胶、麻黄等,如阳和汤;气血虚者,配黄芪、当归等,如托里黄芪汤。

此外,气衰血少之证,常以少量肉桂配入补气养血药中,有温运阳气、鼓舞气血生长的功效。如十全大补汤、人参养荣汤中应用本品,即是此义。

用量用法 2~5 g,研末冲服,每次1~2 g,或入丸散。入汤剂应后下。官桂作用较弱,用量可适当增加。

使用注意 阴虚火旺,里有实热,血热妄行者及孕妇忌用。

文献摘要

《本草汇言》:"肉桂,治沉寒痼冷之药也。凡元虚不足而亡阳厥逆,或心腹腰(腰字疑误——编者)痛呕吐而泄泻,或心肾久虚而痼冷怯寒,或奔豚寒疝而攻冲欲死,或胃寒蛔出而心膈满胀,或气血寒凝而经脉阻遏,假此味厚甘辛大热,下行走里之物,壮命门之阳,植心肾之气,宣导百药,无所畏避,使阳长则阴自消,而前诸证自退矣。"

吴 茱 萸

《本经》

为芸香科落叶灌木或小乔木植物吴茱萸 Euodia rutaecarpa (Juss.) Benth.、石虎 E. rutaecarpa (Juss.) Benth. var. officinalis (Dode) Huang,或疏毛吴茱萸 E. rutaecarpa (Juss.) Benth. var. bodinieri (Dode) Huang 的将近成熟果实。主产于贵州、广西、湖南、云南、陕西、浙江、四川等地。8~11月果实尚未开裂时,剪下果枝,晒干或低温干燥,除去枝、叶、果、梗等杂质。用甘草汤制过应用。

性味归经 辛、苦,热;有小毒。归肝、脾、胃经。

功效 散寒止痛,疏肝下气,燥湿。

应用

1. 用于脘腹冷痛、疝痛、头痛及虚寒泄泻。吴茱萸能温中散寒,又善解肝经之郁滞,有良好的止痛作用。治脘腹冷痛,可配干姜、木香;治寒疝腹痛,可配乌药、小茴香。若治中焦虚寒、肝气上逆所致的头痛、吐涎沫,可配人参、生姜等,如吴茱萸汤。至于脾肾虚寒之久泻、五更泻,可用本品与补骨脂、肉豆蔻、五味子同用,即四神丸。

2. 用于寒湿脚气疼痛,或上冲入腹。本品既能散寒燥湿,又能下降逆气。常与木瓜同用,如苏长史茱萸汤,即以此两味药治疗脚气入腹,困闷欲死,腹胀;又《证治准绳》鸡鸣散治脚气疼痛,亦以此两味药为主药。

3. 用于呕吐吞酸。乃取其疏肝下气之功以止呕逆。若胃寒者,可配生姜、半夏;肝郁化火者,以黄连为主药,配伍少量吴茱萸,即左金丸,能共奏辛开苦降之效。

此外,本品研末醋调敷足心,可引火下行,治疗口舌生疮。

用量 1.5～5 g。外用适量。

使用注意 本品辛热燥烈,易损气动火,不宜多用久服,阴虚有热者忌用。

文献摘要

《本经》:"温中下气,止痛,咳逆寒热,除湿血痹。"

《别录》:"去痰冷,腹内绞痛,诸冷实不消,中恶,心腹痛,逆气,利五脏。"

《本草衍义》:"吴茱萸下气最速,肠虚人服之愈甚。"

《本草纲目》:"吴茱萸,辛热能散能温,苦热能燥能坚,其所治之证,皆取其散寒温中燥湿解郁之功而已。""咽喉口舌生疮者,以茱萸末醋调,贴两足心,移夜便愈。其性虽热,而能引热下行,盖亦从治之义。""走气,动火,昏目,发疮。"

《本草经疏》:"凡脾胃之气,喜温而恶寒,寒则中气不能运化,或为冷实不消,或为腹内绞痛,或寒痰停积,以致气逆发咳,五脏不利。吴茱萸辛温暖脾胃而散寒邪,则中自温,气自下,而诸证悉除。"

细　辛
《本经》

为马兜铃科多年生草本植物北细辛 Asarum heterotropoides Fr. Schmidt var. mandshuricum (Maxim.) Kitag.或华细辛 A. sieboldii Miq.的全草。北细辛主产于辽宁、吉林、黑龙江,华细辛主产于陕西。夏季果熟期采挖,除去泥沙,阴干。

性味归经 辛,温。归肺、肾经。

功效 祛风,散寒止痛,温肺化饮,宣通鼻窍。

应用

1. 用于头痛、牙痛、痹痛。细辛芳香气浓,性善走窜,有较好的祛风、散寒、止痛作用。治疗风寒之偏正头痛,可与川芎、白芷、羌活等配伍,如川芎茶调散;亦可单用研末搐鼻。治牙痛,可单用细辛,或与白芷同用煎汤含漱;若胃火牙痛,则配石膏、黄芩等泻火的药物。治风湿痹痛,可与羌活、防风等祛风止痛的药物配伍。

2. 用于外感风寒表证。乃借其祛风散寒止痛的作用。寒邪偏盛,头痛、体痛较甚者,常以本品加入辛温解表方中,如九味羌活汤。若阳虚外感,见恶寒、发热、脉反沉者,可配伍麻黄、附子以助阳解表,即麻黄附子细辛汤。

3. 用于寒饮伏肺,咳嗽气喘,痰多清稀者。乃取其温肺化饮之功止咳喘。常与麻黄、干姜、五味子等配伍,如小青龙汤。

4. 用于鼻渊,见鼻塞头痛、时流清涕。本品走窜,能宣通鼻窍。可与白芷、辛夷、薄荷等配伍。

此外,细辛亦可外用治疗口舌生疮。用水调细辛末敷脐部,另以黄连汁涂患处。

用量用法 1～3 g。外用适量,可研末吹鼻或外敷。

使用注意 气虚多汗、阴虚阳亢头痛、阴虚肺热咳嗽等忌用;用量不宜过大;反藜芦。

文献摘要

《本经》:"咳逆上气,头痛脑动,百节拘挛,风湿痹痛,死肌。"

《本草别说》:"细辛,若单用末,不可过半钱匕,多则气闷塞,不通者死。"

《本草正义》:"细辛,芳香最烈,故善开结气,宣泄郁滞,而能上达巅顶,通利耳目,旁达百骸,无微不至,内之宣络脉而疏百节,外之行孔窍而直透肌肤。"

花 椒
《本经》

为芸香科灌木或小乔木植物花椒 Zanthoxylum bungeanum Maxim.或青椒 Z. schini-folium Sieb. et Zucc.的干燥成熟果皮。我国大部地区有分布,但以四川所产者为佳。秋季果实开裂时用剪刀沿总柄顶端部分剪下,去果柄、杂质及种子,晒干。生用。

别名 川椒

性味归经 辛,热;有小毒。归脾、胃、肾经。

功效 温中,止痛,杀虫。

应用

1. 用于脾胃虚寒,脘腹冷痛、呕吐、泄泻等。花椒能温中止痛,暖脾止泻。治脾胃虚寒,脘腹冷痛或呕吐,可与人参、干姜、饴糖配伍,即大建中汤;亦可用本品炒热布包温熨痛处以止痛;若治寒湿泄泻,可与苍术、厚朴、陈皮等配伍。

2. 用于蛔虫引起的腹痛、呕吐或吐蛔。本品有杀虫止痛之功。可单用,或配入复方使用,常与乌梅、干姜、黄连等配伍,如乌梅丸。

用量 2~5 g。外用适量。

文献摘要

《本草纲目》:"散寒湿,解郁结,消宿食,通三焦,温脾胃,补右肾命门,杀蛔虫,止泄泻。""椒,纯阳之物,其味辛而麻,其气温以热。入肺散寒治咳嗽;入脾除湿,治风寒湿痹,水肿泻痢;入右肾补火,治阳衰溲数,足弱,久痢诸证。"

附注 《本经》原名蜀椒、秦椒,分列两条。

附药 椒目

为花椒的种子。性味苦,寒。归脾、膀胱经。功效行水,平喘。用于水肿胀满,痰饮喘咳等。用量2~5 g。

荜 茇
《新修本草》

为胡椒科藤本植物荜茇 Piper longum L.的未成熟果穗。产于广东、云南等地。9~10月间果穗由黄变黑时摘下,晒干。生用。

性味归经 辛,热。归胃、大肠经。

功效 温中止痛。

应用 用于胃寒呕吐、呃逆,及腹痛、泄泻等。荜茇辛热,能温散肠胃寒邪。可单用,或与其他温中药同用以增强疗效。

此外,还可用于龋齿疼痛,以荜茇粉涂于痛处,可以止痛。亦可与等量胡椒粉,化蜡制成麻子大丸药,塞入龋齿孔中。

用量 2~5 g。

文献摘要

《本草纲目》:"荜茇,为头痛、鼻渊、牙痛要药。""辛热耗散,能动脾肺之火,多用令人目昏,食料尤不宜之。"

《本草求真》:"凡一切风寒内积,逆于胸膈而见恶心呕吐,见于下部而见肠鸣冷痢水泻,发于头面而见齿牙头痛鼻渊,停于肚腹而见中满痞塞疼痛,俱可用此投治,以其气味辛温,则寒自尔见除。"

附注 《新修本草》原名荜拔。

荜 澄 茄
《海药本草》

为胡椒科常绿攀援性藤本植物荜澄茄 *Piper cubeba* L. 及樟科落叶小乔木或灌木山鸡椒(山苍子)*Litsea cubeba*(Lour.)Pers. 的果实。荜澄茄原产南洋各地,我国广东亦产。夏秋间果实充分成长而未成熟时,连果枝采下,晒干,连小柄摘取果实。山鸡椒生长于长江以南地区,主产于广西、浙江、江苏、安徽等地。夏季果实成熟时采下,去枝叶,晒干。生用。

性味归经 辛,温。归脾、胃、肾、膀胱经。

功效 温中止痛。

应用 用于胃寒疼痛、呕吐、呃逆,以其能温中止痛。可单用,大多入复方应用,常与其他温中、行气药同用。亦可治疗寒疝疼痛。

此外,本品还用于寒证小便不利及小儿寒湿郁滞引起的小便浑浊。

用量 2~5 g。

文献摘要

《海药本草》:"主心腹卒痛,霍乱吐泻,痰癖冷气。"

《本草述钩元》:"荜澄茄,疗肾气膀胱冷,少类于蜀椒;治阴逆下气塞,少类于吴茱萸。以温为补,洵属外伤于寒及内虚为寒之对药。"

附注 考古本草所用的荜澄茄,原是胡椒科植物荜澄茄,而目前使用的均是樟科植物山鸡椒。

丁 香
《药性论》

为桃金娘科常绿乔木植物丁香 *Syzygium aromaticum*(L.)Merr. et Perry 的花蕾,称公丁香。主产于坦桑尼亚、马来西亚、印度尼西亚等地。我国广东亦有栽培。通常在9月至次年3月间,花蕾由青转为鲜红时采收。除去花梗,干燥。生用。

性味归经 辛,温。归脾、胃、肾经。

功效 温中降逆,温肾助阳。

应用

1. 用于胃寒呕吐、呃逆,以及少食、腹泻等。丁香温中散寒,善于降逆,为治疗胃寒呕吐、呃逆之要药。治虚寒呃逆,常与人参、生姜同用,如丁香柿蒂汤;治胃寒呕吐,可与半夏同用;治脾胃虚寒,吐泻食少,可与砂仁、白术同用。

2. 用于肾阳不足所致的阳痿、脚弱。本品能温肾助阳。可与附子、肉桂、巴戟肉等同用。

用量 2~5 g。

使用注意 畏郁金。

文献摘要

《药性论》:"治冷气腹痛。"

《蜀本草》:"疗呕逆甚验。"

《日华子本草》:"治口气,反胃;疗肾气,奔豚气,阴痛;壮阳,暖腰膝。"

附药 母丁香

为丁香的成熟果实,又名鸡舌香。性味、功效与公丁香相似而力较弱。用量同于公丁香。

高 良 姜
《别录》

为姜科多年生草本植物高良姜 *Alpinia officinarum* Hance 的根茎。产于广东、广西及台湾等地。夏末秋初,挖取生长4~6年的根茎,除去地上茎、须根及残留的鳞片,洗净,切段,晒干。生用。

性味归经 辛,热。归脾、胃经。

功效 温中止痛。

应用 用于脘腹冷痛,呕吐、泄泻等。高良姜善于温散脾胃寒邪,止痛,止呕。古方有单用者。一般可配温中、行气药,如二姜丸,以本品与炮姜同用;寒凝、肝气郁滞者,配香附,即良附丸;胃寒呕吐者,配半夏、生姜;胃气虚者,再配益气和胃药。

用量 3~10 g。

文献摘要

《别录》:"主暴冷,胃中冷逆,霍乱腹痛。"

《本草汇言》:"高良姜,祛寒湿、温脾胃之药也。若老人脾肾虚寒,泄泻自利,妇人心胃暴痛,因气怒,因寒痰者,此药辛热纯阳,除一切纯寒痼冷,功与桂、附同等。""若治脾胃虚寒之证,须与参、芪、半、术同行尤善,单用多用,辛热走散,必耗冲和之气也。"

小 茴 香
《新修本草》

为伞形科多年生草本植物茴香 *Foeniculum vulgare* Mill. 的干燥成熟果实。我国南北各地均有栽培。于夏末、秋初果实成熟时割取全株,晒干后打下果实,除去杂质。生用或盐水炒用。

性味归经 辛,温。归肝、肾、脾、胃经。

功效 祛寒止痛,理气和胃。

应用

1. 用于寒疝疼痛、睾丸偏坠等证。本品疏肝理气,温肾祛寒,而能止痛。临床应用时多与暖肝温肾、行气止痛药配伍,如暖肝煎,以本品与肉桂、沉香、乌药等同用,治寒疝少腹作痛;香橘散则以本品配合橘核、山楂,共炒研末,温酒调服,治睾丸偏坠胀痛。

2. 用于胃寒呕吐食少、脘腹胀痛等证。本品有理气和胃、开胃进食之功。可与干姜、木香等配用。

此外,以本品炒热,布包温熨下腹部,治寒证腹痛,有良好的止痛效果。

用量 3~8 g。外用适量。

文献摘要

《日华子本草》:"治干、湿脚气并肾劳癫疝气,开胃下食,治膀胱痛,阴疼。"

附药 八角茴香

为木兰科常绿小乔木八角茴香树 *Illicium verum* Hook.f.的果实。又名大茴香。产于亚热带地区,现我国广东、海南岛、广西、云南等地亦有种植。多在 9~10 月间果实成熟后采收。其性味、功用与小茴香相近。用量也与小茴香同。

胡　椒
《新修本草》

为胡椒科常绿藤本植物胡椒 *piper nigrum* L.的干燥果实。分布于热带、亚热带地区,我国华南及西南地区有引种。10月至次年 4 月当果穗基部的果实开始变红时,剪下果穗,晒干或烘干后,即成黑褐色,取下果实,通称黑胡椒。如在全部果实均变红时采收,用水浸渍数天,擦去外果皮,晒干,表面呈灰白色,通称白胡椒。生用。

性味归经 辛,热。归胃、大肠经。

功效 温中止痛。

应用 用于肠胃有寒,脘腹疼痛、呕吐泄泻。胡椒辛热,能温暖肠胃,散寒止痛。可与高良姜、荜茇等温中药同用,也可单用胡椒粉置膏药中贴脐部,治受寒腹泻。

胡椒是常用的调味品,少量使用,能增进食欲。

用量 2~4 g;研粉吞服每次 0.5~1 g。外用适量。

文献摘要

《本草纲目》:"胡椒,大辛热,纯阳之物,肠胃寒湿者宜之。热病人食之,动火伤气,阴受其害。"

《本草求真》:"辛热纯阳,比之蜀椒,其热更甚。凡因火衰寒入,痰食内滞,肠滑冷利及阴毒腹痛,胃寒吐水,牙齿浮热作痛者,治皆有效,以其寒气既除而病自可愈也。"

8. 理　气　药

凡用以调理气分疾病,能疏畅气机,可使气行通顺的药物,称为理气药。

理气药大多气香性温,其味辛、苦,善于行散或泄降,具有调气健脾,行气止痛,顺气降逆,疏肝解郁或破气散结等功效,适用于气机不畅所致的气滞、气逆等证。

气机不畅,主要与肺、肝、脾、胃等脏腑功能失调有关。因肺主气,肝主疏泄,脾主运化,胃主受纳。诸如寒暖失调,忧思郁怒,痰饮,湿浊,瘀阻,外伤,以及饮食不节等因素,都能影响上述脏腑气机的运行,导致肺失宣降,肝失疏泄,脾胃升降失司。气滞者常表现为闷、胀、痛,气逆者常表现为呕恶、呃逆或喘息。但因发病部位及病情轻重的不同,其具体证候亦有差别。如肺失宣降,则见胸闷不畅,咳嗽气喘;肝气郁滞,则见胁肋疼痛,胸闷不舒,疝气疼痛,乳房胀痛或结块,以及月经不调;脾胃气滞,升降失司,则见脘腹胀满疼痛,嗳气泛酸,恶心呕吐,便秘或腹泻。又因脏腑之间有着密切的关系,如肝失疏泄,每易导致脾胃气滞;脾失健运,聚湿生痰,也会影响肺气的宣降。

使用本类药物时,必须针对病情,选择相应的药物,并采用适宜的配伍。肺气壅滞如因外邪袭肺者,当配合宣肺化痰止咳之品;如痰热郁肺,咳嗽气喘者,当配合清热、化痰药。脾胃气滞而兼有湿热之证者,宜配清利湿热药;兼有寒湿困脾者须并用温中燥湿药;食积不化者酌加消食导滞药,兼脾胃虚弱者又当与益气健脾药合用。至于肝郁气滞之证,兼夹证候较多,可视具体病情,酌配养肝、柔肝、活血和营、止痛及健脾等药。

本类药物辛燥者居多,易于耗气伤阴,故气虚及阴亏者宜慎用。

橘 皮

《本经》

为芸香科常绿小乔木植物橘 *Citrus reticulata* Blanco 及其同属多种植物的成熟果实之果皮。主产于广东、福建、四川、江苏、浙江、江西、湖南、云南等省亦产。秋季果实成熟时收集,干燥。生用。

别名 陈皮 广陈皮 新会皮

性味归经 辛、苦,温。归脾、肺经。

功效 理气,调中,燥湿,化痰。

应用

1. 用于脾胃气滞所致的脘腹胀满、嗳气、恶心呕吐等证。橘皮气香性温,能行能降,具有理气运脾、调中快膈之功。脘腹胀满或疼痛,常与枳壳、木香等配伍;胃失和降,恶心呕哕,可配生姜同用,即橘皮汤;如呕吐而见痰热之象者,可配竹茹、黄连等品;如肝气乘脾所致的腹痛泄泻,可配白术、白芍、防风同用,即痛泻要方;若脾胃气虚而消化不良者,常与党参、白术、炙甘草等药配伍,如异功散。

2. 用于湿浊中阻所致的胸闷腹胀、纳呆倦怠、大便溏薄、舌苔厚腻,以及痰湿壅滞、肺失宣降、咳嗽痰多气逆等证。橘皮为脾、肺二经之气分药,既能理气,又能燥湿。对于前者,常配苍术、厚朴以燥湿健脾,如平胃散;对于后者,常配半夏、茯苓以燥湿化痰,如二陈汤。

用量 3~10 g。

使用注意 本品辛散苦燥,温能助热,舌赤少津、内有实热者须慎用。

文献摘要

《别录》:"下气,止呕咳,除膀胱留热,停水、五淋,利小便,主脾不能消谷,气冲胸中,吐逆霍乱,止泄,去寸白。"

《本草纲目》:"疗呕哕反胃嘈杂,时吐清水,痰痞,疟疾,大肠闭塞,妇人乳痈。入食料,解鱼腥毒。""橘皮,苦能泄能燥,辛能散,温能和。其治百病,总是取其理气燥湿之功。同补药则补,同泻药则泻,同升药则升,同降药则降。脾乃元气之母,肺乃摄气之籥,故橘皮为二经气分之药,但随所配而补泻升降也。"

附药 橘核 橘络 橘叶 化橘红

1. **橘核** 为橘的种子。性味苦平。归肝经。功能行气散结止痛。用于疝气、睾丸肿痛及乳房结块等证。用量 3~10 g。

2. 橘络　为橘的中果皮及内果皮之间的维管束群(俗称筋络)。性味甘苦平。归肝、肺经。功能宣通经络、行气化痰。用于痰滞经络,咳嗽胸胁作痛。用量 3~5 g。

3. 橘叶　为橘树之叶。性味辛苦平。归肝经。功能疏肝行气,消肿散结。用于胁肋作痛、乳痈、乳房结块及瘰疬等证。用量 6~10 g。

4. 化橘红　为芸香科植物柚 Citrus grandis (L.) Osbeck 或其变种化州柚 C. grandis (L.) Osbeck var. tomentosa Hort. 的干燥外层果皮。性味苦辛温。功能理气宽中,燥湿化痰。用于咳嗽痰多及食积不化等证无热象者。用量 3~10 g。

青　皮
《本草图经》

为芸香科常绿小乔木植物橘 Citrus reticulata Blanco 及其同属多种植物的幼果或未成熟果实的果皮。5~6 月间采集,洗净,晒干。较大者用沸水烫过后十字形剖开,除去瓤肉,晒干。生用或醋拌炒用。

性味归经　苦、辛,温。归肝、胆、胃经。

功效　疏肝破气,散结消滞。

应用

1. 用于肝气郁滞所致的胁肋胀痛、乳房胀痛及疝气疼痛等证。青皮辛散温通,苦泄下行,其治与陈皮不同。陈皮性较温和,偏入脾肺气分;本品则能疏肝胆,破气滞,性较峻烈。治胁痛,可配柴胡、郁金等品;治乳房胀痛或结块,可配柴胡、香附、青橘叶等品;乳痈肿痛,常配瓜蒌、金银花、蒲公英、甘草等同用;若属寒疝腹痛,可配合乌药、小茴香、木香等以散寒理气止痛,如天台乌药散。

2. 用于食积不化。青皮消积散滞之力较强。治食积气滞、胃脘痞闷胀痛,常与山楂、麦芽、神曲等消导药配伍,如青皮丸。

此外,对气滞血瘀所致的癥瘕积聚,以及久疟癖块等证,可与三棱、莪术、郁金等同用,皆取本品破气散结之功。

近年发现本品有升压作用。

用量　3~10 g。

使用注意　本品性烈耗气,气虚者当慎用。

文献摘要

《本草图经》:"主气滞,下食,破积结及膈气。"

《珍珠囊》:"破坚癖,散滞气……治左胁肝经积气。"

《本草纲目》:"治胸膈气逆,胁痛,小腹疝痛,消乳肿,疏肝胆,泻肺气。"

枳　实
《本经》

为芸香科小乔木植物酸橙 Citrus aurantium L. 或香橼 Citrus wilsonii Tanaka. 和枸橘(枳) Poncirus trifoliata (L.) Raf. 的未成熟果实。主产于四川、江西、福建、浙江、江苏、湖南等省。7~8 月采收,横剖成两半(枳实小者不剖开亦可),晒干。用时将原药洗净,闷一夜使软,切片。生用或麸炒用。

性味归经 苦、辛,微寒。归脾、胃、大肠经。

功效 破气消积,化痰除痞。

应用

1. 用于食积停滞,腹痛便秘,以及泻痢不畅,里急后重之证。枳实苦泄辛散,行气之力较猛,故能破气除胀,消积导滞。如食积不化,见脘腹胀满,嗳腐气臭者,可配山楂、麦芽、神曲等以消食散积;若热结便秘,腹痛胀满,可配厚朴、大黄以行气破结,泻热通便,即小承气汤;如脾胃虚弱,运化无力,食后脘腹痞满作胀者,常与白术配伍,即枳术丸,可消补兼施,以健脾消痞;如湿热积滞,泻痢后重者,可配大黄、黄连、黄芩等药以泻热除湿,消积导滞,如枳实导滞丸。

2. 用于痰浊阻塞气机,胸脘痞满之证。取本品行气消痰,以通痞塞之功。如胸阳不振,寒痰内阻,见胸痹而兼心下痞满、气从胁下上逆者,可配薤白、桂枝、瓜蒌等同用,如枳实薤白桂枝汤;若心下痞满,食欲不振,神疲体倦者,可配厚朴、半夏曲、白术等品,如枳实消痞丸;如病后劳复,身热,心下痞闷者,可配栀子、豆豉,即枳实栀子豉汤。

此外,本品还可用于胃扩张、胃下垂、脱肛、子宫脱垂等,宜配补气药同用,始可巩固疗效;近年发现又有升高血压作用。

用量 3~10 g,大剂量可用 15 g。

使用注意 脾胃虚弱及孕妇慎用。

文献摘要

《本经》:"主大风在皮肤中如麻豆苦痒,除寒热结,止痢,长肌肉,利五脏,益气轻身。"

《别录》:"除胸胁痰癖,逐停水,破结实,消胀满,心下急痞痛,逆气,胁风痛,安胃气,止溏泄,明目。"

附药 枳壳

为芸香科小乔木植物酸橙、香橼等接近成熟的果实(去瓤)。生用或麸炒用。性味、归经、功用及用量与枳实同,但作用较缓和,以行气宽中除胀为主。

佛 手
《本草图经》

为芸香科常绿小乔木或灌木植物佛手 *Citrus medica* L. var. *sarcodactylis* Swingle 的果实。产于广东、福建、云南、四川等省。于 10~12 月果实成熟时采摘,切片晒干。

性味归经 辛、苦,温。归肝、脾、胃、肺经。

功效 疏肝,理气,和中,化痰。

应用

1. 用于肝郁气滞所致的胁痛、胸闷,及脾胃气滞所致的脘腹胀满、胃痛纳呆、嗳气呕恶等证。佛手气清香而不烈,性温和而不峻,功近香橼皮而作用较为缓和,既能疏理脾胃气滞,又可疏肝解郁、行气止痛。本品行气之功颇佳,但止痛作用软弱。用以疏肝解郁,可配香附、郁金;用以和中化滞,可配木香、枳壳。

2. 用于咳嗽痰多之证。本品燥湿化痰之力较为缓和,不似陈皮之偏于苦燥,但有疏肝行气之功。故在临床上一般不用于外感咳嗽初起,常用于咳嗽日久而痰多者,尤宜于咳嗽不止、胸膺作痛之证,可与丝瓜络、郁金、枇杷叶等药配伍同用。

用量 3~10 g。

文献摘要

《本草纲目》："煮酒饮,治痰气咳嗽。煎汤,治心下气痛。"
《本经逢原》："专破滞气。治痢下后重,取陈年者用之。"
《本草便读》："理气快膈,惟肝脾气滞者宜之。"

附药 佛手花

为佛手的花朵和花蕾。性味功用与佛手相近,但其作用较佛手为缓和。用量一般为 3~6 g。

香 橼
《本草图经》

为芸香科常绿小乔木植物枸橼 *Citrus medica* L.、香橼 *Citrus wilsonii* Tanaka 的果实。主产于江苏、浙江、广东、广西、湖南、湖北、福建、四川等地。10 月果实将成熟时摘下,洗净,晒干。若乘新鲜时剥去瓤及子,切片晒干者,名香橼片。

性味归经 辛、微苦、酸,温。归肝、脾、肺经。

功效 疏肝,理气,和中,化痰。

应用

1. 用于肝失疏泄、脾胃气滞所致的胸闷,胁痛,脘腹胀痛,嗳气食少及呕吐等证。香橼皮气芳香味辛而能行散,苦能降逆,有疏肝理气、和中止痛之效。其止痛作用与佛手相似。用治胸闷、胁痛,可配瓜蒌皮、郁金、香附;治脘痛腹胀,可配木香、川楝子、吴茱萸,如兼见口苦及呕吐吞酸,可再佐黄连以苦降泄热。

2. 用于痰湿壅滞,咳嗽痰多之证。本品虽无橘皮之温,但其燥湿化痰之功则相似。常与半夏、茯苓等配伍,可奏健脾消痰止咳之功。

用量 3~10 g。

文献摘要

《本经逢原》："治咳嗽气壅。"
《本草便读》："下气消痰,宽中快膈。"

附注 香橼(俗作圆)古称枸橼,其名始载于宋代苏颂所著的《本草图经》。明代李时珍将其收入《本草纲目》。苏颂描述其形态如小瓜,其皮若橙而光泽可爱,肉甚厚,切如萝卜,虽味短而香气大胜柑橘之类。据苏颂所述,古之枸橼似乎不是现代所用的香橼。李时珍则详述其形状如人手,有指,故俗呼为佛手柑。据李氏所述之品,则是佛手。

据《药材学》说:"香圆为长江流域所产柑橘的新种。"

枸 橘
《本草纲目》

为芸香科常绿灌木或小乔木枸橘 *Poncirus trifoliata* (L.) Raf. 未成熟的果实。主产于江苏、浙江、四川、江西等地。8~9 月果实未成熟时采摘,干燥后供药用。

别名 臭橘 枸橘李

性味归经 辛、苦,温。归肝、胃经。

功效 破气散结,疏肝行滞。

应用

1. 用于肝气郁结,乳房结核及疝气疼痛等证。取本品疏肝解郁、破气散结之功。常与柴胡、香附、夏枯草等配伍以治乳房结核;与小茴香、橘核、川楝子等配伍以治疝气。

2. 用于食积不化,气滞不畅,脘腹胀满。可配山楂、麦芽、神曲等消化药,以收消积行滞之效。

用量 3~10 g。

文献摘要

《本经逢原》:"破气散热,解酒毒。"

《本草纲目拾遗》:"疗子痈及疝气,整个枸橘煅存性,研末,陈酒送服。"

《植物名实图考》:"治跌打。"

木 香
《本经》

为菊科多年生草本植物云木香 *Saussurea lappa* Clarke、川木香 *Vladimiria souliei* (Franch.) Ling 的根。产于我国云南丽江专区者名云木香,产于四川安县、阿坝藏族自治州、凉山彝族自治州的称川木香,产于国外印度、缅甸等地者称广木香。9~10月采挖。生用或煨用。

性味归经 辛、苦,温。归脾、胃、大肠、胆经。

功效 行气,调中,止痛。

应用

1. 用于脾胃气滞所致的食欲不振、食积不化、脘腹胀痛、肠鸣泄泻及下痢腹痛、里急后重等证。木香气芳香而辛散温通,擅长于调中宣滞,行气止痛。对脘腹气滞胀痛之证,为常用之品,可与枳壳、川楝子、延胡索等配用,治湿热泻痢,常配黄连以清热治痢,行气止痛;若食积气滞,湿热互阻,下痢后重者,可与槟榔、枳壳、大黄、黄连等配伍,如木香槟榔丸。

2. 用于脾运失常,导致肝失疏泄。如证见湿热郁蒸、胁肋胀痛、口苦苔黄,甚或发生黄疸,可与疏肝理气的柴胡、郁金、枳壳及清热利湿的大黄、茵陈、金钱草等同用。

3. 用于脾胃气虚,运化无力、脘腹胀满、不思饮食,或呕吐腹泻、喜温喜按、舌苔白腻等证。可与党参、白术、砂仁等配伍,如香砂六君子汤。本品与补虚药同用,可奏补而不滞之效。

用量用法 3~10 g。生用专行气滞,煨熟用以止泻。

使用注意 本品辛温香燥,凡阴虚火旺者慎用。

文献摘要

《药性论》:"治女人血气刺心痛不可忍,末,酒服之。治九种心痛,积年冷气,痃癖癥块胀痛,逐诸壅气上冲烦闷。治霍乱吐泻,心腹疞刺。"

《日华子本草》:"治心腹一切气,膀胱冷痛,呕逆反胃,霍乱,泄泻,痢疾,健脾消食,安胎。"

《本草纲目》:"木香乃三焦气分之药,能升降诸气。"

香 附
《别录》

为莎草科多年生草本植物莎草 *Cyperus rotundus* L. 的根茎。我国分布极广,产量甚大。

主产于广东、河南、四川、浙江、山东等省。9~10月采收,挖取根茎,洗净,晒干,烧去须根。生用或醋炒用。

性味归经 辛、微苦、微甘,平。归肝、三焦经。

功效 疏肝理气,调经止痛。

应用

1. 用于肝气郁滞所致的胁肋作痛、脘腹胀痛及疝痛等证。本品味辛能散,微苦能降,微甘能和,性平而不寒不热,善于疏肝解郁,调理气机,具有行气止痛之功。用治胁痛,可与柴胡、白芍、枳壳等配伍;治肝气犯胃,中焦气行不畅,可与木香、佛手等同用;若寒凝气滞,胃脘疼痛,常与高良姜配伍,即良附丸;至于寒疝腹痛,可与小茴香、乌药等同用。

2. 用于月经不调,痛经及乳房胀痛等证。香附为妇科常用之品,尤适用于肝气郁结而致的月经不调,并伴有乳胀、腹痛等证。可配伍当归、川芎、白芍、柴胡等以疏肝行滞,调和气血。如乳房结块,经前作胀,可配柴胡、当归、瓜蒌、青橘叶等以行气和营,疏肝散结。

用量 6~12 g。

文献摘要

《本草纲目》:"利三焦,解六郁,消饮食积聚、痰饮痞满、胕肿腹胀、脚气,止心腹、肢体、头目、齿耳诸痛……妇人崩漏带下,月候不调,胎前产后百病。""香附之气平而不寒,香而能窜。其味多辛能散,微苦能降,微甘能和。乃足厥阴肝、手少阳三焦气分主药,而兼通十二经气分。生则上行胸膈,外达皮肤;熟则下走肝肾,外彻腰足。炒黑则止血,得童溲浸炒则入血分而补虚,盐水浸炒则入血分而润燥,青盐炒则补肾气,酒浸炒则行经络,醋浸炒则消积聚,姜汁炒则化痰饮。得参、术则补气,得归、地则补血,得木香则疏滞和中,得檀香则理气醒脾,得沉香则升降诸气……得厚朴、半夏则决壅消胀,得紫苏、葱白则解散邪气,得三棱、莪术则消磨积块,得艾叶则治血气,暖子宫,乃气病之总司,女科之主帅也。"

《本草正义》:"香附辛味甚烈,香气颇浓,皆以气用事,故专治气结为病。"

乌 药
《本草拾遗》

为樟科灌木或小乔木植物乌药(天台乌药)Lindera strychnifolia (Sieb. et Zucc.) Villar 的根。产于浙江、安徽、江西、陕西等地。8月采挖。洗净,除去细根,刮去外皮,切薄片,晒干,筛去杂质。生用或麸炒用。

别名 台乌药

性味归经 辛,温。归肺、脾、肾、膀胱经。

功效 行气止痛,温肾散寒。

应用

1. 用于寒郁气滞所致的胸闷、胁痛、脘腹胀痛、寒疝腹痛及痛经等证。乌药辛开温散,善于疏通气机,能顺气畅中,散寒止痛。对于胸闷、胁痛,可配薤白、瓜蒌皮、郁金、延胡索等同用;对脘腹胀痛,可配木香、吴茱萸、枳壳等同用;治寒疝、小腹痛引睾丸,可配小茴香、木香、青皮等以散寒行气止痛,如天台乌药散;治经行腹痛,可配香附、当归、木香等以理气活血,调经止痛,如乌药汤。

2. 用于肾阳不足,膀胱虚寒引起的小便频数及遗尿。常合益智仁、山药同用,有温肾缩尿之功,如缩泉丸。

用量 3~10 g。

文献摘要

《本草拾遗》:"主中恶心腹痛,蛊毒……宿食不消,天行疫瘴,膀胱、肾间冷气攻冲背膂,妇人血气,小儿腹中诸虫。"

《本草纲目》:"治脚气、疝气、气厥头痛、肿胀喘息,止小便数及白浊。"

沉 香
《别录》

为瑞香科常绿乔木植物沉香 Aquilaria agallocha Roxb. 及白木香 A. sinensis (Lour.) Gilg.含有黑色树脂的木材。产于我国广东、广西、台湾。采取含有树脂的木部和根部,阴干。锉末或磨粉服。

别名 沉水香

性味归经 辛、苦,温。归脾、胃、肾经。

功效 行气止痛,降逆调中,温肾纳气。

应用

1. 用于寒凝气滞,胸腹胀闷作痛之证。沉香辛香温通,能祛除胸腹阴寒,具有良好的行气止痛作用。常与乌药、木香、槟榔配伍,即沉香四磨汤。

2. 用于胃寒呕吐、呃逆等证。本品有温降调中之效。可配丁香、白豆蔻、柿蒂等药同用。

3. 用于下元虚冷、肾不纳气之虚喘,以及痰饮咳喘、上盛下虚之证。对于前者,可与附子、肉桂、补骨脂等配伍;对于后者,常与苏子、前胡、厚朴、陈皮、半夏等化痰止咳、降气平喘之品同用。皆取本品温肾纳气之功。

用量用法 1~1.5 g,研末冲服,亦可用原药磨汁服。

使用注意 本品辛温助热,阴虚火旺者慎用。

文献摘要

《日华子本草》:"调中,补五脏,益精壮阳,暖腰膝,止转筋,吐泻,冷气,破癥癖,冷风麻痹,骨节不任,风湿皮肤痒,气痢。"

《本草纲目》:"治上热下寒,气逆喘急,大肠虚闭,小便气淋,男子精冷。"

川 楝 子
《本经》

为楝科落叶乔木川楝 Melia toosendan Sieb. et Zucc.成熟果实。南方各地均产,以四川产者为佳。冬季采收,洗净,晒干贮存。用时捣破,生用或麸炒用。

别名 金铃子

性味归经 苦,寒;有小毒。归肝、胃、小肠、膀胱经。

功效 行气止痛,杀虫,疗癣。

应用

1. 用于肝气郁滞或肝胃不和所致的胁肋作痛、脘腹疼痛及疝气痛等证。本品有行气止痛之功。因其苦寒性降，兼能疏泄肝热，以证见热象者较为适宜。常与延胡索配伍，可增强止痛作用，如金铃子散。若证见寒象者，如寒疝少腹胀痛，可配小茴香、吴茱萸、木香以散寒理气止痛，如导气汤。

2. 用于虫积腹痛。本品既能杀虫，又能止痛。可配槟榔、使君子等同用。

此外，本品外用可治头癣。取川楝子适量，焙黄研末，用熟猪油或麻油调成油膏，涂于患处。在涂药前先用食盐泡温开水，将患处洗净。

用量 3~10 g。外用适量。

使用注意 本品味苦性寒，凡脾胃虚寒者不宜用。

文献摘要

《本经》："主……大热烦狂，杀三虫，疥疡，利小便水道。"

《用药法象》："入心及小肠，止上下部腹痛。"

《本草纲目》："治诸疝、虫、痔。"

附注 本品始载于《本经》，原名楝实。

荔 枝 核
《本草衍义》

为无患子科常绿乔木植物荔枝树 *Litchi chinensis* Sonn 的种子。产于福建、广东、广西、四川等地。6~7 月当果实成熟时采摘，去净皮肉，取出种子，洗净，晒干。用时捣碎，或盐水炒用。

性味归经 甘、涩，温。归肝、胃经。

功效 理气止痛，祛寒散滞。

应用

1. 用于厥阴肝经寒凝气滞所致的疝痛、睾丸肿痛等证。本品能祛除寒邪，行散滞气，有止痛之功。常与小茴香、吴茱萸、橘核等配伍，如疝气内消丸。若证属肝经实火，湿热下注，见有睾丸肿痛、阴囊红肿者，可与龙胆草、栀子、大黄、川楝子等药同用。

2. 用于肝气郁滞，胃脘久痛，以及妇人气滞血瘀所致的经前腹痛或产后腹痛等证。对于前者，可配伍行气止痛的木香，即荔香散；对于后者，可配疏肝止痛的香附，即蠲痛散。皆取本品疏肝理气、温散行滞之功。

用量 10~15 g。

文献摘要

《本草衍义》："治心痛及小肠气。"

《本草纲目》："治癫疝气痛，妇人血气刺痛。"

《本草备要》："入肝肾，散滞气，辟寒邪，治胃脘痛，妇人血气痛。"

青 木 香
《新修本草》

为马兜铃科多年生缠绕草本植物马兜铃 *Aristolochia debilis* Sieb. et Zucc. 及北马兜铃 *Aristolochia contorta* Bge. 的根。主产于江苏、浙江及安徽等地。10~11 月在茎叶枯萎时挖取根部，除去须根、泥土，晒干，切片。生用。

性味归经 辛、苦,微寒。归肝、胃经。

功效 行气止痛,解毒消肿。

应用

1. 用于肝胃气滞所致的胸胁胀痛、脘腹疼痛等证。本品能行气止痛。可与香附、川楝子等配用。

2. 用于夏令饮食不慎,秽浊内阻引起的腹痛。本品有解毒辟秽之功。可以本品单味研末,用温开水送服。

3. 用于毒蛇咬伤。本品内服外敷,能解毒消肿。可与白芷配合同用。

此外,近代发现本品有降压作用。

用量用法 3~10 g;散剂 1.5~2 g,吞服。外用适量。

使用注意 本品不宜多用,多服易引起恶心呕吐。

文献摘要

《新修本草》:"主积聚,诸毒热肿,蛇毒。"

《日华子本草》:"治血气。"

《本草纲目》:"利大肠,治头风、瘙痒、秃疮。"

《本经逢原》:"治痈肿、痰结、气凝诸痛。"

附注 本品始载于《新修本草》,原名独行根,又称土青木香、兜铃根。至明代《本草蒙筌》方称其为青木香。

薤 白
《本经》

为百合科多年生草本植物小根蒜 *Allium macrostemon* Bge.和薤 *A. chinense* G. Don.的地下鳞茎。我国各地均有分布,以江苏、浙江产者为佳。5月掘取,去苗,洗净,晒干。生用。

性味归经 辛、苦,温。归肺、胃、大肠经。

功效 通阳散结,行气导滞。

应用

1. 用于寒痰湿浊凝滞于胸中,阳气不得宣通所致的胸闷作痛或兼见喘息、咳唾的胸痹证。本品辛开行滞,苦泄痰浊,能散阴寒之凝结而温通胸阳。临床使用时,每与化痰散结、利气宽胸的瓜蒌配伍,如瓜蒌薤白白酒汤、瓜蒌薤白半夏汤及枳实薤白桂枝汤,皆为《金匮要略》的著名方剂,可为例证。若胸痹证兼见血瘀阻滞者,可视证情在前方基础上选加丹参、红花、赤芍等活血祛瘀之品。

2. 用于胃的气滞,泻痢后重。本品有行气导滞之功。可配柴胡、白芍、枳实等同用;如有湿热之证,可配清热燥湿药如黄柏、秦皮等品。

用量 5~10 g。

使用注意 气虚无滞者及胃弱纳呆、不耐蒜味者不宜用。

文献摘要

《本经》:"主金疮疮败。"

《别录》:"温中,散结气。"

《日华子本草》:"煮食,耐寒,调中……止久痢、冷泻。"

《本草纲目》:"治少阴病厥逆泄痢及胸痹刺痛,下气散血。"

檀 香
《别录》

为檀香科常绿小乔木檀香 Santalum album L.的干燥木质心材。产广东、云南、台湾,东南亚、印度、澳洲、非洲产量较多。四季均可采伐,以夏季采伐者佳。水洗后镑成片,或劈碎后入药。

别名 白檀香

性味归经 辛,温。归脾、胃、肺经。

功效 理气调中,散寒止痛。

应用 用于寒凝气滞所致的胸腹疼痛及胃寒作痛、呕吐清水等证。本品性温祛寒,辛能行散,善于利膈宽胸,行气止痛,其气芳香醒脾,故兼有调中和胃之功。常与砂仁、白豆蔻、乌药等配伍同用。

此外,近年临床常用本品治疗冠心病具有气滞血瘀之证者,每与荜茇、延胡索、细辛等配用,即宽胸丸,对缓解心绞痛有一定效果。

用量用法 1~3 g。或入丸散。

文献摘要

《日华子本草》:"止心腹痛。"

《珍珠囊》:"散冷气,引胃气上升,进饮食。"

《本经逢原》:"善调膈上诸气……兼通阳明之经,郁抑不舒,呕逆吐食宜之。"

《本草备要》:"调脾肺,利胸膈,为理气要药。"

刀 豆
《救荒本草》

为豆科一年生缠绕草质藤本植物刀豆 Canavalia gladiata（Jacq.）DC.的种子。主产于江苏、安徽、湖北及四川等地。秋季种子成熟时,采收果实,晒干剥取种子,或先剥取种子,晒干入药。

性味归经 甘,温。归胃、肾经。

功效 降气止呃。

应用 用于虚寒呃逆,呕吐。本品有温中和胃、降气止呃之功。可配丁香、柿蒂等品同用。

此外,本品又可温肾助阳。《重庆草药》载一单方,用刀豆二粒,包于猪腰子内,烧熟食,治肾虚腰痛。

用量 10~15 g。

文献摘要

《本草纲目》:"温中下气,利肠胃,止呃逆,益肾补元。"

柿 蒂
《别录》

为柿树科落叶乔木植物柿树 Diospyros kaki L. f.的宿存花萼。主产于四川、广东、福建、山东、河南等地。8~9月收集花萼,晒干。生用。

性味归经 苦,平。归胃经。

功效 降气止呃。

应用 用于胃失和降所致的呃逆之证。本品性平苦降,不寒不热,可视证情不同而选配相应的药物。如胃寒气逆者,可配丁香、生姜以温中降逆止呃,即柿蒂汤;若属胃热呃逆,亦可与芦根、竹茹等清胃药配伍同用。

用量 6~10 g。

文献摘要

《本草拾遗》:"蒂煮服之止哕气。"

《本草备要》:"止呃逆。"

《本草求真》:"柿蒂味苦气平,虽与丁香同为止呃之味,然一辛热而一苦平,合用深得寒热兼济之妙。"

甘 松
《开宝本草》

为败酱科植物甘松香 Nardostachys chinensis Batal.、宽叶甘松 N. jatamanse DC.的根茎及根。主产于四川,甘肃、青海等地亦产。春、秋两季皆可采收,以秋季采者为佳。采挖后去净泥沙,除去残茎及须根,阴干,切段入药。

性味归经 辛、甘,温。归脾、胃经。

功效 行气止痛,开郁醒脾。

应用 用于思虑伤脾或寒郁气滞引起的胸闷腹胀,不思饮食及胃脘疼痛等证。甘松温而不热,甘而不滞,香而不燥,能疏畅气机,有开郁醒脾,行气止痛之功。可与木香、香橼皮等配伍同用。

此外,《普济方》甘松汤以本品配伍荷叶、藁本,煎汤洗足,可治湿脚气,能收湿拔毒。

用量 3~6 g。外用适量。

文献摘要

《开宝本草》:"主恶气,卒心腹痛满,下气。"

《本草纲目》:"甘松芳香,能开脾郁,少加入脾胃药中,甚醒脾气。"

《本草图经》:"主下气,治心腹痛。"

娑 罗 子
《本草纲目》

为七叶树科植物七叶树 Aesculus chinensis Bge.或天师栗 A. wilsonii Rehd.的果实。前者主产浙江、江苏、河南等地;后者主产陕西、四川、贵州、湖北等地亦产。霜降后采摘,晒7~10天后堆焖回潮,再用文火烘干,烘前用针在果皮上刺孔,以防爆破,且易干燥。亦有直接晒干或剥除果皮晒干者。用时打碎。

别名 苏罗子 开心果

性味归经 甘,温。归肝、胃经。

功效 疏肝理气,宽中和胃。

应用 用于肝胃气滞所致的胸闷胁痛、胃痛腹胀,以及妇女经前乳房胀痛等证。本品既能疏解肝郁以行滞,又能理气宽中以和胃。用于上述肝胃不和之证,常与八月札、佛手等配伍;用治经前乳胀,可与路路通、香附、郁金等同用。

此外,据文献记载,本品又能杀虫,治疳积疟痢,值得进一步研究。

用量 3~10 g。

文献摘要

《本草纲目》:"久食,已风挛。"

《本草纲目拾遗》引:"《葛祖遗方》:'治心胃寒痛,虫痛。'""宽中下气,治胃脘肝膈膨胀,疳积疟痢,吐血劳伤,平胃通络。"

八 月 札
《本草拾遗》

为木通科落叶或半常绿缠绕藤本植物木通 Akebia quinata (Thunb.) Decne.、三叶木通 A. trifoliata (Thunb.) koidz.、白木通 A. trifoliata (Thunb.) Koidz. var. australis (Diels) Rehd.的果实。主产于江苏、浙江、安徽、陕西等地。8~9月间果实成熟时采摘,晒干,或用沸水泡透后晒干。切片或用时捣碎。

性味归经 苦,平。归肝、胃经。

功效 疏肝理气散结。

应用 用于肝郁气滞所致的胁痛、肝胃气痛及疝气痛等证。本品能疏肝理气。每与香附、枳壳、川楝子、延胡索等同用。

八月札又可用于瘰疬,常与昆布、象贝、牡蛎、天葵子等配伍;近年来临床上常以本品用于乳房癌及消化道癌肿,亦取其理气散结之功。

此外,本品又能利尿,可用于小便不利,石淋等证。可配利尿药同用。

用量 6~12 g。

文献摘要

《本草拾遗》:"利大小便,宣通,去烦热,食之令人心宽,止渴,下气。"

《食性本草》:"主胃口热闭,反胃不下食,除三焦客热。"

附注 本品在《本草拾遗》上原名"畜葍子""拿子";八月札之名,始载于近人所著的《饮片新参》。本品俗称八月炸、八月札、腊瓜。

玫 瑰 花
《食物本草》

为蔷薇科植物玫瑰 Rosa rugosa Thunb.的花蕾。主产于江苏、浙江、福建、山东、四川、河北等地。4~6月间,当花蕾将开放时分批采摘,除去花柄及蒂,用文火迅速烘干后入药用。

性味归经 甘、微苦,温。归肝、脾经。

功效 行气解郁,和血散瘀。

应用

1. 用于肝胃不和所致的胁痛脘闷、胃脘胀痛等证。本品能行气解郁,疏肝和胃。可与佛手、香附、郁金等品同用。

2. 用于月经不调、经前乳房胀痛,以及损伤瘀痛等证。本品既能疏肝理气,又有和血散瘀之功。用于调经,可配当归、川芎、白芍、泽兰等品;用于损伤瘀痛,可与鸡血藤、延胡索、赤芍等配伍。

用量 3~6 g。

文献摘要

《药性考》:"行血破积,损伤瘀痛。"

《本草纲目拾遗》:"和血行血,理气,治风痹,噤口痢,乳痈,肿毒初起,肝胃气痛。"

绿 萼 梅
《本草纲目》

为蔷薇科植物梅 Prunus mume (Sieb.) Sieb. et Zucc.的花蕾。白梅花主产于江苏、浙江等地。红梅花主产于四川、湖北等地。药用以白梅花为主。1~2 月间采集含苞待放的花蕾,摊置席上,晒干,或烘干。

别名 绿梅花 白梅花 红梅花

性味归经 酸、涩,平。归肝、胃经。

功效 疏肝解郁,理气和胃。

应用

1. 用于肝胃气机郁滞所致的胁肋胀痛、脘闷嗳气、胃脘疼痛、纳食不香等证。本品有疏肝和胃、调畅气机之功。可与柴胡、香附、佛手、木香等配伍同用。

2. 用于痰气交阻所致的梅核气,咽中似有物作梗之证。可取本品配合八月札、瓜蒌皮、合欢花、陈皮等以疏肝悦脾,理气化痰。

用量 3~6 g。

文献摘要

《本草纲目拾遗》:"《百草镜》:'开胃散郁,煮粥食,助清阳之气上升,蒸露点茶,生津止渴,解暑涤烦。'"

《饮片新参》:"绿萼梅平肝和胃,止脘痛,头晕,进饮食。"

附注 明代《本草纲目》称本品为白梅花。至清代《本草纲目拾遗》始称本品为绿萼梅。

九 香 虫
《本草纲目》

为蝽科昆虫九香虫 Aspongopus chinensis Dallas.的干燥全虫。主产于云南、四川、贵州、广西等地。冬、春两季捕捉,捕得后放罐内,加酒,盖紧,将其闷死,或置沸水中烫死,取出晒干或烘干,或用文火微炒用。

性味归经 咸,温。归脾、肝、肾经。

功效 行气止痛,温肾助阳。

应用

1. 用于寒郁中焦或肝胃不和所致的脘闷腹胀、胁肋作痛、胃脘疼痛等证。九香虫能温通散滞,行气止痛。可与木香、玄胡索、川楝子等同用。

2. 用于肾阳不足之证。本品又能温肾助阳。用于肾虚腰痛,常配杜仲同用;用治肾虚阳萎,可与补骨脂、仙灵脾等配伍。

用量 3~5 g。
使用注意 凡阴虚内热者忌用。
文献摘要
《本草纲目》:"膈脘滞气,脾肾亏损,壮元阳。"

9. 消 食 药

凡以消食化积为主要功效的药物,称为消食药。

消食药除能消化饮食积滞外,多数具有开胃和中的作用,其中个别药物尚有运脾之功。适用于食积不化所致的脘腹胀满、嗳气吞酸、恶心呕吐、大便失常,以及脾胃虚弱、消化不良等证。

临床应用时应根据不同的证候,适当配伍其他药物。在一般情况下,食滞中焦,往往阻塞气机,导致气行失畅,出现脾胃气滞之证,故在运用本类药物时,常配理气之品以行气宽中,可有助于消食化滞。若证见寒象者,可配温中之品以散寒行滞;宿食积滞、郁而化热者,可配苦寒轻下之品以泄热导滞;湿浊中阻者,又当配伍芳化之品以化湿醒脾;如脾胃虚弱、运化无力者,则应以补脾调胃为主,不能单纯依靠本类药物取效。

山 楂
《新修本草》

为蔷薇科落叶灌木或小乔木植物野山楂 Crataegus cuneata Sieb. et Zucc.或山楂 C. pinnatifida Bge. var. major N. E. Br.的果实。产我国河南、江苏、浙江、安徽、湖北、贵州、广东等省。秋末、冬初采收,晒干。生用或炒用。

性味归经 酸、甘,微温。归脾、胃、肝经。
功效 消食化积,活血散瘀。
应用

1. 用于食滞不化,肉积不消,脘腹胀满,腹痛泄泻等证。本品味酸而甘,微温不热,功擅助脾健胃,促进消化,为消油腻肉食积滞之要药。如《简便方》治肉不消,即单用煎服;治食滞不化,常与神曲、麦芽等配伍,以增强消食化积之力;如兼见脘腹胀痛者,可加木香、枳壳等品以行气消滞;若因伤食而引起腹痛泄泻,可用焦山楂 10 g 研末,开水调服,有消食止泻之功。

2. 用于产后瘀阻腹痛、恶露不尽,以及疝气偏坠胀痛等证。山楂能入血分而活血散瘀消肿。对前者,常与当归、川芎、益母草等配伍;对后者,可与小茴香、橘核等同用。

此外,近年来临床上常以生山楂用于高血压病、冠心病及高脂血症的治疗。

用量 10~15 g;大剂量 30 g。
文献摘要
《新修本草》:"汁服主水痢,沐头及洗身上疮痒。"
《本草衍义补遗》:"健胃,行结气,治妇人产后儿枕痛,恶露不尽,煎汁入沙糖服之立效。"
《本草纲目》:"化饮食,消肉积,癥瘕,痰饮,痞满吞酸,滞血痛胀。"

《随息居饮食谱》:"醒脾气,消肉食,破瘀血,散结消胀,解酒化痰,除疳积,止泻痢。"

附注 本品在《新修本草》上原名赤爪实,《本草图经》称为棠梂子,《本草衍义补遗》始称为山楂。

神 曲
《药性论》

为面粉和其他药物混合后经发酵而成的加工品。本品原主产于福建,现各地均能生产,而制法规格稍有出入;大致以大量麦粉、麸皮与杏仁泥、赤小豆粉,以及鲜青蒿、鲜苍耳、鲜辣蓼自然汁,混合拌匀,使不干不湿,做成小块,放入筐内,复以麻叶或楮叶,保温发酵1周,长出菌丝(生黄衣)后,取出晒干即成。生用或炒至略具焦香气入药。

别名 六神曲

性味归经 甘、辛,温。归脾、胃经。

功效 消食和胃。

应用 用于食积不化,脘腹胀满、不思饮食及肠鸣泄泻等证。本品能消食健胃和中。用治上述证候,常与山楂、麦芽等品配伍同用。

此外,对丸剂中有金石药品,难于消化吸收者,可用神曲糊丸以助消化,如磁朱丸。

用量 6~15 g。

文献摘要

《药性论》:"化水谷宿食,癥结积滞,健脾暖胃。"

《珍珠囊》:"养胃气,治赤白痢。"

《本草纲目》:"消食下气,除痰逆霍乱、泄痢胀满诸疾,其功与曲同。闪挫腰痛者,煅过淬酒温服有效。妇人产后欲回乳者,炒研酒服二钱,日二即止,甚验。"

附药 建曲

本品是在六神曲的内容上增加紫苏、荆芥、防风、羌活、厚朴、白术、木香、枳实、青皮等40多种药品制成。又名范志曲。功能消食化滞,发散风寒。常用于食滞不化或兼感风寒者。

用量 6~15 g。

麦 芽
《别录》

为禾本科一年生草本植物大麦 *Hordeum vulgare* L.的成熟果实经发芽干燥而成,我国各地均产,并可随时制备。以成熟大麦,水浸约1日,捞起篓装或布包,经常洒水至发短芽,晒干。生用或炒黄用。

性味归经 甘,平。归脾、胃、肝经。

功效 消食和中,回乳。

应用

1. 用于食积不化、消化不良、不思饮食、脘闷腹胀等证。本品能助淀粉性食物的消化,尤适用于米、面、薯、芋等食物积滞不化者。常与山楂、神曲、鸡内金等配伍同用。若脾胃虚弱而运化不良者,亦可在运用补脾益气药时,酌配本品,可使补而不滞。

2. 用于妇女断乳,或乳汁郁积所致的乳房胀痛等证。麦芽有回乳之功。可每天用生、炒麦芽各 30~60 g,煎汁分服,有一定效果。

此外,本品又能疏肝,如遇肝郁气滞或肝脾不和之证,可作为辅助药。

用量 10~15 g;大剂量 30~120 g。

使用注意 授乳期不宜用。

文献摘要

《别录》:"消食和中。"

《药性论》:"破冷气,去心腹胀满。"

《本草纲目》:"消化一切米面诸果食积。"

附注 《别录》原名麦蘖,《药性论》称为大麦蘖,《本草纲目》始称为麦芽。

谷 芽
《本草纲目》

为禾本科一年生草本植物稻 Oryza sativa L.的成熟果实,发芽晒干而成。我国各地均产,随时皆可制备,制法如麦芽。生用或炒用。

性味归经 甘,平。归脾、胃经。

功效 消食和中,健脾开胃。

应用 用于食积停滞,消化不良,以及脾虚食少等证。本品功同麦芽,但消食之力较麦芽缓和,故能促进消化而不伤胃气。每与麦芽配伍,以增强疗效。以之为基础,可用于食滞或食少之证。对前者,常与神曲、山楂等同用;对后者,可配党参、白术、陈皮等品同用。

用量 10~15 g;大剂量 30 g。

文献摘要

《本草纲目》:"快脾开胃,下气和中,消食化积。"

《本经逢原》:"启脾进食,宽中消谷,而能补中。"

莱 菔 子
《日华子本草》

为十字花科一年生或二年生草本植物莱菔 Raphanus sativus L.的种子。我国各地均产。初夏采收成熟种子,晒干。生用或炒用。

性味归经 辛、甘,平。归脾、胃、肺经。

功效 消食化积,降气化痰。

应用

1. 用于食积不化,中焦气滞,脘腹胀满,嗳腐吞酸,或腹痛泄泻,泻而不畅等证。本品功擅消食化积,能除胀行滞。常与山楂、神曲、陈皮等品配伍,可增强消食和中之力,如保和丸;若食积停滞而兼有脾虚证候者,可在前方中加白术以消补并施,如大安丸。

2. 用于痰涎壅盛,气喘咳嗽属于实证者。本品有降气消痰之功。常与白芥子、苏子配合同用,即三子养亲汤。

用量 6~10 g。

使用注意 本品能耗气,气虚及无食积、痰滞者慎用。

文献摘要

《日华子本草》:"水研服吐风痰,醋研消肿毒。"

《本草纲目》:"下气定喘,治痰,消食除胀,利大小便,止气痛,下痢后重,发疮疹。"

附注 《日华子本草》原名萝卜子。

鸡 内 金
《本经》

为雉科动物鸡 *Gallus gallus* domesticus Brisson. 的砂囊的角质内壁。剥离后,洗净晒干。研末生用或炒用。

性味归经 甘,平。归脾、胃、小肠、膀胱经。

功效 运脾消食,固精止遗。

应用

1. 用于消化不良,食积不化,以及小儿疳积等证。本品消食力量较强,且有运脾健胃之功。对消化不良证情较轻者,可单用本品炒燥后研末服用,有一定疗效;用治食积不化,脘腹胀满,常与山楂、麦芽等配伍;治小儿脾虚疳积,可与健脾益气之品如白术、山药、茯苓等同用。

2. 用于遗尿,遗精等证。鸡内金有固精止遗作用。对前者,常与桑螵蛸、覆盆子等配伍;对后者,可配合莲肉、菟丝子等同用。

此外,本品尚有化坚消石之功,可用于泌尿系结石及胆结石,常与金钱草配用。

用量用法 3~10 g。研末服,每次 1.5~3 g,效果比煎剂好。

文献摘要

《本经》:"主泄利。"

《别录》:"主小便利,遗溺。除热止烦。"

《日华子本草》:"止泄精并尿血,崩中带下,肠风泻痢。此即是肫内黄皮。"

《本草纲目》:"治小儿食疟,疗大人淋漓,反胃,消酒积,主喉闭乳蛾,一切口疮牙疳诸疮。"

附注 《本经》原名鸡肶胵里黄皮。

10. 驱 虫 药

凡以驱除或杀灭寄生虫为其主要作用的药物,称为驱虫药。

本类药物主要用于肠寄生虫病,如蛔虫病、蛲虫病、绦虫病、钩虫病等。虫证患者,每见绕脐腹痛,呕吐涎沫,不思饮食,或善饥多食,嗜食异物,肛门、鼻、耳瘙痒,久则出现面色萎黄,形瘦腹大,或浮肿乏力等症。另有不少患者因寄生虫感染较轻,无明显证候,而只是在检查大便时才被发现。

临床应用时,必须根据寄生虫的种类及患者体质的强弱而选用适当的驱虫药,并须视具体证情而配伍相应的药物。如有积滞者,可配伍消积导滞药;便秘者,当配伍泻下药,可有助于虫体排出;脾胃虚弱、运化失常者,可酌配健运脾胃之品;对于体虚的患者,应攻补兼施,或先补后攻。

驱虫药一般应在空腹时服,使药力较易作用于虫体,以收驱虫之效。

本类药物中,部分药物具有相当的毒性,应用时必须注意剂量,以免损伤正气。

在发热或腹痛较剧时,暂时不宜使用驱虫药。孕妇、老弱患者都应慎用。

使 君 子
《开宝本草》

为使君子科落叶藤本状灌本植物使君子 Quisqualis indica L.的种子。主产于四川、广东、广西、云南等地。以四川产量最多。9~10月果皮变紫黑色时采收,晒干。去壳,取种仁生用,或炒香用。

性味归经 甘,温。归脾、胃经。

功效 杀虫消积。

应用 用于蛔虫病及小儿疳积。本品有杀虫消积之功,因其味甘气香而不苦,故尤宜于小儿。对轻证,单用使君子仁炒香嚼服有效;如蛔虫较多、证情较重者,可与苦楝皮、槟榔等配伍,以增强驱虫之力;如小儿疳积,腹痛有虫,形瘦腹大,面色萎黄者,常配党参、白术、鸡内金、槟榔等以健运脾胃、杀虫消积。

用量用法 6~10 g。炒香嚼服,小儿每岁每天1粒~1粒半,总量不超过20粒。

使用注意 大量服用能引起呃逆、眩晕、呕吐等反应;与热茶同服,亦能引起呃逆。一般在停药后即可缓解。必要时可对证用药。

文献摘要

《开宝本草》:"主小儿五疳、小便白浊,杀虫,疗泻痢。"

《本草纲目》:"健脾胃,除虚热,治小儿百病疮癣。""此物味甘气温,既能杀虫,又益脾胃,所以能敛虚热而止泻痢,为小儿诸病要药。""……忌饮热茶,犯之即泻。"

苦 楝 皮
《别录》

为楝科乔木植物楝树 Melia azedarach L.和川楝树 M. toosendan S. et Z.的根皮或树皮。全国大部分地区有分布,春、秋两季采收,刮去栓皮,洗净鲜用。或以干品润透切片用。

性味归经 苦,寒。有毒。归脾、胃、肝经。

功效 杀虫,疗癣。

应用 用于蛔虫病、钩虫病、蛲虫病。本品杀虫作用较强,疗效较佳。治蛔虫病,可单用煎服;若与槟榔配伍,能增强杀虫之力,既可用以驱蛔,又可用于钩虫病;治蛲虫病,可用本品配合百部、乌梅,每晚煎取浓液灌肠,连用2~4天。

此外,尚可用治头癣、疥疮,以本品研末,用醋或猪脂调涂患处。

用量 6~15 g;鲜品 15~30 g。外用适量。

使用注意 本品有一定毒性,不宜持续和过量服用。体虚者慎用,肝病患者忌用。

文献摘要

《别录》:"疗蚘虫,利大肠。"

《日华子本草》:"治游风热毒,风疹,恶疮,疥癫,小儿壮热,并煎汤浸洗。"

槟 榔
《别录》

为棕榈科常绿乔木植物槟榔 Areca cathecu L.的成熟种子。主产于海南岛、福建、云南等地。冬、春两季果实成熟时采集,剥去果皮,晒干,浸透切片。

别名 大腹子 海南子

性味归经 辛、苦,温。归胃、大肠经。

功效 杀虫,消积,行气,利水。

应用

1. 用于多种肠寄生虫病。本品能驱杀绦虫、姜片虫、钩虫、蛔虫、蛲虫等多种肠寄生虫,并有泻下之功,有助于驱除虫体。对绦虫病疗效较佳,对驱杀猪肉绦虫尤为有效;如与南瓜子配合同用,可增强驱杀牛肉绦虫之力。

2. 用于食积气滞,腹胀便秘,以及泻痢后重等证。本品辛散苦泄,既能行气消积以导滞,又能缓泻而通便。对上述诸证,常与木香、青皮、大黄等品配伍同用,如木香槟榔丸。

3. 用于水肿、脚气肿痛等证。本品有行气利水之功。治水肿实证,常与商陆、茯苓皮、泽泻等配伍,如疏凿饮子;对脚气肿痛证属寒湿者,常与木瓜、吴茱萸、陈皮、紫苏等配用,如鸡鸣散。

此外,尚可用于疟疾,如常用截疟方剂截疟七宝饮的组成中即有本品。

用量用法 6~15 g。单用杀绦虫、姜片虫时,可用 60~120 g。

使用注意 脾虚便溏者不宜服用。

文献摘要

《别录》:"主消谷逐水,除痰癖,杀三虫伏尸,疗寸白。"

《药性论》:"宣利五脏六腑壅滞,破坚满气,下水肿,治心痛、风血积聚。"

《本草纲目》:"治泻痢后重,心腹诸痛,大小便气秘,痰气喘急,疗诸疟,御瘴疠。"

附药 大腹皮

为槟榔的果皮。性味辛,微温。归脾、胃、大肠、小肠经。功能下气宽中,利水消肿。用于湿阻气滞,脘腹痞闷胀满、大便不爽及水肿、脚气等证。用量 3~10 g。

南 瓜 子
《现代实用中药》

为葫芦科植物南瓜 Cucurbita moschata Duch.的种子。主产于浙江、江苏、河北、山东、山西、四川等地。夏秋间果熟时采集,取子洗净、晒干。研粉生用,以新鲜者良。

性味归经 甘,平。归胃、大肠经。

功效 杀虫。

应用 用于绦虫病、蛔虫病。本品有杀虫之功,可单味生用。对绦虫病,如与槟榔同用,可增强疗效,用时宜先将南瓜子 60~120 g(连壳生用),洗净,研细,冷开水调服,2 小时后用槟榔 60~120 g 煎服,再过半小时用开水冲服芒硝 15 g,促使泻下通便,以利于虫体排出。

此外,本品尚可用于血吸虫病。

用量用法 60~120 g。连壳或去壳后研细粉用冷开水调服。

鹤草芽
《中华医学杂志》

为蔷薇科多年生草本植物龙牙草(即仙鹤草)*Agrimonia pilosa* Ledeb.的冬芽,深冬或早春采收,除去棕褐色绒毛,晒干。研粉用。

性味归经 苦、涩,凉。归肝、小肠、大肠经。

功效 杀虫。

应用 用于绦虫病。本品有杀虫之功,且有泻下作用,有助于驱除虫体,疗效较佳。故为驱杀绦虫的要药。单用研粉,于早晨空腹一次顿服,一般在服药后5~6小时内即可排出虫体。

用量用法 本品不宜入煎。研粉吞服,每次30~50g,用温开水送服。小儿按每千克体重用0.7~0.8g计算。

附注 本品能使绦虫体痉挛而很快致死,对头节、颈节、体节均有作用。其有效成分鹤草酚几乎不溶于水,故用时以入散剂为宜。

雷丸
《本经》

为多孔菌科雷丸菌 *Polyporus mylittae* Cook. et Mass.的菌核。我国西北、西南、华南诸省均产,以四川、湖北、云南、贵州等地产量最多。春、秋、冬三季可采收,但以8~10月采收为多,洗净晒干。入丸散剂。

性味归经 苦,寒;有小毒。归胃、大肠经。

功效 杀虫。

应用 用于绦虫病、钩虫病、蛔虫病。本品有杀虫之功。驱杀绦虫,单用有效;用以驱杀钩虫、蛔虫,常配槟榔、苦楝皮、木香等同用。

用量用法 6~15g。宜入丸、散剂。用以驱杀绦虫,每次服粉剂12~18g,日服3次,用冷开水调,饭后服。连服3天。

文献摘要
《本经》:"杀三虫,逐毒气,胃中热。"
《别录》:"逐邪气恶风汗出,除皮中热结积,蛊毒,白虫寸白自出不止。"
《药性论》:"主癫痫狂走,杀蛕虫。"

附注 本品所含蛋白酶(雷丸素),能破坏绦虫节片。但此种蛋白酶,受热(60℃左右)和酸的作用易于破坏失效,而在碱性溶液中作用较强。

鹤虱
《新修本草》

为菊科多年生草本植物天名精 *Carpesium abrotanoides* L.或伞形科二年生草本植物野胡萝卜 *Daucus carota* L.的干燥成熟果实。天名精主产于华北各地,称北鹤虱,为本草书籍所记的正品,晚秋采收;野胡萝卜产于浙江、安徽、湖南、四川、江苏等地,商品称南鹤虱,8~9月果实成熟时采收,晒干。生用或炒用。

性味归经 苦、辛,平;有小毒。归脾、胃经。

功效 杀虫。

应用 用于蛔虫、蛲虫及绦虫等多种肠寄生虫病。本品有条虫之功。可单用,亦可与使君子、槟榔等配合同用,以增强杀虫之力,如化虫丸。

用量 3~10 g。

文献摘要

《新修本草》:"主蚘、蛲虫,用之为散,以肥肉臛汁服。"

《日华子本草》:"杀五脏虫,止疟及敷恶疮。"

榧　子
《别录》

为红豆杉科常绿乔木植物榧树 *Torreya grandis* Fort. 的成熟种子。主产于浙江、福建、安徽、湖北、江苏等地。冬季果实成熟时采收,晒干。生用或炒用。

性味归经 甘,平。归肺、大肠经。

功效 杀虫。

应用 用于多种肠寄生虫病。本品味甘性平无毒,既能杀虫,又不损伤胃气,且有缓泻作用,可促使虫体排出。故为驱虫要药。对钩虫病,单用有效,亦可配合贯众、槟榔等品同用;对绦虫病,可与南瓜子、槟榔等配用;对蛔虫病,可配使君子、苦楝皮、乌梅等品同用。

此外,尚能润肺止咳,可用于肺燥咳嗽证情较轻者。

用量用法 30~50 g。炒熟去壳,取种仁嚼服;亦可连壳生用,打碎入煎。治钩虫病,每天用 30~40 个,炒熟去壳,在空腹时 1 次嚼服,连服至大便虫卵消失为止。

文献摘要

《别录》:"主五痔,去三虫,蛊毒。"

《食疗本草》:"消谷,助筋骨,行营卫,明目。"

《本草衍义》:"多食滑肠,五痔人宜之。"

附注 《别录》原名榧实。

芜　荑
《本经》

为榆科落叶小乔木或灌木植物大果榆 *Ulmus macrocarpa* Hance 果实的加工品。主产于河北、山西等地。夏季采其成熟果实,晒干,搓去膜翅,取出种子浸于水中,待发酵后,加入家榆树皮粉、红土、菊花末,加温开水调成糊状,摊于平板上,切成小方块,晒干,入药。

性味归经 辛、苦,温。归脾、胃经。

功效 杀虫消疳。

应用 用于虫积腹痛及小儿疳积泄泻等证。本品有杀虫消积之功,可单用,或与其他杀虫药配伍,以增强疗效。如《千金方》治虫痛,面色黄,单用本品和面粉炒成黄色,为末,米饮送服;《本事方》杀诸虫,则以生芜荑、生槟榔为末,蒸饼丸服;《奇效良方》治蛔痛不可忍,则以之与雷丸、干漆配伍,为末,温水调服。近年来临床用以驱除诸虫,常与鹤虱、槟榔、苦楝根皮、使君子等配合同用,如化虫丸;若用于小儿疳积,腹痛有虫,面黄形瘦而经常泄泻者,可与白术、山药、鸡内金、木香等健运脾胃之品配合同用。

此外,本品尚可用治疥癣,研末,用醋或蜂蜜调涂患处。

用量 3~10 g。外用适量。

文献摘要

《本经》:"主五内邪气,散皮肤骨节中淫淫温行毒,去三虫,化食。"

《别录》:"逐寸白。"

《海药本草》:"杀虫止痛,又妇人子宫风虚,孩子疳泻。得诃子、豆蔻良。"

《日华子本草》:"治肠风痔瘘,恶疮疥癣。"

贯 众
《本经》

为鳞毛蕨科多年生草本植物粗茎鳞毛蕨 *Dryopteris Crassirhizoma* Nakai、蹄盖蕨科多年生草本植物峨眉蕨 *Lunathyrium acrostichoides*(Sw.)Ching、乌毛蕨科多年生草本植物单芽狗脊 *Woodwardia unigemmata*(Makino)Nakai、紫萁科多年生草本植物紫萁 *Osmunda Japonica* Thunb.的根茎及叶柄基部。粗茎鳞毛蕨主产东北、峨眉蕨主产华北、华中;单芽狗脊主产华东、华南;紫萁主产河南及华东等地区。多在秋季挖取根茎,除去须根与部分叶柄,晒干,切片生用或炒炭用。

性味归经 苦,微寒。归肝、脾经。

功效 杀虫,清热解毒,止血。

应用

1. 用于多种肠寄生虫病。本品有杀虫之功,常与其他杀虫药配伍,以增强疗效。如用以驱杀钩虫,可与榧子、槟榔、红藤等药合用;用以驱杀绦虫,可与槟榔、雷丸等配制丸剂服用;用以驱除蛲虫,可与鹤虱、苦楝根皮等同用。

2. 用于风热感冒,温热斑疹,以及痄腮等病证。本品味苦性寒,有泄热解毒之功。常与金银花、连翘、大青叶、板蓝根等配伍同用。

3. 用于衄血、吐血、便血及崩漏等证。本品炒炭,能凉血止血,宜用于血热妄行之证。治崩漏,功效尤良。常与侧柏叶、仙鹤草、陈棕炭配伍同用。

用量用法 10~15 g。用以驱虫及清热解毒宜生用;用以止血,宜炒炭用。

文献摘要

《本经》:"主腹中邪热气,诸毒,杀三虫。"

《别录》:"去寸白,破癥瘕,除头风,止金疮。"

《嘉祐本草》:"为末水服一钱,止鼻血有效。"

《本草纲目》:"治下血、崩中、带下,产后血气胀痛,斑疹毒,漆毒,骨哽。"

《本草正义》:"贯众苦寒沉降之质,故主邪热而能止血,并治血痢下血甚有捷效,皆苦以燥湿,寒以泄热之功也。然气亦浓厚,故能解时邪热结之毒。《别录》除头风,专指风热言之,凡大头瘟疫肿连耳目,用泄散而不遽应者,但加入贯众一味,即邪势透泄而热解神清。"

附注 《本草纲目》又名贯仲。

11. 止 血 药

凡以制止体内外出血为主要作用的药物,称为止血药。

止血药主要适用于出血病证,如咯血、衄血、吐血、尿血、便血、崩漏、紫癜及创伤出血等。凡出血之证,如不及时有效地制止,往往使血液耗损,并可能因失血过多而造成机体衰弱;若大出血不止者,更会导致气随血脱,危及生机。故止血药的应用,不论在治疗一般出血、创伤或战伤救护中,都具有重要的意义。

止血药有凉血止血、收敛止血、化瘀止血、温经止血等不同作用。临证时,须根据出血的原因和具体的证候,从整体出发,选用相应的止血药,并择适当的药物进行配伍,以增强疗效。如血热妄行者,应配清热凉血药;阴虚阳亢者,应配滋阴潜阳药;瘀血阻滞而出血不止者,应配行气活血药;虚寒性出血,应根据证情配合温阳、益气、健脾等药同用;若出血过多而致气虚欲脱者,如单用止血药,则缓不济急,应急予大补元气之药,以益气固脱。

在使用凉血止血和收敛止血药时,必须注意有无瘀血。若有瘀血未尽,应酌加活血祛瘀药,不能单纯止血,以免有留瘀之弊。

大 蓟
《别录》

为菊科多年生宿根草本植物大蓟 *Cirsium japonicum* DC.的根及全草。我国各地均产。夏秋花期时采集全草,秋末挖取根部,晒干,切段。生用或炒用。

性味归经　甘、苦,凉。归心、肝经。

功效　凉血止血,散瘀消痈。

应用

1. 用于咯血、衄血、崩漏、尿血等证。大蓟能凉血止血,适用于血热妄行所致的出血证,可单味应用,也可与小蓟、侧柏叶等同用。

2. 用于疮痈肿毒。本品性凉苦泄,兼有破血散瘀、解毒消痈之功,无论内服、外敷,皆有一定功效,以用鲜品为佳。

此外,近年来常以本品用治高血压病及肝炎,有降压及利胆退黄作用。

用量用法　10~15 g;鲜品可用 30~60 g。外用适量,捣敷患处。

文献摘要

《别录》:"主女子赤白沃,安胎,止吐血、鼻衄。"

《日华子本草》:"大蓟叶凉,治肠痈腹藏瘀血。血运,仆损,可生研酒并小便任服。恶疮疥癣,盐研罨敷。"

小 蓟
《别录》

为菊科多年生草本植物刺儿菜 *Cephalanoplos segetum* (Bge.) Kitam.或刻叶刺儿菜 *C.*

setosum（Bieb.）Kitam.的全草及地下茎。产于我国南北各地。夏季花期采集,洗净,晒干,切段。生用,尤以鲜品为佳。

性味归经 甘,凉。归心、肝经。

功效 凉血止血,解毒消痈。

应用

1. 用于血热妄行所致的咯血、衄血、吐血、尿血及崩漏等证。本品能凉血泄热以止血,兼可利尿,故擅治尿血。常与蒲黄、木通、滑石等同用,如小蓟饮子。

2. 用于热毒疮痈。可单用内服,亦可取鲜品捣烂外敷。其解毒消痈之功,与大蓟相似而力量较弱。

用量 10~15 g;鲜品可用30~60 g。外用适量。

文献摘要

《本草拾遗》:"小蓟破宿血,止新血,暴下血,血痢,金疮出血,呕血等……及蜘蛛蛇蝎毒。"

《本草图经》:"小蓟根……止吐血,衄血,下血,皆验;大蓟根……破血之外亦疗痈肿。"

地 榆
《本经》

为蔷薇科多年生草本植物地榆 *Sanguisorba officinalis* L.的根。我国南北均有分布,以浙江、安徽、湖北、湖南、山东等省产量为多。春、秋两季采挖,洗净泥土,除去茎叶及须根,晒干切片,生用或炒用。

性味归经 苦、酸,微寒。归肝、胃、大肠经。

功效 凉血止血,解毒敛疮。

应用

1. 用于咯血、衄血、吐血、尿血、便血、痔血及崩漏等证。地榆性寒苦降,味涩收敛,有凉血泄热、收敛止血之功。可用于诸种出血之证,尤适宜于下焦血热所致的便血、痔血、血痢及崩漏等证。治便血、痔血,常与槐花合用;治血热崩漏,可与生地、黄芩、炒蒲黄、莲房等配伍;治血痢经久不愈,常与黄连、木香、乌梅、诃子肉等同用,如地榆丸。

2. 用于烫伤、湿疹、皮肤溃烂等证。本品能泻火解毒,并有收敛作用,为治疗烫伤的要药。取生地榆研末,麻油调敷,可使渗出液减少,疼痛减轻,愈合加速。对于湿疹、皮肤溃烂等证,可用生地榆煎浓液,纱布浸湿外敷;亦可用地榆粉,加煅石膏粉、枯矾,研匀,撒于患处,或加适量麻油调敷。

用量 10~15 g。外用适量。

使用注意 对于大面积烧伤,不宜使用地榆制剂外涂,以防它所含水解型鞣质被身体大量吸收而引起中毒性肝炎。

文献摘要

《本经》:"主妇人……带下病,止痛,除恶肉,止汗,疗金疮。"

《别录》:"止脓血,诸瘘,恶疮,热疮……可作金疮膏。"

《日华子本草》:"排脓,止吐血,鼻洪,月经不止,血崩,产前后诸血疾,赤白痢并水泻,浓煎止肠风。"

《本草纲目》:"捣汁涂虎犬蛇虫伤。""地榆除下焦热,治大小便血证。"

苎麻根
《别录》

为荨麻科多年生草本或亚灌木苎麻 Boehmeria nivea (L.) Gaud.的根,茎、叶亦入药。各地均产,生于荒地、山坡,有栽培。夏、秋两季采收根,晒干。生用,用时润软切片。

性味归经 甘,寒。归心、肝经。

功效 凉血止血,清热安胎,利尿,解毒。

应用

1. 用于咯血、吐血、衄血、尿血、崩漏及紫癜等证属于血分有热者。本品性寒,能凉血泄热以止血,单味应用有效,亦可随证配伍相应的药物。

2. 用于怀胎蕴热所致的胎动不安及胎漏下血等证。有清热安胎之功。对于胎热,可与黄芩、竹茹等药配伍;对于胎漏,常与地黄、当归、阿胶等同用,如苎根汤。

3. 用于湿热下注、小便淋沥不畅等证。本品能清热利尿。常与白茅根、车前子等配用。

此外,本品还可用治热毒疮痈,蛇虫咬伤。可用鲜根捣烂外敷,也可配合清热解毒之品内服。

用量 10~30 g。外用适量。

文献摘要

《别录》:"主小儿赤丹;渍苎汁疗渴,安胎。"

《日华子本草》:"治心膈热,漏胎下血,产前后心烦,天行热疾,大渴大狂。"

附注 本品茎、叶亦有止血作用。

紫珠
《本草拾遗》

为马鞭草科多年生木本植物杜虹花 Callicarpa pedunculata R. Br.、大叶紫珠 C. macrophylla Vahl.或裸花紫珠 C. nudiflora Hook. et Arn.的叶。长江以南各地均有分布。全年可采,以夏、秋两季采收为佳,晒干。生用,或研粉用。

性味归经 苦、涩,凉。归肝、肺、胃经。

功效 收敛止血,解毒疗疮。

应用 用于衄血、咯血、吐血、尿血、便血、崩漏及牙龈出血、外伤出血等证。本品有收敛止血作用,尤以对肺胃出血之证,疗效较佳。常单味水煎或研末服用。若治外伤出血,可用粉末撒布或鲜叶捣烂外敷。

此外,本品又可用于烧伤及疮痈肿毒等证。对烧伤,可用煎液或粉末涂布;对疮痈,可同时内服、外敷。皆取其解毒之功。

用量用法 10~15 g;研末服,每次 1.5~3 g。外用适量。

文献摘要

《本草拾遗》:"解诸毒物,痈肿,喉痹,飞尸蛊毒,毒肿下瘘,蛇虫螫,狂犬毒。煮汁洗疮肿,除血长肤。"

《福建民间草药》:"止血。"

附注 目前国内所用的紫珠,除杜虹花,大叶紫珠,裸花紫珠外,还有以下几种同属植物:

1. 白棠子树 Callicarpa dichotoma (Lour.) K. Koch

2. 长叶紫珠 Callicarpa loureiri Hook. et Arn.

3. 大树紫珠(乔木紫珠) *Callicarpa arborea* Roxb.
4. 广东紫珠 *Callicarpa kwangtungensis* Chun.
5. 红紫珠 *Callicarpa rubella* Lindl.
6. 华紫珠 *Callicarpa cathayana* H. T. Chang

白 茅 根
《本经》

为禾本科多年生草本植物白茅 *Imperata cylindrica* (L.) Beauv. var. *major* (Nees.) C. E. Hubb.的根茎。全国多数地区均有分布。春季苗未出土或秋后苗枯时采挖。洗净鲜用,或晒干切短节生用。

性味归经 甘,寒。归肺、胃、膀胱经。

功效 凉血止血,清热利尿。

应用

1. 用于血热妄行所致的衄血、咯血、吐血,以及尿血等证。茅根功擅凉血止血。常单味应用,亦可配合其他止血药同用。如用治上部出血,常与仙鹤草配伍;因本品又能利尿,若用治尿血,可收两者兼顾之效,常与侧柏叶、小蓟、蒲黄等合用。

2. 用于热淋,小便不利、水肿及湿热黄疸等证。本品有清热利尿之功。可配伍车前子、金钱草等利水渗湿药同用。

此外,本品味甘性寒,能清泄肺胃蕴热,故又常用于热病烦渴、胃热呕哕及肺热咳嗽等证,每与芦根合用。

用量 15~30 g;鲜品 30~60 g。以鲜品为佳。

文献摘要

《本经》:"主劳伤虚羸,补中益气,除瘀血,血闭寒热,利小便。"

《别录》:"下五淋,除客热在肠胃,止渴,坚筋,妇人崩中。"

《本草纲目》:"止吐衄诸血,伤寒哕逆,肺热喘急,水肿,黄疸,解酒毒。"

附注 《本经》原名茅根。

附药 白茅花

为白茅的花穗。性味甘平。功能止血。常用于衄血、吐血;外敷可治创伤出血。用量 10~15 g。外用适量。

槐 花
《日华子本草》

为豆科落叶乔木槐树 *Sophora japonica* L.的花蕾。南北大部分地区均有栽培。6~7 月采花蕾,晒干。生用或炒用。

别名 槐米

性味归经 苦,微寒。归肝、大肠经。

功效 凉血止血。

应用 用于各种出血之证。本品性凉苦降,能清泄血分之热,故适用于血热妄行所致的出血病证,尤善治下部出血。多炒炭用,并常与地榆配伍,用于便血、痔血;若与仙鹤草、白茅根、侧柏叶等同用,亦可治咯血、衄血等证。

此外,本品生用能降血压及改善毛细血管的脆性,故近年来临床又常用于高血压病。

用量 10~15 g。

文献摘要

《日华子本草》:"治五痔、心痛、眼赤,杀腹脏虫及热,治皮肤风并肠风泻血、赤白痢。"

《珍珠囊》:"凉大肠。"

《本草纲目》:"炒香频嚼,治失音及喉痹。又疗吐血衄血、崩中漏下。"

附药　槐角

为槐树的成熟果实。性味、归经、功用与槐花相似。但本品止血作用比槐花弱,而清降泄热之力则较强,且能润肠,故常用于痔疮肿痛出血之证。用量10~15 g。习惯上孕妇忌用。

侧　柏　叶
《别录》

为柏科常绿乔木植物侧柏 Biota orientalis (L.) Endl. 的嫩枝及叶。各地有栽培。全年均可采收,剪下小枝,除去粗梗,阴干,切断。生用或炒炭用。

性味归经 苦、涩,微寒。归肺、肝、大肠经。

功效 凉血止血,祛痰止咳。

应用 用于各种内外出血证。侧柏叶性凉味涩,既能凉血,又能收敛止血,主要用于血热妄行之证。治咯血、吐血、鼻衄、尿血、崩漏等证,可与大蓟、小蓟、茅根等同用;若与艾叶、炮姜等温经止血药同用,亦可用治虚寒性出血。本品研末,还可用于外伤出血。

此外,近年来在临床上用于咳喘痰多之证,有止咳祛痰作用。外用可治脂溢性皮炎,以鲜品60 g,加60%酒精(或白酒)适量,浸泡7天,取药液涂擦头皮,有止痒之功,并可减少头发脱落。

用量 10~15 g。外用适量。

文献摘要

《别录》:"主吐血,衄血,痢血,崩中赤白……去湿痹,生肌。"

《药性论》:"止尿血……治冷风历节疼痛。"

仙　鹤　草
《滇南本草》

为蔷薇科多年生草本植物龙芽草 Agrimonia pilosa Ledeb. 的全草。产于我国南北各地。夏、秋两季采收,洗净晒干,切段,生用。

别名 脱力草

性味归经 苦、涩,平。归肺、肝、脾经。

功效 收敛止血,止痢,杀虫。

应用

1. 用于咯血、吐血、衄血、尿血、便血及崩漏等证。仙鹤草味涩收敛,止血作用较佳,广泛应用于各种出血之证。可单味应用,亦可随证配伍相应的药物。如属于血热妄行,可配合凉血止血药如鲜生地、丹皮、栀子、侧柏叶等品；如崩漏不止，证属虚寒，常与益气补血、温经止血之品如党参、黄芪、熟地、炮姜等药同用。

2. 用于腹泻、痢疾。因本品有收敛之性，以治慢性泻痢为宜。以本品30 g，与白槿花10 g同用，能止泻治痢。如证情复杂，可随证配以适宜的药物。

3. 用于劳力过度所致的脱力劳伤，症见神疲乏力而纳食正常者。每天用本品30 g与等量红枣水煎浓汁，分服，以调补气血，可有助于体力恢复。

4. 近年用于滴虫性阴道炎所致的阴部湿痒之证。可以本品120 g煎浓汁冲洗阴道，再用带线棉球浸汁放入阴道，3~4小时后取出。每日1次，连用1周。有杀灭滴虫之功。

此外，本品又可用于疟疾，单用大剂量水煎服；治疮疖痈肿、痔肿，可用茎叶熬膏调蜜外涂，并同时内服。

用量 10~15 g，大剂量可用30~60 g。外用适量。

文献摘要

《滇南本草》："治妇人月经或前或后，赤白带下，赤白血痢。"

《本草纲目拾遗》引葛祖方："消宿食，散中满，下气，疗吐血各病，翻胃噎膈，疟疾，喉痹，闪挫，肠风下血，崩痢，食积，黄疸，疔肿痈疽，肺痈，乳痈，痔肿。"

白　　及
《本经》

为兰科多年生草本植物白及 *Bletilla striata* (Thunb.) Reichb. f.的地下块茎。产于我国长江流域至南部及西南各省。夏、秋两季苗枯前采挖，除去残茎及须根，洗净，入沸水煮至内无白心，除去粗皮，晒干，切片或打粉用。

性味归经 苦、甘、涩，微寒。归肺、肝、胃经。

功效 收敛止血，消肿生肌。

应用

1. 用于咯血、吐血及外伤出血。白及能收敛止血，主要用于肺、胃出血之证。常单用研末，用糯米汤或凉开水调服，有一定疗效。亦可随证配伍相应的药物，如白及枇杷丸，以之配伍枇杷叶、藕节、阿胶珠及鲜生地自然汁，为丸，嚼化，以治肺阴不足、干咳咯血之证；如乌及散，以之配合乌贼骨，用于胃出血。对于外伤出血，可单用或配煅石膏研末外敷。

2. 用于疮痈肿毒，手足皲裂。本品质黏而涩，又秉寒凉苦泄之性，用治疮痈，不论未溃已溃均可应用。对于疮痈初起，常配金银花、贝母、天花粉、皂角刺等以消散痈节，如内消散；如疮痈已溃，久不收口，本品又有生肌之功，常研末外用。对手足皲裂，可研末用麻油调涂。

此外，本品又可用于肺痈，以咳吐腥痰脓血日渐减少时为宜，常配合清泄化痰之品如金银花、桔梗、沙参、甘草等同用。亦是取其既能止血生肌，又能消散痈肿之功。

用量用法 3~10 g；研末服，每次1.5~3 g。外用适量。

使用注意 传统认为本品与乌头相反。

文献摘要

《本经》："主痈肿恶疮败疽，伤阴死肌，胃中邪气，贼风……痱缓不收。"

《本草纲目》:"能入肺止血,生肌治疮。"

棕 榈 炭
《本草拾遗》

为棕榈科常绿植物棕榈树 *Trachycarpus wagnerianus* Becc.的叶鞘纤维(即叶柄基部之棕毛)。我国各地均产,以广东、福建等地为多。冬至前后采收。一般以陈棕煅炭用。

性味归经 苦、涩,平。归肺、肝、大肠经。

功效 收敛止血。

应用 用于咯血、衄血、便血,以及崩漏等证而无瘀滞者。陈棕炭有收涩止血之功,常与血余炭配伍,有协同作用。对上述诸证若属于血热妄行者,可用本品配大蓟、小蓟、茅根、栀子等以凉血止血,如十灰散;若冲脉不固,脾气虚衰而致崩漏不止者,可配黄芪、白术、海螵蛸、茜草等以益气健脾,固冲摄血,如固冲汤。

用量用法 3~10 g。研末服,每次 1~1.5 g。

文献摘要

《本草拾遗》:"破血,止血。"

《日华子本草》:"止鼻衄、吐血……治肠风,赤白痢,崩中带下,烧存性用。与乱发同用更良,年久败棕入药尤妙。"

《本草纲目》:"棕炭性涩,若失血去多,瘀滞已尽者,用之切当,所谓涩可去脱也。"

血 余 炭
《别录》

为人发洗净后的加工品。收集人发,除去杂质,碱水洗净,晒干。放瓷器钵内或锅内,盖严,用泥封固,盖上放米少许,煅烧至米成黄色为度,待冷取出,退去火气,研极细末用。

性味归经 苦,平。归肝、胃经。

功效 止血散瘀,补阴利尿。

应用 用于衄血、咯血、吐血、血淋、便血及崩漏等证。血余炭有类似陈棕炭的收涩止血作用,但又能散瘀,故不致留瘀为患。常与其他止血药配用。如治上部出血,可用本品研末,加入鲜藕汁半杯中内服;对下部出血,可与陈棕炭、莲蓬炭等配合同用。

此外,兼有补阴利尿之功,常与滑石配伍,用于小便不通。

用量用法 6~10 g;研末服,每次 1.5~3 g。

文献摘要

《别录》:"主咳嗽,五淋,大小便不通,小儿惊痫,止血,鼻衄烧之吹内立已。"

《药性论》:"消瘀血,关格不通,利水道。"

《本草纲目》:"发乃血余,故能治血病,补阴。"

三 七
《本草纲目》

为五加科多年生草本植物三七 *Panax notoginseng* (Burk.) F. H. Chen 的根。主产于云南、广西等地。现已有许多省市引种栽培。采收栽培 3 年以上的植株。在 8 月上旬立秋前后 10 天结籽前采挖的为"春三七",根饱满、质较好;在冬季 11 月种籽成熟后采挖的为"冬三七",质较差。洗净泥土,剪下支根、须根及茎基,大小个分开,先曝晒至半干,边晒边搓,使其表皮光滑,体形圆整坚实,晒干。生用。

别名 参三七 田七

性味归经 甘、微苦,温。归肝、胃经。

功效 化瘀止血,活血定痛。

应用

1. 用于人体内外各种出血之证。参三七止血作用甚佳,并能活血化瘀,具有止血不留瘀的特长,对出血兼有瘀滞者尤为适宜。可单味应用,研末吞服;也可配合花蕊石、血余炭同用,以增强化瘀止血之力,即化血丹。对创伤出血,可研末外敷,能止血定痛。

2. 用于跌打损伤,瘀滞肿痛。有活血祛瘀、消肿止痛之功,尤长于止痛。可单独应用,亦可配合活血、行气药同用。

此外,近年用本品治冠心病心绞痛,有一定疗效。

用量用法 3~10 g。研粉吞服,每次 1~1.5 g。外用适量。

使用注意 本品性温,凡出血而见阴虚口干者,须配滋阴凉血药同用。

文献摘要

《本草纲目》:"止血,散血,定痛。金刃箭伤、跌扑杖疮,血出不止者,嚼烂涂,或为末掺之,其血即止。亦主吐血、衄血、下血、血痢、崩中、经水不止、产后恶血不下,血晕血痛,赤目,痈肿,虎咬蛇伤诸病。"

附药 菊叶三七 景天三七

1. 菊叶三七 为菊科多年生宿根草本植物菊叶三七 *Gynura segetum*(Lour.)Merr.的根及叶。性味甘、微苦,平。归肝、胃经。功能散瘀止血,解毒消肿。用于衄血、吐血、跌打伤痛、疮痈肿毒、乳痈等证;外敷治创伤出血。对痈肿,亦可用鲜叶捣烂外敷。用量 6~10 g;粉剂(根)每次 1.5~3 g。外用适量。

2. 景天三七 为景天科多年生肉质草本植物景天三七 *Sedum aizoon* L.的根或全草。性味甘、微酸,平。全草功能止血散瘀,养血安神。用于衄血、咯血、吐血、尿血、便血、崩漏、紫癜及心悸、失眠、烦躁、精神不安等证。其根功能止血,消肿,定痛。用于衄血、咯血、吐血及筋骨伤痛等证;外敷治创伤出血。全草用 15~30 g,鲜品加倍;根 6~10 g。外用适量。

茜　草
《本经》

为茜草科多年生蔓生草本植物茜草 *Rubia cordifolia* L.的根。南北各地均产。春、秋两季均可采挖,去掉茎苗,洗净晒干,生用或炒用。

性味归经 苦,寒。归肝经。

功效 凉血止血,活血祛瘀。

应用

1. 用于血热所致的各种出血证。本品炒用凉血止血;生用既能活血化瘀,又能止血。凡无瘀滞者宜炒用。常与大蓟、小蓟、侧柏叶等配伍同用,如十灰散。

2. 用于血滞经闭、跌打损伤及瘀滞作痛及痹证关节疼痛等证。本品有活血祛瘀之功。治经闭,常配当归、香附、赤芍等同用;对伤痛,可与红花、当归、川芎等配伍;对关节疼痛,可与鸡血藤、海风藤、延胡索等合用。

用量 10~15 g。

文献摘要

《本经》:"主寒湿风痹,黄疸,补中。"

《别录》:"止血,内崩下血。"

《本草纲目》:"通经脉,治骨节风痛,活血行血。"

《本草崇原》:"蒢茹,当作茹蒢,即黄草也。《本经》下品中有蒢茹,李时珍引《素问》乌鲗蒢茹方,注解云,《素问》蒢茹,当作茹蒢,而蒢与蘆,音同字异也。愚谓乌鲗骨方,当是茜草之茹蒢,非下品之蒢茹也。恐后人凝而未决,故表正之。"

附注 本品在《诗经》上称为茹蒢,《本草纲目拾遗》称为地苏木。

蒲 黄
《本经》

为香蒲科水生草本植物狭叶香蒲 *Typha angustifolia* L.或香蒲属其他植物的花粉。我国各地均产。以浙江、江苏、山东、安徽、湖北等地产量为多;5~6月花刚开放时,采收花序上的雄花,晒干碾压,筛取粉末,生用或炒用。

性味归经 甘,平。归肝、心包经。

功效 收涩止血,行血祛瘀。

应用

1. 用于咯血、衄血、吐血、尿血、便血、崩漏及创伤出血等证。蒲黄长于涩敛,止血作用较佳,对各种出血病证均可应用。炒炭收涩止血;生用则一药多效,止血而兼能行血化瘀,有止血而不留瘀的特点。可单味应用,也可配合仙鹤草、旱莲草、侧柏叶等同用。外敷可用于创伤出血。

2. 用于心腹疼痛,产后瘀痛,痛经等证。本品生用能活血祛瘀,可用于上述诸种瘀血阻滞之证。常配合五灵脂同用,即失笑散。

此外,本品生用还能利尿,常用于血淋涩痛。可配冬葵子、生地同用,即蒲黄散。

用量用法 3~10 g,包煎。外用适量。

使用注意 生蒲黄有收缩子宫作用,故孕妇忌服,但可用于产后子宫收缩不良的出血。

文献摘要

《本经》:"主心腹膀胱寒热,利小便,止血,消瘀血。"

《日华子本草》:"妊孕人下血坠胎。"

《本草纲目》:"凉血活血,止心腹诸痛。生则能行,熟则能止。与五灵脂同用,能治一切心腹诸痛。"

花 蕊 石
《嘉祐本草》

为矿石类含蛇纹石大理岩 Ophicalcite 之石块。产于江苏、浙江、陕西、山西、河南、山东等地。火煅,研细,水飞用。

性味归经 酸、涩,平。归肝经。

功效 止血,化瘀。

应用 用于咯血、吐血等内出血而兼有瘀滞之证。本品涩敛止血,兼能化瘀。常与三

七、茜草炭、血余炭等配伍同用。

外用可治创伤出血,研末外敷。

用量用法 10~15 g;研末服,每次 1~1.5 g。外用适量。

文献摘要

《嘉祐本草》:"主金疮止血,又疗产妇血晕、恶血。"

《本草纲目》:"治一切失血伤损,内漏,目翳。"

附注 《嘉祐本草》原名花乳石。

艾 叶
《别录》

为菊科多年生灌木状草本植物艾 Artemisia argyi Lévl. et Vant.的叶片。产于我国中部各省。春夏间花未开时采摘,晒干或阴干。生用或炒炭用。若连枝割下,晒干捣绒,名艾绒,供作艾条。

性味归经 苦、辛,温。归肝、脾、肾经。

功效 温经止血,散寒止痛。

应用

1. 用于出血之证。艾叶能温经止血,主要用于虚寒性的出血病证,对妇女崩漏下血尤为适宜。常炒炭用,并可与阿胶、地黄等药配伍,如胶艾汤。至于血热妄行的衄血、咯血,也可用鲜艾叶配合凉血止血的鲜生地、鲜侧柏叶、鲜荷叶同用,即四生丸。

2. 用于下焦虚寒,腹中冷痛,月经不调,经行腹痛,以及带下等证。本品生用能温通经脉,逐寒湿而止冷痛。常配合当归、香附等同用。

此外,本品煎汤外洗,可治皮肤湿疹瘙痒;将艾绒制成艾条、艾炷等,用以烧灸,能使热气内注,具有温煦气血、透达经络的作用。

近年发现艾叶油有止咳、祛痰、平喘作用。

用量用法 3~10 g。外用适量。艾叶油(胶囊装)每次服 0.1ml,每日三次。

文献摘要

《别录》:"灸百病。可作煎,止下痢吐血,下部䘌疮,妇人漏血。"

《药性论》:"止崩血,安胎,止腹痛。苦酒作煎,治癣,止赤白痢。"

《新修本草》:"主下血,衄血,脓血痢,水煮及丸散任用。"

《本草纲目》:"温中,逐冷,除湿。""以蕲州者为胜……谓之蕲艾。"

灶 心 土
《别录》

为烧杂柴草的土灶灶内底部中心的焦黄土块。

别名 伏龙肝

性味归经 辛,微温。归脾、胃经。

功效 温中止血,止呕,止泻。

应用

1. 用于脾气虚寒,不能统血所致的吐血、衄血、便血及崩漏等证见血色黯淡、面色萎黄、四肢不温、舌淡脉细者。本品能温中收涩以止血。常与地黄、附子、阿胶等同用,如黄土汤。

2. 用于中焦虚寒,胃失和降所致的呕吐,以及妊娠恶阻等证。灶心土降逆止呕作用较佳。用于脾胃虚寒呕吐,常与半夏、干姜等配伍;对于妊娠恶阻、呕吐不食,可配苏梗、砂仁、竹茹等同用。

3. 用于脾虚久泻。本品能温脾涩肠以止泻。可与附子、干姜、白术、煨肉豆蔻等配伍,以增强温中止泻之功。

用量用法　15~30 g,布袋包,先煎。或用60~120 g,煎汤代水。

文献摘要

《别录》:"治妇人崩中,吐血,止咳逆,止血,消痈肿毒气。"

《日华子本草》:"治鼻洪、肠风、带下、血崩、泄精、尿血。"

羊　蹄
《本经》

为蓼科多年生草本植物羊蹄 *Rumex japonicus* Houtt.的根。全国大部地区均产,生于山野、路旁或湿地。于8~9月挖取根部,洗净,晒干。切片入药。

性味归经　苦、涩,寒。归心、肝、大肠经。

功效　凉血止血,杀虫疗癣。

应用

1. 用于出血病证。羊蹄根功能凉血止血。用治鼻衄、咯血、便血、崩漏等证,可单味应用或配合其他止血药同用。

2. 用于疥疮,顽癣等。本品能杀虫止痒。治疥疮,可用鲜根加醋,磨汁或捣汁,再加猪油调匀成膏,敷患处;治顽癣,用鲜根洗净,加醋磨汁涂患处。

近年来临床上每天以本品15 g,配伍红枣30 g,煎服,用于血小板减少性紫癜,有一定疗效。

此外,羊蹄根尚有缓泻通便作用,可用于大便秘结。

用量　10~15 g。外用适量。

文献摘要

《本经》:"主头秃疥瘙,除热,女子阴蚀。"

《别录》:"主浸淫疽痔,杀虫。"

《日华子本草》:"治癣,杀一切虫肿毒,醋摩贴。"

藕　节
《药性论》

为睡莲科多年生水生草本植物莲 *Nelumbo nucifera* Gaertn.的地下茎的节。秋、冬两季挖藕时,切下节部,洗净晒干。生用或炒炭用。

性味归经　甘、涩,平。归肝、肺、胃经。

功效　收敛止血。

应用　用于各种出血证。藕节收敛止血,兼能化瘀,故能止血而不留瘀,可用治多种出血之证。对吐血、咯血等证,尤为适宜,常与白及、侧柏叶等配合同用。

用量用法　10~15 g。生用止血化瘀,炒炭用收涩止血。

文献摘要

《药性论》:"捣汁主吐血不止,口鼻并治之。"

《日华子本草》:"解热毒,消瘀血,产后血闷。"

《本草纲目》:"能止咳血、唾血、血淋、溺血、下血、血痢、血崩。"

12. 活血祛瘀药

凡以通利血脉、促进血行、消散瘀血为主要作用的药物,称为活血祛瘀药或活血化瘀药,简称活血药。其中活血逐瘀作用较强者,又称破血药。

活血祛瘀药善于走散,具有行血、散瘀、通经、利痹、消肿及定痛等功效,适用于血行失畅,瘀血阻滞之证。瘀血证,为临床各科所常见,其主要症状是:① 疼痛(痛处固定不移)或麻木;② 身体外部或内部发现肿块,或外伤引起的血肿;③ 内出血,在出血时夹有紫黯色血块;④ 皮肤、黏膜或舌质出现瘀斑。瘀血内阻是多种病证的主要致病因素,又有不少疾患是在发病过程中出现血滞瘀阻的证候,如血滞经闭、产后瘀阻腹痛、胸痹、胁痛、肢体不遂、风湿痹痛、癥瘕痞块、痈疡疮肿及跌打损伤、骨折、瘀肿疼痛等病证。

形成瘀血证的原因颇多,诸如外受风寒,或热灼营血,或痰湿阻滞,以及跌打损伤等,皆可造成血行障碍,导致血滞瘀阻。故在运用活血祛瘀药时,应辨证审因,选择适当的药物,并作适宜的配伍。如寒凝气滞血瘀者,可配伍温里祛寒药同用;如热灼营血,瘀血内阻者,应配合清热凉血药同用;若属风湿痹痛,须与祛风湿药合用;如跌折损伤,宜与行气和营之品配伍;对癥瘕痞块,应与化痰软坚散结药配用;若兼有正气不足之证者,又当配伍相应的补虚药同用。

人体气血之间有着密切的关系,气行则血行,气滞则血凝,故在使用活血祛瘀药时,常配合行气药,以增强行血散瘀的作用。

本类药物不宜用于妇女月经过多,对于孕妇,尤当慎用或忌用。

川　芎
《本经》

为伞形科多年生草本植物川芎 *Ligusticum chuanxiong* Hort.的根茎。为四川特产药材。主产于四川的灌县、崇庆、温江,此外云南、湖南、湖北、贵州、甘肃、陕西等省亦有出产,系人工栽培。5月下旬采挖,去茎叶,烘干,除去须根,用时润透切片。生用或酒炒、麸炒。

性味归经　辛,温。归肝、胆、心包经。

功效　活血行气,祛风止痛。

应用

1. 用于月经不调、痛经、闭经、难产、产后瘀阻腹痛、胁肋作痛、肢体麻木,以及跌打损伤、疮痈肿痛等病证。本品辛香行散,温通血脉,既能活血祛瘀以调经,又能行气开郁而止痛,前人称为血中之气药,实具通达气血的功效。每与当归配伍,可增强活血散瘀、行气止痛之功。以之为基础,常用于血瘀气滞之证。如用以调经,可配合赤芍、茺蔚子、香附等药;治难产,常配合牛膝、龟板等品;治产后瘀阻,常与益母草、桃仁等配合同用;对肝郁气滞而致血行失畅的胁痛,可与柴胡、香附等药合用;对肢体麻木或伤痛,可与赤芍、红花等配用;对疮痈化脓,体虚不溃者,又可与黄芪、金银花、皂角刺等同用,如托里消毒散。

2. 用于头痛、风湿痹痛等证。川芎祛风止痛之功颇佳,又秉升散之性,能上行头目,为治头痛之要药。对于外感风寒头痛,常配白芷、防风、细辛等品,如川芎茶调散;对风热头痛,可配菊花、石膏、僵蚕同用,即川芎散;对风湿头痛,可配羌活、藁本、防风等品,如羌活胜湿汤;治血瘀头痛,可与赤芍、红花、丹参、白芷等同用;治血虚头痛,可与当归、地黄、白芍、菊花等同用。若用治风湿痹阻、肢节疼痛之证,可与羌活、独活、桑枝、海风藤等祛风通络药配伍同用。

此外,近年来临床常用本品治疗冠心病心绞痛及缺血性脑血管病。

用量用法 3～10 g;研末吞服,每次 1～1.5 g。

使用注意 本品辛温升散,凡阴虚火旺、舌红口干者不宜应用;对妇女月经过多及出血性疾病,亦不宜应用。

文献摘要

《本经》:"主中风入脑,头痛,寒痹,筋挛缓急,金疮,妇人血闭无子。"

《别录》:"除脑中冷动,面上游风去来,目泪出,多涕唾,忽忽如醉,诸寒冷气,心腹坚痛,中恶,卒急肿痛,胁风痛,温中内寒。"

《药性论》:"治腰脚软弱,半身不遂,主胞衣不出,治腹内冷痛。"

《本草纲目》:"燥湿,止泻痢,行气开郁。""芎䓖,血中气药也,肝苦急以辛补之,故血虚者宜之;辛以散之,故气郁者宜之。《左传》言麦曲、鞠穷御湿,治河鱼腹疾。予治湿泻,每加二味,其应如响。血痢已通而痛不止者,乃阴亏气郁,药中加芎为佐,气行血调,其病立止。"

附注 《本经》原名为芎䓖。

乳 香
《别录》

为橄榄科小乔木卡氏乳香树 *Boswellia carterii* Birdw. 及其同属植物皮部渗出的树脂。产于非洲的索马里、埃塞俄比亚及阿拉伯半岛南部,土耳其、利比亚、苏丹、埃及亦产。春、夏两季将树干的皮部由下而上用刀顺序切伤,使树脂由伤口渗出,数天后凝成硬块,收集即得。入药多炒用。

性味归经 辛、苦,温。归心、肝、脾经。

功效 活血止痛,消肿生肌。

应用

1. 用于痛经、经闭、胃脘疼痛、风湿痹痛、跌打伤痛及痈疽肿痛、肠痈等证。乳香辛散温通,既能活血化瘀,又可行气散滞。凡临床内、妇、外、伤诸科见有瘀滞疼痛之证者,用以活血止痛,其效颇佳。对于痛经、经闭,可配当归、川芎、香附等品;对胃脘疼痛,可配川楝子、延胡索等品;用治风寒湿痹,可配羌活、秦艽、当归、海风藤等,如蠲痹汤;治损伤瘀痛,可配没药、血竭、红花、麝香等,如七厘散;治痈疽肿毒、坚硬疼痛者,可配没药、雄黄、麝香,即醒消丸;治肠痈,可配红藤、紫花地丁、连翘、金银花等,如红藤煎。

2. 用于疮疡溃破久不收口。以本品配合没药,共研细末,即海浮散,外敷患处,有消肿止痛、去腐生肌之效;也可配合其他收敛生肌药同用。

此外,临床上常用本品配合活血散瘀或祛风止痛药,制成膏药作为敷贴剂,或入洗剂,外用治跌打损伤瘀滞肿痛或风湿痹痛等证。

用量　3~10 g。外用适量。

使用注意　本品味苦,入煎剂汤液混浊,胃弱者多服易致呕吐,故用量不宜过多,对胃弱者尤应慎用。无瘀滞者及孕妇不宜用。

文献摘要

《本草拾遗》:"治妇人血气……疗诸疮,令内消。"

《日华子本草》:"治心腹痛……煎膏,止痛长肉。"

《珍珠囊》:"定诸经之痛。"

《本草纲目》:"消痈疽诸毒,托里护心,活血,定痛,伸筋,治妇人产难,折伤。"

没　药
《开宝本草》

为橄榄科植物没药树 *Commiphora myrrha* Engl.或其他同属植物茎干皮部渗出的油胶树脂。主产于非洲索马里、埃塞俄比亚以及印度等地。采集由树皮裂缝处渗出的白色油胶树脂,于空气中变成红棕色而坚硬的圆块。打碎后,炒至焦黑色应用。

性味归经　苦,平。归心、肝、脾经。

功效　活血止痛,消肿生肌。

应用　用于经闭、痛经、胃腹疼痛、跌打伤痛、痈疽肿痛及肠痈等证。本品功用与乳香相似,故对上述瘀痛之证,常与乳香相须为用,可增强活血止痛之功。前人总结实践经验,认为乳香功擅活血伸筋,没药偏于散血化瘀。故在治疗痹证的蠲痹汤中,选用乳香而不用没药;而治血瘀气滞较重之胃痛,选用没药而不用乳香,如手拈散,以之配合五灵脂、延胡索、香附同用。

此外,本品外用,亦有消肿生肌之功,每与乳香伍用。

用量用法　3~10 g。用法与乳香相同。

使用注意　与乳香同。如与乳香同用,两药用量皆须相应减少。

文献摘要

《开宝本草》:"破血止痛。疗金疮,杖疮,诸恶疮,痔漏。"

《海药本草》:"堕胎,及产后心腹血气痛,并入丸、散服。"

《本草纲目》:"散血消肿,定痛生肌。""乳香活血,没药散血,皆能止痛、消肿、生肌,故二药每每相兼而用。"

延　胡　索
《开宝本草》

为罂粟科多年生草本植物延胡索 *Corydalis turtschaninovii* Bess. f. *yanhusuo* Y. H. Chou et C. C. Hsu 的块茎。人工栽培,主产于浙江。亦有野生的。在立夏后采挖,除去苗叶和须根,洗净,分开大小,入沸水中烫煮约3分钟,见内外变黄时捞起晒干贮存。用时捣碎生用,或经醋制。

别名　延胡　玄胡索　元胡索

性味归经 辛、苦,温。归心、肝、脾经。

功效 活血,行气,止痛。

应用 用于气血凝滞所致的心腹及肢体疼痛等证。本品秉辛散温通之性,既能活血,又能行气,具有良好的止痛功效,故广泛应用于身体各部位的多种疼痛证候。如《本草纲目》记载:治胃脘当心痛,不可忍,以及腹痛垂危之证,皆单用本品研末吞服而奏效。目前临床常以之配伍川楝子,用于气滞血瘀、脘腹疼痛;配以小茴香,用于疝气痛;配以当归、川芎、白芍、香附等药,用于经行腹痛;配以瓜蒌、薤白、郁金、乌药等品,用于胸胁作痛;配以当归、桂枝、赤芍等,用于四肢或周身血滞疼痛;配以当归、川芎、乳香、没药等,用于跌打伤痛。

此外,近年来临床上常用本品配合活血行气药治冠心病,能缓解心绞痛;并可用于心律失常。

用量用法 5~10 g;研末服,每次 1.5~3 g,用温开水送服。醋制可加强止痛之功。

文献摘要

《开宝本草》:"主破血,产后诸病因血所为者;妇人月经不调,腹中结块,崩中淋露,产后血运,暴血冲上,因损下血,或酒摩及煮服。"

《日华子本草》:"除风治气,暖腰膝,破癥瘕仆损瘀血,落胎及暴腰痛。"

《本草纲目》:"活血利气,止痛,通小便。"

郁　金
《新修本草》

为姜科多年生宿根草本植物郁金 *Curcuma aromatica* Salisb. 和莪术 *Curcuma zedoaria* (Berg.) Rosc.,或姜黄 *Curcuma longa* L.,或广西莪术 *Curcuma kwangsiensis* S. Lee et C. F. Liang 的块根。秋、冬两季植株枯萎时采挖,摘取块根,除去须根,洗净泥土,入沸水中煮透,取出,晒干,切片用。

别名 玉金

性味归经 辛、苦,寒。归心、肝、胆经。

功效 活血止痛,行气解郁,凉血清心,利胆退黄。

应用

1. 用于肝气郁滞、血瘀内阻所致的胸腹胁肋胀痛、月经不调、痛经及癥瘕痞块等证。本品能疏肝行气以解郁,并能活血祛瘀以止痛。治胸腹胁肋胀痛,可与丹参、柴胡、香附、枳壳等配用;治肝郁有热,经前腹痛,可与柴胡、香附、当归、白芍等配伍,如宣郁通经汤;对于胁下癥块,可与丹参、鳖甲、泽兰、青皮等同用。

2. 用于湿温病浊邪蒙蔽清窍、胸脘痞闷、神志不清,以及痰气壅阻、闭塞心窍所致的癫痫或癫狂等病证。取郁金凉血清心、行气开郁之功。对于前者,常与芳香开窍的菖蒲及豁痰清心的竹沥、栀子、连翘等配伍,如菖蒲郁金汤;对于后者,常配合善于消除痰涎的明矾,如白金丸。

3. 用于肝郁化热、迫血妄行所致的吐血、衄血、尿血及妇女经脉逆行等证兼有瘀滞现象者,可配合生地、丹皮、栀子、牛膝等同用。

此外,本品又可用于黄疸、胆石症,常与茵陈、栀子等配伍,可增强利胆退黄之功。

用量 6~12 g。

使用注意 《十九畏歌诀》说："丁香莫与郁金见。"可供使用时参考。

文献摘要

《新修本草》："主血积,下气,生肌,止血,破恶血,血淋,尿血,金疮。"

《本草纲目》："治血气心腹痛,产后败血冲心欲死,失心癫狂。"

《本草备要》："行气,解郁;泄血,破瘀。凉心热,散肝郁。治妇人经脉逆行。"

姜 黄
《新修本草》

为姜科多年生宿根草本植物姜黄 *Curcuma longa* L.的根茎。主产于四川、福建、台湾、江西、云南等地亦产。秋、冬两季采挖,洗净泥土,用水煮或蒸熟至透心为度,晒干。除去须根及外皮。切片生用。

性味归经 辛、苦,温。归肝、脾经。

功效 破血行气,通经止痛。

应用

1. 用于气滞血瘀所致的胸胁疼痛,经闭腹痛等证。能破血行气,通经止痛。常与当归、白芍、红花、延胡索等配伍。

2. 用于风湿痹痛。本品辛散温通,能外散风寒,内行气血,长于行肢臂而活血利痹止痛。常与羌活、海桐皮、当归、芍药等同用,如舒筋汤。

此外,姜黄与大黄、白芷、天南星、天花粉等品配伍合用,研末外敷,可用于一切痈疡疮疖初起,红肿热痛,属阳证者,也是取本品活血散瘀、消肿止痛之功,如意金黄散即是一证。

用量用法 5~10 g。外用适量,以麻油或菜油调匀成膏,外敷。

文献摘要

《新修本草》："主心腹结积,疰忤,下气,破血,除风热,消痈肿。功力烈于郁金。"

《日华子本草》："治癥瘕血块,痈肿,通月经,治扑损瘀血,消肿毒,止暴风痛,冷气,下食。"

《本草纲目》："治风痹臂痛。""姜黄、郁金、莪药(莪术)三物,形状功用皆相近。但郁金入心治血;而姜黄兼入脾,兼治气;莪药则入肝,兼治气中之血,为不同尔。"

莪 术
《药性论》

为姜科多年生草本植物莪术 *Curcuma zedoaria* (Berg.) Rosc.、郁金 *C. aromatica* Salisb.或广西莪术 *C. kwangsiensis* S. Lee et C. F. Liang 的根茎。主产于广西、四川、浙江、江西、广东、福建、云南等地亦产。秋、冬两季均可采挖。去净泥土,蒸或煮至透心,干燥后除去须根及杂质。切片生用或醋制用。

性味归经 辛、苦,温。归肝、脾经。

功效 破血祛瘀,行气止痛。

应用

1. 用于气滞血瘀所致的经闭腹痛及癥瘕积聚等证。本品辛散苦泄,温通行滞,既能破血祛瘀,又能行气止痛。用于前者,可与三棱、川芎、牛膝等配伍;用于后者,可配三棱、丹参、鳖甲等同用。

2. 用于饮食不节、脾运失常所致的积滞不化、脘腹胀满疼痛之证。莪术行气消积之力较为峻猛，且能止痛。用治食滞脘腹胀痛，常与三棱、木香、枳实、山楂等配伍；如兼见脾虚气弱证候者，应配合补气健脾药同用。

用量用法 3～10 g。醋制能加强止痛之功。

使用注意 月经过多及孕妇忌用。

文献摘要

《药性论》："治女子血气心痛，破痃癖冷气。"

《开宝本草》："主心腹痛，中恶……霍乱冷气，吐酸水，解毒，食饮不消。酒研服之，又疗妇人血气，丈夫奔豚。"

《日华子本草》："得酒醋良。治一切气，开胃消食，通月经，消瘀血，止仆损痛，下血及内损恶血等。"

附注 《药性论》称本品为蓬莪茂（音：述），《开宝本草》亦称为蓬莪茂，《药谱》（侯宁极著）称为蓬莪术。全国各地使用的莪术还有同属植物：温郁金 *Curcuma wenchowensis* Y. H. Chen 的根茎。又叫温莪术。主产于浙江。

三　棱
《本草拾遗》

为黑三棱科植物黑三棱 *Sparganium stoloniferum* Buch.-Ham. 的块茎。产于江苏、河南、山东、江西、安徽等地。冬、春两季采挖，除去茎苗及须根，洗净泥土，削去外皮，晒干。润透切片，生用或醋炒用。

别名 荆三棱　京三棱

性味归经 苦，平。归肝、脾经。

功效 破血祛瘀，行气止痛。

应用

1. 用于气滞血瘀所致的经闭腹痛及癥瘕积聚等证。本品应用与莪术同，但破血作用比莪术强，而行气止痛之力则较逊。每与莪术配伍，以治上述证候。如用于血瘀经闭腹痛之三棱丸，即与莪术同用。

2. 用于食积气滞，脘腹胀痛。三棱能行气消积。常与莪术、青皮、麦芽等配伍；若兼见脾胃虚弱之证，当配合党参、白术等益气补脾药同用。

用量用法 3～10 g。醋炒能加强止痛之功。

使用注意 月经过多及孕妇忌用。

文献摘要

《开宝本草》："主老癖癥瘕结块。"

《日华子本草》："治妇人血脉不调，心腹痛。落胎，消恶血。补劳，通月经。治气胀，消仆损瘀血，产后腹痛、血运，并宿血不下。"

《本草纲目》："三棱能破气散结，故能治诸病。其功可近于香附，而力峻，故难久服。"

附注 除本品外，尚有莎草科多年生草本植物荆三棱 *Scirpus flaviatilis* (Torr.) A Gray 的块茎，在东北及内蒙古、陕西、新疆、江苏等地亦作三棱使用，商品（药材名称）习称"黑三棱"。

丹　参
《本经》

为唇形科多年生草本植物丹参 *Salvia miltiorrhiza* Bge. 的根。全国大部分地区均有生产。

主产于河北、安徽、江苏、四川等地。秋季采挖,除去茎叶,洗净泥土,润透后切片,晒干。生用或酒炒用。

别名 紫丹参

性味归经 苦,微寒。归心、心包、肝经。

功效 活血祛瘀,凉血消痈,养血安神。

应用

1. 用于月经不调、血滞经闭、产后瘀滞腹痛、心腹疼痛、癥瘕积聚,以及肢体疼痛等证。丹参能通行血脉,功擅活血祛瘀,善调妇女经脉不匀。因其性偏寒凉,故对血热瘀滞者较为相宜。若遇瘀滞而兼有寒象者,亦可配合温里祛寒之品同用。用于上述妇科病证,常与活血通经药红花、桃仁、益母草等配伍;用于血瘀气滞所致的心腹、胃脘疼痛,可与行气之品檀香、砂仁配伍,即丹参饮;用于癥瘕积聚,可与三棱、莪术、泽兰、鳖甲等配伍。对于肢体关节疼痛,当辨证审因,选配适宜的药物。如属跌打损伤、瘀滞作痛,常合当归、红花、川芎等活血祛瘀止痛之品同用;如属热痹,关节红肿疼痛,则可与清热消肿、祛风通络之药忍冬藤、赤芍、秦艽、桑枝等同用。

2. 用于疮痈肿痛。本品既能凉血,又能散瘀,以之与清热解毒药相配,有助于消除痈肿。如用治乳痈肿痛之消乳汤,即是用丹参、乳香等活血药与金银花、连翘等清热药配伍使用的例证。

3. 用于温热病热入营血,症见高热、时有谵语、烦躁不寐,或斑疹隐隐、舌红绛等,以及心悸怔忡、失眠等。丹参既以活血凉血见长,又能养血安神。对于前者,常与生地、玄参、竹叶心等药同用,即取其凉营血而安神之功,如清营汤;对于后者,可与夜交藤配伍,以增强养血安神之效。

此外,近年来临床使用本品有所发展,常用于多种瘀血为患或血行不畅的病证。如用治肝脾肿大及冠心病,在缩小肝脾及缓解心绞痛发作方面,皆有一定疗效。

用量用法 5~15 g。酒炒可增强活血之功。

使用注意 反藜芦。

文献摘要

《本经》:"主心腹邪气……寒热积聚,破癥除瘕,止烦满,益气。"

《别录》:"养血,去心腹痼疾结气,腰脊强,脚痹,除风邪留热。"

《日华子本草》:"养神定志,通利关脉。治冷热劳,骨节疼痛,四肢不遂。排脓止痛,生肌长肉……止血崩带下,调妇人经脉不匀。血邪心烦,恶疮疥癣,瘿赘肿毒,丹毒。头痛,赤眼……"

《滇南本草》:"补心定志,安神宁心。治健忘怔忡,惊悸不寐。"

《本草纲目》:"活血,通心包络。治疝痛。"

虎 杖
《别录》

为蓼科蓼属多年生草本植物虎杖 *Polygonum cuspidatum* Sieb. et Zucc.的根茎和根。我国大部分地区均产。春、秋两季采挖,除去须根,洗净,趁鲜切片,晒干。

别名 阴阳莲 大叶蛇总管

性味归经 苦,寒。归肝、胆、肺经。

功效 活血定痛,清热利湿,解毒,化痰止咳。

应用

1. 用于经闭、风湿痹痛、跌打损伤等证。虎杖能活血祛瘀以通经,又有通络定痛之功。治瘀阻经闭,可与茜草、益母草等配伍;治痹证,可与西河柳、鸡血藤等配伍;治损伤瘀痛,可与当归、红花等同用。

2. 用于湿热黄疸及淋浊带下等证。本品有清热利湿之功。对前者,常配茵陈、金钱草等以利湿退黄;对后者,可配萆薢、薏苡仁等品以利湿浊。

3. 用于水火烫伤,以及疮痈肿毒、毒蛇咬伤等。本品有清热解毒作用。对烫伤,可取鲜品适量,洗净,用浓茶汁磨成糊状,搽患处;也可用鲜品洗净,切片,浸于麻油内,取油搽患处;或用干品研末,撒敷患处。对疮毒及蛇咬,既可内服,又可用鲜品捣烂外敷。

4. 用于肺热咳嗽。虎杖既能苦降泄热,又能化痰止咳。可单味服用,也可与黄芩、金银花、枇杷叶等药配伍。

此外,本品还能泻下通便,可用于热结便秘。近年来临床上又常用本品治疗胆石症及尿路结石,皆可配合金钱草同用。

用量 10~30 g。外用适量。

使用注意 孕妇忌服。

文献摘要

《别录》:"主通利月水,破留血癥结。"

《日华子本草》:"治产后恶血不下,心腹胀满,排脓,主疮疖痈毒,妇人血晕,扑损瘀血,破风毒结气。"

《本草纲目》:"〈本事方〉:治男妇诸般淋疾,用苦杖根(虎杖根)洗净,锉一合,以水五合,煎一盏,去滓,入乳香、麝香少许服之。"

益 母 草
《本经》

为唇形科一年生或二年生草本植物益母草 Leonurus heterophyllus Sweet 的全草。我国各地都有分布。通常在 5~6 月间花期采收,割取全草,晒干。生用或熬膏用。

性味归经 辛、苦,微寒。归心、肝、膀胱经。

功效 活血祛瘀,利尿消肿。

应用

1. 用于妇女血脉阻滞之月经不调、经行不畅、小腹胀痛、经闭、产后瘀阻腹痛、恶露不尽,以及跌打损伤、瘀血作痛等证。本品辛开苦泄,能活血祛瘀以通经,为妇科经产要药,亦可治损伤瘀痛之证。可单味熬膏内服,也可与当归、川芎、赤芍等品配伍同用。

2. 用于小便不利,水肿。本品有利尿消肿作用。可单味煎服,也常与鲜茅根合用,以增强利尿消肿之效。

此外,本品又能清热解毒,适用于疮痈肿毒、皮肤痒疹。可同时内服外用。

近年来临床上应用本品有所发展,常用于冠心病。

用量用法 10~15 g,大剂量可用 30 g。外用适量,取鲜品洗净,捣烂外敷。

文献摘要

《本经》:"茎主瘾疹痒,可作浴汤。"

《新修本草》:"捣茺蔚茎敷疔肿。服汁使疔肿毒内消。又下子死腹中,主产后血胀闷。诸杂毒肿,丹游等肿。取汁如豆滴耳中,主聤耳;中虫蛇毒,敷之良。"

《本草纲目》:"活血破血,调经解毒。治胎漏产难,胎衣不下,血晕,血风,血痛,崩中漏下,尿血,泻血,疳痢痔疾,打仆内损瘀血,大便小便不通。"

附注 本品始载于《本经》,原名茺蔚。

附药　茺蔚子

为益母草的果实。又名小胡麻、三角胡麻。味甘性微寒。活血调经之功与益母草相似,又能凉肝明目,适用于肝热头痛、目赤肿痛等证,常与青葙子、决明子等同用;若与枸杞子、生地等滋补肝肾之品配伍,还可用治目昏暗而有翳膜者。瞳孔散大、血虚无瘀者慎用。用量5～10 g。

鸡 血 藤
《本草纲目拾遗》

为豆科攀援灌木密花豆(三叶鸡血藤)*Spatholobus suberectus* Dunn.和香花崖豆藤(山鸡血藤)*Millettia dielsiana* Haims 等的藤茎。三叶鸡血藤产于广西;山鸡血藤产于江西、福建、云南、四川等地。秋季割取藤茎晒干。润透切片生用,或熬制鸡血藤膏用。

性味归经　苦、微甘,温。归肝经。

功效　行血补血,舒筋活络。

应用　用于月经不调、经行不畅、痛经、血虚经闭,以及关节酸痛、手足麻木、肢体瘫痪、风湿痹痛等证。本品苦甘性温,既能活血,又能补血,且有舒筋活络之功。对上述诸证,无论血瘀、血虚或血虚而兼有瘀滞之证者,皆可适用。对前者,调治妇女经脉不匀,常与四物汤配伍;对后者,可随证配伍补肝肾、强筋骨或祛风、活血、通络药同用。

用量　10～15 g,大剂量可用30 g。

文献摘要

《本草纲目拾遗》:"壮筋骨,已酸痛,和酒服……治老人气血虚弱、手足麻木、瘫痪等证;男子虚损,不能生育及遗精白浊;男妇胃寒痛;妇人经水不调,赤白带下,妇女干血劳及子宫虚冷不受胎。"

附药　鸡血藤膏

本品系由鸡血藤加工而成。将滇鸡血藤煎膏,拌入辅料(鲜川牛膝、鲜续断、红花、黑豆,另煎浓汁)及糯米浆、饴糖、浓缩成膏,呈长方块状,黑褐色,有光泽。气香,味涩、微苦而后略甜。功用与鸡血藤相同,而补血的作用较佳。可单用浸酒内服,亦可随证配合相应的药物同用。用量5～10 g,烊化冲服。

桃 仁
《本经》

为蔷薇科落叶小乔木桃 *Prunus persica*(Linn) Batsch.或山桃 *Prunus davidiana*(Carr.) Franch.的种仁。全国大部分地区均产,主产于四川、陕西、河北、山东、贵州等地。7～9月摘下成熟果实,除去果肉,击破果核,取出种子,晒干。除去种皮,生用或捣碎用。

性味归经　苦,平。归心、肝、肺、大肠经。

功效　活血祛瘀,润肠通便。

应用

1. 用于痛经、血滞经闭、产后瘀滞腹痛、癥瘕、跌打损伤、瘀阻疼痛,以及肺痈、肠痈等证。桃仁祛瘀之力较强,对瘀血阻滞之妇科病证及癥瘕痞块,可与红花、当归、川芎、赤芍等品同用,如桃红四物汤;对损伤瘀痛,常与红花、当归、酒大黄、穿山甲等药配伍,如复元活血汤。

肺痈、肠痈初起,皆属热郁瘀滞,故在使用清热药时,常佐桃仁以祛瘀,可有助于泄热消痈。对前者,以之与鲜芦根、冬瓜子、薏苡仁配伍,如苇茎汤;对后者,以之与大黄、牡丹皮、冬瓜子、芒硝合用,如大黄牡丹汤。皆取本品化滞散瘀之功。

2. 用于肠燥便秘。本品有润燥滑肠之功。常配合火麻仁、瓜蒌仁等同用。

此外,本品尚能止咳,用治咳嗽气喘,可作为辅助之品。

用量用法 6～10 g;捣碎,入煎剂。

使用注意 孕妇忌服。

文献摘要

《本经》:"主瘀血,血闭瘕,邪气,杀小虫。"

《别录》:"止咳逆上气,消心下坚,除卒暴击血,破癥瘕,通月水,止痛。"

《珍珠囊》:"治血结血秘血燥,通润大便,破蓄血。"

红　花
《开宝本草》

为菊科二年生草本植物红花 *Carthamus tinctorius* L.的筒状花冠。产于河南、湖北、四川、云南、浙江等地,均为栽培。夏季开花,当花色由黄转为鲜红时采摘,阴干。生用。

性味归经 辛,温。归心、肝经。

功效 活血祛瘀,通经。

应用

1. 用于痛经、血滞经闭、产后瘀阻腹痛、癥瘕积聚、跌打损伤瘀痛,以及关节疼痛等证。红花入心、肝血分,秉辛散温通之性,能活血祛瘀,通调经脉。用治上述诸种瘀阻之证,常与桃仁、当归、川芎、赤芍等活血祛瘀药配用。

2. 用于斑疹色暗,因热郁血滞所致者。取其活血祛瘀以化滞,可与当归、紫草、大青叶等活血凉血、泄热解毒之品配伍,如当归红花饮。

本品活血祛瘀之功甚佳,近年来广泛应用于临床各科多种瘀血阻滞为患或血行不畅之证。如用治冠心病心绞痛,常与丹参、川芎、赤芍等配伍;用于血栓闭塞性脉管炎,患肢足部呈暗红或青紫色,属于气滞血瘀型者,常与当归、桃仁、赤芍、乳香、没药等合用。

用量 3～10 g。

使用注意 孕妇忌用。

文献摘要

《开宝本草》:"主产后血晕,口噤,腹内恶血不尽,绞痛,胎死腹中,并酒煮服;亦主蛊毒下血……其苗生捣碎,敷游肿。"

《本草衍义补遗》:"多用破留血,少用养血。"

《本草纲目》:"活血润燥,止痛散肿,通经。"

附药　番红花

为鸢尾科多年生草本植物番红花(藏红花)*Crocus sativus* L.的干燥花柱头。产于欧洲及中亚地区,以往多自印度、伊朗经西藏或香港输入,现在我国已有生产。味甘性寒。归心、肝经。有与红花相似的活血祛瘀、通经作用,而力量较强,又兼有凉血解毒之功,尤宜于斑疹大热、疹色不红活及温病热入血分之证。因本品货少价贵,故临床上应用不多。用量 1.5～3 g。

五 灵 脂
《开宝本草》

为鼯鼠科动物复齿鼯鼠 *Trogopterus xanthipes* Milne-Edwards 或其他近缘动物的粪便。主产于河北、山西、甘肃等地。春、秋两季于其穴居处掏取,拣尽杂质,晒干。醋炒用。

性味归经　苦、甘,温。归肝经。

功效　活血止痛,化瘀止血。

应用

1. 用于瘀血阻滞所致的痛经、经闭、产后瘀阻腹痛,以及胸痛、脘腹疼痛等证。五灵脂苦泄温通,入肝经血分,功能活血散瘀止痛,是一味治疗血滞诸痛的要药。用治上述妇科疾患及胸痛之证,常与蒲黄配伍,即失笑散;用于脘腹疼痛,可与延胡索、香附、没药同用,即手拈散。

2. 用于出血而内有瘀滞的病证,如妇女崩漏经多,见色紫多块、少腹刺痛者。本品炒用能化瘀止血,可配参三七、生地、丹皮等同用。

此外,本品尚可解蛇虫毒,用于蛇、蝎、蜈蚣咬伤,可内服、外敷。

用量用法　3～10 g,包煎,或入丸、散用。外用适量。外治蛇虫咬伤,可配雄黄(五灵脂2份,雄黄1份),共研细末,用麻油或菜油调涂患处。

使用注意　孕妇慎用。"十九畏"认为人参畏五灵脂。可供使用时参考。

文献摘要

《开宝本草》:"心腹冷气,小儿五疳,辟疫,治肠风,通利气脉,女子血闭。"

《本草衍义补遗》:"凡血崩过多者,半炒半生,酒服,能行血止血,治血气刺痛等证。"

《本草纲目》:"止妇人经水过多,赤带不绝,胎前产后血气诸痛,男女一切心腹、胁肋、少腹诸痛,疝痛,血痢、肠风腹痛,身体血痹刺痛。"

牛 膝
《本经》

常用的有怀牛膝和川牛膝。怀牛膝为苋科多年生草本植物牛膝 *Achyranthes bidentata* Blume 的根;川牛膝包括苋科多年生草本植物头序杯苋(麻牛膝)*Cyathula capitata* (Wall.) Moq.及川牛膝(甜牛膝)*C. officinalis* Kuan 的根。怀牛膝大量栽培于河南省的武陟、温县、博爱、沁阳、辉县,有悠久历史;河北、山西、山东、辽宁等地也有引种。麻牛膝主产于四川西部,贵州、云南、福建亦产;甜牛膝产于四川、云南、贵州。冬季苗枯时挖根,干燥或经硫黄熏后保存。切片生用或酒炒用。

性味归经　苦、酸,平。归肝、肾经。

功效 活血祛瘀,补肝肾,强筋骨,利尿通淋,引血下行。

应用

1. 用于瘀血阻滞的月经不调、痛经、闭经、产后瘀阻腹痛,以及跌打伤痛等证。本品有活血祛瘀之功。对上述妇科疾患,常配红花、桃仁、当归等以通经脉;对腰膝及足部伤痛,可与当归、川芎、续断等同用。

2. 用于腰膝酸痛,下肢无力等证。牛膝既能补肝肾,强筋骨,又能通血脉而利关节,性善下走,用治下半身腰膝关节酸痛,为其专长。当视证候不同,随证选配相应的药物。如肝肾不足所致的腰腿酸痛,可与杜仲、续断、桑寄生、木瓜等配伍;若虚损较甚,痿软无力者,又当与熟地、龟板、锁阳、虎骨等合用,如虎潜丸;如因湿热下注引起的腰膝关节疼痛、脚气肿痛等证,常与苍术、黄柏、薏苡仁配用,即四妙丸;如属风湿所致的下肢关节疼痛,可与木瓜、汉防己、萆薢、独活等同用。

3. 用于尿血、小便不利、尿道涩痛等证。本品能利尿、行瘀以通淋。可与当归、瞿麦、通草、滑石等配用,如牛膝汤。

4. 用于吐血、衄血、齿痛、口舌生疮,以及头痛眩晕等证。牛膝功擅苦泄下降,能引血下行,以降上炎之火。对上部血热妄行之证,可配白茅根、小蓟、栀子等以凉血止血;对阴虚火旺引起的齿痛、口疮,常配地黄、生石膏、知母等以滋阴降火,如玉女煎;对阴虚阳亢、肝风内动所致的头痛眩晕,常配代赭石、生牡蛎、生龙骨、白芍等以潜阳摄阴,镇肝息风,如镇肝息风汤。

此外,本品又可用于难产,常与当归、川芎、龟板等配伍,亦是取其引血下行之功。

用量 6～15 g。

使用注意 孕妇及月经过多者忌用。

文献摘要

《本经》:"主寒湿痿痹,四肢拘挛,膝痛不可屈伸,逐血气,伤热火烂,堕胎。"

《日华子本草》:"治腰膝软怯冷弱,破癥结,排脓,止痛,产后心腹痛并血运,落死胎,壮阳。"

《本草纲目》:"治久疟寒热,五淋尿血,茎中痛,下痢,喉痹,口疮,齿痛,痈肿恶疮,伤折。""牛膝乃足厥阴、少阴之药。所主之病,大抵得酒则能补肝肾,生用则能去恶血。"

《本草经疏》:"走而能补,性善下行。"

附注 怀牛膝与川牛膝功用相似,但前者以补肝肾见长,后者以活血祛瘀见长。

附药 土牛膝

为苋科植物牛膝的野生种及柳叶牛膝 Achyranthes longifolia Mak.、粗毛牛膝 A. aspera L.等的根和根茎。性味苦、酸,平。功能活血散瘀,清热解毒,利尿。用于妇女经闭、风湿痹痛、咽喉肿痛、白喉、脚气水肿、尿血及跌打损伤等病证。用量10～15 g;鲜品加倍。

穿 山 甲
《别录》

为脊椎动物鲮鲤科穿山甲(食蚁鲮鲤)*Manis pentadactyla* L.的鳞片。产于广西、贵州、广东、云南、湖南、福建、台湾等地。全年都可捕捉。捕捉后割下整张的甲壳,置沸水中烫过,取下鳞片,洗净晒干。防蛀。用时与砂同炒至松泡而呈黄色;或炒后再加入醋略浸,晒干备用。

性味归经 咸,微寒。归肝、胃经。

功效 活血通经,下乳,消肿排脓。

应用

1. 用于血滞经闭,癥瘕痞块,以及风湿痹痛等证。穿山甲善于走窜,性专行散,能通经络而达病所。用治经闭,可配当归、川芎、红花等以活血通经;用于癥瘕,可配三棱、莪术等以破瘀消癥;用于风湿痹痛,肢体拘挛或强直等证,可配当归、川芎、羌活等以通络搜风止痛。

2. 用于乳汁不通。常与王不留行配伍,可增强通乳作用;若产后气血两虚而乳汁稀少者,可合益气补血的黄芪、当归等品同用。

3. 用于痈肿初起或脓成未溃,以及瘰疬等证。本品有消肿排脓之功,可使痈肿未成脓者消退,已成脓者速溃。用以消除痈肿,常与皂角刺、金银花、天花粉、赤芍等配伍;用以托毒排脓,可与皂角刺、当归、黄芪等品配伍;对于瘰疬痰核,可配夏枯草、牡蛎、贝母、玄参等同用。

用量用法 3～10 g;亦可研末吞服,每次 1～1.5 g。以研末吞服效果较好。

使用注意 孕妇忌用。

文献摘要

《别录》:"主五邪惊啼悲伤……疗蚁瘘。"

《药性论》:"治山瘴疟,恶疮……治小儿惊邪……痔漏恶疮疥癣。"

《本草纲目》:"除痰疟寒热,风痹强直疼痛,通经脉,下乳汁,消痈肿,排脓血,通窍,杀虫。""穿山甲入厥阴、阳明经,古方鲜用,近世风疟、疮科、通经下乳用为要药……谚曰:'穿山甲、王不留,妇人食了乳长流。'"

《本草从新》:"善窜,专能行散,通经络,达病所。"

䗪 虫
《本经》

为鳖蠊科昆虫地鳖 *Eupolyphaga sinensis* Walk.或冀地鳖 *Steleophaga plancyi*(Bol.)的雌虫体。各地都有。主产湖南、湖北、江苏、河南,野生或人工饲养。夏季捕捉,入沸水烫死或盐水略煮过,晒干放干燥处或与花椒同贮,以防腐防蛀。

别名 地鳖虫 土鳖虫 土元

性味归经 咸,寒;有小毒。归肝经。

功效 破血逐瘀,续筋接骨。

应用

1. 用于经闭、产后瘀阻、癥瘕等证。本品破血逐瘀之力与水蛭相近而性较缓和。用治血滞经闭及产后瘀阻腹痛等,常与大黄、桃仁合用,即下瘀血汤;对于癥瘕痞块,常在前方基础上配伍鳖甲、蜣螂、鼠妇、丹皮等药以化瘀消癥,如鳖甲煎丸。

2. 用于骨折损伤,瘀滞疼痛,以及腰部扭伤等证。地鳖虫有续筋接骨、疗伤止痛之功。治骨折伤痛,可配骨碎补、桃仁、乳香、没药等同用;治腰部扭伤,可单用本品,焙干研末吞服。

用量用法 3～10 g;研末吞服,每次 1～1.5 g。

使用注意 孕妇忌服。

文献摘要

《本经》:"主心腹寒热洗洗,血积癥瘕,破坚,下血闭。"
《药性论》:"治月水不调,破留血积聚。"
《本草衍义》:"乳脉不行,研一枚,水半合,滤清服。"
《本草纲目》:"行产后血积,折伤瘀血,重舌,木舌,口疮,小儿腹痛夜啼。"

水 蛭
《本经》

为环节动物水蛭科的蚂蟥 *Whitmania pigra*（Whitman）和水蛭 *Hirudo nipponica* Whitman 及柳叶蚂蟥 *Whitmania acranulata*（Whitman）等的全体。我国各处都有。于夏季 5~6 月或秋季捕捉。晒干,放在石灰缸中或与花椒同放干燥处防蛀。用时研末或微火炙黄。

别名 蚂蟥

性味归经 咸、苦,平;有小毒。归肝经。

功效 破血逐瘀。

应用 用于血滞经闭、癥瘕积聚,以及跌打损伤等瘀血阻滞之证。水蛭功擅破血逐瘀,其力较猛。治经闭、癥瘕,常与桃仁、三棱、苏木等配伍以增强消散瘀结之力,对体虚者尚须佐以益气养血药,以防伤正,如化癥回生丹;治伤损瘀血内阻,心腹疼痛,大便不通,可与大黄、牵牛子同用,即夺命散。

此外,近年来临床上用本品配合活血祛瘀药,治疗血小板增多症,短期煎服,有一定疗效,亦是取其破血之功。

用量用法 3~6 g;焙干研末吞服,每次 0.3~0.5 g。

使用注意 孕妇忌服。

文献摘要

《本经》:"治恶血,瘀血,月闭,破血瘕积聚……利水道。"
《别录》:"堕胎。"
《本草衍义》:"治伤折。"

虻 虫
《本经》

为昆虫类虻科复带虻 *Tabanus bivittatus* Mats. 的雌虫体。各地均有,而以畜牧区最多,夏季常栖息在牧场中。5~6 月捕捉,沸水烫或稍蒸,晒干。生用或炒用。

别名 牛虻

性味归经 苦,微寒;有小毒。归肝经。

功效 破血逐瘀。

应用 用于血滞经闭、癥瘕积聚,以及跌打损伤等证。本品破血逐瘀之功,与水蛭相似,而性尤峻猛,服后可能引起腹泻。对月经不通,瘀结成块,常配水蛭、䗪虫、桃仁等同用,如大黄䗪虫丸;对跌打损伤,瘀滞疼痛之证,可与大黄、水蛭、乳香、没药等配伍,如化癥回生丹。

用量用法 1~1.5 g;焙干研末吞服,每次 0.3 g。

使用注意 孕妇忌服。

文献摘要

《本经》:"逐瘀血,破下血积,坚痞,癥瘕,寒热,通利血脉及九窍。"

《别录》:"女子月水不通,积聚,除贼血在胸腹五脏者,及喉痹结塞。"

《日华子本草》:"堕胎。"

附注 本品始载于《本经》,原名䗪虫。

降 香
《海药本草》

为豆科常绿小乔木降香檀 Dalbergia odorifera T. Chen 的根部心材。我国产于广东、广西、云南等地。全年可采,削去外皮,锯成短段,劈成小块,阴干。

性味归经 辛,温。归心、肝经。

功效 活血散瘀,止血定痛。

应用 用于气滞血瘀所致的胸胁作痛,以及跌打损伤、创伤出血等证。本品气香辛散,温通行滞,有散瘀止血定痛之功。对胸胁痛,常与郁金、桃仁、丝瓜络等配伍;对损伤瘀血肿痛,可与乳香、没药等合用;外用于创伤出血,能止血定痛。

此外,降香又有辟秽化浊、和中止呕之功,可用于秽浊内阻,呕吐腹痛,常与藿香、木香等同用。

近年来临床上常用本品与丹参配伍,以治冠心病心绞痛,有一定疗效,亦是取其活血行瘀止痛之功。

用量用法 3~6 g;研末吞服,每次 1~2 g。外用适量,研末外敷患处。

使用注意 凡阴虚火盛,血热妄行而无瘀滞者不宜用。

文献摘要

《海药本草》:"主天行时气。"

《本草纲目》:"疗折伤金疮,止血定痛,消肿生肌。""今折伤金疮家多用其节,云可代没药,血竭。"

附注 本品始载于《海药本草》,原名降真香;《证类本草》亦称为降真香;《本草纲目》简称为降香。

泽 兰
《本经》

为唇形科多年生草本植物地瓜儿苗 Lycopus lucidus Turcz. 或毛叶地瓜儿苗 Lycopus lucidus Turcz. var. hirtus Regel. 的全草。我国各地都有分布。夏季茎叶生长茂盛时割取地上部分,晒干。切碎生用。

性味归经 苦、辛,微温。归肝、脾经。

功效 活血祛瘀,行水消肿。

应用

1. 用于血滞经闭、经行腹痛、月经不调、腹中包块、产后瘀滞腹痛等证。泽兰辛散温通,不寒不燥,性较温和,行而不峻,能疏肝气而通经脉,具有祛瘀散结而不伤正气的特点,故凡血脉瘀滞,经行不利,乃是常用之品。用治上述妇科诸证,常与当归、丹参、芍药、香附等配用。

2. 用于跌打伤痛,胸胁疼痛,以及痈肿等证。本品有祛瘀散滞之功。用治损伤瘀血肿痛,可与当归、川芎、红花、桃仁等配伍;用于胸胁痛,可与丹参、郁金、白蒺藜等合用;用治疮痈肿块未消,常配当归、金银花、甘草等品同用。

3. 用于产后小便不利,身面浮肿。泽兰通利经脉之功较佳,而行水消肿之力则较弱。常与防己配伍以消水肿。

用量 10~15 g。

文献摘要

《本经》:"主乳妇内衄,中风余疾,大腹水肿,身面四肢浮肿,骨节中水,金疮痈肿。"

《药性论》:"主产后腹痛……又治通身面目大肿,主妇人血沥腰痛。"

《日华子本草》:"消扑损瘀血,治鼻洪、吐血、头风目痛。"

月 季 花
《本草纲目》

为蔷薇科常绿或半常绿灌木月季 *Rosa chinensis* Jacq.的花蕾或初开放的花。产于江苏、山东、山西、湖北、河北、四川、贵州,全国各地大多有栽培。6~7月择晴天采收花蕾,及时铺开、阴干或用文火烘干。

别名 月月红

性味归经 甘,温。归肝经。

功效 活血调经,消肿。

应用 用于肝郁失于疏泄、经脉阻滞所致的经行不畅、胸腹胀痛,以及闭经等证。月季花温通行滞,有活血调经之功。常与当归、茺蔚子、香附等配合同用。

此外,本品还可用治瘰疬肿痛未溃者,能活血消肿。可与夏枯草、贝母、牡蛎等品配伍同用。

用量 3~6 g。

使用注意 多用久服,可能引起便溏腹泻,故对脾胃虚弱者宜慎用,孕妇亦不宜服用。

文献摘要

《本草纲目》:"活血,消肿,敷毒。"

凌 霄 花
《本经》

为紫葳科多年生蔓性落叶木本植物凌霄 *Campsis grandiflora* (Thunb.) K. Schum.的花。各省均有分布,以江苏产量为最多。花期采集。阴干或晒干入药。

性味归经 辛,微寒。归肝、心包经。

功效 活血破瘀,凉血祛风。

应用

1. 用于血滞经闭,以及癥瘕等证。本品能辛散行血以破瘀。对于前者,可与当归、红花、赤芍等配伍,如紫葳散;后者,可与鳖甲、䗪虫、丹皮等同用,如鳖甲煎丸。

2. 用于血热生风,周身瘙痒。凌霄花性寒泄热,有凉血祛风之功。可单味应用;亦可与生地、丹皮、白蒺藜、蝉衣等配伍同用。

此外,凌霄花散以本品配合黄连、白矾、雄黄等,外涂治皮肤湿癣。

用量 3~10 g。外用适量。

使用注意 孕妇忌服。

文献摘要

《本经》:"主妇人产乳余疾,崩中,癥瘕,血闭,寒热羸瘦。"

《滇南本草》:"治妇人乳汁不通,乳痈,乳结红肿,治小儿尿血、血淋;祛皮肤瘙痒,消风解热。梗叶细末,调醋敷痈疽疮溃。"

《本草纲目》:"凌霄花及根……手足厥阴经药也,能去血中伏火,故主产乳崩漏诸疾,及血热生风之证也。"

附注 《本经》原名紫葳。

自 然 铜
《开宝本草》

为天然黄铁矿(Pyrite)的含硫化铁(FeS_2)矿石。产于四川、广东、湖南、云南、河北及辽宁等地。采挖后除去杂石及有黑锈者,以火煅透,醋淬,复煅复淬,反复二三次,置地下退火毒,研末水飞。

性味归经 辛,平。归肝经。

功效 散瘀止痛,接骨疗伤。

应用 用于跌仆骨折,瘀阻肿痛等证。本品行血化滞,有散瘀止痛之功,能接骨以疗折伤,为伤科要药。可与活血和营、化瘀止痛之品如当归、泽兰、赤芍、地鳖虫等药配伍;亦常入散剂内服,如八厘散及自然铜散,皆以之与乳香、没药等活血消肿止痛之品同用。

用量用法 10~15 g;煅研细末入散剂,每次 0.3 g。

文献摘要

《开宝本草》:"疗折伤,散血止痛,破积聚。"

《日华子本草》:"排脓,消瘀血,续筋骨,治产后血邪,安心,止惊悸。以酒磨服。"

《本草纲目》:"自然铜接骨之功与铜屑同,不可诬也。但接骨之后,不可常服,即便理气活血可尔。"

王 不 留 行
《本经》

为石竹科一年生或越年生草本植物麦蓝菜 Vaccaria segetalis (Neck.) Garcke 的成熟种子。除华南外,广布于我国各地。6~7 月种子成熟时割取全草晒干,果壳自然裂开,收集种子,干燥贮存。生用或炒用。

别名 留行子 王不留

性味归经 苦,平。归肝、胃经。

功效 活血通经,下乳。

应用

1. 用于痛经、经闭等证。王不留行善于通利血脉,行而不住,走而不守,故有活血通经之功。用治经行不畅而腹痛,以及血滞经闭等证,常与当归、川芎、红花、香附等同用。

2. 用于产后乳汁不下,以及乳痈等证。治乳汁不通,常配穿山甲以增强通乳之力;如产后气血两虚而致乳汁稀少者,以本品配伍黄芪、当归等益气补血药,能使乳汁增多;对乳痈肿痛,可配蒲公英、夏枯草、瓜蒌等以消痈肿。皆取本品苦泄宣通之功。

此外,本品尚有利尿作用。近年来临床上取其利尿而又能活血之力,以之配伍利水通淋、活血消肿之品,用治泌尿道结石及前列腺炎等。前者如驱尿石汤,后者如前列腺炎汤。

用量 6~10 g。

使用注意 孕妇慎用。

文献摘要

《本经》:"主金疮,止血逐痛,出刺,除风痹内寒。"

《别录》:"止心烦鼻衄,痈疽恶疮,瘘乳,妇人难产。"

《药性论》:"治风毒,通血脉。"

《本草纲目》:"利小便。""王不留行能走血分,乃阳明冲任之药,俗有'穿山甲、王不留,妇人服了乳长流'之语,可见其性行而不住也。"

刘 寄 奴
《新修本草》

为菊科多年生草本植物奇蒿 *Artemisia anomala* S. Moore 的全草。各地均产,以江苏、浙江、江西等地产量为多。秋季8~9月采割,晒干入药。

别名 化食丹

性味归经 苦,温。归心、脾经。

功效 破血通经,散瘀止痛。

应用 用于血滞经闭、产后瘀阻腹痛、跌扑损伤,以及创伤出血等证。刘寄奴苦泄温通,善于行散,能破血通经,散瘀止痛,治经闭及产后瘀阻,可与当归、红花等配伍;治折伤瘀血肿痛,可配骨碎补、延胡索等同用。若创伤出血疼痛,可用本品研末外敷。

此外,本品气芳香而醒脾开胃,又有消食化积之功,适用于食积不化,脘腹胀痛。可单用煎服;亦可配合消食导滞药同用。

用量 3~10 g。外用适量。

使用注意 孕妇忌服。

文献摘要

《别录》:"下血止痛,治产后余疾,止金疮血。"

《新修本草》:"破血下胀,多服令人下痢。"

《日华子本草》:"心腹痛,下气,水胀,血气,通妇人经脉,癥结。"

附注 目前市售的刘寄奴,主要为:

① 菊科草本植物奇蒿,主销江苏南部、浙江、江西、福建及上海地区,故习称南刘寄奴;在上海地区又称为化食丹。

② 玄参科植物阴行草 *Siphonostegia chinensis* Benth.,药用带果全草。主产河北、山东、河南、吉林、黑龙江等地,故习称北刘寄奴。阴行草一药,在上海地区称为铃茵陈。

据古代文献如《新修本草》、《本草纲目》及《植物名实图考》等关于刘寄奴一药形态的描述,多数是指菊科植物奇蒿或其近似植物,不是阴行草。

苏 木
《新修本草》

为豆科灌木或小乔木苏木 Caesalpinia sappan L.的心材。我国广东、广西、台湾、云南等地都有分布；国外主产于中南半岛及印度。四季可采，伐下树干，除去树皮及边材，留取中心部分，锯段，晒干。用时刨成薄片，或砍为小块，或经蒸软切片。

性味归经 甘、咸、微辛，平。归心、肝、脾经。

功效 活血通经，祛瘀止痛。

应用 用于血滞经闭、产后瘀阻腹痛，以及跌打损伤等证。有活血通经、散瘀止痛之功。用治妇科血滞瘀阻之证，可与红花、桃仁、当归等配伍；用治伤科折跌瘀痛，常与乳香、没药、血竭、自然铜等同用，如八厘散。

用量 3～10 g。

使用注意 孕妇忌用。

文献摘要

《新修本草》："主破血、产后血胀闷欲死者。"

《日华子本草》："治妇人血气心腹痛、月候不调及蓐劳。排脓止痛，消痈肿仆损瘀血，女人失音，血噤，赤白痢并后分急痛。"

《本草纲目》："苏方木乃三阴经血分药，少用则和血，多用则破血。"

附注 本品始载于《新修本草》，原名苏方木。

干 漆
《本经》

为漆树科落叶乔木漆树 Rhus verniciflua Stokes 树脂的干燥品。主产湖北、四川、云南、广东、安徽等省。夏季以铁器凿伤茎干树皮，有树脂渗出，谓之生漆。干漆系由浓稠生漆干涸而成。商品多系自漆店漆缸中取得之漆渣，或缸底之干燥者。用时捣碎，炒至烟尽或烧至烟尽存性用。

性味归经 辛、苦，温；有小毒。归肝、胃经。

功效 破血祛瘀，通经，杀虫。

应用 用于瘀血阻滞的经闭、癥瘕等证。干漆辛散苦泄，温通行滞，性善下降而破血攻坚，故能祛瘀通经以消癥。因其气味厚浊，临床上多入丸剂使用。如用于妇女经闭不通、瘀结成块之大黄䗪虫丸，以之与大黄、䗪虫、桃仁、水蛭等破血祛瘀药配伍。

此外，本品又有杀虫之功，可用治虫积腹痛。但目前临床上较少应用。

用量用法 入丸散剂用，每次吞服 0.06～0.1 g。不宜入煎。

使用注意 本品破血通经之力较强，故孕妇及无瘀滞者忌用；又能伤营血，损胃气，故虚证体虚者亦不宜用。畏蟹。

文献摘要

《本经》："主绝伤，补中，续筋骨，填髓脑，安五脏，五缓六急，风寒湿痹。生漆去长虫。"

《别录》："疗咳嗽，消瘀血痞结，腰痛，女子疝瘕，利小肠，去蛔虫。"

《药性论》："杀三虫，主女人经脉不通。"

《本草纲目》："漆性毒而杀虫，降而行血，所主诸证虽繁，其功只在二者而已。"

《本经逢原》:"元素云:'削年深坚结之积滞,破日久凝结之瘀血,'斯言尽干漆之用矣。无积血者切忌,以大伤营血损胃气,故胃虚人服之,往往作呕……妇人血虚经闭,为之切禁。凡畏漆者嚼椒涂口鼻,免生漆疮;误中其毒,以生蟹捣汁或紫苏解之。"

13. 化痰 止咳 平喘药

凡具祛痰或消痰作用的药物,称化痰药;能减轻或制止咳嗽和喘息的药物,称止咳平喘药。一般咳喘每多挟痰,痰多亦必致咳喘,而化痰药多兼止咳、平喘之功,止咳平喘药亦多兼化痰之效。所以,两类药合于一章,总称之为化痰止咳平喘药。

化痰药,主要用于痰多咳嗽或痰饮气喘,咯痰不爽之证。止咳平喘药,主要用于内伤、外感所引起的咳嗽和喘息。中医理论认为:癫痫惊厥、瘿瘤瘰疬、阴疽流注等证,在病机上均与痰有密切的关系,故亦可用化痰药治之。

凡外感、内伤均可引起咳喘或多痰,因而在应用时除根据各药的特点加以选择外,还须根据致病的原因和证型作适当的配伍。例如,兼有表证者配解表药;兼有里热者配清热药;兼有里寒者配温里药;虚劳咳喘者配补益药。此外,如癫痫惊厥者,配安神药和平肝息风药;瘿瘤瘰疬者,配软坚散结药,阴疽流注者,配散寒通滞药。

咳嗽兼咯血者,不宜用强烈而有刺激性的化痰药,否则有促进出血之虞;对于麻疹初期的咳嗽,一般以清宣肺气为主,不宜止咳,尤不宜用温性或带有收敛性质的化痰止咳药,以免助热或影响麻疹的透发。

13.1 化 痰 药

本节药物中,药性偏于温燥者,有温肺祛寒、燥湿化痰之功;药性偏于寒凉者,有清热化痰之功。对于因寒痰、湿痰所引起的咳嗽、气喘、痰多以及痰湿阻于经络所致的肢节疼痛、阴疽流注、瘰疬诸证,宜选用药性温燥的化痰药,以期达到温化寒痰的效果;对于因热痰所致的咳喘胸闷、痰浓不爽以及癫痫惊厥、瘿瘤瘰疬等证,宜选用药性寒凉的化痰药,以期达到清化热痰的效果。凡治瘰疬、瘿瘤之类坚硬结块有关的药物,一般认为兼具软坚散结的功效。

半 夏
《本经》

为天南星科多年生草本植物半夏 *Pinellia ternata* (Thunb.) Breit.的块茎。我国南北各地均有生长,以长江流域生产最多。夏秋间收挖,洗净,除去外皮及须根,晒干,为生半夏。一般用生姜、明矾等炮制后使用,称为制半夏。

性味归经 辛,温;有毒。归脾、胃、肺经。

功效 燥湿化痰,降逆止呕,消痞散结。

应用

1. 用于脾不化湿、痰涎壅滞所致的痰多、咳嗽、气逆等证。本品具温燥之性,能燥湿而化痰,并具止咳作用,为治湿痰的要药,常与陈皮、茯苓配伍,以增强燥湿、化痰的功效,如治痰要方二陈汤。若兼有寒象、痰多清稀者,可配温肺化饮之品如细辛、干姜等;若见有热象、痰稠色黄者,则需与清热化痰药同用,如黄芩、知母、瓜蒌等。

2. 用于胃气上逆,恶心呕吐。半夏既能燥湿以化痰,又能降逆以和胃。本品长于治疗寒饮呕吐,常与生姜同用,如小半夏汤。本品又可用于多种病证的呕吐,如大半夏汤以之配人参、白蜜,治胃虚呕吐;如属胃热呕吐,则可配黄连、竹茹等清胃之品同用;至于妊娠呕吐,可与苏梗、砂仁等理气安胎、和胃止呕之品配用。

3. 用于胸脘痞闷,梅核气,以及瘿瘤痰核、痈疽肿毒等。半夏有辛散消痞、化痰散结之功。治痰热互结所致的胸脘痞闷、呕吐等证,以本品配黄连、瓜蒌,如小陷胸汤;治气郁痰结、咽中如有物阻的梅核气证,无热象者,常与厚朴、苏叶、茯苓等药同用,如半夏厚朴汤;对于治瘿瘤痰核,可与昆布、海藻、浙贝等软坚散结药同用;用治痈疽发背及乳疮,《肘后方》以生半夏研末,用鸡蛋白调敷患处。

此外,本品能燥湿和胃,与和胃安神之秫米配伍,可用于胃不和而卧不安,如半夏秫米汤。

用量用法 5~10 g。外用生品适量,研末用酒调敷。

使用注意 反乌头。因其性温燥,对阴亏燥咳、血证、热痰等证,当忌用或慎用。

文献摘要

《本经》:"主伤寒寒热,心下坚,下气,喉咽肿痛,头眩,胸胀,咳逆,肠鸣,止汗。"

《别录》:"消心腹胸膈痰热满结,咳嗽上气,心下急痛,坚痞,时气呕逆,消痈肿。"

《药性论》:"消痰,下肺气,开胃健脾,止呕吐,去胸中痰满。生者摩痈肿,除瘤瘿气。"

《本草纲目》:"除腹胀,目不得瞑,白浊,梦遗,带下。"

《本经逢原》:"半夏同苍术、茯苓治湿痰;同瓜蒌、黄芩治热痰;同南星、前胡治风痰;同芥子、姜汁治寒痰;惟燥痰宜瓜蒌、贝母,非半夏所能治也。"

附注 半夏中有毒成分对局部有强烈的刺激性,生食时可使舌、咽和口腔产生麻木、肿痛、流涎、张口困难等。重者,可产生呕吐,严重者,可窒息。此有毒成分难溶于水,经久加热可被破坏。不能单纯被姜汁破坏,而能被白矾所消除。所以,生半夏有毒,内服一般不用,而用经过姜汁、白矾加工的制半夏。

天 南 星
《本经》

为天南星科多年生草本植物天南星 *Arisaema consanguineum* Schott.、东北天南星 *Arisaema amurense* Maxim. 或异叶天南星 *Arisaema heterophyllum* Bl. 的干燥块茎。产我国河南、河北、福建、四川等省。秋、冬两季采挖,除去茎叶、须根和外皮,洗净晒干,即为生南星。经白矾水浸泡,再与生姜共煮,切片晒干,即为制南星。

性味归经 苦、辛,温;有毒。归肺、肝、脾经。

功效 燥湿化痰,祛风止痉。

应用

1. 用于顽痰咳嗽,胸膈胀闷等证。本品功能燥湿化痰,温燥之性胜于半夏。每与陈皮、半夏、茯苓、枳实等药配伍,以治痰湿壅滞所致的咳嗽痰多稀薄、苔腻胸闷等证,如导痰汤;如属肺热咳嗽,咯痰黄稠,亦可配伍黄芩、瓜蒌等清热化痰之品。

2. 用于风痰眩晕、中风痰壅、口眼㖞斜、癫痫及破伤风等。本品有祛风止痉之功。可配半夏、天麻等品,如玉壶丸;对于风痰留滞经络引起的手足顽麻、半身不遂、口眼㖞斜等证,可配半夏、白附子、川乌等品,如青州白丸子;用治破伤风,可配防风、白芷、天麻等品同用,如玉真散。

此外,生南星外敷能散结消肿止痛,可用治痈疽痰核肿痛。近年来发现本品有抗肿瘤作用,主要用于子宫颈癌。

用量用法 制南星,5~10 g;生南星多入丸散用,1次量0.3~1 g。外用适量。

使用注意 孕妇慎用。生南星一般不作内服。

文献摘要

《本经》:"主心痛,寒热结气,积聚伏梁,伤筋痿拘缓。"

《开宝本草》:"主中风,麻痹,除痰下气,攻坚积,消痈肿,利胸膈,散血堕胎。"

《本草纲目》:"治惊痫,口眼㖞斜,喉痹,口舌疮糜,结核,解颅。"

《本草求真》:"胆制味苦性凉,能解小儿风痰热滞,故治小儿急惊最宜。""天南星味辛而麻,气温而燥,性紧而毒……性虽有类半夏,然半夏专走肠胃,故呕逆泄泻得之以为向导。南星专走经络,故中风麻痹亦得以之为向导。半夏辛而能散,仍有内守之意,南星辛而能散,决无有守之性,其性烈于半夏也。南星专主经络风痰,半夏专主肠胃湿痰,功虽同而用有别也。但阴虚燥痰服之为切忌耳。"

附注 天南星在《本经》原名虎掌。

附药 胆南星

取生南星研末,与牛胆汁(鲜牛胆汁熬成浓汁,有的地区用猪或羊之胆汁代替)加工制成小块状或圆柱状,即为胆南星,简称胆星。

性味苦,凉。有清化热痰,息风定惊的功效。适用于痰热惊风抽搐及中风、癫狂诸证。用量2~5 g。

白 附 子
《中药志》

为天南星科多年生草本植物独角莲 Typhonium giganteum Engl.的块茎。主产我国河南、陕西、四川及甘肃等省。秋季采挖,除去残茎、须根及外皮,用硫黄熏1~2次,晒干。或用白矾生姜制后切片。

别名 禹白附

性味归经 辛、甘,温;有毒。归脾、胃经。

功效 燥湿化痰,祛风止痉,解毒散结。

应用

1. 用于风痰壅盛、口眼㖞斜、破伤风,以及偏头痛等。本品既能够燥湿化痰,又有祛风止痉的作用。治风痰壅盛,抽搐或口眼㖞斜,可与天南星、半夏、天麻、全蝎等配伍;治破伤风,可以其与天南星、天麻、防风等药配伍,如玉真散;治偏头痛,可与白芷、川芎等同用。

2. 用于毒蛇咬伤及瘰疬痰核。本品有解毒散结之功。治毒蛇咬伤,可单用本品外敷,也可与其他解蛇毒药配合,外敷或内服;治瘰疬痰核,可用鲜品捣敷。

用量用法 3~5 g。外用适量,熬膏敷患处。

使用注意 孕妇忌服。生品一般不作内服。

文献摘要

《中国药用植物志》:"治淋巴结结核。"

《四川中药志》:"镇痉止痛,祛风痰,治面部病,中风失音,心痛血痹,偏正头痛,喉痹肿痛,破伤风。"

《江西民间草药》:"治毒蛇咬伤。"

附注 《别录》已收白附子,认为"主心痛血痹,面上百病,行药势"。但历代本草所用的白附子均为今之关白附。关白附为毛茛科的黄花乌头 Aconitum coreanum (Lévl.) Raipaics,毒性很大,不应与禹白附混淆。

白 芥 子
《别录》

为十字花科植物白芥 Brassica alba (L.) Boiss.或芥 B. juncea (L.) Czern. et Coss.的成熟种子。前者习称白芥子,后者习称黄芥子。主产安徽、河南等地,全国各地均有栽培。夏秋间果实成熟时采收,取种子晒干,生用或炒用。

性味归经 辛,温。归肺经。

功效 温肺祛痰,利气散结,通络止痛。

应用

1. 用于寒痰壅滞,咳嗽气喘、胸满胁痛等证。白芥子有辛散利气、温肺祛痰之功。治咳喘痰多清稀,常与苏子、莱菔子同用,如三子养亲汤。如属痰饮停滞胸膈所致的胸满胁痛,可与甘遂、大戟等配伍,以祛痰逐饮,如控涎丹。

近年来用以治疗渗出性胸膜炎,有消除胸腔积液的作用。

2. 用于痰湿阻滞经络所致的肢体关节疼痛、麻木,以及阴疽流注等证。本品能祛经络之痰,并能利气散结。如白芥子散,治痰滞经络,肩臂肢体疼痛麻痹,即以本品与木鳖子、没药、桂心、木香等为散剂;又如阳和汤,治痰湿流注,阴疽肿毒,也以本品配鹿角胶、肉桂、炮姜、熟地等药,共奏温阳通滞、消痰、散结之功。

用量用法 3~10 g。外用适量,研末醋调敷。

使用注意 外敷有发疱作用,皮肤过敏者忌用。

文献摘要

《别录》:"主除肾邪气,利九窍,明耳目,安中,久服温中。"

《本草纲目》:"利气豁痰,除寒暖中,散肿止痛,治喘嗽反胃,痹木脚气,筋骨腰节诸痛。"

《本草经疏》:"白芥子味极辛,气温,能搜剔内外痰结及胸膈寒痰,冷涎壅塞者殊效。然而肺经有热,与夫阴虚火炎咳嗽生痰者,法在所忌。"

皂 荚
《本经》

为豆科植物皂荚树 Gleditsia sinensis Lam.的果实。形扁长者,称大皂荚;其小型果实,呈圆柱形而略扁曲者,称猪牙皂;同等入药。产于我国东北、华北、华东、中南和四川、贵州等地。秋季采摘成熟果实,晒干。切片(不去种子)生用。

性味归经 辛,温;有小毒。归肺、大肠经。

功效 祛痰,开窍。

应用

1. 用于顽痰阻塞、胸闷咳喘、咯痰不爽。有较强的祛痰作用。如皂荚丸,以本品作蜜丸,用枣膏汤服下,治咳逆上气,时时唾浊不得眠;钓痰膏,以皂荚熬膏,加醋煮半夏及明矾,合柿饼捣为丸,用于胸中痰结证。

近年来,用本品配伍猪胆汁、拳参或麻黄等,治慢性气管炎咳喘胸闷、痰黏不易咯出者。

2. 用于卒然昏迷、口噤不开,以及癫痫痰盛,关窍阻闭的病证。本品有开窍的功效,如通关散,治卒然昏厥,不省人事,用本品同细辛研末,吹鼻取嚏;治中风牙关紧闭,用本品同明矾研末,温水调灌,取吐,如稀涎散。

此外,熬膏涂疮肿(未溃者),有散结消肿的功效。

用量用法　1.5～5 g,焙焦存性,研粉吞服,每次 0.6～1.5 g。

使用注意　内服剂量过大,可引起呕吐及腹泻。本品辛散走窜,凡孕妇、气虚阴亏及有咯血倾向者均不宜服。

文献摘要

《本经》:"主风痹死肌,邪气,风头泪出,下水,利九窍。"

《别录》:"疗腹胀满,消谷,除咳嗽囊结,妇人胞不落,明目益精。"

《本草纲目》:"通肺及大肠气,治咽喉痹塞,痰气喘咳,风疠疥癣。"

附药　皂角刺

来源同皂荚,系用其棘刺。全年可采,干燥或趁鲜切片后再干燥,生用。性味辛,温。功能托毒排脓、活血消痈,适应于痈疽疮毒初起或脓成不溃者。用量 3～10 g。外用适量,醋煎涂患处。

桔　　梗
《本经》

为桔梗科多年生草本植物桔梗 *Platycodon grandiflorum*(Jacq.) A. DC. 的根。主产安徽、江苏及山东等地。春、秋两季采挖,而以秋季采者体重质实,品质优良。除去苗茎,洗净,刮去栓皮,晒干,切片。

性味归经　苦、辛,平。归肺经。

功效　开宣肺气,祛痰,排脓。

应用

1. 用于咳嗽痰多,或咳痰不爽、胸膈痞闷、咽痛音哑等证。本品辛散苦泄,功能开宣肺气而利胸膈咽喉,并有较好的祛痰作用。治咳嗽痰多,不论肺寒、肺热,俱可应用。如杏苏散以本品配杏仁、苏叶、陈皮等,用于风寒咳嗽;桑菊饮以之配桑叶、菊花、杏仁等,治风热咳嗽;咽痛音哑,则可配薄荷、牛蒡子、蝉蜕等;治气滞痰阻,胸闷不舒,可与枳壳、瓜蒌皮等配用。

2. 用于肺痈胸痛,咳吐脓血、痰黄腥臭等证。本品有排脓之效。如桔梗汤,即以之配伍甘草,用以排脓;桔梗白散则与贝母、巴豆同用,排脓之力尤强。目前多配合鱼腥草、薏苡仁、冬瓜子等应用。

用量　3～10 g。

文献摘要

《本经》:"主胸胁痛如刀刺,腹满肠鸣幽幽,惊恐悸气。"

《别录》:"利五脏肠胃,补血气,除寒热,风痹,温中消谷,疗喉咽痛,下蛊毒。"
《药性论》:"治下痢,破血,去积气,消积聚痰涎,主肺气,气促嗽逆,除腹中冷痛,主中恶及小儿惊痫。"
《珍珠囊》:"与甘草同行,为舟楫之剂。"

旋 覆 花
《本经》

为菊科多年生草本植物旋覆花 Inula britannica L. var. chinensis (Rupr.) Reg.的头状花序。产广东、华北、内蒙古等地及长江流域下游各省。夏、秋两季花蕾开放时采收,晒干,生用或蜜炙用。

性味归经 苦、辛、咸,微温。归肺、脾、胃、大肠经。

功效 消痰行水,降气止呕。

1. 用于痰涎壅肺,咳喘痰多,以及痰饮蓄结、胸膈痞闷等证。旋覆花能消痰行水而降肺气。用于寒痰咳喘,兼有表证者,常与生姜、半夏、细辛等配伍,如金沸草散;亦可用于痰热咳喘的实证,如旋覆花汤,以本品与桔梗、桑白皮、大黄等配用。

2. 用于噫气、呕吐。本品有降气止呕作用。如旋覆代赭汤用治脾胃气虚、痰湿上逆所致的呕吐噫气、心下痞满之证,以本品配伍代赭石、半夏、生姜、人参等。

用量用法 3~10 g,包煎。

文献摘要

《本经》:"主结气胁下满,惊悸,除水,去五脏间寒热,补中,下气。"
《别录》:"消胸上痰结,唾如胶漆,心胁痰水,膀胱留饮,风气湿痹。"
《药性论》:"主水肿,逐大腹,开胃,止呕逆不下食。"
《本草衍义》:"行痰水,去头目风。"
《本草汇言》:"旋覆花,消痰逐水,利气下行之药也。主心肺结气,胁下虚满,胸中结痰,痞坚噫气,或心脾伏饮,膀胱留饮宿水等证。"

附药 金沸草

来源同上,系用其地上部分,又名旋覆梗。夏、秋两季采收,洗净,切段,晒干,生用。性味咸、微苦,温。功能化痰,止咳,与旋覆花近似。用量 8~12 g。此外,鲜叶捣汁外敷,可治疗疮肿毒。

白 前
《别录》

为萝藦科多年生草本植物柳叶白前 Cynanchum stauntoni (Decne.) Schltr. ex Levi.和芫花叶白前 Cynanchum glaucescens (Decne.) Hand.-Mazz.的根茎及根。主产于浙江、安徽、河南、山东、福建及广东等地。秋季采挖,除去地上茎及泥土,洗净晒干。切段生用或蜜炙用。

性味归经 辛、甘,平。归肺经。

功效 祛痰,降气止咳。

应用 本品性微温而不燥热,长于祛痰,又能降气。凡肺气壅实,痰多而咳嗽不爽,气逆喘促之证,都可应用。偏寒者,可与紫菀、半夏等配伍;偏热者,可与桑白皮、地骨皮等配伍。

外感风寒咳嗽,常与荆芥、桔梗、陈皮等同用,如止嗽散;如治咳喘浮肿,喉中痰鸣属于实证者,可与紫菀、大戟等同用,如白前汤。

用量 3~10 g。

文献摘要

《别录》:"治胸胁逆气,咳嗽上气,呼吸欲绝。"

《本草纲目》:"手太阴药也,长于降气,肺气壅实而有痰者宜之。"

《本草备要》:"长于降气下痰止嗽,治肺气壅实,胸膈逆满。"

前 胡
《别录》

为伞形科多年生草本植物白花前胡 Peucedanum praeruptorum Dunn. 和紫花前胡 P. decursivum Maxim. 的根。白花前胡主产浙江、湖南及安徽等地。紫花前胡主产江西、浙江等地。冬至次春间采挖,除去茎叶,洗净晒干。刮去栓皮,温水浸润,切片生用。

性味归经 苦、辛,微寒。归肺经。

功效 降气祛痰,宣散风热。

应用

1. 用于肺气不降,喘咳、痰稠。前胡具降气化痰作用。常与桑白皮、贝母、杏仁等同用,治喘咳痰黏胸痞等证,如前胡散。

2. 用于外感风热。由于本品辛散苦降,具有宣散风热的功效,故对外感风热,尤以风热郁肺而致咳嗽用之最佳。常与薄荷、牛蒡子、桔梗同用。

用量 6~10 g。

文献摘要

《别录》:主"痰满,胸胁中痞,心腹结气,风头痛,去痰下气,治伤寒寒热。"

《本草纲目》:"清肺热,化痰热,散风邪。"

《本经逢原》:"其功长于下气,故能治痰热喘嗽,痞膈诸疾,气下则火降,痰亦降矣,为痰气之要药,治伤寒寒热及时气内外俱热。按二胡通为风药,但柴胡主升,前胡主降,有不同耳。又按前胡治气实风痰,凡阴虚火动之风及不因外感而有痰者禁用。"

瓜 蒌
《别录》

为葫芦科多年生草质藤本植物栝楼 Trichosanthes Ririlowii Maxim. 和双边栝楼 Trichosanthes uniflora Hao 的成熟果实。产我国南北各地。秋季果实成熟时连柄剪下,悬挂晾干,或剖开去瓤,将壳与种子分别干燥。瓜蒌皮(壳)、瓜蒌仁(种子)生用或炒用,皮、仁合用称全瓜蒌。

性味归经 甘,寒。归肺、胃、大肠经。

功效 瓜蒌皮清肺化痰,利气宽胸;瓜蒌仁润肺化痰,滑肠通便;全瓜蒌兼具以上功效。

应用

1. 用于肺热咳嗽,痰稠不易咯出之证。瓜蒌甘寒而润,善于清肺润燥。稀释稠痰,常与清肺泄热、化痰止咳之品如知母、浙贝等配用;若痰热内结,咳痰黄稠,胸闷而大便不畅者,又常以瓜蒌仁配合黄芩、胆南星、枳实等品,如清气化痰丸。

2. 用于胸痹、结胸、胸膈痞闷或作痛等证。本品既能清肺胃之热而化痰，又能利气散结以宽胸，故可通胸膈痹塞。如瓜蒌薤白半夏汤，与宣痹化痰药配伍，治胸痹不得卧；又如小陷胸汤，与半夏、黄连配伍，治痰热结胸，胸胁痞满，按之则痛。近年来根据前人治疗胸痹的经验，用瓜蒌治疗冠心病，取得一定的效果。

3. 用于肠燥便秘。本品有润肠通便之功。常以瓜蒌仁或瓜蒌仁霜配合火麻仁、郁李仁、枳壳等药同用。

此外，全瓜蒌还可用于乳痈肿痛，常与蒲公英、乳香、没药等合用。

用量 全瓜蒌 10~20 g；瓜蒌皮 6~12 g；瓜蒌仁 10~15 g。

使用注意 反乌头。

文献摘要

《别录》："主胸痹，悦泽人面。"

《本草纲目》："润肺燥，降火，治咳嗽，涤痰结，利咽喉，止消渴，利大肠，消痈肿疮毒。"

《重庆堂随笔》："栝楼实润燥开结，荡热涤痰，夫人知之；而不知其疏肝郁、润肝燥、平肝逆、缓肝急之功有独擅也。"

附注 瓜蒌，古名栝楼。

贝　母
《本经》

贝母为通称，实际上应分以下两种：

1. 川贝母为百合科多年生草本植物川贝母 *Fritillaria cirrhosa* D. Don.、暗紫贝母 *F. unibracteata* Hsiao et K. C. Hsia 和甘肃贝母 *F. przewalskii* Maxim. 或棱砂贝母 *F. delavayi* Franch. 的地下鳞茎。主产四川、云南、甘肃及西藏等地。夏季采挖，晒或炕至上粉后，装入新麻布袋内，撞去泥土及须根，晒干。

2. 浙贝母为百合科多年生草本植物浙贝母 *F. verticillata* Willd. var. *thunbergii* Bak 的地下鳞茎。原产浙江象山县，故称象贝，现主产宁波鄞县樟树。都是人工繁殖，近年来杭州郊区也有栽培。其次在江苏、安徽及湖南等地亦有分布。于立夏植株枯萎后采挖，洗净泥土，按大小分开，大者摘去心芽，小者不去心芽，分别撞擦，除去外皮，干燥。

性味归经 川贝母苦、甘，微寒；浙贝母苦，寒。归肺、心经。

功效 化痰止咳，清热散结。

应用

1. 用于肺虚久咳，痰少咽燥，以及外感风热咳嗽，或痰火郁结，咯痰黄稠等证。川贝与浙贝都能清肺化痰而止咳，均可用于痰热咳嗽。常与知母同用，如二母散。但川贝性凉而甘，兼有润肺之功，多用于肺虚久咳，痰少咽燥等证，可与沙参、麦冬、天冬等养阴润肺药配伍；浙贝苦寒较重，开泄力大，清火散结作用较强，多用于外感风热或痰火郁结的咳嗽，常与桑叶、牛蒡子、前胡、杏仁等宣肺祛痰药同用。

2. 用于瘰疬疮痈肿毒及乳痈、肺痈等证。川贝、浙贝皆有清热散结的功效，浙贝较优。治瘰疬常与玄参、牡蛎等配伍，即消瘰丸；治疮痈、乳痈，常与蒲公英、天花粉、连翘等配伍；治肺痈，可与鱼腥草、鲜芦根、薏苡仁等同用。

此外，近年来又以浙贝用于甲状腺腺瘤，常配合夏枯草、海藻、昆布、莪术等品应用。

用量用法　3~10 g；研细粉冲服，每次 1~1.5 g。

使用注意　反乌头。

文献摘要

《本经》："主伤寒烦热，淋沥邪气，疝瘕，喉痹乳难，金疮风痉。"

《别录》："疗腹中结实，心下满，洗洗恶风寒，目眩项直，咳嗽上气，止烦热渴，出汗。"

《药性论》："主胸胁逆气，疗时疾黄疸，与连翘同主项下瘿瘤疾。"

《本草会编》："治虚劳咳嗽，吐血咯血，肺痿肺痈，妇人乳痈，痈疽及诸郁之证。"

《本经逢原》："浙产者治疝瘕，喉痹，乳难，金疮，风痉，一切痈疡。"

天竹黄
《开宝本草》

为禾本科植物青皮竹 *Bambusa textilis* Mc-Clure 等秆内的分泌液经干燥凝结而成的块状物。产于云南、广东、广西等地。秋、冬两季采收，砍破竹秆，剖取竹黄，晾干。

别名　竹黄

性味归经　甘，寒。归心、肝、胆经。

功效　清热化痰，清心定惊。

应用　用于痰热惊搐、中风痰壅等证。本品有清化热痰、清心定惊之功。常与其他清化热痰、定惊息风之品配伍，如用于痰热惊搐，与胆南星、朱砂、白僵蚕等配伍。

用量用法　3~6 g，入汤剂；研粉吞服，每次 0.6~1 g。

文献摘要

《开宝本草》："治小儿惊风天吊，镇心明目，去诸风热，疗金疮，止血。"

《日华子本草》："治中风痰壅，卒失音不语，小儿客忤及痫疾。"

《本草纲目》："竹黄气味功用与竹沥同，而无寒滑之害。"

《本草汇言》："竹黄性缓，清空解热，而更有定惊安神之妙，故前古治小儿惊风天吊，夜啼不眠，客忤痫疰及伤风痰闭，发热气促，入抱龙丸。"

附注　天竹黄在《开宝本草》原作天竺黄。

竹茹
《别录》

为禾本科青秆竹 *Bambusa breviflora* Munro 和淡竹 *Phyllostachys nigra* (Lodd.) Munro var. *henonis* (Mitf.) Stapf ex Rendle 的秆的中间层，即去掉绿层后所刮下的纤维。产于长江流域和南部各省。四季可采，以冬季采者为佳。鲜用，晒干生用或姜汁炒用。

性味归经　甘，微寒。归肺、胃、胆经。

功效　清化热痰，除烦止呕。

应用

1. 用于肺热咳嗽，咳痰黄稠，以及痰火内扰，心烦不安。本品有清化热痰和清热除烦之功。治热痰咳嗽，常与黄芩、瓜蒌配用；对胆火挟痰、犯肺扰心所致的胸闷痰多、心烦失眠、惊悸等证，常与陈皮、茯苓、半夏、枳实等同用，如温胆汤。

2. 用于胃热呕吐。竹茹善清胃热，止呕吐，可与黄连同用。痰热互结，烦闷呕逆，常配陈皮、半夏，如黄连橘皮竹茹半夏汤；若胃虚有热而呕吐者，可与益气和胃之陈皮、生姜、人参同用,如橘皮竹茹汤。

用量 6~10 g。

文献摘要

《别录》:"治呕啘温气,寒热吐血,崩中。"

《本草经疏》:"经曰:诸呕吐酸,皆属于热。阳明有热,则为呕啘温气,寒热亦邪客阳明所致,甘寒解阳明之热,则邪气退而呕啘可止矣。甘寒又能凉血清热,故主吐血崩中及女劳复也。"

《本经逢原》:"清胃府之热,为虚烦、烦渴、胃虚呕逆之要药。"

竹 沥
《别录》

来源同竹茹,系新鲜的淡竹和青秆竹等竹杆经火烤所沥出的液汁。为淡黄色之澄清汁体。不能久藏。近年来用安瓿密封装置,可以久藏。

别名 竹油

性味归经 甘,寒。归心、肺、胃经。

功效 清热滑痰。

应用 竹沥对热咳痰稠,最具卓效,亦可用于痰热蒙蔽清窍诸证。除用于肺热痰壅、咳逆胸闷外,凡中风痰迷、惊痫癫狂等证,均可用治,且单用即效。《千金方》治中风口噤,以竹沥配姜汁饮之。近年来用治乙脑、流脑之高热、痰迷、呕吐,可用竹沥频饮;治肺热痰壅,可与瓜蒌、枇杷叶同用。

用量用法 30~50 g,冲服。

使用注意 本品性寒质滑,对寒嗽及脾虚便泄者忌用。

文献摘要

《别录》:"治暴中风风痹,胸中大热,止烦闷,消渴,劳复。"

《本草衍义补遗》:"中风失音不语,养血清痰,风痰虚痰在胸膈,使人颠狂,痰在经络四肢及皮里膜外,非此不达不行。"

《本草纲目》:"竹沥性寒而滑,大抵因风火燥热而有痰者宜之;若寒湿胃虚肠滑之人服之,则反伤肠胃。"

浮 海 石
《日华子本草》

浮海石为通称,实际上有两类药材:

1. 胞孔科动物脊突苔虫 Costazia aculeata Canu et Bassler 的干燥骨骼,为珊瑚样的不规则块状物,又名石花。

2. 火山喷出的岩浆形成的多孔状石块,又名海乳石。石花分布于我国南方沿海各地,在夏、秋季捞起,洗去盐质及泥沙,漂净,晒干用。浮石主产于广东沿海,捞出后洗净晒干。用时捣碎,或水飞用。

性味归经 咸,寒。归肺经。

功效 清肺化痰,软坚散结。

应用

1. 用于痰热咳嗽,咳痰稠黏等证。浮海石可清肺化痰。治热痰。常与海蛤壳配伍;若肺热久咳、痰中带血者,可与瓜蒌、青黛、栀子等品合用。

2. 用于瘰疬结核。本品有清热化痰及软坚而散结之功。可与牡蛎、浙贝母、昆布、海藻同用。

此外,尚可用于淋证,如《直指方》治砂淋小便涩痛,用本品为末,生甘草煎汤调服。

用量 6~10 g。

文献摘要

《日华子本草》:"煮汁饮,止渴治淋。"

《本草衍义补遗》:"清金降火,消积块,化老痰。"

《本草纲目》:"消瘤瘿结核疝气,下气,消疮肿。"

海 蛤 壳

为软体动物帘蛤科多种海蛤的贝壳。常用的是文蛤 Meretrix meretrix L. 和青蛤 Cyclinasinensis Gmelin 的贝壳。产沿海地区。春、秋两季自海滩泥沙中淘取,去肉,洗净。生用或煅用。捣末,或水飞用(称蛤粉)。

性味归经 苦、咸,寒。归肺、胃经。

功效 清肺化痰,软坚散结。

应用

1. 用于肺热痰稠,咳嗽气喘等证。海蛤壳能清肺热而化稠痰。治热痰喘咳可与海浮石、白前、桑白皮等配伍;如痰火郁结,胸胁疼痛,可与青黛、栀子、瓜蒌等同用。

2. 用于瘿瘤、痰核等证。本品有软坚散结之功。可与海藻、昆布、瓦楞子等配伍,如含化丸。

此外,微有利尿作用,可用于水气浮肿、小便不利。煅用兼可制酸止痛,故可用于胃痛泛酸;研末外敷,又可敛疮收口。

用量用法 10~15 g,蛤粉宜包煎;入丸散,1~3 g。外用适量。

文献摘要

《本经》:"主咳逆上气,喘息烦满,胸痛寒热。"

《药性论》:"治水气浮肿,利小便,治咳嗽上气,项下瘿瘤。"

《日华子本草》:"疗呕逆,胸胁胀急,腰痛,五痔,妇人崩中带下。"

礞 石

《嘉祐本草》

为硅酸盐类矿石,分青礞石与金礞石两种。青礞石为绿泥石片岩 Chlorite-schist,应用较广;金礞石为云母片岩 Mica-schist。我国凡有云母矿山处均产,但以四川产者为佳。采后,击碎,与火硝共煅至礞石呈金黄色时为止,再水飞去其硝毒,阴干。

性味归经 甘、咸,平。归肺、肝经。

功效 下气消痰,平肝镇惊。

应用

1. 用于顽痰、老痰浓稠胶结,气逆喘咳的实证。本品具下气消痰之功,治顽痰喘咳是其专长。常与沉香、黄芩、大黄等品配伍,如礞石滚痰丸。

2. 用于痰积惊痫。本品既能攻消痰积,又能平肝镇惊,为治惊痫之良药。如《婴孩宝鉴》治热痰壅塞引起的惊风抽搐,以煅礞石为末,用薄荷汁和白蜜调服。若痰积惊痫、大便秘结者,礞石滚痰丸又能逐痰降火而定惊。

用量用法　6~10 g;入丸散剂,1.5~3 g。

使用注意　孕妇慎用。

文献摘要

《嘉祐本草》:"治食积不消,留滞在脏腑,食积癥块久不差。"

《本草纲目》:"治积痰惊痫,咳嗽喘急。""治惊利痰……然止可用之救急,气弱脾虚者,不宜久服。"

海　藻
《本经》

为马尾藻科植物海蒿子(大叶海藻)*Sargassum pallidum* (Turn.) C Ag.和羊栖菜(小叶海藻)*S. fusiforme* (Harv.) Setch.的全草。产于浙江、福建、广东、山东及辽宁等地。夏季采收,除去杂质,用清水洗漂,稍晾,切段,晒干。

性味归经　咸,寒。归肝、胃、肾经。

功效　消痰软坚,利水。

应用

1. 用于瘿瘤、瘰疬等证。海藻能消痰软坚以散结。治瘿瘤,常与昆布、贝母、青皮等配伍,如海藻玉壶汤;治瘰疬,常与夏枯草、连翘、玄参等同用,如内消瘰疬丸。此外,尚可用于睾丸肿大。

2. 用于脚气浮肿及水肿。本品有利水退肿的功效。可与利尿药合用。

用量　10~15 g。

使用注意　反甘草。

文献摘要

《本经》:"主瘿瘤气,颈下核,破散结气,痈肿,癥瘕坚气,腹中上下鸣,下十二水肿。"

《别录》:"疗皮间积聚、暴溃、留气、热结、利小便。"

《药性论》:"疗疝气下坠疼痛,核肿。"

昆　布
《别录》

为昆布科植物海带 *Laminaria japonica* Aresch.和翅藻科植物昆布 *Ecklonia kurome* Okam.的叶状体。产于辽宁、山东及福建等地。夏、秋两季采收。由海中捞出后,晒干。拣去杂质,用水漂净,捞出,稍晾,切成宽丝,阴干。

性味归经　咸,寒。归肝、胃、肾经。

功效　消痰软坚,利水。

应用

1. 用于瘿瘤、瘰疬等证。昆布有与海藻相似的消痰软坚之功。常与海藻同用,如昆布丸,即以本品与海藻、海蛤壳等配伍,治瘿气、胸膈满塞、咽喉项颈渐粗。近用治甲状腺肿及腺瘤、淋巴结结核、肝硬变等。

2. 用于水肿或脚气浮肿。本品能利水退肿,力弱,须与其他利尿药同用。

用量 10~15 g。

文献摘要

《别录》:"十二种水肿,瘿瘤聚结气,瘘疮。"

《药性论》:"利水道,去面肿,治恶疮鼠瘘。"

《本草从新》:"顽痰积聚。"

黄 药 子
《开宝本草》

为薯蓣科多年生宿根缠绕性藤本植物黄独 *Dioscorea bulbifera* L.的块茎。产于我国南方各地。夏、秋两季采挖,洗净泥土,去掉毛状的须根,切片,晒干。生用。

性味归经 苦,寒。归肺、肝经。

功效 散结消瘿,清热解毒,凉血止血。

应用

1. 用于瘿疾。本品有散结消瘿之功。单用即效,如《斗门方》治项下气瘿,单用浸酒服。亦可与海藻、牡蛎等配伍同用,如消瘿汤。近代用治多种甲状腺肿。

2. 用于疮疡肿毒、咽喉肿痛及毒蛇咬伤。本品有清热解毒之功。单用即可见效。复方常与其他清热解毒药同用。近代用治甲状腺、食管、胃、肝、直肠的各种肿瘤,有一定疗效,多与海藻、昆布、白花蛇舌草、薏苡仁、山慈姑等同用。

3. 用于血热引起的吐血、衄血、咯血等证。本品有凉血止血之功,多与其他止血药如蒲黄、棕炭等同用。由于本品兼具止咳、平喘的功能,所以对咯血的疗效更佳。也可用治咳嗽、气喘、百日咳等证。

用量 10~15 g。

使用注意 本品多服、久服可引起消化道反应(如呕吐、腹泻、腹痛),并对肝功能有一定损害,故凡脾胃虚弱和有肝脏疾患的病人慎用。

文献摘要

《开宝本草》:"诸恶肿疮瘘,喉痹,蛇犬咬毒。"

《本草纲目》:"凉血降火,消瘿解毒。"

《本草汇言》:"黄药子解毒凉血最验,古人于外科、血证两方尝用。今人不复用者,因久服有脱发之虞,知其为凉血、散血明矣。"

胖 大 海
《本草纲目拾遗》

为梧桐科植物胖大海 *Sterculia scaphigera* Wall.的成熟种子。主产越南、印度等地,我国广东、海南岛也有出产。于4~6月间,由开裂的果实上采取成熟的种子,晒干,生用。

别名 安南子

性味归经 甘,寒。归肺、大肠经。

功效 清宣肺气,清肠通便。

应用

1. 用于肺气闭郁,痰热咳嗽,及肺热声哑等证。多单用代茶;亦可入复方应用,多同桔梗、蝉衣配伍,适用于肺热声哑、痰热咳嗽。

2. 用于热结便秘而起之头痛、目赤、轻度发热等证。单用即有效果,但只适用于轻证;重证尚须配伍适宜的清热泻下药。

用量用法 3~5枚,沸水泡服或煎服。如用散剂,用量减半。

文献摘要

《本草纲目拾遗》:"治火闭痘,服之立起。并治一切热证劳伤吐衄下血,消毒去暑,时行赤眼,风火牙疼,虫积,下食,痔疮漏管,干咳无痰,骨蒸内热,三焦火证,诸疮皆效。"

《本草正义》:"善于开宣肺气,并能通泄皮毛。""开音治暗,爽嗽豁痰。"

猪 胆 汁
《别录》

为猪科动物猪 *Sus scrofa domestica* Brisson 的胆汁。各地均产。取得后挂起晾干,或在半干时稍加压扁再干燥之。

性味归经 苦,寒。归肺、肝、胆经。

功效 清肺化痰,清热解毒。

应用

1. 用于肺热咳嗽,痰多不爽,以及百日咳等证。由于本品既清肺热,又祛痰止咳,所以甚有效果。可单用本品隔水蒸熟饮服,亦可配伍其他清肺、化痰药同用。

2. 用于目赤肿痛、喉痹、黄疸、痢疾、疮疡肿毒等证。内服、外用均可。热结便秘者,可煎服或灌肠。

用量用法 6~10g,炖服。胆汁膏每服1g。外用(点眼与涂敷)以及灌肠,均用适量。

文献摘要

《别录》:"疗伤寒热渴。"

《本草拾遗》:"主小儿头疮,取胆汁敷之。"

《本草图经》:"主骨热劳极,伤寒及渴疾,小儿五疳。"

附注 除猪胆外,诸如羊胆、牛胆、鸡胆、鸭胆、蛇胆等均可应用,且具相似的功效。但鱼胆,尤以青鱼、草鱼等毒鱼类的胆,不可轻率应用,以免中毒。

蔊 菜
《本草拾遗》

为十字花科一年生草本植物蔊菜 *Rorippx montana* (Wall.) Small 的全草。产于华东地区及河南、陕西、甘肃、湖南、广东等省。夏、秋两季采收,洗净,晒干。鲜用或生用。

性味归经 辛、苦,平。归肺、肝经。

功效 祛痰止咳,清热解毒,利湿退黄。

应用

1. 用于咳嗽痰喘。蔊菜有祛痰止咳作用。治肺热咳嗽多与鱼腥草、蒲公英等清热解毒之品配伍;如属肺寒咳嗽,可与苏子、白芥子等温肺化痰药同用。近年来从本品提出蔊菜素,用以治疗气管炎,取得较满意的疗效。

2. 用于咽红肿痛、痈肿疮毒等证。本品有解毒消肿之功。治咽红肿痛,发热,可与鸭跖草、葎草等配伍;治痈肿疮毒,可取新鲜蔊菜洗净,捣烂敷患处,亦可配其他清热解毒药煎服。

3. 用于湿热黄疸。本品又有利湿退黄的功效,常与茵陈、虎杖、地耳草等同用。

用量 10~30 g。外用适量。

文献摘要

《本草拾遗》:"去冷气,腹内久寒,饮食不消,令人能食。"

《本草纲目》:"利胸膈,豁冷痰,心腹痛。"

13.2 止咳平喘药

本类药物适用于咳嗽喘息的病证。由于喘咳的病证较为复杂,有干咳无痰,有咳痰黄稠或清稀;有外感咳嗽气喘,或虚劳咳喘等等。寒热虚实各不同相,必须选用适宜的药物,并作恰当的配伍。

杏 仁
《本经》

为蔷薇科落叶乔木植物山杏 *Prunus armeniaca* L. var. *ansu* Maxim.、辽杏 *Prunus mandshurica* (Maxim.) Koehne、西伯利亚杏 *Prunus sibirica* L.及杏 *Prunus armeniaca* L.的成熟种子。产我国东北、内蒙古、华北、西北、新疆及长江流域各省。夏季果实成熟时采收种子,晒干。生用,用时捣碎。

别名 苦杏仁

性味归经 苦,微温;有小毒。归肺、大肠经。

功效 止咳平喘,润肠通便。

应用

1. 用于咳嗽气喘。杏仁有苦泄降气、止咳平喘之功,可随配伍不同而用于多种咳喘证。治风热咳嗽,与桑叶、菊花等配伍,如桑菊饮;治燥热咳嗽,与桑叶、贝母、沙参等同用,如桑杏汤;治肺热咳喘,与麻黄、生石膏等合用,如麻杏石甘汤。

2. 用于肠燥便秘。常与火麻仁、当归、枳壳等同用,如润肠丸。

用量用法 3~10 g,宜后下。

使用注意 有小毒,勿过量;婴儿慎用。

文献摘要

《本经》:"主咳逆上气,雷鸣,喉痹,下气,产乳,金疮,寒心奔豚。"

《药性论》:"主咳逆上气喘促,入天门冬煎,润心肺,和酪作汤,润声气。"

《珍珠囊》:"除肺热,治上焦风燥,利胸膈气逆,润大肠气秘。"

附药 甜杏仁

为蔷薇科植物杏或山杏的部分栽培种而其味甘甜的干燥种子。主产河北、北京、山东等地。性味甘平。功效与苦杏仁近似,滋润之性较佳,故虚劳咳嗽气喘用之最宜。用量 3~10 g。

百 部
《别录》

为百部科多年生草本植物直立百部 Stemona sessilifolia（Miq）Franch. et Sav.、蔓生百部 S. japonica（Bl.）Miq.或对叶百部 S. tuberosa Lour.的干燥块根。直立百部产于山东、河南至长江流域中下游各省及福建;蔓生百部产于我国北部、中部、东南部各省;对叶百部产于长江流域至海南岛。春、秋两季采挖,洗净,除去须根,入沸水烫或蒸至无白心,晒干,切段。生用或蜜炙用。

性味归经 甘、苦,平。归肺经。

功效 润肺止咳,灭虱杀虫。

应用

1. 用于新久咳嗽、百日咳、肺劳咳嗽等证。百部有润肺止咳之功,暴咳、久咳均可用治,如《续十全方》治暴咳,《千金方》治久咳,均单用本品煎浓汁服。通常配入复方中应用,如止嗽散以本品配荆芥、桔梗、紫菀等治伤风咳嗽;治百日咳,与沙参、川贝、白前等药配伍;治肺痨咳嗽,与麦冬、生地、山药等配伍。

2. 用于蛲虫病及头虱、体虱等。本品有杀虫灭虱作用。治蛲虫病,可每天用生百部30 g 煎取浓汁30 ml,在晚上9~10时作保留灌肠,连用5天为一疗程。又用本品制成20%的醇浸液或50%水煎剂涂搽,对人的头虱、体虱及虱卵都有杀灭作用。

此外,本品尚可用于荨麻疹、皮炎、体癣、蚊虫叮咬,以鲜品切断,用断面涂搽患部。

用量 5~10 g。外用适量。

文献摘要

《别录》:"上咳嗽上气。""亦主去虱。"

《日华子本草》:"治疳蚘及传尸骨蒸劳,杀蚘虫、寸白、蛲虫。"

紫 菀
《本经》

为菊科多年生草本植物紫菀 Aster tataricus L. f.的根及根茎。主产于河北、安徽等省及东北、华北、西北等地,各地多有栽培。春、秋两季采挖,洗净晒干,切段。生用或蜜炙用。

性味归经 苦、甘,微温。归肺经。

功效 化痰止咳。

应用 用于咳嗽气逆,咯痰不爽,以及肺虚久咳,痰中带血等多种类型的咳嗽。本品性质温润苦泄,有较好的化痰止咳作用。如外感风寒,痰多咳嗽,可配荆芥、白前、陈皮等;肺虚久咳咯血,可配知母、川贝、阿胶等,如紫菀汤。

用量 5~10 g。

文献摘要

《本经》:"主咳逆上气,胸中寒热结气,去蛊毒,痿躄,安五脏。"

《别录》:"疗咳唾脓血,止喘悸,五劳体虚,补不足,小儿惊痫。"

款冬花
《本经》

为菊科多年生草本植物款冬 *Tussilago farfara* L.的花蕾。产河南、甘肃、山西及四川等地。地冻前当花尚未出土时采摘,阴干,除去泥土、花梗。生用或蜜炙。

性味归经 辛,温。归肺经。

功效 润肺下气,止咳化痰。

应用 本品为治嗽要药,常与紫菀相须为用,以增强治喘咳的疗效。因其性温,故较宜于寒嗽;若作适宜配伍,也可用于多种咳嗽,如百花膏,与百合配伍,共研末为丸,治痰嗽带血;款冬花汤治暴咳,以之配伍杏仁、贝母、知母同用。

用量 5～10 g。

文献摘要

《本经》:"主咳逆上气,善喘,喉痹,诸惊痫,寒热邪气。"

《本经逢原》:"润肺消痰,止嗽定喘……肺痿肺痈,咸宜用之。"

《本经疏证》:"《千金》《外台》,凡治咳逆久咳,并用紫菀、款冬者十方而九。然其异在《千金》《外台》亦约略可见。盖凡唾脓血失音者,及风寒水气盛者,多不甚用款冬,但用紫菀;款冬则每同温剂、补剂用者为多。"

苏子
《别录》

为唇形科一年生植物紫苏 *Perilla frutescens* (L.) Britt. var. *acuta* (Thunb.) Kudo 的成熟果实。秋季果实成熟时采收,晒干。生用或微炒,用时捣碎。

性味归经 辛,温。归肺、大肠经。

功效 止咳平喘,润肠通便。

应用

1. 用于痰壅气逆,咳嗽气喘。苏子有降气消痰、止咳平喘之功。常与白芥子、莱菔子同用,如三子养亲汤;若痰涎壅盛,喘咳上气,胸膈满闷,可与厚朴、陈皮、半夏等配用,如苏子降气汤。

2. 用于肠燥便秘。本品有润肠通便的功效。常与火麻仁、瓜蒌仁、杏仁等同用。

用量 5～10 g。

文献摘要

《别录》:"主下气,除寒温中。"

《日华子本草》:"止嗽,润心肺,消痰气。"

《本经逢原》:"性能下气,故胸膈不利者宜之……为除喘定嗽、消痰顺气之良剂。但性主疏泄,气虚久嗽、阴虚喘逆、脾虚便溏者皆不可用。"

附注 同科植物白苏的种子(药材又称玉苏子),亦具同样功效,亦可入药。

桑白皮
《本经》

为桑科小乔木桑树 *Morus alba* L.的根皮。冬季采挖,刮去表层黄色栓皮后剥离皮部,洗净,切段,晒干。生用或蜜炙用。

性味归经 甘,寒。归肺经。

功效 泻肺平喘,利尿消肿。

应用

1. 用于肺热咳喘、痰多之证。桑白皮能清肺消痰而降气平喘。可与地骨皮、甘草同用,如泻白散。

2. 用于浮肿、小便不利之水肿实证。本品能利尿消肿。常与大腹皮、茯苓皮、生姜皮等同用,如五皮散。

此外,本品尚有一定的降压作用,可用治高血压病。

用量 10~15 g。

文献摘要

《别录》:"去肺中水气,唾血,热渴,水肿腹满胪胀,利水道,去寸白。"

《药性论》:"治肺气喘满,水气浮肿。"

葶 苈 子
《本经》

为十字花科草本植物播娘蒿(南葶苈子)*Descurainia sophia* (L.) Schur.和独行菜(北葶苈子)*Lepidiun apetalum* Willd.的成熟种子。播娘蒿主产于江苏、山东、安徽等地;腺茎独行菜主产于河北、辽宁、内蒙古等地。立夏前后果实成熟时,割取全株,干燥,打下或搓下种子。生用或微炒,捣碎。

性味归经 苦、辛,大寒。归肺、膀胱经。

功效 泻肺平喘,利水消肿。

应用

1. 用于痰涎壅滞,咳嗽喘促的实证。葶苈子有泻肺、消痰、平喘的作用,治咳喘痰多甚效。如葶苈大枣泻肺汤,即以之配大枣,用于咳逆痰多,喘息不得卧,一身面目浮肿;近年来用于渗出性胸膜炎及胸腔积液有效。

2. 用于水肿、小便不利。本品能泻肺气之闭塞,以利尿消肿,用于水肿实证,胸腹积水、小便不利。单用有效,复方中每与防己、椒目、大黄同用,如己椒苈黄丸。治结胸证之胸胁积水,用本品与杏仁、大黄、芒硝配伍,如大陷胸丸。

近年以本品研末服,或配伍附子、黄芪等应用,对肺心病、心力衰竭、水肿喘满有效。

用量 3~10 g。

文献摘要

《本经》:"主癥瘕积聚,结气,饮食,寒热,破坚逐邪,通利水道。"

《别录》:"下膀胱水,伏留热气,皮间邪水上出,面目浮肿。"

《药性论》:"疗肺壅上气咳嗽,止喘促,除胸中痰饮。"

枇 杷 叶
《别录》

为蔷薇科常绿小乔木植物枇杷 *Eriobotrya japonica* (Thunb.) Lindl.的叶。产长江流域及南部各省。春末夏初采收壮实的叶片,晒干,刷去毛,洗净切碎。生用或蜜炙用。

性味归经　苦,平。归肺、胃经。

功效　化痰止咳,和胃降逆。

应用

1. 用于咳喘痰稠。枇杷叶能清肺化痰、下气止咳,凡风热燥火等所引起的咳嗽,皆可应用。治风热咳嗽,可与前胡、桑叶等品配伍;治燥热咳喘,可与桑白皮、沙参等品同用。

2. 用于胃热口渴,呕哕等证。本品有清胃热、止呕逆之功。可与麦冬、竹茹、芦根等同用。

用量　10~15 g。

文献摘要

《别录》:"疗卒宛不止,下气。"

《新修本草》:"主咳逆不下食。"

《本草纲目》:"和胃降气,清热解暑毒,疗脚气。"

马 兜 铃
《药性论》

为马兜铃科多年生落叶藤本植物北马兜铃 Aristolochia contorta Bge.和马兜铃 Aristolochia debilis S. et. Z.的果实。北马兜铃主产于黑龙江、吉林及河北等地;马兜铃主产于江苏、安徽、浙江等地。秋季果实由绿变黄时采摘,晒干生用或蜜炙用。

性味归经　苦、微辛,寒。归肺、大肠经。

功效　清肺化痰,止咳平喘。

应用　用于肺热咳嗽,痰壅气促,以及肺虚久咳等证。治热咳痰多,可与桑白皮、黄芩、杏仁等同用;治肺虚有热的喘咳,与杏仁、牛蒡子、阿胶等配用;治痰中带血,与阿胶、白及同用。肺合皮毛,故又能清泄大肠热邪,可用于痔疮肿痛,出血。

此外,本品有缓慢而持久的降压作用,高血压病而有肝阳上亢,头晕面赤者较为适宜。可与黄芩、夏枯草、钩藤等药配伍应用。

用量　3~10 g。

使用注意　剂量过大,易致呕吐。

文献摘要

《药性论》:"主肺气上急,坐息不得,咳逆连连不止。"

《开宝本草》:"治肺热咳嗽,痰结喘促,血痔瘘疮。"

《本草纲目》:"马兜铃寒能清肺热,苦辛能降肺气。钱乙补肺阿胶散用之,非取其补肺,乃取其清热降气也,邪去则肺安矣。"

矮 地 茶
《本草图经》

为紫金牛科常绿小灌木紫金牛 Ardisia japonica (Horrst.) Bl.的全株。产长江流域至南部各省。全年可采,洗净晒干,切段。鲜用或生用。

别名　紫金牛　平地木　老勿大

性味归经　苦,平。归肺、肝经。

功效 止咳祛痰,利水渗湿,活血祛瘀。

应用

1. 用于咳喘痰多。本品有较好的止咳祛痰作用,适用于肺热咳嗽、喘促痰多或发热等证。单用煎服,或作片剂使用;若与胡颓叶、猪胆汁制成浸膏片,清热止咳之效尤佳;如属寒痰咳嗽,可与麻黄、细辛、干姜等温肺化痰止咳药同用,亦可奏效。近年来,以本品与十大功劳、百部、天冬等同用,防治肺结核、结核性胸膜炎,均获得较好的疗效。

2. 用于湿热黄疸、水肿等证。本品有利水渗湿作用。治湿热黄疸,常与茵陈、连钱草等配合应用;用治水肿,可与茯苓、泽泻等药同用。

3. 用于跌打损伤、风湿痹痛、经闭腹痛等证。本品能活血祛瘀以止痛。治损伤疼痛,可与川芎、当归、红花等配伍;治风湿痹痛,可与威灵仙、防己、八角枫等配伍;治经闭腹痛,可与益母草、当归、川芎等同用。

用量 10~30 g。

文献摘要

《本草图经》:"治时疾膈气,去风痰。"

《本草纲目》:"解毒破血。"

《本草纲目拾遗》:"治吐血劳伤,怯症垂危,久嗽成劳。治偏坠疝气。"

白　　果
《本草纲目》

为银杏科落叶乔木银杏 *Ginkgo biloba* L.的成熟种子。全国各地均有分布。秋季种子成熟时采收,除去肉质的外种皮,洗净,晒干。用时去壳,捣碎。生用或蒸(煮)熟以后用。

别名 银杏

性味归经 甘、苦、涩,平;有小毒。归肺经。

功效 敛肺平喘,收涩止带。

应用

1. 用于喘咳、气逆、痰多之证。因本品兼有敛肺气、平喘咳及减少痰量的作用,故效甚佳。鸭掌散治哮喘痰嗽,与麻黄、甘草同用;肺热痰喘气促者,多与黄芩、桑白皮同用,如定喘汤。

2. 用于白浊带下。因本品有除湿与收涩两方面的作用,故古方治带下属下元虚衰、白带清稀者,常与莲子、胡椒同乌骨鸡煮食;如系湿热之带下黄浓者,可与黄柏、芡实同用,如易黄汤。治白浊,多与萆薢、益智仁同用。

用量 6~10 g。

使用注意 大量与生食易引起中毒,宜加注意;咳嗽痰稠不利者慎用。

文献摘要

《本草纲目》:"白果熟食温肺益气,定喘嗽,缩小便,止白浊;生食降痰,消毒杀虫,涂面鼻手足,去皶疱皯黵皴皱及疥癣疳䘌阴虱。"

附药 银杏叶

来源同上,系用其叶。秋季,叶尚绿时即采收,干燥。性味甘、苦、涩、平。功能敛肺、平喘、止痛,用于肺虚咳喘以及高血脂、高血压、冠心病、心绞痛及脑血管痉挛等证。用量 3~6 g。

洋 金 花
《本草纲目》

为茄科一年生草本植物白花曼陀罗 Datura metel L.的花。多系栽培品,主产江苏、福建、广东等地。4~11月间采收,于花初开时摘下,晒干或低温干燥。

别名 曼陀罗 风茄花

性味归经 辛、温;有毒。归心、肺、脾经。

功效 止咳平喘,止痛镇痉。

应用

1. 用于喘咳无痰或痰少之证。洋金花有止咳平喘的功效,故用治咳喘。可作散剂单用或制成卷烟(掺以适量烟叶)吸入。

2. 用于心腹冷痛及风湿痹痛、跌打损伤等证。洋金花单用有效。古时常用作麻醉药剂,与川乌、草乌、姜黄等同用,如整骨麻药方。近年来有关中药麻醉的研究,亦多以本品为主,配伍草乌、川芎、防己等制成注射剂用。

3. 用于癫痫及慢惊风之痉挛抽搐。本品多与全蝎、天麻等同用,以加强镇痉的效果。

用量用法 0.3~0.6 g,散剂吞服。如作卷烟吸,分次用,每日量不超过1.5 g。外用适量。

使用注意 本品有剧毒。应控制剂量,以免中毒。青光眼、眼压增高者忌用。心脏病、高血压以及体弱、孕妇均当慎用。因本品服后妨碍出汗,故表证未解者忌用。又,热咳痰稠、咳痰不利者亦慎用。

文献摘要

《本草纲目》:"诸风及寒湿脚气,煎汤洗之;又主惊痫及脱肛;并入麻药。""八月采此花,七月采火麻子花,阴干,等分为末,热酒调服三钱,少顷昏昏如醉,割疮灸火,宜先服此,则不觉苦也。"

附注 本品的叶与种子均有止痛作用,均以东莨菪碱为主要有效成分。同属植物毛曼陀罗、紫曼陀罗(野洋金花)、欧曼陀罗等,均与本品同功。

14. 安 神 药

凡具有安定神志功效的药物,称为安神药。

心藏神,故安神药主要归于心;又因肝藏魂,故又与肝有一定关系。安神药主要用于心气虚、心血虚或心火盛以及其他原因所致的心神不宁、心悸怔忡、失眠多梦以及惊风、癫痫狂等证。

安神药从药材上分析,较多应用矿物药与种子类植物药。矿物药质重性降,故多具重镇安神的作用;种子类药质润性补,故多具养心安神的作用。

安神药的运用须根据不同的病因病机选择本类中适宜的药物,并作相应的配伍。如阴虚血少者,应与养血补阴药配伍;肝阳上亢者,须与平肝潜阳药配伍;心火炽盛者,当与清心火药配伍。至于癫痫、惊风等证,多以化痰开窍或平肝息风药为主,本类药只作辅助之品。

矿石类药物,如作丸散服,易伤胃耗气,须酌情配伍养胃健脾之品,且只宜暂服,部分药物具有毒性,更须慎用。

朱　　砂
《本经》

为六方晶系辰砂 Cinnabar 的矿石,产于湖南、四川、贵州、云南的部分地区,随时可采。将辰砂矿石击碎后,除去石块杂质,水飞极细,装瓶备用。

别名　辰砂

性味归经　甘,寒。归心经。

功效　镇心安神,清热解毒。

应用

1. 用于心火亢盛所致心神不安、胸中烦热、惊悸不眠等证。朱砂秉寒、降之性,故治上述诸证甚效。多与清心火的黄连、甘草配伍,以增强清心安神之力;兼有心血虚者,再加当归、生地黄等补血养心之品,共奏清心养血安神之功,即朱砂安神丸。用于惊恐或心虚所致惊悸怔忡,可将本品入猪心中炖服。血虚心悸失眠,可配当归、柏子仁、酸枣仁等养血安神之品同用。也常用于癫痫,与磁石、神曲配伍,即磁朱丸。

2. 用于疮疡肿毒,瘴疟诸证。朱砂内服或外用均有清热解毒的功效。其主要与雄黄配伍,如紫金锭。对于咽喉肿痛、口舌生疮,可配冰片、硼砂等外用。

此外,本品可与其他药物(如茯苓等)拌制后用,以增强安神的作用;又可作为丸剂的外衣,除加强安神功效以外并有防腐的作用。

用量用法　0.3~1 g,研末冲服,入丸散剂,或拌染他药同煎。外用适量。

使用注意　内服不宜过量,也不可持续服用,免致汞中毒。肝肾功能不正常者,慎用朱砂,以免加重病情。

文献摘要

《本经》:"养精神,安魂魄,益气明目。"

《别录》:"通血脉,止烦满消渴……除中恶,腹痛,毒气,疥瘘,诸疮。"

《本草纲目》:"治惊痫,解胎毒痘毒,驱邪疟。"

《本草从新》:"泻心经邪热,镇心定惊……解毒,定癫狂。"

《本草正》:"朱砂,入心可以安神而走血脉,入肺可以降气而走皮毛,入脾可以逐痰涎而走肌肉,入肝可以行血滞而走筋膜,入肾可逐水邪而走骨髓。或上或下,无所不到,故可以镇心逐痰,祛邪降火,治惊痫,杀虫毒。"

附注　《本经》原名丹砂,《尔雅》名汞沙。本品主要含硫化汞(HgS),含量约在96%,故忌火煅,遇火则析出水银,有大毒。

磁　　石
《本经》

为天然的等轴晶系磁铁矿 Magnetite 的矿石。产河北、山东、辽宁、江苏等省。随时可采。采得后,除去泥沙杂质,置干燥处保存。击碎生用,或醋淬研细用。

性味归经　辛、咸,寒。归肝、心、肾经。

功效　潜阳安神,聪耳明目,纳气平喘。

应用

1. 用于阴虚阳亢所致的烦躁不宁、心悸、失眠、头晕头痛及癫痫等证。磁石有平肝潜阳、镇静安神之功,常与朱砂配伍,如磁朱丸;亦可与石决明、白芍、生地等同用。

2. 用于肝肾阴虚所致的耳鸣、耳聋及目昏等证。本品能养肾益阴而有聪耳明目之效。治耳鸣、耳聋,可与熟地、山萸肉、五味子等药配伍;治视力模糊,可以磁朱丸配合滋养肝肾药同用。近年来临床报道,用磁朱丸治疗白内障,可使部分病例视力增进。

3. 用于肾虚作喘之证。磁石能纳气而平喘。宜与代赭石、五味子、胡桃肉等配合使用,治肾不纳气之虚喘。

用量用法 10~30 g。入丸、散,每次用 1~3 g。

使用注意 因吞服后不易消化,如入丸、散,不可多服。脾胃虚弱者慎用。

文献摘要

《本经》:"主周痹风湿,肢节中痛……除大热烦满及耳聋。"

《别录》:"养肾脏,强骨气,益精,除烦……小儿惊痫。"

《本草衍义》:"磁石入药须烧赤醋淬。"

《本草纲目》:"色黑而入肾,故治肾家诸病,而通耳明目。"

《本草求真》:"磁石能入肾镇阴,使阴气龙火不得上升……昔徐之才(十剂篇)云:'重可去怯,磁石铁粉之属是也。'故怯则气浮,宜重剂以镇之。"

附注 主含四氧化三铁,故对缺铁性贫血尚有补血作用,宜火煅、醋淬后用。

龙 骨
《本经》

本品为古代哺乳动物如三趾马、犀类、鹿类、牛类、象类等的骨骼化石。产于山西、内蒙古、陕西、甘肃、河北、湖北等地。全年可采挖(须与考古单位取得联系,不可任意滥挖),除去泥沙杂质,贮于干燥处。用时打碎,生用或煅用。

性味归经 甘、涩,微寒。归心、肝经。

功效 平肝潜阳,镇静安神,收敛固涩。

应用

1. 用于阴虚阳亢所致的烦躁易怒、头晕目眩等证。本品能平肝而潜敛浮阳。可与牡蛎、白芍、代赭石等同用,如镇肝息风汤。

2. 用于神志不安、心悸失眠,以及惊痫、癫狂等证。本品能镇静安神。可与朱砂、远志、酸枣仁等配用;亦可与牡蛎同用,如救逆汤。

3. 用于遗精、带下、虚汗、崩漏等证。本品有收敛固涩之功。治肾虚遗精,可与牡蛎、沙苑蒺藜、芡实等配伍;治带下赤白及月经过多,可与牡蛎、海螵蛸、山药等配用;治虚汗,常与牡蛎、五味子等配伍。

此外,煅龙骨研末外用,有吸湿敛疮作用,可用于湿疮痒疹及疮疡溃后久不愈合。

用量用法 15~30 g,入煎剂宜先煎。外用适量。收敛固涩煅用,其他生用。

文献摘要

《本经》:"咳逆,泄利脓血,女子漏下,癥瘕坚结,小儿热气惊痫。"

《别录》:"汗出,夜卧自惊,恚怒……阴蚀,止汗,小便利,溺血,养精神,安五脏。"

《本草纲目》:"收湿气,脱肛,生肌敛疮。""能收敛浮越之正气,固大肠而镇惊。又主带脉为病。"

《本草求真》:"龙骨功与牡蛎相同,但牡蛎咸涩入肾,有软坚、化痰、清热之功,此属甘涩入肝,有收敛止脱、镇惊安魄之妙。"

附药　龙齿

与龙骨来源相同,为古代多种大型哺乳动物的牙齿骨骼化石。采掘龙骨时即可收集龙齿。碾碎生用,或火煅用。性味甘、涩,凉。有镇惊安神作用。适用于惊痫、心悸心烦、失眠、多梦等证。用量与龙骨相同。

琥　珀
《别录》

为古代松科松属植物的树脂,埋藏地层中经多年转化而成。从煤层中挖出者,特称煤珀。产于云南、广西、辽宁、河南等地。采得后,除杂质,研末用。

性味归经　甘,平。归心、肝、膀胱经。

功效　定惊安神,活血散瘀,利尿通淋。

应用

1. 用于惊风癫痫等证。琥珀治惊风癫痫,常与朱砂、全蝎等息风镇痉药同用;对于心悸不安、失眠、多梦等证,可与酸枣仁、夜交藤、朱砂等药配伍。

2. 用治血滞经闭、癥瘕疼痛等证。常与其他活血破瘀药同用,如琥珀散,配当归、莪术、乌药,以治血滞气阻之月经不通及外伤瘀肿疼痛;近代配三七为末服,以治冠心病。又用于阴囊及妇女阴唇血肿或子宫郁血,单味为散服有效。

3. 用于小便不利或癃闭之证。因能利尿通淋、散瘀止血,故琥珀尤宜于血淋,也可用于石淋、热淋等证。单用有效,如《直指方》治小便尿血,即单用为散,灯心汤下;若用葱白煎汤冲服,可用治砂石诸淋;亦可配伍金钱草、木通、萹蓄等利尿通淋之品以治热淋、石淋。

用量用法　1.5~3 g,研末冲服,不入煎剂。

文献摘要

《别录》:"安五脏,定魂魄……消瘀血,通五淋。"

《本草拾遗》:"止血,生肌,合金疮。"

《日华子本草》:"疗蛊毒,壮心,明目磨翳,止心痛,癫邪,破结癥。"

酸枣仁
《本经》

为鼠李科落叶灌木或乔木酸枣 *Ziziphus jujuba* Mill. 的成熟种子。产河北、陕西、辽宁、内蒙古、山东、山西、甘肃、河南等地。秋末冬初果实成熟时采收,除去枣肉,碾破核,取种子干燥。生用或炒用;入汤剂应捣碎。

性味归经　甘,平。归心、肝经。

功效　养心安神,敛汗。

应用

1. 用于失眠、惊悸。本品能养心阴、益肝血而宁心安神,为滋养性安神药,主要用于心肝血虚引起的失眠、惊悸怔忡等证。可配当归、白芍、何首乌、龙眼肉等同用。若肝虚有热之虚烦失眠,常与知母、茯苓等合用,如酸枣仁汤;若心肾不足、阴虚阳亢所致虚烦失眠、心悸、健忘、口燥咽干、舌红少苔者,可配生地黄、玄参、柏子仁等养心滋肾药同用,如天王补心丹。

2. 用于体虚自汗、盗汗等证。有一定的敛汗作用,常配党参、五味子、山茱萸等同用。

用量用法 10~18 g。亦可研末,睡前吞服,每服 1.5~3 g。

文献摘要

《本经》:"主心腹寒热,邪结气聚,四肢酸痛湿痹。久服安五脏,轻身,延年。"

《别录》:主"久泄,虚汗烦渴,补中,益肝气,坚筋骨,助阴气"。

《本草图经》:"睡多,生使;不得睡,炒熟。"

《本草纲目》:"酸枣实味酸性收,故主肝病、寒热结气、酸痹、久泄、脐下满痛之证。其仁甘而润,故熟用疗胆虚不得眠、烦渴虚汗之证。"

附注 《本经》有酸枣(用果实)而不用酸枣仁(种子),故味酸。《新修本草》称"今方用其仁",按《本草纲目》:"仁,味甘,气平",尝之确无酸味,故应以甘平为是。

柏 子 仁
《本经》

为柏科常绿乔木植物侧柏 *Biota orientalis* (L.) Endl.的种仁。全国大部分有产,主产山东、河南、河北等地。秋后成熟时采收,晒干,除去外壳,阴干。用时打碎。用纸包裹,加热微炕,压榨去油,称柏子仁霜。

性味归经 甘,平。归心、肾、大肠经。

功效 养心安神,润肠通便。

应用

1. 用于虚烦不眠、惊悸怔忡等证。柏子仁有与酸枣仁相类似的养心安神功效,可用治血不养心所引起的虚烦不眠、惊悸怔忡等证。常与酸枣仁、五味子、茯苓等同用,如养心汤。兼盗汗者,亦可与人参、牡蛎、五味子同用,如柏子仁丸。

2. 用于肠燥便秘。柏子仁质润多油,有润肠通便之效。可用治阴虚血少的肠燥便秘,常与其他种子类药同用,以加强其润下之功,如五仁丸。

用量 10~18 g。

使用注意 便溏及多痰者慎用。

文献摘要

《本经》:"主惊悸,安五脏,益气,除风湿痹。久服令人润泽,美色,耳目聪明,不饥,不老,轻身,延年。"

《本草纲目》:"养心气,润肾燥,安魂定魄,益智宁神。""柏子仁性平而不寒不燥,味甘而补,辛而能润,其气清香,能透心肾,益脾胃。"

附注 《本经》原名柏实。

远 志
《本经》

为远志科多年生草本植物远志 *Polygala tenuifolia* Willd.或宽叶远志 *P. sibirica* L.的根。主产于山西、陕西、吉林、河南等省。春、秋两季均可采挖。除去残茎、须根、泥土,洗净晒干。生用或炙用。

性味归经 辛、苦,微温。归肺、心经。

功效 宁心安神，祛痰开窍，消痈肿。

应用

1. 用于心神不安、惊悸、失眠、健忘等证。用于惊悸，常与朱砂、龙齿等同用，如远志丸；用于失眠、健忘，可与人参、石菖蒲配伍，如不忘散。

2. 用于痰阻心窍所致的精神错乱、神志恍惚、惊痫等证。常与菖蒲、郁金、白矾等同用，以增强祛痰开窍之力。咳嗽痰多、难咯出者，用本品可使痰液稀释易于咯出，每与杏仁、桔梗、甘草等同用。

3. 用于痈疽肿毒。远志能消散痈肿，用于痈疽疖毒、乳房肿痛，单用为末酒送服或外用调敷。

用量 3~10 g。外用适量。

使用注意 有溃疡病及胃炎者慎用。

文献摘要

《本经》："主咳逆伤中，补不足，除邪气，利九窍，益智慧，耳目聪明，不忘，强志，倍力。"

《别录》："定心气，止惊悸，益精，去心下膈气，皮肤中热，面目黄。"

《药性论》："治健忘，安魂魄，令人不迷。"

《药品化义》："凡痰涎沃心，壅塞心窍，致心气实热，为昏愦神呆，语言謇涩，为睡卧不宁，为恍惚惊怖，为健忘，为梦魇，为小儿客忤，暂以此豁痰利窍，使心气开通，则神魄自宁也。"

合 欢 皮
《本经》

为豆科落叶乔木植物合欢 Albizzia julibrissin Durazz.或山合欢 A. kalkora（Roxb.）Prain 的树皮。产长江流域各省。夏、秋两季剥取树皮，切段角。

性味归经 甘，平。归心、肝经。

功效 安神解郁，活血消肿。

应用

1. 用于情志所伤的忿怒忧郁、虚烦不安、健忘失眠等证。合欢皮有安神解郁的功效，故常用治上述诸证。可以单用，亦可与柏子仁、龙齿等同用。

2. 用于跌打骨折及痈肿、内痈等证。以本品有活血之功，故用治上述诸证获消肿、止痛之效。治骨折，常与当归、川芎同用；治肺痈，配白蔹，即合欢饮；治痈疽疮肿，常与蒲公英、野菊花同用。

用量 10~15 g。

文献摘要

《本经》："安五脏，和心志，令人欢乐无忧。"

《日华子本草》："合欢皮煎膏，消痈肿，续筋骨。"

《本草纲目》："和血，消肿，止痛。"

《本草求真》："合欢皮味甘气平，服之虽能入脾补阴，入心缓气，而令五脏安和，神气自畅，及单用煎汤而治肺痈唾浊，合阿胶煎汤而治肺痿吐血，皆验……然气缓力微，用之非止钱许可以奏效，故必重用久服，方有补益怡悦心志之效。"

附药 合欢花

与合欢皮同一来源，药用其花。一般在夏季花半开时采收，干燥，生用。性味甘，平。有安神、解郁之功效。适用于虚烦不安、抑郁不舒、健忘失眠等证。可单用,或配伍其他安神药同用。用量 5~10 g。

15. 平肝息风药

凡具有平息肝风或潜阳镇静作用的药物,称为平肝息风药。

本类药物,分别具有息风止痉与平肝潜阳的功能,主要用于以下两类与"肝旺"有关的病证:肝风内动,抽搐惊痫;肝阳上亢,头晕目眩。

应用平肝息风药时,应根据引起肝风内动或肝阳上亢的不同原因和兼证,予以不同配伍。"热极生风",肝风内动,多由火热炽盛所致;肝阳上亢亦每兼肝热,故须与清热泻火、清泄肝热药同用。"水不涵木",因阴虚血少,肝失滋养,以致肝风内动与肝阳上亢,则又当与滋肾养阴或补血药同用。"肝藏魂",肝旺则每兼神志方面的症状,故又应与安神药同用。

本类药物以动物类药为主,故有介类潜阳、虫类搜风之说。本类药多偏于寒凉,但也有偏于温燥者,应区别使用。凡脾虚慢惊,非寒凉所宜;而阴虚血亏者,又当慎用温燥之品。

羚 羊 角
《本经》

为洞角科动物赛加羚羊 Saiga tatarica L.的角。产于新疆、甘肃、青海等地。全年均可捕捉,但以秋季猎取者最佳。捕得后切取其角,用时磨汁、锉末,或镑为薄片。

性味归经 咸,寒。归肝、心经。

功效 平肝息风,清肝明目,清热解毒。

应用

1. 用于惊风、癫痫所致的手足抽搐等证。本品息风止痉的功效颇佳,为治肝风内动、惊痫抽搐的要药。因本品兼有清热作用,故常用治壮热不退、热极动风之证。可与钩藤、菊花、鲜生地等配伍,如羚角钩藤汤。

2. 用于肝阳上亢所致的头晕目眩。本品有显著的平肝潜阳作用,可与菊花、石决明等配伍。

3. 用于肝火炽盛所致的头痛、目赤等证。本品能清肝而明目。常与决明子、黄芩、龙胆草等同用,如羚羊角散。

4. 用于温热病壮热神昏、谵语、躁狂等证。羚羊角有清热解毒的功效。可与石膏、犀角等制成丸散应用,如紫雪丹。王孟英以羚、犀加入白虎汤中,治温热病壮热谵语发斑甚效。此外,对痘疹后余毒未清,可与黄芪、金银花同用。

用量用法 1~3 g。入煎剂宜另煎汁冲服,亦可磨汁或锉末服,每次 0.3~0.5 g。

文献摘要

《本经》:"明目,益气起阴……安心气,常不魇寐。"

《别录》:"疗伤寒时气寒热,热在肌肤,温风注毒伏在骨间,除邪,惊梦狂越。"

《本草纲目》:"平肝舒筋,定风安魂……辟恶解毒,治子痫痉疾。"

《本草汇言》:"治痘瘄后余毒未清,随处痛肿。"

《本草再新》:"定心神,止盗汗,消水肿,去瘀血,生新血,降火下气,止渴除烦。"

附注 他如原羚、普氏原羚、鬣羚、鹅喉羚、黄羊等的角,亦有类似羚羊角的功效而力较逊,可以做代用品。

附药 山羊角

为牛科动物青羊 *Naemorkedus goral* Hardwicke 的角。性味咸,寒。归肝经。有平肝、镇惊作用。适用于肝阳上亢,头目眩晕;肝火上炎,目赤肿痛;以及惊风抽搐等证。用量 10~15 g。

石 决 明
《别录》

为鲍科动物杂色鲍(光底石决明)*Haliotis diversicolor* Reeve.或盘大鲍(毛底石决明)*H. gigantea discus* Reeve.的贝壳。多分布于沿海地区。夏秋捕取,去肉后,洗净贝壳,除去附着的杂质,晒干。打碎生用或煅用。

性味归经 咸,寒。归肝经。

功效 平肝潜阳,清肝明目。

应用

1. 用于头晕目眩。石决明具有平肝潜阳之功。对肝肾阴虚、肝阳上亢所致的眩晕,须与养阴平肝药如生地、白芍、牡蛎等配伍;如属肝阳亢盛而有热象者,则宜与清热平肝之品如夏枯草、钩藤、菊花等同用。

2. 用于目赤肿痛、翳膜遮睛、视物昏糊等证。本品为清肝明目要药。治肝火上炎,目赤肿痛,可与决明子、菊花等配伍;治风热目疾,翳膜遮睛,可与密蒙花、谷精草等配伍;至于肝虚血少、日久目昏等证,则常与菟丝子、熟地等同用,如石决明丸。

用量用法 15~30 g,入煎剂宜先煎。

文献摘要

《别录》:"主目障翳痛,青盲,久服益精,强身。"

《本草从新》:"除肺肝风热,内服疗青盲内障,外点散赤膜外障。"

《医学衷中参西录》:"味微咸,性微凉,为凉肝,镇肝之要药。肝开窍于目,是以其性善明目。研细水飞作敷药,能除目外障;作丸散内服,能消目内障。为其能凉肝,兼能镇肝,故善治脑中充血作疼,作眩晕,因此证多系肝气、肝火挟血上冲也。"

牡 蛎
《本经》

为牡蛎科动物长牡蛎 *Ostrea gigas* Thunb.和大连湾牡蛎 *O. talienwhanensis* Crosse 或近江牡蛎 *O. rivularis* Gould 等的贝壳。从东北至海南岛沿海内均有分布,宜于冬、春两季采集。去肉留壳,淘净晒干。捣碎生用,或火煅粉碎用。

性味归经 咸,微寒。归肝、肾经。

功效 平肝潜阳,软坚散结,收敛固涩。

应用

1. 用于阴虚阳亢所致的烦躁不安、心悸失眠、头晕目眩及耳鸣等证。牡蛎有平肝潜阳作用。可与龙骨、龟板、白芍等配伍。热病伤阴、肝风内动、四肢抽搐等证亦可应用,常以之配合龟板、鳖甲等药,共奏育阴潜阳以息风止痉之效,如三甲复脉汤。

2. 本品能软坚以散结块,适用于痰火郁结之瘰疬、痰核等证。常与浙贝、玄参配伍,即消瘰丸。近年来临床上又用以治肝脾肿大,常与丹参、泽兰、鳖甲等配伍使用。

3. 本品煅用,长于收敛固涩。用于虚汗、遗精、带下、崩漏等证。治自汗、盗汗,与黄芪、小麦、麻黄根配伍,即牡蛎散;治肾虚精关不固,与沙苑蒺藜、芡实、莲须等配用,如金锁固精丸;至于崩漏、带下等证,则可与煅龙骨、乌贼骨、山药等同用。

此外,本品有制酸作用,可用于胃酸过多、胃溃疡等。

用量用法 15~30 g,先煎。除收敛固涩系煅用外,均生用。

文献摘要

《本经》:"主伤寒寒热,温疟洒洒,惊恚怒气,除拘缓,鼠瘘,女子带下赤白。久服强骨节。"

《别录》:"止汗,气痛气结,止渴,除老血,涩大小肠,疗泄精,喉痹,咳嗽,心胁下痞热。"

《本草拾遗》:"粉身,止大人小儿盗汗;同麻黄根、蛇床子、干姜为粉,去阴汗。"

《汤液本草》:"牡蛎入足少阴,咸为软坚之剂,以柴胡引之,故能去胁下硬;以茶引之,能消结核;以大黄引之,能除股间肿;以地黄为之使,能益精收涩,止小便。本肾经之药也。"

《本草纲目》:"化痰软坚,清热除湿,止心脾气痛,痢下赤白浊,消疝瘕积块,瘰疬结核。"

珍　珠
《开宝本草》

为珍珠贝科动物合浦珠母贝 *Pteria martensii*(Dunker)与蚌科动物三角帆蚌 *Hyriopsis cumingii*(Lea)、褶纹冠蚌 *Cristaria plicata*(Leach)等双壳类动物受刺激所形成的珍珠。海产的珍珠贝以广东、广西、海南岛、台湾等地为主;淡水产的河蚌在各地均有生产。海产者以野生为主,淡水产者以养殖为主。用时研末水飞。或以豆腐同煮,然后取出研磨。

性味归经 甘、咸,寒。归心、肝经。

功效 镇心定惊,清肝除翳,收敛生肌。

应用

1. 用于惊悸、癫痫、惊风等证。珍珠具有镇心定惊的功效,故治上述诸证良效。例如,《肘后方》用珍珠与蜂蜜和服,治心神不安并惊恐等;金箔镇心丸,系与朱砂、琥珀、天南星等配伍,用治惊悸、癫痫,镇惊丸治急惊风,亦与朱砂同用。

2. 用于目赤肿痛,翳障胬肉等眼病。本品具有清肝除翳的功效。治目病虽可内服,但多配入眼药外用,如七宝膏,即与琥珀、冰片等药同用。

3. 本品收敛生肌的功效卓著,凡创面久不愈合及溃疡、烂蚀诸证,皆可以之外用。如珍珠散,与炉甘石、血竭、象皮等同用,治溃疡久不收口;珠黄散系与牛黄同用,治喉痛腐烂及牙疳蚀烂诸证。

用量用法 0.3~1 g,多入丸散。外用适量。

文献摘要

《开宝本草》:"镇心,点目去肤翳障膜。"

《本草衍义》:"除小儿惊热。"

《本草求真》:"真珠入手少阴心经、足厥阴肝经。盖心虚有热,则神气浮游;肝虚有热,则目生翳障。除二经之热,故能镇心明目也。"

珍 珠 母
《海药本草》

为蚌科动物三角帆蚌 *Hyriopsis cumingii*（Lea）和褶纹冠蚌 *Cristaria plicata*（Leach）或珍珠贝科合浦珠母贝 *Pteria martensii*（Dunker）等贝类动物贝壳的珍珠层。全国各地的江河湖沼均产。通常在冬季潜到水底，自水草或石头上采收，去肉，洗净，晒干。打碎生用或煅用。

性味归经　咸，寒。归肝、心经。

功效　平肝潜阳，清肝明目。

应用

1. 用于肝阴不足，肝阳上亢所致的头痛、眩晕、耳鸣、烦躁、失眠等证。珍珠母有与石决明相近的平肝潜阳作用。常与白芍、生地、龙齿等同用，如甲乙归藏汤。

2. 用于肝虚目昏或肝热目赤羞明等证。本品具有清肝明目之功。治肝虚目昏、夜盲，与苍术、猪肝或鸡肝等同用；治目赤羞明，可与菊花、千里光、车前子等同用。

此外，本品研细末外用，有燥湿收敛之功。可用于湿疮瘙痒等证。

用量用法　15～30 g，宜先煎。外用适量。

文献摘要

《本草纲目》："安魂魄，止遗精白浊，解痘疗毒。"

《饮片新参》："平肝潜阳，安神魂，定惊痫，消热痞，眼翳。"

《中国医学大辞典》："兼入心肝两经，与石决明但入肝经者不同，故涉神志病者，非此不可。"

玳　瑁
《开宝本草》

为海龟科动物玳瑁 *Erelmochelys imbricata*（L.）的背甲。产于南海。全年均可捕获。捕得后，将其倒悬，用沸醋浇泼，其甲即能逐片剥下。洗净，干燥。用时，需经温水浸软，切成细丝或磨成细粉用。

性味归经　甘、咸，寒。归心、肝经。

功效　平肝定惊，清热解毒。

应用

1. 用于温热病高热烦躁、神昏谵语，以及中风、惊痫、痉厥等证。由于本品能平肝定惊，又兼清热解毒，所以能获良效。治温热病之神昏痉厥，常与犀角、麝香同用，如著名凉开方剂至宝丹即用之。治中风，则常与牛膝、地龙同用。

2. 用于痘毒、疔疮。本品具清热解毒的功效。如《灵苑方》即以本品与犀角配伍，磨汁服。

用量用法　3～6 g，入丸散，少煎服。亦可水磨取汁服。

文献摘要

《日华子本草》："破癥结，消痈毒，止惊痫。"

《本草纲目》："解痘毒，镇心神，急惊客忤，伤寒寒热，狂言。""解毒清热之功，同于犀角。古方不用，至宋时至宝丹始用之也。"

附注　《开宝本草》原名瑇瑁。

紫贝齿
《新修本草》

为宝贝科动物阿拉伯绶贝 Mauritia arabica (L.) 的贝壳。产于福建以南沿海,如海南岛、西沙群岛、台湾等地。一般多于夏季捕捉,除去贝肉,洗净,晒干。用时打碎,生用或煅用。

性味归经 咸,平。归肝经。

功效 镇惊安神,清肝明目。

应用

1. 用于惊悸心烦、不眠梦多,以及小儿高热抽搐等证。因本品具介类潜阳的作用又兼安神之功,故其效较佳。常与黄连、珍珠母、山羊角等同用。

2. 用于目赤肿痛、目翳,以及眩晕头痛等证。本品具清肝明目之功。常与桑叶、菊花同用。

用量用法 10~15 g,打碎,先煎。

文献摘要

《新修本草》:"明目,去热毒。"

《本草纲目》:"小儿斑疹,目翳。"

《本经逢原》:"贝子味咸软坚,故《本经》专主目翳;其治五癃等病,取咸润走血之力。"

附注 《本经》有贝子,一般考证为小型之贝(如货贝、拟枣贝之类);紫贝首载于《新修本草》,认为"形似贝,圆,大二三寸",可知是大型之贝。除阿拉伯绶贝以外,山猫宝贝 Cypraea iynx (L.) 亦有作紫贝齿应用者。

代赭石
《本经》

为三方晶系赤铁矿 Hematite 的矿石,主含三氧化二铁。产于山西、河北、河南、山东等地的多种矿床和岩石中。掘出后,去土,洗净。打碎生用,或醋淬后粉碎晒干用。

性味归经 苦,寒。归肝、心经。

功效 平肝潜阳,降逆,止血。

应用

1. 用于肝阳上亢所致的头痛、眩晕等证。本品苦寒质重,具平肝阳、清肝火之功。常与龙骨、牡蛎、白芍等药同用,以治肝阳上亢诸证,如镇肝息风汤。

2. 用于嗳气、呃逆、呕吐及气喘等证。本品有降逆之功,可治嗳气、呃逆、呕吐。常与旋覆花、半夏、生姜等同用,如旋覆代赭汤;若治肺肾两虚所致的气逆喘息,可与党参、山茱萸等补肺纳气药同用,如参赭镇气汤。

3. 用于吐血、衄血及崩漏等证。本品有凉血止血作用。用治血热所致的吐血、衄血,可与白芍、竹茹、牛蒡子等配伍,如寒降汤;若崩漏日久,头晕眼花者,可与禹余粮、赤石脂、五灵脂等配伍,共奏固涩及祛瘀生新之效,如震灵丹。

用量 10~30 g。

使用注意 孕妇慎用。

文献摘要

《本经》:"贼风,蛊毒,腹中毒邪气,女子赤沃漏下。"

《别录》:"带下百病,产难,胞衣不出,堕胎,养血气。"

《汤液本草》:"代赭入手少阴足厥阴经,怯则气浮,重所以镇之。代赭之重以镇虚逆,故张仲景治伤寒吐下后心下痞鞕噫气不除者,旋覆代赭汤主之。"

《医学衷中参西录》:"能生血兼能凉血,其质重坠,又善镇逆气,降痰涎,止呕吐,通燥结,用之得当,能建奇效。""治吐衄之证,当以降胃为主;而降胃之药,实以赭石为最效。"

钩　藤
《别录》

为茜草科常绿木质藤本植物钩藤 *Uncaria rhynchophylla* (Miq.) Jacks. 及其同属多种植物的带钩茎叶。产长江以南至福建、广东、广西等省。春、秋两季采收,晒干,或先置锅内稍蒸片刻,或于沸水中略烫后取出晒干。切段入药。

性味归经　甘,微寒。归肝、心包经。

功效　息风止痉,清热平肝。

应用

1. 用于惊痫抽搐。本品具有较好的息风止痉功效。多与天麻、石决明、全蝎等配伍;如属热盛动风,可与羚羊角、龙胆草、菊花等同用。

2. 用于肝经有热,头胀头痛,或肝阳上亢,头晕目眩等证。本品既能清肝热,又可平肝阳。临床上常配夏枯草、黄芩等,以清肝热;配菊花、石决明等,用以平肝阳。

此外,本品有良好的降血压功效,对高血压病而属肝热阳亢者疗效较佳。

用量用法　10～15 g,不宜久煎。

文献摘要

《别录》:"主小儿寒热,十二惊痫。"

《药性本草》:"治小儿惊啼,瘛疭热壅,客忤胎风。"

《本草纲目》:"大人头旋目眩,平肝风,除心热,小儿内钓腹痛,发斑疹。""钩藤手足厥阴药也。足厥阴主风,手厥阴主火,惊痫眩运,皆肝风相火之病,钩藤通心包于肝木,风静火息,则诸证自除。"

附注　同属植物类钩藤 *U. rhyuchophylloides* How 和华钩藤 *U. sinensis* (Oliv.) Havil. 或披针叶钩藤 *U. lancifolia* Hutch. 或大叶钩藤 *U. macrophylla* Wall. ,毛钩藤 *U. hirsuta* Havil. ,或无柄果钩藤 *U. sessifructus* Roxb. 等均作本品用。

天　麻
《本经》

为兰科多年寄生草本植物天麻 *Gastrodia elata* Bl. 的块茎。主产四川、云南、贵州,广布于我国南北各地。春季植株出芽时挖出者为"春麻",质量较差;冬季茎枯时挖出者为"冬麻",质量较好。挖得后,除去地上茎及菌丝,擦去外皮,洗净煮透或蒸熟,压平,微火烤干。用时润透切片。

性味归经　甘,平。归肝经。

功效　息风止痉,平肝潜阳。

应用

1. 用于肝风内动,惊痫抽搐等证。本品功能息风止痉,为治肝风内动常用之药。用治惊风抽搐之证,不论寒证、热证,皆可配用。如钩藤饮治小儿急惊,以本品配合钩藤、羚羊角、全蝎等品;醒脾散治小儿慢惊,则以本品配合人参、白术、僵蚕等品。若治破伤风之痉挛抽搐、角弓反张,可配合南星、防风、白附子等应用,如玉真散。

2. 用于肝阳上亢所致的眩晕、头痛等证。本品有良好的平肝潜阳功效。常与钩藤、黄芩、牛膝等品配用,可治肝阳上亢所致的眩晕、头痛,如天麻钩藤饮。也可用治风痰上扰的眩晕,常与半夏、白术、茯苓等同用,如半夏白术天麻汤。若与川芎同用,又能治偏正头痛,如天麻丸。

此外,又能祛风湿,止痹痛,可用于风湿痹痛及肢体麻木、手足不遂等证。多与秦艽、羌活、牛膝、桑寄生等同用。

用量用法　3~10 g。研末吞服,每次 1~1.5 g。

文献摘要

《本经》:"久服益气力,长阴,肥健,轻身,增年。"

《药性本草》:"治语多恍惚,善惊失志。"

《开宝本草》:"主诸风湿痹,四肢拘挛,小儿风痫惊气,利腰膝,强筋力。"

《珍珠囊》:"治风虚眩晕头痛。"

《用药法象》:"其用有四:疗大人风热头痛;小儿风痫惊悸;诸风麻痹不仁;风热语言不遂。"

附注　天麻在《本经》原名赤箭。

刺 蒺 藜
《本经》

为蒺藜科一年或多年生草本植物蒺藜 Tribulus terrestris L.的果实。产东北、华北、新疆、青海、西藏和长江流域等地。秋季果实成熟时采收,割取全株,晒干,打下果实,炒黄或盐水炙用。

别名　白蒺藜

性味归经　苦、辛,平。归肝经。

功效　平肝疏肝,祛风明目。

应用

1. 用于肝阳上亢所致的头痛、眩晕等证。刺蒺藜有平肝潜阳的功效。常与钩藤、珍珠母、菊花等同用。

2. 用于肝气郁结之胸胁不舒、乳闭不通等证。本品有疏肝解郁的功效。常与柴胡、青皮、香附等同用。

3. 用于风疹瘙痒。本品可祛风止痒。常与蝉蜕、荆芥等同用治风疹瘙痒。

4. 用于风热所致的目赤多泪。本品常与菊花、蔓荆子、决明子等配伍,如白蒺藜散,可共奏祛风热而明目的功效,用治风热上袭之目赤、多泪等证。

用量　6~10 g。

文献摘要

《本经》:"主恶血,破癥结积聚,喉痹,产难。久服长肌肉,明目。"

《别录》:"治身体风痒,头痛……小儿头疮,痈肿阴癀。"

《本草纲目》:"古方补肾治风皆用刺蒺藜,后世补肾多用沙苑蒺藜。"

《本草求真》:"质轻色白,辛、苦,微温,按据诸书虽载能补肾,可治精遗尿失,暨腰疼劳伤等证。然总宣散肝经风邪,凡因风盛而见目赤肿翳,并通身白癜瘙痒难当者,服此治无不效。"

决 明 子
《本经》

为豆科植物决明 Cassia tora L. 的成熟种子。主产于安徽、广西、四川、浙江、广东等省,南北各地均有栽培。秋季采收,晒干,打下种子,生用或炒用。

性味归经　甘、苦,微寒。归肝、大肠经。

功效　清肝明目,润肠通便。

应用

1. 适用于肝热或肝经风热所致的目赤肿痛、羞明多泪等证。可以单用决明子取效,也可与其他清热、明目药配伍同用。肝热者,宜配夏枯草、栀子;风热者,宜配桑叶、菊花。

2. 用于热结便秘或肠燥便秘。可单味决明子水煎服,或研末服。

此外,本品有降低血清胆固醇与降血压的功效,对防治血管硬化与高血压病有一定疗效。

用量　10~15 g。

文献摘要

《本经》:"主青盲,目淫肤赤白膜,眼赤痛,泪出。久服益精光。"

《日华子本草》:"助肝气,益精水;调末敷,消肿毒;煿太阳穴,治头痛;又贴脑心,止鼻衄。"

稆　豆　衣
《本草拾遗》

为豆科植物大豆 Glycine max (L.) Merr. 的黑色种皮。习惯上用较小者,故又称黑小豆。多于夏、秋两季采收,晒干,生用。

性味归经　甘,平。归肝经。

功效　养血平肝,滋阴清热。

应用

1. 用于血虚肝旺、眩晕头痛等证。由于本品功能养血平肝,滋阴补肾,所以对血虚肝旺或阴虚阳亢所致之眩晕、头痛等证有效。常与女贞子、白菊花等同用。

2. 用于阴虚潮热,盗汗等证。亦借其滋阴清热之功,标本兼顾而取效。常与地骨皮同用。

用量　6~10 g。

文献摘要

《本草拾遗》:"去贼风风痹,妇人产后冷血。"

《本草纲目拾遗》:"壮筋骨,止盗汗,补肾治血,明目益精。"

全　蝎
《开宝本草》

为钳蝎科昆虫东亚钳蝎 Buthus martensi Karsch 的干燥体。如单用尾,名为蝎尾(蝎稍),产于我国各地,长江以北较多。春、秋两季均可捕捉。捕得后,投入沸水中烫死,晒干者,称淡全蝎；加盐煮，晒干者，称咸全蝎。

别名 全虫

性味归经 辛,平;有毒。归肝经。

功效 息风止痉,解毒散结,通络止痛。

应用

1. 用于急慢惊风、中风面瘫、破伤风等痉挛抽搐之证。全蝎有良好的息风止痉作用。与蜈蚣共研细,即止痉散,临床上颇为常用。用治小儿急惊,可配天麻、钩藤、山羊角等;治脾虚慢惊,常配党参、白术、天麻等;治中风口眼㖞斜,常与白附子、僵蚕同用,即牵正散;治破伤风,又多与天南星、蝉蜕配伍,如五虎追风散。

2. 用于疮疡肿毒、瘰疬结核等证。它既能解毒散结,又能通络止痛,故全蝎为中医外科所常用。例如,治诸疮肿毒,《澹寮方》用麻油煎全蝎、栀子,加黄蜡为膏,敷于患处。

3. 用于顽固性偏正头痛、风湿痹痛等证。全蝎有良好的通络止痛功效。单味研末吞服即能奏效;亦可配伍蜈蚣、僵蚕等同用,效更佳。

用量用法 2~5 g。研末吞服,每次 0.6~1 g。外用适量。

使用注意 本品有毒,用量不可过大。血虚生风者慎用。

文献摘要

《开宝本草》:"疗诸风瘾疹及中风半身不遂,口眼㖞斜,语涩,手足抽掣。"

《玉楸药解》:"穿筋透骨,逐湿除风。"

蜈　　蚣
《本经》

为蜈蚣科昆虫少棘巨蜈蚣 Scolopendra subspinipes mutilans L. Koch. 的干燥体。全国各地均产,宜于春季捕捉。捕得后用两端削尖的长竹片插入头尾两部,晒干;或先用沸水烫过,干燥。生用,或烘炙研末用。

性味归经 辛,温;有毒。归肝经。

功效 息风止痉,解毒散结,通络止痛。

应用

1. 用于急慢惊风、破伤风等痉挛抽搐之证。蜈蚣功能息风止痉,与全蝎相似,故两药往往相须为用。如止痉散,治手足抽搐,角弓反张,以本品与全蝎等分,研末吞服;撮风散,治小儿口撮,手足抽搐,亦以本品配伍全蝎及钩藤、僵蚕等品。

2. 用于疮疡肿毒、瘰疬溃烂等证。本品有较强的解毒散结作用。如不二散,以本品同雄黄配伍,外敷肿毒恶疮;《枕中方》以本品与茶叶共为细末,敷治瘰疬溃烂。此外,又可用以治疗毒蛇咬伤。

3. 用于顽固性头部抽掣疼痛、风湿痹痛等证。蜈蚣有良好的通络止痛功效。多与全蝎配伍,或与天麻、僵蚕、川芎等同用,治头痛、痹痛甚效。

用量用法 1~3 g。研末吞服,每次 0.6~1 g。外用适量,研末或油浸涂敷患处。

使用注意 本品有毒,用量不可过大。孕妇忌用。

文献摘要

《别录》:"疗心腹寒热结聚,堕胎,去恶血。"

《本草纲目》:"小儿惊痫,风搐,脐风,口噤,丹毒,秃疮瘰疬,便毒痔漏,蛇瘕,蛇瘴,蛇伤。"

白 僵 蚕
《本经》

为蚕蛾科昆虫家蚕 Bombyx mori L.的幼虫在未吐丝前,因感染白僵菌而发病致死的僵化虫体。主产于浙江、江苏、四川等养蚕区。晒干生用。或炒用。

别名 僵蚕 天虫

性味归经 咸、辛,平。归肝、肺经。

功效 息风止痉,祛风止痛,解毒散结。

应用

1. 用于肝风内动与痰热壅盛所致的抽搐惊痫。白僵蚕能息风止痉,并兼化痰之效。常与全蝎、天麻、胆星等同用,如千金散;若证属脾虚久泻,慢惊抽搐,又当配伍党参、白术、天麻等,如醒脾散;治中风口眼㖞斜,面部肌肉抽动,则配伍全蝎、白附子,即牵正散。

2. 用于风热与肝热所致的头痛目赤、咽喉肿痛、风虫牙痛等证。本品有祛风止痛之效。治风热头痛、迎风泪出等证,可配伍荆芥、桑叶、木贼等,如白僵蚕散;治风热喉痛,则与桔梗、防风、甘草同用,如六味汤。

3. 用于瘰疬痰核、疔肿丹毒等证。本品有解毒散结并化痰软坚之效。常与浙贝母、夏枯草、连翘等同用。

此外,本品尚有祛风止痒作用,可用于风疹瘙痒,多与蝉衣、薄荷等同用。

用量用法 3~10 g;散剂每服 1~1.5 g。散风热宜生用,一般多炒制用。

文献摘要

《本经》:"治小儿惊痫,夜啼,去三虫,灭黑黚,令人面色好,疗男子阴疡病。"

《本草纲目》:"散风痰结核,瘰疬,头风,风虫齿痛,皮肤风疮,丹毒作痒……一切金疮,疔肿风痔。"

《寒温条辨》:"以清化之品,涤疵疬之气,以解温毒,散肿消郁。"

《本草求真》:"治中风失音,头风齿痛,喉痹咽肿,是皆风寒内入,结而为痰。"

附注 近用蚕蛹经白僵菌感染后制成僵蛹,证明具有与白僵蚕近似的功效。

地 龙
《本经》

为巨蚓科环节动物参环毛蚓 *Pheretima aspergilum*（E.Perrier）和缟蚯蚓 *Allolobophora caliginosa*（Savigny）Trapezoides（Ant. Deges）的干尸。前者,主产广东、广西、福建等地,药材称广地龙;后者,全国各地均有分布,药材称土地龙。夏秋捕捉。捕得后用草木灰呛死,去灰晒干;或剖开用温水洗净体内泥土,晒干。生用或鲜用。

性味归经 咸,寒。归肝、脾、膀胱经。

功效 清热息风,平喘,通络,利尿。

应用

1. 用于壮热惊痫、抽搐等证。本品能息风止痉,又善清热。可单用,或入复方应用。如《本草拾遗》治热狂癫痫,即以本品同盐化为水饮服;《应验方》治惊风,则用本品研烂,同朱砂末作丸服。现治壮热惊痫抽搐之证,多与清热息风药如钩藤、僵蚕、七叶一枝花等配用。近年来,亦有以鲜蚯蚓洗净,加白糖化水服,治疗精神分裂症而属于热狂证者。

2. 用于痰鸣喘息。本品能扩张支气管而有良好的平喘作用,对支气管哮喘以肺热型较为适宜。可研末单用,或配伍麻黄、杏仁、石膏等药应用。

3. 用于热痹之关节红肿热痛、屈伸不利等证。本品性寒清热,又有通利经络的功效。常与桑枝、忍冬藤、络石藤、赤芍等配伍;若治寒湿痹痛、肢体屈伸不利等证,亦可与川乌、草乌、南星等同用,如小活络丹。又可用于气虚血滞、经络不利所致的半身不遂,常配伍黄芪、当归、红花等,如补阳还五汤。

4. 用于热结膀胱,小便不利,或尿闭不通等证。本品有清热利尿之功。可单用,或配合其他利尿药用,如《斗门方》治小便不通,以本品捣烂,浸水,滤取浓汁饮服;若治热结膀胱,小便不利,可配伍车前子、木通等。

此外,本品尚有降压作用,可用治肝阳上亢型的高血压症。在外用方面,如以活蚯蚓的白糖浸出液,或活蚯蚓与白糖共捣烂,涂敷治疗急性腮腺炎、慢性下肢溃疡、烫伤,均有一定疗效。

用量用法　5~15 g;鲜品 10~20 g。研粉吞服,每次 1~2 g。外用适量。

文献摘要

《别录》:"疗伤寒伏热,狂谬,大腹,黄疸。"

《本草拾遗》:"疗温病大热,狂言,主天行诸热,小儿热病癫痫。"

《本草纲目》:"其性寒而下行,性寒故能解诸热疾,下行故能利小便,治足疾而通经络也。"

附注　《本经》名白颈蚯蚓。

罗 布 麻
《陕西中草药》

为夹竹桃科多年生草本植物罗布麻 Apocynum venetum L.的叶。产于东北、华北、西北及河南等地。在夏季开花前摘叶,晒干或阴干,亦有蒸炒揉制后用的;夏季割取全草,晒干,切段用。

性味归经　淡、涩,微寒。归肝经。

功效　平肝,清热,降血压,利水。

应用　用于肝阳上亢或肝热型的高血压,症见头痛、眩晕及烦躁失眠等。本品有平肝泄热、降血压之功。可以单味服用,以开水泡汁代茶饮;也可配合夏枯草、钩藤、野菊花等。

此外,本品尚有利尿作用,可用于小便不利、水肿等有热象者。

用量用法　3~10 g,水煎服或开水泡服。

16. 开 窍 药

凡具辛香走窜之性,以开窍、醒神为主要功效的药物,称开窍药。

心主神明,邪蒙清窍则神明内闭,神志昏迷。故开窍药多归于心经,主要用于热陷心包或痰浊阻蔽所致的神昏谵语以及惊痫、中风等病出现卒然昏厥之证。

神志昏迷有虚、实之分。实证即闭证，虚证即脱证。闭证多见口噤、手握、脉来有力；脱证多见冷汗、肢凉、脉微欲绝。闭证又有寒闭与热闭之异。寒闭多见面青、身凉、苔白、脉迟；热闭多见面赤、身热、苔黄、脉数。脱证宜回阳救逆，益气固脱，不宜用开窍药；闭证可用开窍药。寒闭者当温开，热闭者当凉开。此外，尚须根据病机的不同而予以必要的配伍。例如，凉开者，宜配伍清热解毒药；温开者，宜配伍祛寒行气药。

开窍药为救急、治标之品，只宜暂用，不宜久服，以免耗泄元气，并忌用于脱证。又因开窍药的性质以辛香为主，易于挥发，故内服多只入丸散，仅个别药可入煎剂。

近年来，以开窍药为主，配合温中止痛、行气活血的药物组成芳香温通的方剂，用治冠心病心绞痛，取得了可喜的成绩。

麝　香
《本经》

为鹿科动物林麝 Moschus berezovskii Flerov、马麝 M. sifanicus Przewalski 或原麝 M. moschiferus L.成熟雄体香囊中的干燥分泌物。产于四川、西藏、云南、陕西、内蒙古等地，野生或饲养。野生者，多在冬季至次春猎取。将香囊割下，阴干，称毛壳麝香；剖开香囊，除去囊壳，称麝香仁。家麝一般均用手术取香法，从香囊中取出麝香仁，阴干。本品应贮于密闭、遮光的容器中。

别名　呈颗粒状的优质麝香，习称当门子。

性味归经　辛，温。归心、脾经。

功效　开窍醒神，活血散结，止痛，催产。

应用

1. 用于温热病热入心包神昏痉厥、中风痰厥、惊痫等闭证。因本品辛香走窜之性甚烈，具有较强的开窍通闭的作用，故为醒神回苏的要药。配合清热药，即属凉开之剂，如至宝丹系与犀角、牛黄等同用，配合祛寒药，即属温开之剂，如苏合香丸系与苏合香、丁香等同用。

2. 内服或外用于疮疡肿毒。本品能行血分之滞，有活血散结，消肿止痛之效。常与解毒、活血药配伍，如醒消丸，以本品与雄黄、乳香等同用。此外，本品还可用于癥瘕、经闭等证，亦与它的活血散结功能有关。与活血祛瘀药配伍，可增强活血的功用。

3. 用于心腹暴痛、跌打损伤及痹证诸痛。皆因麝香能活血散结，开经络之壅滞以止痛，且内服外用均有良效。如麝香汤用治厥心痛，配伍木香、桃仁等行气活血药物。近代，用治心绞痛，即据此。伤科常用的八厘散，即以其与苏木、没药等活血药同用。

4. 用于胎死腹中或胞衣不下等证。本品有催生下胎作用，如香桂散，即以其与肉桂配伍而成。

用量用法　0.06～0.1 g，入丸散，不宜入煎剂。外用适量。

使用注意　孕妇忌用。

文献摘要

《本经》："辟恶气……温疟，蛊毒，痫痓，去三虫。"

《别录》："疗……中恶，心腹暴痛，胀急痞满，风毒，妇人产难，堕胎。"

《本草纲目》:"通诸窍,开经络,透肌骨,解酒毒,消瓜果食积。治中风,中气,中恶,痰厥,积聚癥瘕。""盖麝香走窜,能通诸窍之不利,开经络之壅遏,若诸风、诸气、诸血、诸痛、惊痫癥瘕诸病,经络壅闭,孔窍不利者,安得不用为引导以开之通之耶!非不可用也,但不可过耳。"

《本草述》:"麝香之用,其要在能通诸窍一语。盖凡病于为壅、为结、为闭者,当责其本以疗之。然不开其壅,散其结,通其闭则何处着手?如风中脏昏冒,投以至宝丹、活命金丹,其用之为使者,实用之为开关夺路,其功更在龙脑、牛黄之先也。"

冰 片
《新修本草》

为龙脑香科常绿乔木龙脑香 Dryobalanops aromatica Gaertn. f.的树干经蒸馏冷却而得的结晶,称"龙脑冰片",亦称"梅片"。现在主要用松节油、樟脑等为原料,经化学方法合成,称"机制冰片";或由菊科多年生草本植物艾纳香(大艾)Blumea balsamifera DC.叶的升华物经加工劈削而成,称"艾片"。龙脑香主产东南亚地区,我国台湾曾有引种。艾纳香主产我国广东、广西、云南等地。成品贮于阴凉处,密闭。用时不能经火。研粉用。

性味归经 辛、苦,微寒。归心、脾、肺经。

功效 开窍醒神,清热止痛。

应用

1. 用于神昏、痉厥诸证。冰片有开窍醒神之效,但不及麝香,二者常配伍应用,如安宫牛黄丸、至宝丹等。

2. 用于各种疮疡、咽喉肿痛、口疮、目疾等证。外用有清热止痛、防腐止痒功效,为眼、喉科常用药。如目赤肿痛,单用点眼,即可取效。又如冰硼散,以本品配伍硼砂、朱砂、玄明粉吹于患处,治咽喉肿痛及口疮。此外,许多外用的清热、生肌复方中,多配有本品。

用量用法 0.03~0.1 g,入丸散,不宜入煎剂。外用适量。

使用注意 孕妇慎服。

文献摘要

《新修本草》:"主心腹邪气,风湿积聚,耳聋。明目,去目赤肤翳。"

《本草衍义》:"大通利关膈热塞,大人小儿风涎闭塞,及暴得惊热,甚为济用。然非常服之药,独行则势弱,佐使则有功。"

《本草纲目》:"疗喉痹,脑痛,鼻瘜,齿痛,伤寒舌出,小儿痘陷。通诸窍,散郁火。"

《本草经疏》:"芳香之气,能辟一切邪恶;辛热之性,能散一切风湿。故主心腹邪气及风湿积聚也。"

附注 本品的本草名为龙脑香。

苏 合 香
《别录》

为金缕梅科乔木植物苏合香树 Liquidambar orientalis Mill.的树脂。主产于非洲、印度及土耳其等地。初夏将树皮击伤或割破深达木部,使香树脂渗入树皮内。于秋季剥下树皮,榨取香树脂,残渣加水煮后再压榨,榨出的香树脂即为普通苏合香。将其溶解在酒精中,过滤,蒸去酒精,则成精制苏合香。成品置阴凉处,密闭保存。

性味归经 辛,温。归心、脾经。

功效 开窍辟秽,止痛。

应用

1. 用于中风痰厥,卒然昏倒的寒闭之证。本品芳香开窍辟秽之功与麝香相似而其力稍逊。单用罕见,多入复方,如苏合香丸即以本品配伍麝香、丁香、安息香等,多用于中风痰厥或惊痫而属于寒邪、痰浊内闭者。

2. 用于胸腹冷痛满闷之证。因本品之开窍辟秽、开郁祛浊的功效卓著,故可间接地达到良好的止痛效果。近年来,以本品配伍檀香、冰片、乳香等,用于冠心病心绞痛,能较快地缓解疼痛,如《中药知识手册》冠心苏合丸。现以本品同冰片制为苏冰滴丸,亦有同样效果。

用量用法 0.3~1 g,宜入丸剂,不入煎剂。

文献摘要

《别录》:"主辟恶……温疟,蛊毒,痫痓,去三虫,除邪。"

《本草纲目》:"气香窜,能通诸窍脏腑,故其功能辟一切不正之气。"

《本草正》:"杀虫毒,疗癫痫,止气逆疼痛。"

《本经逢原》:"能透诸窍藏,辟一切不正之气。凡痰积气厥,必先以此开导,治痰以理气为本也。凡山岚瘴湿之气袭于经络,拘急弛缓不均者,非此不能除。但性燥气窜,阴虚多火人禁用。"

石 菖 蒲
《本经》

为天南星科多年生草本植物石菖蒲 Acorus gramineus Soland. 的根茎。主产于四川、浙江、江苏等地,我国长江流域以南各省均有分布。早春采挖,去叶,洗净,晒干;鲜品夏末采挖。生用或鲜用。

性味归经 辛,温。归心、胃经。

功效 开窍宁神,化湿和胃。

应用

1. 用于湿浊蒙蔽清窍所致的神志昏乱,并可用于健忘、耳鸣等证。本品不但具有芳香开窍、宁心安神之功,且兼有化湿、豁痰、辟秽之效,更有利于对上述诸证的治疗。治湿浊蒙蔽清窍所致之神志昏乱,常与郁金、半夏同用;治健忘、耳鸣、耳聋,常与远志、茯苓、龙齿同用,如安神定志丸。此外,又可用治癫狂、痴呆等证,单用或配伍平肝、安神药同用。

2. 用于胸腹胀闷,湿滞气塞,或疼痛等证。单用,或配伍吴茱萸、香附等同用。又用于噤口痢,同茯苓、石莲子、人参等配伍,有开胃进食的功效。

此外,本品还可用治风寒湿痹、跌打损伤与痈疽疥癣等证,内服或外用均有效。

用量 5~8 g,鲜品加倍,外用适量。

文献摘要

《本经》:"主风寒湿痹,咳逆上气,开心孔,补五藏,通九窍,明耳目,出音声……聪耳明目,不忘,不迷惑,延年。"

《本草从新》:"辛苦而温,芳香而散,开心孔,利九窍,明耳目,发声音,去湿除风,逐痰消积,开胃宽中,疗噤口毒痢。"

《重庆堂随笔》："石菖蒲舒心气,畅心神,怡心情,益心志,妙药也。清解药用之,赖以祛痰秽之浊而卫宫城;滋养药用之,借以宣心思之结而通神明。"

附注 本品古名有"九节菖蒲"者。今日所用之九节菖蒲的原植物为毛茛科植物阿尔泰银莲花 Anemone altaica Fisch.,似不应混淆。另有水菖蒲(白菖)Acorus calamus L.与石菖蒲同科,亦可药用,功略同。

17. 补 虚 药

凡能补充人体物质,增强机能,以提高抗病能力、消除虚弱证候的药物,称为补虚药,亦称补益药或补养药。

所谓虚证,概括起来不外气虚、阳虚、血虚、阴虚四种类型。补益药也可根据其作用和应用范围的不同而分为补气药、补阳药、补血药、补阴药四类。

临床上当根据虚证的不同类型而予以相适应的补虚药。如气虚证用补气药,阳虚证用补阳药,血虚证用补血药,阴虚证用补阴药等。但人体在生命活动的过程中,气、血、阴、阳是相互依存的,所以在虚损不足的情况下,也常互相影响,气虚和阳虚表示机体活动能力的衰退,阳虚多兼气虚,而气虚也易导致阳虚;阴虚和血虚表示机体精血津液的损耗,阴虚多兼血虚,而血虚也易导致阴虚。因此,补气药和助阳药,补血药和养阴药,往往相须为用。至于气血两亏、阴阳俱虚的病证,又当根据病情,采用气血两补或阴阳兼顾。

补虚药不适用于有实邪的病证。因能"闭门留寇",加重病情。但在实邪未除,正气已虚的情况下,在祛邪之中,可适当选用补虚药,以"扶正祛邪",达到战胜疾病的目的。

补虚药如使用不当,往往有害而无益。如阴虚有热而用补阳药,阳虚有寒而用补阴药,均能产生不良的后果。

在服用补虚药时还当照顾脾胃,适当配伍健脾胃的药同用,以免妨碍消化吸收,影响疗效。

17.1 补 气 药

凡具有补气功能,治疗气虚证的药物,称为补气药。

气虚是指机体活动能力的不足,补气药能增强机体活动的能力,特别是脾、肺二脏的功能,所以最适用于脾气虚或肺气虚的病证。

脾为后天之本,生化之源,脾气虚则食欲不振、大便溏泄、脘腹虚胀、神倦乏力,甚至浮肿、脱肛;肺主一身之气,肺气虚则少气懒言、动作喘乏、易出虚汗。凡呈现以上症状者,都可用补气药来治疗。

临床上应用补气药,应根据不同的气虚证分别选用适当的补气药。兼有阴虚或阳虚者,可与补阴药或补阳药同用。由于气旺可以生血,气能统摄血液,因此临床上为了补血、止血,有时还要着重使用补气药。

服用补气药如产生气滞,出现胸闷、腹胀、食欲不振等症,可适当配伍理气药同用。

人 参
《本经》

为五加科多年生草本植物人参 *Panax ginseng* C. A. Mey. 的根。野生者名野山参,人工培植者称园参。主产我国东北各省,而以吉林抚松县产量最大,质量最好,因而称吉林参(产朝鲜者称朝鲜参)。一般栽培六七年后,在秋季茎叶将枯萎时采挖,去芦头,洗净晒干称为生晒参;经沸水浸烫后,浸糖汁中,取出晒干称糖参(白参);蒸熟晒干或烘干称红参;细根称参须。野山参亦可按上述方法加工,去芦切片入药。

别名 白参 红参 野山参 吉林参 别直参

性味归经 甘、微苦,微温。归脾、肺经。

功效 大补元气,补脾益肺,生津止渴,安神增智。

应用

1. 用于气虚欲脱。凡大失血、大吐泻以及一切疾病因元气虚极均可出现体虚欲脱,脉微欲绝之证。元气是人体最根本之气,本品能大补元气,故有挽救虚脱的功效。可单用本品大量浓煎服,即独参汤,为补气固脱之有效良方;如兼见汗出肢冷等亡阳现象者,可加附子同用,以增强回阳作用,即人参附子汤。

2. 用于脾气不足。脾胃为后天之本,生化之源,脾气不足,生化无力,则可出现倦怠无力、食欲不振、上腹痞满、呕吐泄泻等证。人参能大补元气,益脾气,故适用于脾气不足之证,常配伍白术、茯苓、炙甘草等健脾胃药同用,如四君子汤。

3. 用于肺气亏虚。肺为主气之脏,肺气亏虚则可出现呼吸短促、行动乏力、动辄气喘、脉虚自汗等症。人参能大补元气,益肺气,故用治肺气亏虚之证有效。多与胡桃、蛤蚧等药同用,如人参胡桃汤、人参蛤蚧散。

4. 用于津伤口渴、消渴。人参能益气生津止渴,适用于热病气津两伤,身热而渴,汗多,脉大无力之证,多与石膏、知母、甘草、粳米同用,如白虎加人参汤,可以清热益气,生津止渴;如热伤气阴,口渴多汗,气虚脉弱者,又可与麦冬、五味子同用,即生脉散,可以益气养阴,止渴,止汗。用治消渴症,常配伍生地、玄参、麦冬等养阴生津药同用,可起到益气生津的功效。

5. 用于心神不安、失眠多梦、惊悸健忘。人参能大补元气,而有安神增智的功效,故适用于气虚血亏引起的上述证候。多配伍当归、龙眼肉、酸枣仁等养血安神药同用,如归脾汤。

此外,还可用于血虚及阳痿等证。治疗血虚,当配伍熟地、当归等补血药同用,可以益气生血,增强疗效;治疗阳痿,多与鹿茸、胎盘等补阳药同用,可以起到益气壮阳的效果。对体虚外感或里实正虚之证,可与解表、攻里药同用,以扶正祛邪。

用量用法 5～10 g,宜文火另煎,将参汁兑入其他药汤内饮服。研末吞服,每次1～2 g,日服2～3次。如挽救虚脱,当用大量(15～30 g)煎汁分数次灌服。

使用注意 实证、热证而正气不虚者忌服。反藜芦,畏五灵脂,恶皂荚,均忌同用。服人参不宜喝茶和吃萝卜,以免影响药力。

文献摘要

《本经》:"补五脏,安精神,定魂魄,止惊悸,除邪气,明目,开心益智。"

《别录》:"调中,止消渴,令人不忘。"

《珍珠囊》:"治肺胃阳气不足,肺气虚促,短气,少气,补中、缓中、止渴生津液。"

《用药法象》:"人参甘温,能补肺中元气,肺气旺则四脏之气皆旺,精自生而形自盛,肺主诸气故也。"

《本草纲目》:"治男妇一切虚证,发热,自汗,眩晕……吐血,嗽血,下血,血淋,血崩,胎前产后诸病。"

《本草正》:"阴虚而火不盛者,自当用参为君;阴虚而火稍盛者,但可用参为佐;若阴虚而火大盛者,则诚有暂忌人参,而惟用纯甘壮水之剂。"

《本草经疏》:"人参能回阳气于垂绝,却虚邪于俄倾,其主治也则补五脏,盖脏虽有五,以言乎生气之疏通则一也,益真气,则五脏皆补矣。邪气之所以久留而不去者,无他,真气虚则不能敌,故留连而不解,兹得补而真气充实,则邪不能容。"

附注 野山参生长时间长者,功效最佳。然产量较少,价格昂贵,非症情严重者一般少用。园参作用较弱,但药源多,价也较廉,故最为常用。因加工方法不同,作用也稍有差异。以生晒参、红参质量为好,白参较差,参须更次。生晒参适用于气阴不足者;白参功同生晒参,但作用较弱;红参性偏温,适用于气弱阳虚者。朝鲜参又名别直参,功同红参,作用较强。

附药 人参叶

为人参的叶片,采收人参时取叶,晒干生用。味苦、微甘,性寒,功能解暑邪、生津液、降虚火。适用于暑热口渴,热病伤津,胃阴不足,虚火牙痛等症。用量5~10 g。煎服。

西 洋 参
《本草从新》

为五加科植物西洋参 Panax quinquefolium L.的根。主产于美国、加拿大及法国,我国亦有栽培。于秋季采挖生长3~6年的根,除去分枝、须尾,晒干。喷水湿润,撞去外皮,再用硫黄熏之,晒干后,其色白起粉者,称"光西洋参",挖起后即连皮晒干或烘干者,为"原皮西洋参"。湿润后切片,晒干入药。

性味归经 苦、微甘,寒。归心、肺、肾经。

功效 补气养阴,清火生津。

应用

1. 用于阴虚火旺,喘咳痰血。阴虚火旺,肺失清肃,则可出现喘咳痰血之症。本品能补气养阴,清肺火。多与麦冬、阿胶、知母、贝母等养阴清肺化痰药同用,以治疗上述证候。

2. 用于热病气阴两伤,烦倦口渴。本品能补气养阴生津。可配伍鲜生地、鲜石斛、麦冬等养阴清热生津药同用。

3. 用于津液不足,口干舌燥。本品有良好的养阴生津作用。单用水煎服即有效。

此外,可治肠热便血。如《类聚要方》用本品蒸龙眼肉服,有清肠止血之效。

用量用法 3~6 g,另煎和服。

使用注意 本品性寒,能伤阳助湿,故中阳衰微,胃有寒湿者忌服。忌铁器火炒,反藜芦。

文献摘要

《本草从新》:"补肺降火,上津液,除烦倦。虚而有火者相宜。"

《本草再新》:"治肺火旺,咳嗽痰多,气虚呵喘,失血劳伤,固精安神,生产诸虚。"

《本草求原》:"肺气本于肾,凡益肺气之药,多带微寒,但此则苦寒,唯火盛伤气,咳嗽痰血,劳伤失精者宜之。"

《医学衷中参西录》:"西洋参性凉而补,凡欲用人参而不受人参之温者,皆可以此代之。"

附注 《本草从新》原名西洋人参。

党 参
《本草从新》

为桔梗科多年生草本植物党参 *Codonopsis pilosula* (Franch.) Nannf. 及同属多种植物的根。野生者称野台党,栽培者称潞党参。原产于山西上党,现我国北方各省及大多数地区均有栽培。春、秋两季采挖,以秋采者为佳。将根挖出后除去泥沙、茎苗,边晒边搓,使皮部与木质部贴紧,晒干,切段。生用或蜜炙用。

性味归经 甘,平。归脾、肺经。

功效 补中益气,生津养血。

应用

1. 用于中气不足。本品为常用的补中益气药,适用于中气不足产生的食少便溏、四肢倦怠等症。多与白术、茯苓、炙甘草同用。

2. 用于肺气亏虚。本品有益肺气的功效,故适用于肺气亏虚引起的气短咳喘、言语无力、声音低弱等证。可配伍黄芪、五味子等药同用,以增强疗效,如补肺汤。

3. 用于热病伤津,气短口渴。本品能益气生津,如配伍麦冬、五味子同用,可治气津两伤之证。

4. 用于血虚萎黄、头晕心慌。本品有补气养血的功效。当配伍熟地、当归等药同用,如八珍汤。

此外,也可与解表药、泻下药同用,治体虚外感或里实正虚之证,可以扶正祛邪。

用量 10~30 g。

使用注意 本品对虚寒证最为适用,如若属热证,则不宜单独应用。反藜芦,也不宜同用。

文献摘要

《本草从新》:"主补中益气,和脾胃,除烦渴,中气微弱,用以调补,甚为平妥。"

《本草纲目拾遗》:"治肺虚,能益肺气。"

《本草正义》:"力能补脾养胃,润肺生津,健运中气,本与人参不甚相远,其尤可贵者,则健脾运而不燥,滋胃阴而不湿,润肺而不犯寒凉,养血而不偏滋腻,鼓舞清阳,振动中气,而无刚燥之弊。"

太 子 参
《中国药用植物志》

为石竹科多年生草本植物异叶假繁缕 *Pseudostellaria heterophylla* (Miq.) Pax ex Pax et Hoffm. 的块根。主产于江苏、安徽、山东等地。现都人工栽培。在大暑时节前后采挖,除去细小根须,晒干或先经沸水烫过再晒干。生用。

别名 孩儿参 童参

性味归经 甘、微苦,平。归脾、肺经。

功效 补气生津。

应用 用于脾虚食少、倦怠乏力、心悸自汗、肺虚咳嗽、津亏口渴等证。本品有近似人参的益气生津、补益脾肺的作用,但药力较弱,是补气药中的一味清补之品。常配伍其他补气生津药增加疗效,如配伍山药、扁豆、谷芽等治脾虚倦怠食少;配伍五味子、酸枣仁治多汗心悸失眠;配伍沙参、麦冬治肺虚燥咳;配伍石斛、天花粉治津亏口渴等。

用量 10~30 g。

文献摘要

《本草再新》:"治气虚肺燥,补脾土,消水肿,化痰止渴。"

《江苏植物志》:"治胃弱消化不良、神经衰弱。"

《陕西中草药》:"治小儿虚汗、心悸口干、不思饮食。"

附注 古代本草书籍记载的太子参,与目前应用的太子参不同。如《本草从新》云:"太子参虽细如参条,短紧结实而有芦纹,其力不下大参。"《本草纲目拾遗》云:"太子参即辽参之小者,非别种也。""味甘、苦,功同辽参。"均指的是五加科植物人参之小者。目前应用的太子参系石竹科植物,与人参非为一物。

黄 芪
《本经》

为豆科多年生草本植物黄芪 Astragalus membranaceus (Fisch.) Bge. 和内蒙黄芪 A. mongholicus Bge. 的根。黄芪主产于山西、甘肃、黑龙江、内蒙古等地;内蒙古黄芪主产于内蒙古、吉林、河北、山西等地。一般生长四年以上者采收,春、秋两季可采,以秋季采者质量较好。除去地上部分及须根,晒干。润透切片。生用或蜜制用。

性味归经 甘,微温。归脾、肺经。

功效 补气升阳,益卫固表,托毒生肌,利水退肿。

应用

1. 用于脾肺气虚或中气下陷之证。脾为生化之源,肺主一身之气,脾肺气虚则能出现食少便溏、气短乏力等证。如兼中气下陷,则能导致久泻脱肛、子宫下垂;如气虚不能摄血,则能引起便血、崩漏。黄芪能补脾肺之气,为补气要药,且有升举阳气的作用,故可用于上述诸证,须随不同的气虚表现而作相应的配伍。如与人参同用,能增强补气功效,可治病后气虚体弱;配白术能补气健脾,可治脾气虚弱,食少便溏或泄泻;配当归能补气生血,可治气虚血亏;配附子能补气助阳,可治气虚阳衰,畏寒多汗;与人参、白术、升麻等同用,能补气升阳,可治中气下陷、久泻脱肛、子宫下垂,如补中益气汤;与人参、龙眼肉、枣仁等同用,又可用治气虚不能摄血的便血、崩漏,如归脾汤。

2. 用于卫气虚所致表虚自汗。本品能益卫气,故有固表止汗功效。如配伍牡蛎、小麦、麻黄根,可止自汗,即牡蛎散。本品也可用治阴虚引起的盗汗,但须与生地、黄柏等滋阴降火药同用,如当归六黄汤。

3. 用于气血不足所致痈疽不溃或溃久不敛。本品补气而有良好的托毒生肌功效。常与当归、穿山甲、皂角刺同用,如透脓散,可治痈疽不溃;与当归、人参、肉桂等配伍同用,可以生肌敛疮,如十全大补汤。

4. 用于浮肿尿少。本品有补气利尿退肿功效,故适用于气虚失运、水湿停聚引起的肢体面目浮肿、小便不利之证。多配伍防己、白术等同用,如防己黄芪汤。

此外,还可用于气虚血滞导致的肢体麻木、关节痹痛或半身不遂,以及气虚津亏的消渴等证。如配伍桂枝、白芍、生姜、大枣,即黄芪桂枝五物汤,可治肢体麻木;配伍羌活、防风、当归、片姜黄等,可治肩臂风湿痹痛,如蠲痹汤;以本品为主药,再配伍当归、川芎、桃仁、红花等活血化瘀药,即补阳还五汤,可治中风后遗症半身不遂。至于消渴证,多与生地、麦冬、天花粉等养阴生津药同用,可起到益气生津的功效。

用量用法 10~15 g,大剂量可用30~60 g。补气升阳宜炙用,其他方面多生用。

使用注意 本品补气升阳,易于助火,又能止汗,故凡表实邪盛、气滞湿阻、食积内停、阴虚阳亢、痈疽初起或溃后热毒尚盛等证,均不宜用。

文献摘要

《本经》:"主痈疽久败疮,排脓止痛,大风癞疾,五痔鼠瘘,补虚,小儿百病。"

《别录》:"补丈夫虚损,五劳羸瘦。止渴,腹痛,泻痢,益气……"

《日华子本草》:"助气,壮筋骨,长肉,补血……血崩,带下。"

《珍珠囊》:"黄芪甘温纯阳,其用有五:补诸虚不足,一也;益元气,二也;壮脾胃,三也;去肌热,四也;排脓止痛,活血生血,内托阴疽,为疮家圣药,五也。"

《本草衍义补遗》:"黄芪大补阳虚自汗。若表虚有邪,发汗不出者,服此又能自汗。"

白　术
《本经》

为菊科多年生草本植物白术 *Atractylodes macrocephala* Koidz.的根茎。主产于浙江,湖北、湖南、江西、福建、安徽等省也有栽培。多于农历10月采收,去净泥土及地上部分,晒干或烘干贮存。用时经水或米泔水浸软切片。生用或麸炒、土炒用;炒至黑褐色,称为焦白术。

别名 于术

性味归经 苦、甘,温。归脾、胃经。

功效 补气健脾,燥湿利水,止汗安胎。

应用

1. 用于脾气虚弱,运化失常所致食少便溏、脘腹胀满、倦怠无力等证。本品为补气健脾的要药。常与人参、茯苓、炙甘草同用,治脾虚气弱之证,即四君子汤。如脾胃虚寒,脘腹冷痛,大便泄泻者,可配党参、干姜、炙甘草同用,即理中汤。如脾虚而有积滞、食欲不振、脘腹痞满,可以攻补兼施,用白术健脾,配合枳实消除痞满,即枳术丸。

2. 用于脾虚不能运化,水湿停留,而为痰饮水肿等证。本品既可补气健脾,又可燥湿利水,故为治痰饮水肿之良药。如配伍桂枝、茯苓、炙甘草即苓桂术甘汤,可以祛痰饮;配伍陈皮、大腹皮、茯苓皮等,可以消水肿。

3. 用于脾虚气弱,肌表不固而自汗。本品益气补脾,有固表止汗作用。如《全幼心鉴》方,即以白术配伍黄芪、浮小麦治虚汗不止。

4. 用于妊娠脾虚气弱、胎气不安之证。本品补气健脾,而有安胎之效。如有内热者,可配黄芩以清热安胎;兼气滞胸腹胀满者,可配苏梗、砂仁、陈皮等理气药;兼气虚少气无力者,可配党参、茯苓、炙甘草等补气药;兼血虚头晕心慌者,可配熟地、当归、白芍等补血药;兼胎元不固、腰痠腹痛者,多与杜仲、续断、阿胶等同用,以增强保胎作用。

用量用法 5~15 g。燥湿利水宜生用,补气健脾宜炒用,健脾止泻宜炒焦用。

使用注意 本品燥湿伤阴,故只适用于中焦有湿之证,如属阴虚内热或津液亏耗燥渴者,均不宜服。

文献摘要

《本经》:"主风寒湿痹死肌,痉,疸,止汗除热,消食。"

《别录》:"消痰水,除皮间风水结肿,暖胃消谷嗜食。"

《珍珠囊》:"除湿益气,补中补阳,消痰逐水,生津止渴,止泻痢,消足胫湿肿……得枳实消痞满,佐黄芩安胎清热。"

《本草会编》:"脾恶湿,湿胜则气不得旋化,津何由生? 故曰:膀胱者,津液之府,气化则能出焉。用白术以除其湿,则气得周流而津液生矣。"

《本经逢原》:"白术,生用有除湿益燥、消痰利水、治风寒湿痹、死肌痉疸、散腰脐间血及冲脉为病、逆气里急之功;制熟则有和中补气,止渴生津,止汗除热,进饮食、安胎之效。"

附注 白术生于浙江于潜地区者称为"于术",补脾益气的功效较白术为佳,所以一般健脾燥湿可用白术;欲其补脾益气,当用于术。

山 药
《本经》

为薯蓣科多年生蔓生草本植物薯蓣 Dioscorea opposita Thunb. 的块根。以产于河南新乡地区者为佳,称为怀山药。河北、山西、山东及中南、西南地区也有栽培。在霜降后采挖。洗净,刮去粗皮,或用硫黄熏过,晒干或风干成为毛山药;或再经浸软,搓压为圆柱状,磨光,成为光山药。润透,切片。生用或炒用。

性味归经 甘,平。归脾、肺、肾经。

功效 益气养阴,补脾肺肾。

应用

1. 用于脾虚气弱,食少便溏或泄泻。本品既补脾气,又益脾阴,且兼涩性,能止泻。常与人参、白术、茯苓等同用,如参苓白术散。

2. 用于肺虚喘咳。本品能补肺气,益肺阴,故适用于肺虚久咳或虚喘。可配伍党参、麦冬、五味子等药同用。

3. 用于肾虚遗精、尿频、妇女白带过多。本品能补肾,且兼有固涩作用。如六味地黄丸,即以本品配伍熟地、山萸肉同用,可治肾虚遗精;又如缩泉丸,即以本品与益智仁、乌药同用,可治肾虚尿频。至于妇女白带过多,往往与脾虚有湿或肾虚不固有关;如脾虚有湿者,多配伍党参、白术、车前子等健脾利湿药同用;如白带发黄而有湿热者,当加黄柏;如肾虚不固者,多配伍熟地、山萸肉、菟丝子等补肾收摄药同用。

此外,用治消渴有效。可因补气养阴而止渴。多以本品大量(一日 250 g)水煎代茶饮;也可配伍黄芪、葛根、知母、天花粉等同用,如玉液汤。

用量用法 煎服 10~30 g,大量 60~250 g。研末吞服,每次 6~10 g。补阴宜生用,健脾止泻宜炒黄用。

使用注意 本品养阴能助湿,故湿盛中满或有积滞者忌服。

文献摘要

《本经》:"主伤中,补虚羸,除寒热邪气,补中、益气力,长肌肉,强阴。"

《日华子本草》:"主泄精,健忘。"

《本草纲目》:"益肾气,健脾胃,止泄痢,化痰涎,润皮毛。"

《本草正》:"山药能健脾补虚,滋精固肾,治诸虚百损,疗五劳七伤,第其气轻性缓,非堪专任,故补脾肺必主参、术,补肾水必君茱、地,涩带浊须破故同研,固遗泄仗菟丝相济……"

附注 《本经》原名薯蓣。

扁　豆
《别录》

为豆科一年生缠绕草本植物扁豆 *Dolichos lablab* L.的种子。我国南北各地都有栽培,浙江、江苏、安徽、湖南、江西、四川等地甚多。在秋季豆熟时采收,晒干。生用或炒用。亦有除去种皮后晒干入药者。

别名　白扁豆

性味归经　甘,微温。归脾、胃经。

功效　健脾化湿。

应用

1. 用于脾虚有湿,体倦乏力、食少便溏或泄泻,以及妇女脾虚湿浊下注、白带过多。本品补脾不腻,除湿不燥,故为健脾化湿良药。多配伍人参、茯苓、白术等药同用,如参苓白术散。

2. 用于暑湿吐泻。夏伤暑湿,脾胃失和,能导致吐泻。本品能健脾化湿和中,故有"消暑"之效。如《千金方》单用本品水煎服,治暑湿吐泻;也可与香薷、厚朴等祛暑除湿药配伍,如香薷散。

用量用法　10~20 g。健脾止泻宜炒用,消暑宜生用。

文献摘要

《别录》:"和中,下气。"

《食疗本草》:"疗霍乱吐利不止,末和醋服之。"

《本草图经》:"主女子带下。"

《本草纲目》:"止泄泻,消暑,暖脾胃,除湿热,止消渴。"

附药　扁豆衣　扁豆花

1. 扁豆衣　为扁豆之干燥种皮。功效虽逊于扁豆,然无壅滞之弊,多用于脾虚有湿或暑湿吐泻,以及脚气浮肿等证。用量5~10 g,煎服。

2. 扁豆花　为扁豆之花。功能消暑化湿,多用于夏伤暑湿、发热泄泻或下痢,并治妇女赤白带下。用量5~10 g,煎服。

甘　草
《本经》

为豆科多年生草本植物甘草 *Glycyrrhiza uralensis* Fisch.的根及根茎。主产于内蒙古、山西、甘肃、新疆等地。春、秋两季采挖,除去残茎及须根,或去外皮,切片晒干。生用或蜜炙用。

性味归经　甘,平。归心、肺、脾、胃经。

功效　补脾益气,润肺止咳,缓急止痛,缓和药性。

应用

1. 用于脾胃虚弱,中气不足,气短乏力,食少便溏。本品有补脾益气的功效。多配伍人参、白术、茯苓等补气健脾药同用,如四君子汤。

2. 用于咳嗽气喘。本品能润肺,故有一定的止咳平喘作用。如配伍麻黄、杏仁即三拗汤,治风寒犯肺之喘咳;上方加生石膏,即麻杏石甘汤,治肺有郁热喘咳。

3. 用于痈疽疮毒、食物或药物中毒。本品有良好的解毒功效。如配伍桔梗,即桔梗汤;治咽喉肿痛,可配伍金银花、蒲公英等清热解毒药,治痈肿疮毒。用治食物中毒、药物中毒以及农药中毒,可单用本品煎汤服,或与绿豆同用,以加强疗效。

4. 用于脘腹或四肢挛急作痛。本品有缓急止痛的功效。如小建中汤配伍桂枝、芍药、饴糖等,治脾胃虚寒,脘腹挛急作痛;配伍芍药,治营血受伤,四肢拘挛作痛,或脚挛急不伸,如芍药甘草汤。

此外,本品还有缓和药性、调和百药的功效。如与附子、干姜同用,能缓和附子、干姜之热,以防伤阴;与石膏、知母同用,能缓和石膏、知母之寒,以防伤胃;与大黄、芒硝同用,能缓和大黄、芒硝的泻下作用,使泻而不速;与党参、白术、熟地、当归等补药同用,能缓和补力,使作用缓慢而持久;与半夏、干姜、黄连、黄芩等热药寒药同用,又能起协调作用。

用量用法　2~10 g。清火解毒宜生用,补中缓急宜炙用。

使用注意　本品味甘,能助湿壅气,令人中满,故湿盛而胸腹胀满及呕吐者忌服。反大戟、芫花、海藻。久服较大剂量的甘草,每易引起浮肿,使用也当注意。

文献摘要

《本经》:"主五脏六腑寒热邪气,坚筋骨,长肌肉,倍气力,金疮肿,解毒。"

《本草图经》:"甘草能解百毒,为众药之要,孙思邈论云:有人中乌头、巴豆毒,甘草入腹即定。方称大豆解百药毒,尝试不效,乃加甘草为甘豆汤,其验更速。"

《用药法象》:"甘草,阳不足者,补之以甘,甘温能除大热……腹中急痛,腹皮急缩者,宜倍用之。其性能缓急,而又协和诸药,使之不争,故热药得之缓其热,寒药得之缓其寒,寒热相杂者,用之得其平。"

《汤液本草》:"甘者令人中满,中满者勿食甘,甘缓而壅气,非中满所宜也。"

《本草纲目》:"解小儿胎毒惊痫,降火止痛。"

大　枣
《本经》

为鼠李科落叶灌木或小乔木植物枣树 Ziziphus jujuba Mill. var. inermis (Bge.) Rehd. 的成熟果实。生产于河南、河北、山东、陕西等省。初秋果熟时采收,晒干生用。

别名　红枣

性味归经　甘,温。归脾、胃经。

功效　补中益气,养血安神,缓和药性。

应用

1. 用于中气不足,脾胃虚弱,体倦乏力,食少便溏。本品有补中益气功效。常与党参、白术、茯苓等药同用,以增加疗效。

2. 用于血虚萎黄、妇女脏躁。本品有养血安神功效。治疗血虚面黄肌瘦,多与熟地、当归等补血药同用;治疗妇女血虚脏躁,精神不安,常配伍甘草、小麦同用,如甘麦大枣汤。

此外,常配伍峻烈药同用以缓和药性。如大枣配伍葶苈子,即葶苈大枣泻肺汤,能泻肺平喘利尿而不伤肺气;配伍大戟、芫花、甘遂,即十枣汤,能泻水逐痰而不伤脾胃。

又本品常与生姜配伍。与解表药同用,其生姜可以助卫气发汗,大枣又可补益营血,防止汗多伤营,能共奏调和营卫之功。与补益药同用,其生姜能和胃调中,大枣补脾益气,合用能调补脾胃,增加食欲,促进药力吸收,可提高滋补效能。

用量用法　3~12枚,或10~30 g。为丸服当去皮核捣烂。

使用注意　本品助湿生热,令人中满,故湿盛脘腹胀满、食积、虫积、龋齿作痛,以及痰热咳嗽均忌服。

文献摘要

《本经》:"安中养神,助十二经……补少气少津,身中不足,大惊,四肢重,和百药。"

《日华子本草》:"润心肺,止嗽,补五脏,治虚损,除肠胃澼气。"

《用药法象》:"调荣卫,生津液。"

《药品化义》:"大枣之甘,与生姜之辛,二味配合,经云甘辛发散为阳也,故发表疏散剂中必用之。"

饴　糖
《别录》

系以糯米或粳米磨粉煮熟,加入麦芽(搅匀),微火煎熬而成。有软硬两种,软者称胶饴,硬者习称白饴糖。入药以软饴为主。全国各地均产。

别名　胶饴

性味归经　甘,温。归脾、胃、肺经。

功效　补脾益气,缓急止痛,润肺止咳。

应用

1. 用于劳倦伤脾,气短乏力、纳食减少。本品能补脾益气。如小建中汤即以本品配伍桂枝、白芍、炙甘草等药治上述诸证。

2. 用于虚寒腹痛,喜温喜按,得食则减。本品有补虚缓急止痛的功效。如上述小建中汤亦为治虚寒腹痛之有效方剂;如胸腹大寒作痛,可配伍蜀椒、干姜、人参同用,即大建中汤。

3. 用于肺虚咳嗽,干咳无痰、气短作喘。本品能补虚润肺止咳。可以单用,也可以配伍杏仁、百部等止咳平喘药同用。

此外,单服本品,也可用于粘裹异物,如误吞稻芒、鱼骨等物。

用量用法　30~60 g,入汤剂分二三次溶化服。也可熬膏或为丸服。

使用注意　本品助湿生热,令人中满,故湿热内郁、中满吐逆、痰热咳嗽、小儿疳积等证,均不宜服。

文献摘要

《别录》:"补虚乏,止渴。"

《千金要方》:"补虚冷,益气力,止肠鸣咽痛……消痰润肺止嗽。"

《食疗本草》:"健脾胃,补中。"

《药征续编》:"胶饴之功,盖以甘草及蜜,故能缓诸急。考征小建中汤证曰服中急痛,又曰里急,又曰妇人腹中痛。大建中汤证曰上下痛不可触近。黄芪建中汤证曰里急。依此三方,则胶饴能治里急,夫腹中痛,腹中急痛岂非里急矣乎。"

蜂　蜜
《本经》

为蜜蜂科中华蜜蜂 *Apis cerana* Fabricius 或意大利蜂 *A. mellifera* L.在蜂窠中酿成的糖类物质。我国各地都产,主产于湖北、四川、云南、河南、江西、广东、江苏、浙江等地。原蜜中往往含有水分、尘土、幼虫及蜡屑等杂质,故须制过。通常是加水稀释,煮沸,滤去杂质,再浓缩而成。

别名 白蜜

性味归经 甘,平。归脾、肺、大肠经。

功效 补中缓急,润肺止咳,滑肠通便。

应用

1. 用于脾胃虚弱,倦怠食少、脘腹作痛。本品有补中缓急止痛的功效。如大乌头煎,即以乌头煎液,纳入本品,浓缩分次服,治寒疝腹痛,手足厥冷。由于本品能补中,并可缓和药性,故凡滋补的丸药、膏剂,多采用为赋形剂,不仅取其矫味及粘性,还主要取其补养和缓和药性的作用。此外,某些补气药如甘草、黄芪用蜜炙后服用,可增强补益功效。

2. 用于肺虚久咳及肺燥干咳、咽干等证。本品能润肺止咳,且有补益作用。可单用,也可配成复方用,如琼玉膏即以本品配伍生地、茯苓、人参所组成,可治虚劳干咳咯血等证。因其有润肺止咳作用,故在使用化痰止咳药如款冬花、紫菀、百部、枇杷叶等药时,常用蜜炙,以加强疗效。

3. 用于肠燥便秘。本品有润肠通便作用,且可补益,故尤宜于体虚津枯之便秘。可单用本品 30~60 g 冲服,或制成栓剂使用,如《伤寒论》蜜煎导法。又治慢性便秘,也可与当归、黑脂麻等养血润肠药配成复方应用。

此外,本品还有解毒作用。可外敷疮疡、烫伤;内服解乌头、附子毒。

用量用法 15~30 g。冲服,或入丸剂、膏剂。外用适量敷患处。

使用注意 因能助湿,令人中满,且可滑肠,故有湿热痰滞、胸闷不宽及便溏或泄泻者忌服。

文献摘要

《本经》:"主心腹邪气,诸惊痫痉,安五脏诸不足,益气补中,止痛解毒,除众病,和百药。"

《别录》:"养脾气,除心烦。"

《本草纲目》:"蜂蜜入药之功有五:清热也,补中也,解毒也,润燥也,止痛也。生则性凉,故能清热;熟则性温,故能补中;甘而和平,故能解毒;柔而濡泽,故能润燥;缓可去急,故能止心腹肌肉疮疡之痛;和可以致中,故能调和百药而与甘草同功。"

17.2 补 阳 药

凡能补助人体的阳气,可以治疗阳虚证的药物称为补阳药,又名助阳药。

阳虚证包括心阳虚、脾阳虚、肾阳虚等证。由于肾阳为元阳,对人体脏腑起着温煦生化的作用,阳虚诸证往往与肾阳不足有十分密切的关系,所以本节着重介绍补助肾阳的药物。至于助心阳、温脾阳的药物均在温里药等章节里叙述。

肾阳虚的主要症状为:畏寒肢冷、腰膝酸软或冷痛,阳痿早泄、宫冷不孕、白带清稀、夜尿增多、脉沉苔白等。助阳药具有补肾阳、益精髓、强筋骨等作用,所以适用于上述各症。此外,由于肾阳衰微,不能温运脾胃,可以引起腹泻;肾阳不足、不能纳气,可以出现喘促,故有些补肾阳药又可用于脾肾两虚的泄泻和肺肾两虚的气喘。

补阳药性多温燥,能伤阴助火,故阴虚火旺者不宜使用。

鹿 茸
《本经》

为脊椎动物鹿科梅花鹿 Cervus nippon Temminck 或马鹿 C. elaphus L. 等雄鹿头上尚未骨化而带毛的幼角。我国东北、西北和内蒙古、新疆及西南山区均有分布，现在不少地区进行人工饲养，扩大了药源。夏、秋两季雄鹿长出的新角尚未角化时，将角锯下或用刀砍下，称为锯茸或砍茸。在沸水中略为烫过，晾干，再烫，再晾，至积血排尽为度，置密闭容器放阴凉干燥处保存，防蛀。用时燎去毛，以瓷片或玻璃片刮净后，黄酒润或湿布包润使稍软，切片烘干。

性味归经 甘、咸，温。归肝、肾经。

功效 补肾阳，益精血，强筋骨。

应用

1. 用于肾阳不足，精血亏虚之畏寒肢冷、阳痿早泄、宫冷不孕、小便频数、腰膝痠痛、头晕耳聋、精神疲乏等证。本品能补肾阳，益精血，故可用于上述诸症。可以单用研末服，也可配伍人参、熟地、枸杞子等补气养血益精药同用，以增强疗效，如参茸固本丸。

2. 用于精血不足，筋骨无力或小儿发育不良、骨软行迟、囟门不合等证。"肾藏精主骨，肝藏血主筋"，本品能补益肝肾精血，所以有强筋骨的功效。多配伍熟地、山药、山萸肉等药同用，如加味地黄丸。

3. 用于妇女冲任虚寒，带脉不固，崩漏不止、带下过多。本品能补益肝肾，调理冲任，固摄带脉，故可用治崩漏带下属于虚寒症状者。如《千金方》以本品配伍当归、乌贼骨、蒲黄等治崩漏不止；《济生方》以本品配伍狗脊、白蔹治白带过多。

此外，还可用于疮疡久溃不敛、阴疽内陷不起等证，有温补内托的功效。

用量用法 $1\sim3\,g$，研细末，一日3次分服。或入丸散，随方配制。

使用注意 服用本品宜从小量开始，缓缓增加，不宜骤用大量，以免阳升风动，头晕目赤，或伤阴动血。凡阴虚阳亢、血分有热、胃火盛或肺有痰热以及外感热病者均忌服。

文献摘要

《本经》："主漏下恶血，寒热惊痫，益气强志，生齿不老。"

《别录》："疗虚劳洒洒如疟，羸瘦，四肢痠疼，腰脊痛，小便数利，泄精溺血。"

《本草纲目》："生精补髓，养血益阳，强筋健骨，治一切虚损、耳聋、目暗、眩晕、虚痢。"

《鹿茸通考》："鹿茸补精填髓之功效虽甚伟大，然服食不善，往往发生吐血、衄血、尿血、目赤头晕、中风昏厥等症。"

附药 鹿角 鹿角胶 鹿角霜

1. 鹿角 为梅花鹿和各种雄鹿已成长骨化的角。味咸，性温。归肝、肾经。功能补肾助阳，可以作为鹿茸的代用品，但药力薄弱。兼能活血散瘀消肿，可治疮疡肿毒、乳痈、瘀血作痛以及腰脊筋骨疼痛等证。内服或外敷均可。用量 $5\sim10\,g$，水煎服或研末服。外用磨汁涂或研末敷。阴虚火旺者忌服。

2. 鹿角胶 为鹿角煎熬浓缩而成的胶状物。味甘、咸，性温。归肝、肾经。功能补肝肾，益精血，并有良好的止血作用。适用于肾阳不足，精血亏虚，虚劳羸瘦，吐、衄、崩、漏、尿血之偏于虚寒者，以及阴疽内陷等证。用量 $5\sim10\,g$。用开水或黄酒加温烊化服，或入丸散膏剂。阴虚火旺者忌服。

3. **鹿角霜** 为鹿角熬膏后所存残渣。功能益肾助阳,补力虽弱,但不滋腻,且有收敛作用。可治肾阳不足、脾胃虚寒,呕吐食少便溏,妇女子宫虚冷、崩漏、带下等证。外用对创伤出血、疮疡多黄水或久不愈合,有收敛止血敛疮的功效。用量10~15 g。外用适量。阴虚火旺者忌服。

巴 戟 天
《本经》

为茜草科多年生藤本植物巴戟天 *Morinda officinalis* How.的根。主产于广东、广西、福建、江西、四川等地。春季及冬季都可采挖,去须根,略晒,压扁晒干,防霉坏、泛油和防蛀。用时润透或蒸过,除去木质心,切片或盐水炒用。

性味归经 辛、甘,微温。归肾经。

功效 补肾助阳,祛风除湿。

应用

1. 用于阳痿、尿频、宫冷不孕、月经不调、少腹冷痛。本品有补肾助阳的功效。如以本品配伍人参、山药、覆盆子等药同用,可治阳痿、不孕;《奇效良方》以本品配伍益智仁、桑螵蛸、菟丝子等同用,治小便不禁;巴戟丸以本品配伍良姜、肉桂、吴茱萸等同用,治月经不调,少腹冷痛。

2. 用于腰膝疼痛或软弱无力。本品既可补肾阳,又可祛风湿,故可用于肾阳不足兼有风湿之证。如金刚丸,即以本品与萆薢、杜仲等组成。

用量 10~15 g。

使用注意 本品补肾助阳,性质柔润,不若淫羊藿之燥散,但只适用于阳虚有寒湿之证,如阴虚火旺或有湿热者均不宜服。

文献摘要

《本经》:"主大风邪气,阳痿不起,强筋骨,安五脏,补中,增志益气。"

《本草纲目》:"治脚气,去风疾,补血海。"

《本草备要》:"补肾益精,治五劳七伤,辛温散风湿,治风湿脚气水肿。"

肉 苁 蓉
《本经》

为列当科一年生寄生草本植物肉苁蓉 *Cistanche salsa* (C. A. Mey.) G. Beck 的带鳞叶的肉质茎。主产于内蒙古、甘肃、新疆、青海等地。春季采挖,晒干切片(纵切)入药。

别名 淡大芸

性味归经 甘、咸,温。归肾、大肠经。

功效 补肾助阳,润肠通便。

应用

1. 用于阳痿、不孕、腰膝冷痛或筋骨无力。本品有补肾阳、益精血的功效。如肉苁蓉丸,以本品配伍熟地、菟丝子、五味子等,治肾虚精亏,肾阳不足而致阳痿;配伍鹿角胶、当归、熟地、紫河车治精血亏虚不能怀孕;配伍巴戟天、萆薢、杜仲等治腰膝冷痛,筋骨无力,如金刚丸。

2. 用于肠燥津枯之大便秘结。本品能润肠通便。可配伍火麻仁、沉香同用,如润肠丸;也可大剂量煎汤服。

用量 10~20 g。

使用注意 本品补阳不燥,药力和缓,入药少则不效,故用量宜大。因能助阳、滑肠,故阴虚火旺及大便泄泻者忌服。肠胃有实热之大便秘结者亦不宜用。

文献摘要

《本经》:"主五劳七伤,补中,除茎中寒热痛,养五藏,益精气,多子,妇人癥瘕。"

《药性论》:"益髓悦颜色……大补壮阳……治女人血崩。"

《日华子本草》:"主男子绝阳不兴,女子绝阴不产。"

《本草汇言》:"养命门,滋肾气,补精血之药也。男子丹元虚冷而阳道久沉,妇女冲任失调而阴气不治,此乃平补之剂,温而不热,补而不峻,暖而不燥,滑而不泄,故有从容之名。"

仙　茅
《海药本草》

为石蒜科多年生草本植物仙茅 *Curculigo orchioides* Gaertn. 的根茎。产于西南及长江以南各省,四川产量甚大。春初发芽前及秋末地上部分枯萎时采挖,除去须根,晒干,防蛀。切片生用,或经米泔水浸泡切片用。

性味归经 辛,热;有毒。归肾经。

功效 温肾壮阳,祛寒除湿。

应用 适用于阳痿精冷、小便不禁、心腹冷痛、腰膝冷痹等证。本品辛热性猛,能壮肾阳,祛寒湿。多与淫羊藿同用,也可单用浸酒服。

用量用法 3~10 g,煎服或浸酒服,也可入丸散。

使用注意 本品功效与淫羊藿相似,而药性燥热,有伤阴之弊,故阴虚火旺者忌服。

文献摘要

《海药本草》:"主风,补暖腰脚……强筋骨。""益阳。"

《开宝本草》:"主心腹冷气不能食,腰脚风冷挛痹不能行,丈夫虚劳,老人失溺。男子益阳道。"

《本草纲目》:"仙茅性热,补三焦命门之药也,惟阳弱精寒,禀赋素怯者宜之。若体壮相火炽盛者,服之反能动火。"

淫羊藿
《本经》

为小檗科多年生草本植物淫羊藿 *Epimedium grandiflorum* Morr. 和箭叶淫羊藿 *E. sagittatum* (S. et Z.) Maxim. 或心叶淫羊藿 *E. brevicornum* Maxim. 的全草。产于陕西、四川、湖北、山西、广西等地。春、秋两季割收,晒干,切碎。生用或酥炒用。

别名 仙灵脾

性味归经 辛、甘,温。归肝、肾经。

功效 补肾壮阳,祛风除湿。

应用

1. 用于阳痿、尿频、腰膝无力。本品有补肾壮阳的功效,故适用于肾阳虚衰引起的证候。

可以单用浸酒服,也可与熟地、枸杞子、仙茅等补肾壮阳药同用。

2. 用于风寒湿痹或肢体麻木。本品有祛风除湿作用。如仙灵脾散,即以本品配伍威灵仙、苍耳子、桂心等药同用,治上述病证。又如《食医心镜》淫羊藿酒,即以本品一斤,烧酒十斤,浸十日,每服一两,一日二三次(酒量小者酌减),治风寒湿痹,疼痛或麻木;也治阳痿。

用量用法 10~15 g,水煎服;也可浸酒、熬膏或入丸散。

使用注意 阴虚火旺者不宜服。

文献摘要

《本经》:"主阴痿绝伤,茎中痛,利小便,益气力,强志。"

《别录》:"坚筋骨。"

《本草备要》:"补命门,益精气,坚筋骨,利小便。"

胡 芦 巴
《嘉祐本草》

为豆科一年生草本植物胡芦巴 Trigonella foenum-graecum L.的成熟种子。主要是人工栽培;主产于安徽、四川、河南等地。夏、秋两季种子成熟时采收,晒干,搓下或打下种子,除去杂质。生用、炒用或盐水炒用。

别名 芦巴子

性味归经 苦,温。归肝、肾经。

功效 温肾阳,逐寒湿。

应用 适用于肾阳不足而有寒湿之证。本品有温肾阳逐寒湿之效。如《圣济总录》胡芦巴丸,以本品配伍炮附子、硫黄研末为丸服,治肾脏虚冷,腹胁胀满;《杨氏家藏方》胡芦巴丸,配伍破故纸、木瓜为丸服,治寒湿脚气,腿膝冷痛无力;《局方》胡芦巴丸,配伍吴茱萸、茴香、炮川乌等,治寒疝、少腹连睾丸作痛。

用量用法 3~10 g;煎服或入丸散。

使用注意 阴虚火旺或有湿热者忌服。

文献摘要

《嘉祐本草》:"主元脏虚冷气;得附子、硫黄,治肾虚冷,腹胁胀满,面色青黑;得茴香子、桃仁,治膀胱气,甚效。"

《本草纲目》:"治冷气疝瘕,寒湿脚气,益右肾,暖丹田。""葫芦巴,右肾命门药也,元阳不足,冷气潜伏,不能归元者宜之。"

杜 仲
《本经》

为杜仲科落叶乔木植物杜仲 Eucommia ulmoides Oliv.的树皮。主产于四川、云南、贵州、湖北等地。夏、秋两季采收,去外表粗皮,晒干。生用或盐水炒用。

性味归经 甘,温。归肝、肾经。

功效 补肝肾,强筋骨,安胎。

应用

1. 用于肝肾不足,腰膝痠痛或痿软无力之证。本品补益肝肾,故能强筋骨,为治上述病证之要药。多配伍破故纸、胡桃肉等同用,如青娥丸。

又治肝肾虚寒,阳痿、尿频等证。本品有温补肝肾之效。可配伍山萸肉、菟丝子、破故纸等温补固涩药同用。

2. 用于胎动不安或习惯堕胎。肝肾亏虚可引起胎元不固,本品补益肝肾,故有安胎功效。如杜仲丸,单用本品研末,枣肉为丸服,治胎动不安;《简便单方》以杜仲配伍续断、山药治习惯堕胎。

此外,还可用于肝阳上升,头目眩晕。可配伍白芍、石决明、夏枯草、黄芩等药同用。

用量用法 10~15 g。炒用疗效较生用为佳。

使用注意 为温补之品,阴虚火旺者慎用。

文献摘要

《本经》:"主腰脊痛,补中,益精气,坚筋骨,强志,除阴下痒湿,小便余沥。"

《别录》:"治脚中疼疼,不欲践地。"

《药性论》:"治肾冷,臀腰痛;人虚而身强直,风也,腰不利,加而用之。"

续 断

《本经》

为山萝卜科多年生草本植物续断 Dipsacus japonicus Mip. 或川续断 D. asper. Wall. 的根。主产于四川、湖北等地。7~8月间采根,去芦茎、细须,切片,晒干。生用,酒炒或盐水炒用。

性味归经 苦、甘、辛,微温。归肝、肾经。

功效 补肝肾,行血脉,续筋骨。

应用

1. 用于腰痛脚弱、遗精、崩漏。本品既能补肝肾,又能行血脉,有补而不滞的优点。如《扶寿精方》续断丸,以本品配杜仲、牛膝、萆薢治腰痛脚弱;《妇人良方》续断丸,以本品配伍黄芪、熟地、赤石脂治崩漏经多。

2. 用于胎漏下血、胎动欲坠。本品补益肝肾,补而不滞,而有安胎止漏的功效。如寿胎丸,即为续断、桑寄生、菟丝子、阿胶所组成,可治上述证候,也治习惯堕胎。

3. 用于跌仆损伤、金疮、痈疽溃疡。本品能行血脉,续筋骨,而有消肿、止痛、生肌等作用,故为外科、伤科所常用。如以本品配伍骨碎补、自然铜、地鳖虫、血竭等可治跌仆损伤、骨折、金疮等证;《本草汇言》方治乳痈,即以本品八两,蒲公英四两,研末,早晚各服三钱,温开水送服。

用量用法 10~20 g。崩漏下血宜炒用。外用适量研末敷。

文献摘要

《本经》:"主伤寒,补不足,金疮痈伤,折跌,续筋骨,妇人乳难。"

《别录》:"妇人崩中漏血,金疮血内漏,生肌肉,及踠伤恶血腰痛,关节缓急。"

《本草经疏》:"入足厥阴少阴,为治胎产、续绝伤、补不足、疗金疮、理腰肾之要药也。"

附注 续断的药材品种,有续断和川续断两种,现据产地调查均为川续断。又明代以前所用续断非今天之川续断,但究属何种,尚待考证。

狗　　脊
《本经》

为蚌壳蕨科多年生草本植物金毛狗脊 Cibotium barometz（L.）J. Sm.的根状茎。产于福建、四川、云南、浙江等地。秋季采挖,除去细根、叶柄及金黄色柔毛,酒浸一日,蒸后切片,晒干。

别名　金毛狗脊

性味归经　苦、甘,温。归肝、肾经。

功效　补肝肾,强腰膝,祛风湿。

应用

1. 用于腰痛脊强,不能俯仰,足膝软弱。本品能补肝肾,强腰膝,坚筋骨,又能温散风湿,对于肝肾亏虚,兼有风寒湿邪引起的上述病证最为适用。多配伍杜仲、续断、牛膝等补肝肾、强筋骨、祛风湿药同用,如狗脊饮。

2. 用于小便不禁、妇女白带过多。本品有温补固摄的功效。如《四川中药志》以本品配伍木瓜、五加皮、杜仲治腰痛、小便过多;《普济方》以本品配伍鹿茸、白蔹治妇女冲任虚寒,带下纯白。

此外,根上的茸毛贴金疮跌损,有止血生肌之效。但须注意药物及创口的消毒处理,以防化脓溃烂。

用量　10～15 g。

使用注意　因有温补固摄作用,所以肾虚有热,小便不利或短涩黄赤、口苦舌干均忌服。

文献摘要

《本经》:"主腰背强,机关缓急,周痹,寒湿膝痛。"

《别录》:"疗失溺不节,男女脚弱,腰痛,风邪,淋露。""坚脊,利俯仰。"

《本草纲目》:"强肝肾,健骨,治风虚。"

骨　碎　补
《开宝本草》

为水龙骨科多年生附生蕨类植物槲蕨 Drynaria fortunei（Kunze）J.Sm.的根茎。产于中南、西南及浙江、福建、台湾等省区。随时可采,除去叶及鳞片,洗净,切片,干燥。

别名　猴姜　毛姜　申姜

性味归经　苦,温。归肝、肾经。

功效　补肾,活血,止血,续伤。

应用

1. 用于肾虚腰痛、脚弱、耳鸣、耳聋、牙痛、久泻。本品有补肾之功,可治肾虚引起的上述证候。如《圣惠方》以本品与补骨脂、牛膝、胡桃仁等药同用,治肾虚腰脚疼痛不止;《本草汇言》方以本品配伍熟地、山萸肉等研末,蜜丸服,治肾虚耳鸣、耳聋及牙痛;《本草纲目》方,单用骨碎补研末,入猪肾中煨熟食,治肾虚久泻。

2. 用于跌仆闪挫或金疮,损伤筋骨。本品有活血、止血、续伤的功效。如骨碎补散,即以骨碎补、自然铜、虎胫骨、炙龟板各半两,没药一两研末,每服一钱,日服三四次,治金疮伤筋断骨痛不可忍;《泉州本草》方,用骨碎补四两,浸酒一斤,分十次服,日二次,另用骨碎补晒干研末外敷,可治跌扑损伤。

此外,用本品浸酒外擦斑秃,有一定疗效。

用量用法 内服10~20 g,煎汤或入丸散。外用适量捣烂或晒干研末敷,也可浸酒擦患处。

使用注意 阴虚内热及无瘀血者不宜服。

文献摘要

《开宝本草》:"破血止血,补伤折。"

《本草纲目》:"……治耳鸣及肾虚久泄、牙痛。"

《本草从新》:"疗骨痿……病后发落,同野蔷薇枝煎汁刷。"

补 骨 脂
《药性论》

为豆科一年生草本植物补骨脂 *Psoralea corylifolia* L.的种子,分布于陕西、河南、山西、江西、安徽、广东、四川、云南、贵州等地。栽培或野生,以河南、四川等地较多。秋季果实成熟时采收,晒干。生用,炒或盐水炒用。

别名 破故纸

性味归经 苦、辛,大温。归肾、脾经。

功效 补肾壮阳,固精缩尿,温脾止泻。

应用

1. 用于阳痿、腰膝冷痛。本品有补肾壮阳功效。如补骨脂丸,即以本品配伍菟丝子、胡桃、沉香等治阳痿;青娥丸以本品配伍杜仲、胡桃等治腰膝冷痛或痠软无力。

2. 用于滑精、遗尿、尿频。本品能固精缩尿,如《三因方》用补骨脂、青盐等分同炒为末,每服二钱,治滑精;《补要袖珍小儿方论》单用本品炒研末,每服一钱,热汤下,治小儿遗尿;破故纸丸即以破故纸、茴香等分为丸,治肾气虚冷,小便无度。

3. 用于脾肾阳虚的泄泻。本品有壮肾阳、温脾阳、止泻的功效。如四神丸,即由破故纸、肉豆蔻、五味子、吴茱萸等所组成,治脾肾阳虚五更泄泻。

此外,以本品配伍胡桃、蜂蜜等药,可治虚寒喘咳。

用量 5~10 g。

使用注意 本品性质温燥,能伤阴助火,故阴虚火旺及大便秘结者忌服。

文献摘要

《药性论》:"治男子腰疼膝冷囊湿,逐诸冷痹顽,止小便利,腹中冷。"

《开宝本草》:"治五劳七伤,风虚冷,骨髓伤败,肾冷精流及妇人血气堕胎。"

《本草纲目》:"治肾泄,通命门,暖丹田。"

《本草备要》:"壮元阳,缩小便,膝冷痛,肾虚泄泻。"

益 智 仁
《本草拾遗》

为姜科多年生草本植物益智 *Alpinia oxyphylla* Miq.的成熟果实。主产于广东及广西、云南、福建等地。夏季果实由绿色转红时采收。晒干。砂炒后去壳取仁,盐水微炒用。

性味归经 辛,温。归脾、肾经。

功效 温脾开胃摄唾,暖肾固精缩尿。

应用

1. 用于脾肾受寒,腹痛吐泻。本品能温脾散寒。多配伍党参、白术、干姜等同用,以增强疗效。

2. 用于中气虚寒,食少多唾。本品既能温脾散寒,又能开胃摄唾。可配伍党参、白术、陈皮等补脾健胃药同用。

3. 用于肾气虚寒,遗精、遗尿、尿有余沥、夜尿增多。本品有暖肾助阳、固精、缩尿的功效。常与山药、乌药同用,即缩泉丸,可治上述病证。

用量 3~6 g。

使用注意 本品燥热,能伤阴助火,故阴虚火旺或因热而患遗精、尿频、崩漏等证均忌服。

文献摘要

《本草拾遗》:"治遗精虚漏,小便余沥……夜多小便者,取二十四枚,碎,入盐同煎服,有奇验。"

《用药法象》:"治寒客犯胃,和中益气,及人多唾。"

《本草备要》:"能涩精固气,温中进食,摄涎唾,缩小便,治呕吐泄泻,客寒犯胃,冷气腹痛,崩带泄精。"

《本草正义》:"益智始见于藏器本草拾遗,谓之辛温,不言其涩,但诸家所述,无一非温涩功用……温补脾肾,而尤以固涩为主。"

冬 虫 夏 草
《本草从新》

为麦角菌科植物冬虫夏草菌 Cordyceps sinensis (Berk.) Sacc.的子座及其寄主蝙蝠蛾科昆虫绿蝙蝠蛾 Hepialus varians Staudinger 幼虫的尸体。主产于四川、青海、西藏、云南等地。夏至前后挖取,去泥,晒干或烘干。生用。

性味归经 甘,温。归肾、肺经。

功效 益肾补肺,止血化痰。

应用

1. 用于阳痿遗精、腰膝痠痛。本品有益肾补阳的功效。可以单用浸酒服,也可与杜仲、淫羊藿、巴戟天等补肾助阳药配成复方应用。

2. 用于久咳虚喘、劳嗽痰血。本品既补肾阳,又益肺阴,且可止血化痰。可单用或与其他补益肺肾药同用;如肺阴不足,劳嗽痰血,当与沙参、阿胶、川贝等养阴清肺、止血化痰药同用。

此外,还可用于病后体虚不复或自汗畏寒,可以本品与鸡、鸭、猪肉等炖食,有补虚功效。

用量用法 5~10 g,煎汤服;或与鸡、鸭、猪肉等炖服;也可以入丸散。

使用注意 有表邪者不宜用。

文献摘要

《本草从新》:"保肺益肾,止血化痰,已劳嗽。"

《药性考》:"秘精益气,专补命门。"

《本草纲目拾遗》:"保肺气,实腠理。"

蛤　　蚧
《雷公炮炙论》

为脊椎动物壁虎科动物蛤蚧 Gekko gecko L.已除去内脏的干燥体。分布于我国南方及西南地区,主产于广西。常在夏季捕捉,剖开除去内脏,拭去血液(不经水洗),切开眼睛放出汁液。然后用竹片撑开,烘干保存于干燥处,防蛀。用时去头、足和鳞片,黄酒浸渍后微火焙干。也有单用其尾的。

性味归经　咸,平。归肺、肾经。

功效　补肺气,助肾阳,定喘嗽,益精血。

应用

1. 用于肺虚咳嗽、肾虚作喘、虚劳喘咳。本品能补肺肾,定喘止嗽,对肾不纳气之喘尤为有效。多配伍人参、杏仁、贝母等同用,如人参蛤蚧散。

2. 用于阳痿。本品有助肾阳、益精血的功效,故适用于肾阳不足、精血亏虚之阳痿。可以单角浸酒服,也可与人参、鹿茸、淫羊藿等同用,以加强疗效。

用量用法　3~7 g,水煎服;研末服每次 1~2 g,一日三次;浸酒服用 1~2 对。

使用注意　风寒或实热喘咳均忌服。

文献摘要

《海药本草》:"治肺痿咯血,咳嗽上气。"

《开宝本草》:"治久咳嗽,肺痨传尸。"

《本草纲目》:"补肺气,益精血,定喘止嗽,疗肺痈,消渴,助阳道。"

《本草备要》:"补肺润肾,益精助阳,治渴,定喘止嗽,肺痿咯血,气虚血竭。"

胡　桃　肉
《开宝本草》

为胡桃科落叶乔木植物胡桃 Juglans regia L.果实的核仁。我国各地广泛栽培,华北、西北、东北地区尤多。9~10 月果熟时采收,除去肉质果皮,晒干敲破,取出种仁生用或炒用。

性味归经　甘,温。归肾、肺、大肠经。

功效　补肾,温肺,润肠。

应用

1. 用于腰痛脚弱。本品有补肾助阳、强腰膝的功效。如青娥丸,即以本品配伍杜仲、补骨脂同用,治肾虚腰痛脚弱、腰间重坠、起坐困难等证。

2. 用于虚寒喘咳。本品能温肺而定喘咳。如人参胡桃汤,即以本品与人参、生姜同用;又方白蜜二斤、胡桃肉二斤,隔汤炖熟,开水点服,不拘时,均可用于虚寒喘咳或肺虚久咳不止。

3. 用于肠燥便秘。本品能润肠通便,适用于老年人或病后津液不足之便秘。可以单独服用,或与火麻仁、肉苁蓉、当归等润肠药配伍同用。

用量用法　10~30 g。定喘止咳宜连皮用,润肠通便宜去皮用。

使用注意　阴虚火旺、痰热咳嗽及便溏者均不宜服。

文献摘要

《开宝本草》:"食之令人肥健,润肌,黑须发。"
《食疗本草》:"通润血脉。"
《本草纲目》:"温肺润肠,治虚寒喘嗽,腰脚重痛。"
《本草求真》:"养血去皮用,敛涩连皮用。"

紫 河 车
《本草拾遗》

为人的胎盘。将健康产妇娩出的新鲜胎盘剪去脐带,洗净附着的血液,反复浸漂;置砂锅内煮至漂浮水面为度;撑开烘干,或研制为粉。贮干燥处保存,防蛀。

别名 胎盘 人胞

性味归经 甘、咸,温。归肺、肝、肾经。

功效 补精,养血,益气。

应用

1. 用于肾气不足,精血衰少所致的不孕或阳痿、遗精、腰痠、头晕、耳鸣等证。本品有补肝肾益精血的功效,兼有补阳作用,但药力缓和。当配伍其他补益药同用,以增强疗效。

2. 用于气血亏虚,消瘦乏力、面色萎黄、产后乳少。本品有益气养血的功效。可配伍党参、黄芪、熟地、当归等同用。

3. 用于肺肾两虚的气喘。本品能补肺气,益肾精,故可用于肺肾两虚的气喘,尤其在不发作时服用本品,可以固本,减少发作。如兼阴虚内热者,当配伍熟地、龟板、黄柏等养阴清热药同用,如河车大造丸。

此外,还可用治气血亏虚,癫痫久发不止,也属补益气血的功效。

用量用法 1.5~3 g,研末装胶囊吞服,一日二三次,重证用量加倍;也可入丸散。如用鲜胎盘,每次半个至一个,水煮服食。

使用注意 阴虚火旺者不宜单独应用。

文献摘要

《本草拾遗》:"治气血羸瘦,妇人劳损,面黠皮黑,腹内诸病渐瘦者。"
《本草衍义补遗》:"治虚劳,当以骨蒸药佐之,气虚加补气药,血虚加补血药。"
《诸证辨疑录》:"治虚损劳极,癫痫,失志恍惚,安心养血,益气补精。"
《本草图经》:"男女虚损劳极,不能生育,下元衰惫。"

附药 脐带

即胎儿之脐带,又名坎炁(坎气)。将新鲜脐带用金银花、甘草、黄酒同煮,烘干入药。味甘、咸,性温。有补肾、纳气、敛汗功能,可治肾虚喘咳、盗汗等证。用量1~2条,水煎服;研末服每次1.5~3 g,日服二三次;亦可入丸散。

菟 丝 子
《本经》

为旋花科一年生寄生性蔓草菟丝子 *Cuscuta chinensis* Lam.或大菟丝子 *C. japonica* Choisy 的成熟种子。我国大部分地区均有分布。秋季种子成熟时割取其地上部分,晒干,打下种子。生用,或煮熟捣烂作饼用。

性味归经 辛、甘,平。归肝、肾经。

功效 补阳益阴,固精缩尿,明目止泻。

应用

1. 用于腰膝痠痛、阳痿、滑精、小便频数、白带过多。本品既补肾阳,又补肾阴,且有固精缩尿等功效。如《百一选方》用菟丝子、杜仲等分,山药糊丸服,治腰膝痠痛;五子衍宗丸以本品配伍枸杞子、覆盆子、五味子等,治阳痿遗精;菟丝子丸以本品配伍鹿茸、桑螵蛸、五味子等,治小便不禁;茯菟丸以本品配伍白茯苓、石莲子,治遗精、白浊或尿有余沥。

2. 用于目暗不明。本品有补肝明目的功效。如驻景丸,即由菟丝子、熟地、车前子所组成,治肝肾不足,目暗不明。

3. 用于脾虚便溏或泄泻。本品有补脾止泻的功效。如《方脉正宗》方,以本品配伍黄芪、党参、白术等,治脾气不足,饮食减少,大便不实。

此外,还可用于肝肾不足,胎元不固,阴亏消渴等证。如寿胎丸,即以本品与续断、桑寄生、阿胶等配伍治胎漏下血,胎动欲堕;《全生指迷方》单用本品研末蜜丸或作散服,治消渴。

用量 10~15 g。

使用注意 本品为平补之药,但仍偏补阳,故阴虚火旺,大便燥结、小便短赤者不宜服。

文献摘要

《本经》:"主续绝伤,补不足,益气力,肥健。汁去面䵟。"

《药性论》:"治男女虚冷,添精益髓,去腰疼膝冷,又主消渴热中。"

沙 苑 子
《本草衍义》

为豆科一年生草本植物扁茎黄芪 *Astragalus complanatus* R. Br.的成熟种子。主产内蒙古和东北、西北地区。秋末冬初种子成熟时割取或连根拔出,晒干,打下种子,除去杂质。生用或盐水炒过用。

别名 潼蒺藜 沙苑蒺藜

性味归经 甘,温。归肝、肾经。

功效 补肾固精,养肝明目。

应用

1. 用于肾虚腰痛、阳痿遗精、遗尿尿频、白带过多。本品甘温补肾,能固精缩尿。如《外台秘要》方,单用本品治肾虚腰痛;金锁固精丸以本品配伍煅龙骨、莲须、芡实研末,莲子粉糊丸服,治遗精、滑精、小便不禁、白带过多等。

2. 用于目暗不明、头昏目花。本品有养肝明目功效,适用于肝肾不足引起的上述病证。如《吉林中草药》方,以沙苑子9 g、茺蔚子6 g、青葙子9 g,共研末,每服3 g,日服2次,治目暗不明;配伍熟地、枸杞子、菊花、菟丝子可治头昏目花。

用量 10~20 g。

使用注意 本品为温补固涩之品,阴虚火旺及小便不利者忌服。

文献摘要

《本草衍义》:"补肾。"

《本草纲目》:"补肾,治腰痛泄精,虚损劳乏。"

《本草汇言》:"补肾固精,强阳有子,不烈不燥,兼止小便遗沥,乃和平柔顺之剂也。"

《本草从新》:"补肾强阳,益精明目,治带下……性能固精。"

附注 沙苑子又名沙苑蒺藜,与白蒺藜是两种药物,形态不同,作用有别。但沙苑蒺藜一药,在古代文献中也有称为白蒺藜的,如《本草衍义》上说:"蒺藜有二等,一等杜蒺藜,即今之道旁布地而生者,开小黄花,结芒刺;一种白蒺藜,出同州沙苑牧马处,子如羊内肾,大如黍粒,补肾药,今人多用,风家惟用刺蒺藜也。"这里所说的白蒺藜,即现在的沙苑蒺藜。因此,宋、明文献中记载的一些补肾药方中所用的白蒺藜,其实是沙苑蒺藜,而不是刺蒺藜。

锁 阳

为锁阳科肉质寄生植物锁阳 *Cynomorium songaricum* Rupr.肉质茎。主产于内蒙古、甘肃、青海、新疆等省区。春、秋两季都可采收,而以春采者为佳。除去花序,置沙土中半埋半露,连晒带烫,使之干燥,防霉。切片生用。

性味归经 甘,温。归肝、肾、大肠经。

功效 补肾助阳,润肠通便。

应用

1. 用于阳痿、不孕、腰膝痿弱、筋骨无力。本品效用与肉苁蓉相近,常代苁蓉治肾阳不足,精血亏虚引起的阳痿不孕。治腰膝痿弱,筋骨无力,多与熟地、龟板、虎骨等养阴补血强筋骨药同用,如虎潜丸。

2. 用于肠燥津枯的大便秘结。本品有益精养血、润肠通便之功。如《本草切要》方,单用本品三斤浓煎,加蜜收膏,每服一二匙,日三次,开水或热酒化服,即效;也可与火麻仁、当归等润肠药同用。

用量 10~15 g。

使用注意 阴虚阳旺、脾虚泄泻、实热便秘均忌服。

文献摘要

《本草衍义补遗》:"大补阴气,益精血,利大便。虚人大便燥结者,啖之可代苁蓉,煮粥弥佳;不燥结者勿用。"

《本草从新》:"益精兴阳,润燥养筋,治痿弱,滑大肠。泄泻及阳易举而精不固者忌之。"

黄 狗 肾
《本经》

为哺乳动物犬科黄狗 *Canis familiaris* L.的阴茎和睾丸。全年均可采收。多在冬季将雄狗杀死,取出阴茎和睾丸,去掉周围的肉和脂肪,撑直挂起,晾干或烘干。用时同砂炒至松泡,研末用。

别名 狗鞭

性味归经 咸,温。归肾经。

功效 补肾壮阳。

应用 主要用于肾虚阳衰所致的男子阳痿、阴冷,以及畏寒肢冷、腰痠尿频等证。可单用,或与菟丝子、肉苁蓉、淫羊藿等配用。

用量 1.5~3 g,入丸散。

使用注意 内热多火者忌服。

文献摘要

《本经》:"主伤中,阴痿不起,令强热大,生子,除女子带下十二疾。"

《食疗本草》:"补精髓。"

《本草经疏》:"性专补右肾命门真火。女子带下十二疾,皆冲任虚寒所致。咸温入下焦,暖补二脉,故亦主之也。"

附注 《本经》原名牡狗阴茎。

韭 子
《本草经集注》

为百合科多年生草本植物韭 *Allium fuberosum* Rottler 的种子。全国各地均有栽培。秋季果实成熟时采收,将果实摘下,晒干,搓出种子。生用或炒用。

性味归经 辛、甘,温。归肝、肾经。

功效 补肝肾,暖腰膝,壮阳,固精。

应用

1. 用于肾阳虚衰、肝肾不足引起的阳痿、腰膝酸软冷痛。本品有补肝肾、暖腰膝、壮阳的功效。可以单用,或与补肾助阳药同用。

2. 用于肾气不固之遗精、尿频、白带过多。本品有补肝肾、固精的功效。如《千金方》单用本品研末,蜜丸服,治遗精、白带过多;《魏氏家藏方》以本品配伍补骨脂、益智仁等,治肾与膀胱虚冷,小便频数。

用量用法 5~10 g,水煎或入丸散服。

使用注意 阴虚火旺者忌服。

文献摘要

《别录》:"主梦中泄精,尿血。"

《滇南本草》:"补肝肾,暖腰膝,兴阳道,治阳痿。"

《本草纲目》:"治小便频数,遗尿,女子白淫白带。"

《本经逢原》:"惟肾气过劳,不能收摄者为宜,若阴虚火旺……误用,是抱薪救火矣。"

阳 起 石
《本经》

为硅酸盐类矿物阳起石 Actinolite 或阳起石石棉 Actinolite asbestus 的矿石。主产于河北、河南、山东、湖北等省。全年可采,挖出后去净泥土及夹杂石块。煅用。

性味归经 咸,微温。归肾经。

功效 温肾壮阳。

应用 适用于肾阳虚衰之男子阳痿、女子宫冷,以及下焦虚寒、腰膝冷痹等证。如《普济方》单用本品煅研末,每服二钱(6 g)治阳萎;阳起石丸以本品配伍鹿茸为丸,治宫冷。

用量用法 3~6 g,入丸散服。

使用注意 阴虚火旺者忌用。不宜久服。

文献摘要

《本经》:"主崩中漏下,破子脏中血……无子,阴痿不起。"

《别录》:"疗男子茎头寒……令人有子。"

《药性论》:"补肾气精乏,腰痛膝冷湿痹,子宫久冷。"

《本草纲目》:"阳起石右肾命门气分药也,下焦虚寒者宜用之,然亦非久服之物。"

17.3 补 血 药

凡能补血,主要用以治疗血虚证的药物,称为补血药。

血虚的基本症状是:面色萎黄、嘴唇及指甲苍白、头晕眼花、心慌心悸,以及妇女月经后期、量少、色淡,甚至经闭等。凡呈现上述证状者,都可用补血药来治疗。

血虚与阴虚关系十分密切,血虚往往导致阴虚,如血虚兼阴虚者,补血药当与补阴药同用。在补血药中,部分补血药有补阴功效,可以作为补阴药使用。补血药又常与补气药同用,因"气能生血",可以增强补血的疗效。

补血药性质多黏腻,妨碍消化,故凡湿浊中阻、脘腹胀满、食少便溏者,不宜应用;脾胃虚弱者,当配伍健脾助消化药同用,以免影响食欲。

当 归
《本经》

为伞形科多年生草本植物当归 Angelica sinensis (Oliv.) Diels. 的根。主产于甘肃省东南部的岷县(秦州),产量多,质量好。其次,陕西、四川、云南、湖北等省也有栽培。秋末采挖,除尽芦头、须根。待水分稍行蒸发后按大小粗细分别捆成小把,用微火缓缓熏干或用硫黄烟熏。防蛀防霉。切片生用,或经酒拌、酒炒用。

性味归经 甘、辛,温。归肝、心、脾经。

功效 补血,活血,止痛,润肠。

应用

1. 用于血虚诸证。本品为良好的补血药,故适用于血虚引起的各种证候。常配伍补气药同用,如当归补血汤,即由当归、黄芪二药所组成,用治血虚证有效。

2. 用于月经不调、经闭、痛经。本品既能补血活血,又善止痛,故为妇科调经要药。如四物汤,即由当归、川芎、熟地、白芍所组成,为妇科调经的基本方剂;经闭不通,可加桃仁、红花等祛瘀通经药;经行腹痛,可加香附、延胡索等行气止痛药。

3. 用于虚寒腹痛、瘀血作痛、跌打损伤、痹痛麻木。本品补血活血,善止血虚血瘀之痛,且有散寒功效。如当归建中汤、当归生姜羊肉汤,均用本品治虚寒腹痛;活络效灵丹以本品配伍丹参、没药、乳香、治肢体瘀血作痛;复元活血汤,以本品配伍大黄、桃仁、红花等治跌打损伤;蠲痹汤以本品配伍羌活、桂枝、秦艽等祛风湿药,治关节痹痛或肌肤麻木。

4. 用于痈疽疮疡。因本品补血活血,能起到消肿止痛、排脓生肌的功效,故也为外科所常用。如仙方活命饮以本品配伍金银花、赤芍、炮山甲等同用,可以消肿止痛;十全大补汤以本品配伍黄芪、人参、熟地、肉桂等,可以排脓生肌。

5. 用于血虚肠燥便秘。本品有补血润肠的功效。多配伍肉苁蓉、生首乌、火麻仁等润肠药同用。

用量用法 5~15 g。补血用当归身,破血用当归尾,和血(即补血活血)用全当归。酒制能加强活血的功效。

使用注意 湿盛中满、大便泄泻者忌服。

文献摘要

《本经》:"主妇人漏下绝子,诸恶疮疡,金疮。"
《药性论》:"治下痢腹痛。"
《日华子本草》:"破恶血,养新血,及主癥癖,肠胃冷。"
《本草纲目》:"治头痛、心腹诸痛,润肠胃、筋骨、皮肤,治痈疽,排脓止痛,和血补血。"
《本草备要》:"润燥滑肠。"

熟 地 黄
《本草图经》

为玄参科多年生草本植物地黄 *Rehmannia glutinosa* (Gaertn.) Libosch. 的根,经加工炮制而成。通常以酒、砂仁、陈皮为辅料,经反复蒸晒,至内外色黑、油润,质地柔软黏腻。切片用。

性味归经 甘,微温。归肝、肾经。

功效 养血滋阴,补精益髓。

应用

1. 用于血虚萎黄、眩晕、心悸、失眠、月经不调、崩漏等证。本品为补血要药,常用于血虚诸证及妇女月经不调、崩漏等证。如四物汤,即以本品与当归、川芎、白芍同用,为补血调经的基本方剂,用治上述证候,都可随证加减应用。

2. 用于肾阴不足,潮热、盗汗、遗精、消渴等证。本品又为滋阴的主药。如六味地黄丸,即以本品配伍山药、山萸肉等组成,可治肾阴不足引起的各种证候。

此外,如腰疫脚软、头晕眼花、耳鸣耳聋、须发早白等一切精血亏虚之证均可应用。因本品不仅能养血滋阴,而且有补精益髓的功效。

用量用法 10~30 g。宜与健脾胃药如陈皮、砂仁等同用。熟地炭用于止血。

使用注意 本品性质黏腻,较生地更甚,有碍消化,凡气滞痰多、脘腹胀痛、食少便溏者忌服。

文献摘要

《珍珠囊》:"主补血气,滋肾水,益真阴。"
《本草纲目》:"填骨髓,长肌肉,生精血,补五脏内伤不足,通血脉,利耳目,黑须发。"
《本草正》:"阴虚而神散者,非熟地之守,不足以聚之;阴虚而火升者,非熟地之重,不足以降之;阴虚而躁动,非熟地之静,不足以镇之;阴虚而刚急者,非熟地之甘,不足以缓之。"

何 首 乌
《开宝本草》

为蓼科多年生草本植物何首乌 *Polygonum multiflorum* Thunb. 的块根。我国大部分地区有出产。秋后茎叶枯萎时或次年未萌芽前掘取其块根,洗净,切片,晒干或微烘干,称为生首乌;若以黑豆煮拌蒸,晒后变为黑色,称为制首乌。

性味归经 苦、甘、涩,微温。归肝、肾经。

功效 补益精血,截疟,解毒,润肠通便。

应用

1. 用于精血亏虚,头晕眼花、须发早白、腰膝脚软、遗精、崩带等证。制首乌能补肝肾,益精血,兼能收敛,且不寒、不燥、不腻,故为滋补良药。如七宝美髯丹,即以本品为主药,配伍当归、枸杞子、菟丝子等组成,可治精血亏虚,头晕眼花、须发早白、腰膝脚软等证。

2. 用于久疟、痈疽瘰疬、肠燥便秘。生首乌补益力弱,且不收敛,有截疟、解毒、润肠通便的功效。如何人饮即以本品配伍人参、当归、陈皮、煨姜,可治气血两虚,久疟不止;何首乌散以本品配伍防风、薄荷、苦参,治遍身疮肿痒痛;《本草汇言》方,以本品配夏枯草、土贝母、香附等治瘰疬;配伍当归、火麻仁、黑脂麻等养血润肠药同用,可治精血不足,肠燥便秘。

用量用法 10~30 g。补益精血当用制首乌;截疟、解毒、润肠宜用生首乌;鲜首乌解毒润肠的功效较生首乌更佳。

使用注意 大便溏泻及湿痰较重者不宜服。

文献摘要

《开宝本草》:"治瘰疬,消痈肿,疗头面风疮,治五痔,止心痛,益血气,黑髭鬓,悦颜色,久服长筋骨,益精髓,延年不老;亦治妇人产后及带下诸疾。"

《本草纲目》:"此物气温味苦涩,苦补肾,温补肝,涩能收敛精气,所以能养血益肝,固精益肾,健筋骨,乌髭发,为滋补良药。不寒不燥,功在地黄、天门冬诸药之上。"

《本草备要》:"补肝肾,涩精,养血祛风,为滋补良药。气血太和,则劳瘦风虚、崩带疮痔、瘰疬痈肿、诸病自己。止恶疟。"

《本经逢原》:"何首乌生则性兼发散,主寒热痰疟及痈疽背疮皆用之。今人治津血枯燥及大肠风秘,用鲜者数钱,煎服即通……"

附药 夜交藤

为何首乌的藤,故又名首乌藤。味甘,性平。归心、肝经。功能养心安神,通络祛风。可治失眠、多汗、血虚肢体疼痛,并可煎汤外洗治皮肤疮疹作痒。用量 15~30 g,煎汤服。外用适量,煎汤洗。

白 芍

《本经》

为毛茛科多年生草本植物芍药 *Paeonia lactiflora* Pall. 的根。栽培于浙江、安徽、四川等地。夏、秋两季采挖,去净泥土和支根,去皮,沸水浸或略煮至受热均匀,晒干。用时润透切片。生用,酒炒或炒用。

性味归经 苦、酸,微寒。归肝、脾经。

功效 养血敛阴,柔肝止痛,平抑肝阳。

应用

1. 用于月经不调、经行腹痛、崩漏、自汗、盗汗。本品能养血调经,常用于妇科疾病。如调经的基本方四物汤,即由白芍配伍当归、川芎、熟地所组成。经行腹痛可加香附、延胡;崩漏不止可加阿胶、艾炭。本品又能敛阴止汗,如配伍桂枝、甘草、生姜、大枣,即桂枝汤,可以调和营卫,治外感风寒、表虚自汗而恶风;配伍牡蛎、龙骨、柏子仁等,可以敛阴止汗,治阴虚阳浮引起的盗汗。

2. 用于肝气不和，胁肋脘腹疼痛，或四肢拘挛作痛。本品能养血柔肝，缓急止痛。如逍遥散以本品配伍当归、白术、柴胡等，治血虚肝郁，胁肋疼痛；芍药甘草汤以本品与甘草同用，治肝脾失和、脘腹挛急作痛和血虚引起的四肢拘挛作痛；痛泻要方以本品配伍防风、白术、陈皮，治腹痛泄泻；芍药汤以本品配伍木香、槟榔、黄连等治下痢腹痛。

3. 用于肝阳上亢，头痛、眩晕之证。本品能平抑肝阳。多配伍生地、牛膝、代赭石等，治肝阳上亢引起的头痛、眩晕，如建瓴汤。

用量 5～10 g；大剂量 15～30 g。

使用注意 阳衰虚寒之证不宜单独应用。反藜芦。

文献摘要

《本经》："主邪气腹痛……止痛，利小便，益气。"

《珍珠囊》："白补赤散，泻肝补脾胃……其用有六：安脾经，一也；治腹痛，二也；收胃气，三也；止泻痢，四也；和血脉，五也；固腠理，六也。"

《本草纲目》："止下痢腹痛后重。"

《本草备要》："补血，泻肝，益脾，敛肝阴，治血虚之腹痛。"

《本草求真》："赤芍药与白芍药主治略同，但白则有敛阴益营之力，赤则只有散邪行血之意；白则能于土中泻木，赤则能于血中活滞。"

阿　　胶
《本经》

为马科动物驴 Equus asinus L.的皮，经漂泡去毛后熬制而成的胶块。古时以产于东阿（今山东省东阿县）而得名。以山东、浙江、江苏等地产量较多。以原胶块用，或将胶块打碎，用蛤粉炒成阿胶珠用。

别名 驴皮胶

性味归经 甘，平。归肺、肝、肾经。

功效 补血止血，滋阴润肺。

应用

1. 用于血虚眩晕、心悸等证。本品为良好的补血药，故适用于血虚诸证。多与党参、黄芪、当归、熟地等补气养血药同用。

2. 用于吐血、衄血、便血、崩漏。本品为止血要药，单用即有效，多配伍复方应用。如《千金翼方》以本品配伍蒲黄、生地治吐血不止；黄土汤以本品与灶心土、生地、黄芩、附子等同用，治吐血、衄血、便血、血崩；胶艾汤以本品配伍生地、白芍、艾叶炭等，治妇女崩漏、月经过多、妊娠下血、小产后下血不止等。

3. 用于阴虚心烦，失眠等证。本品不仅补血，且可滋阴。如黄连阿胶汤，以本品配伍黄连、白芍、鸡子黄，治热病伤阴，心烦失眠。

4. 用于虚劳喘咳或阴虚燥咳。本品有滋阴润肺的功效。如补肺阿胶汤以本品与马兜铃、牛蒡子、杏仁等同用，治肺虚火盛，喘咳咽干痰少或痰中带血；清燥救肺汤以本品与生石膏、杏仁、桑叶、麦冬等同用，治燥热伤肺，干咳无痰、气喘、心烦口渴、鼻燥咽干等证。

用量用法 5~10 g。用开水或黄酒化服;入汤剂应烊化冲服。止血宜蒲黄炒,润肺宜蛤粉炒。

使用注意 本品性质黏腻,有碍消化。如脾胃薄弱、不思饮食,或纳食不消,以及呕吐泄泻者均忌服。

文献摘要

《本经》:"主心腹内崩,劳极洒洒如疟状,腰腹痛,四肢酸痛,女子下血,安胎。"

《别录》:"主丈夫小腹痛,虚劳羸瘦,阴气不足,腰疼不能久立,养肝气。"

《用药法象》:"止血安胎,兼除嗽痢。"

《本草纲目》:"疗吐血、衄血、血淋、尿血、肠风下痢,女人血痛血枯,经水不调,无子,崩中带下,胎前产后诸疾……虚劳咳嗽,喘急,肺痿唾脓血……和血滋阴,除风润燥,化痰清肺。"

龙 眼 肉
《本经》

为无患子科常绿乔木龙眼树 Euphoria longan (Lour.) Steud. 的成熟果肉。主产于我国南方广东、福建、台湾、广西等地,西南地区也有栽培。于初秋果实成熟时采摘,烘干或晒干,剥开果皮,取肉去核,晒至干爽不粘,贮存备用。

别名 桂圆肉

性味归经 甘,温。归心、脾经。

功效 补心脾,益气血。

应用

1. 用于心脾两虚,惊悸、怔忡、失眠、健忘。本品能补益心脾,既不滋腻,又不壅气,故为滋补良药。常用于思虑过度、劳伤心脾引起的上述证候。单用即有效;也可与黄芪、人参、当归、酸枣仁等补气养血安神药同用,以增强疗效,如归脾汤。

2. 用于气血不足之证。本品有补益气血功效。如玉灵膏(代参膏),即以本品加白糖蒸熟,开水冲服,治气血不足之证。

用量用法 10~15 g,大剂量 30 g,煎汤、熬膏、浸酒或入丸剂。

使用注意 湿阻中满或有停饮、痰、火者忌服。

文献摘要

《本经》:"主安志,厌食,久服强魂魄,聪明。"

《日用本草》:"益智宁心。"

《滇南本草》:"益血安神,长智敛汗,开胃益脾。"

《泉州本草》:"益气补脾胃,治妇人产后浮肿,气虚水肿,脾虚泄泻。"

17.4 补 阴 药

凡具有滋养阴液,生津润燥等功效,能治阴虚证的药物称为补阴药。

阴虚证多发生于热病后期及若干慢性疾病。最常见的有肺阴虚、胃阴虚、肝阴虚、肾阴虚等。其基本症状是:肺阴虚多见干咳少痰、咯血、虚热、口干舌燥等证;胃阴虚多见舌绛、苔剥、咽干口渴,或不知饥饿,或胃中嘈杂、呕哕,或大便燥结等证;肝阴虚多见两目干涩昏花、眩晕等证;肾阴虚多见腰膝酸痛、手足心热、心烦失眠、遗精、或潮热盗汗等证。补阴药各有专长,可根据阴虚的证状,选择应用。

在使用补阴药时,如热病伤阴而热邪未尽的,当与清热药同用;阴虚而内热较盛的,当与清虚热药同用;阴虚阳亢的,当与潜阳药同用;阴虚兼血虚的,当与补血药同用;阴虚兼气虚的,当与补气药同用。

补阴药大都甘寒滋腻,故凡脾胃虚弱、痰湿内阻、腹胀便溏者均不宜用。

沙　参
《本经》

沙参有南沙参和北沙参两类。南沙参为桔梗科沙参属多年生草本植物轮叶沙参 *Adenophora tetraphylla* (Thunb.) Fisch. 和杏叶沙参 *A. axilliflora* Borb. 及阔叶沙参 *A. pereskiaefolia*(Fisch.) G. Don 的根。主产于安徽、四川、江苏等地。常在秋季采挖,洗净,除去栓皮,切段鲜用,或晒干生用。

北沙参为伞形科多年生草本植物珊瑚菜 *Glehnia littoralis* F.Schmidt ex Miq.的根。主产于山东、河北、辽宁、江苏等地。多于夏、秋两季采挖,除去须根,洗净,用开沙水烫后剥去外皮。润软切片或切段生用。

性味归经　甘,微寒。归肺、胃经。

功效　清肺养阴,益胃生津。

应用

1. 用于肺热阴虚引起的燥咳或劳嗽咯血。本品能清肺热,补肺阴。如沙参麦冬汤,以本品与麦冬、玉竹、冬桑叶等同用,治燥热伤阴,干咳少痰、咽干口渴;《卫生简易方》以本品与知母、贝母、麦冬、鳖甲等同用,治阴虚劳热,咳嗽咯血。

2. 用于热病伤津,舌干口渴、食欲不振。本品有益胃生津的功效。如益胃汤,即以本品配伍麦冬、生地、玉竹等,治上述病证;如热病伤津较重,咽干口渴、舌绛少津,常以鲜者与鲜生地、鲜石斛同用。

用量　10~15 g;鲜者 15~30 g。

使用注意　虚寒证忌服。反藜芦。

文献摘要

《本经》:"主血积惊气,除寒热,补中,益肺气。"

《本草纲目》:"清肺火,治久咳肺痿。"

《本经逢原》:"有南北二种,北者坚实性寒,南者体虚力微。"

《饮片新参》:"养肺胃阴,治劳嗽痰血。"

附注　《本经》记载的沙参为南沙参,《本草汇言》首先记载北沙参。南北沙参功效相近,北沙参滋阴作用较好,南沙参兼有祛痰之功。鲜沙参即南沙参之新鲜者,清热养阴生津之力较好,多用于热病伤阴之证。

麦　门　冬
《本经》

为百合科多年生草本植物沿阶草 *Ophiopogon japonicus* Ker-Gawl 或大叶麦冬 *Liriope spicata* Lour.的须根上的小块根。主产于四川、浙江、湖北等地,我国许多地区均有分布。通常夏季采挖,洗净,除去须根,晒干生用。

别名 麦冬　寸冬

性味归经 甘、微苦,微寒。归肺、心、胃经。

功效 润肺养阴,益胃生津,清心除烦。

应用

1. 用于燥咳痰黏,劳嗽咯血。麦冬为常用的养肺阴、润肺燥的药物,适用于肺阴不足而有燥热之证。如清燥救肺汤,即以本品配伍桑叶、杏仁、阿胶、生石膏等药,治温燥伤肺,干咳气逆,咽干鼻燥等证;二冬膏即麦冬、天冬等分,加蜂蜜收膏,治肺阴亏损劳热咯血以及燥咳痰黏之证。

2. 用于胃阴不足,舌干口渴。麦冬能益胃生津。多配伍沙参、生地、玉竹等同用,以养阴生津止渴,治胃阴不足之证。

3. 用于心烦失眠。麦冬有清心除烦安神的功效。若配伍生地、竹叶心、黄连等,可治温病邪热入营,身热夜甚、烦躁不安,如清营汤;以本品配伍酸枣仁、生地等,可治阴虚有热,心烦失眠,如天王补心丹。

此外,还可用于肠燥便秘。本品有润肠通便的功效。如增液汤,即以本品与生地、玄参同用,治阴虚肠燥,大便秘结。

用量用法 10~15 g。清养肺胃之阴多去心用,滋阴清心大多连心用。

使用注意 感冒风寒或有痰饮湿浊的咳嗽,以及脾胃虚寒泄泻者均忌服。

文献摘要

《本经》:"主心腹结气,伤中伤饱,胃络脉绝,羸瘦短气。"

《别录》:疗"虚痨客热,口干烦渴……保神,定肺气,安五脏。"

《本草拾遗》:"去心热,止烦热。"

《珍珠囊》:"治肺中伏火。"

天 门 冬

《本经》

为百合科多年生攀援状草本植物天门冬 *Asparagus cochinchinensis* (Lour.) Merr. 的块根。主产于四川、云南、贵州及长江流域各地。秋季采挖,除去须根,入沸水中煮或蒸过,再浸入清水,去皮,晒干或烘干,防霉。用时切片。

别名 天冬　明天冬

性味归经 甘、苦,大寒。归肺、肾经。

功效 清肺降火,滋阴润燥。

应用

1. 用于燥咳痰黏、劳嗽咯血。本品能清肺火,滋肾阴,润燥止咳。多与麦冬同用,如二冬膏。

2. 用于热病伤阴,舌干口渴或津亏消渴。本品能清热滋阴,而有生津止渴功效。如三才汤,即由天冬、生地、人参组成,可治气阴两伤的上述病证。

此外,也可用于肠燥便秘。本品有润肠通便的功效,可与当归、苁蓉等润肠药同用。

用量 6~15 g。

使用注意 脾胃虚寒,食少便溏者忌服。

文献摘要

《本经》:"主诸暴风湿偏痹,强骨髓,杀三虫,去伏尸。"
《别录》:"保定肺气,去寒热,养肌肤,利小便,冷而能补。"
《药性论》:"主肺气咳逆,喘息促急,通肾气……疗肺痿生痈吐脓,除热……止消渴。"
《本草纲目》:"润燥滋阴,清金降火。"

石 斛
《本经》

为兰科多年生常绿草本植物金钗石斛 Dendrobium nobile Lindl. 及同属多种植物的茎。主产于四川、贵州、云南及长江流域各地。多于夏秋间采收,晒干,切段生用。鲜石斛可栽于砂石内,以备随时取用。

性味归经 甘,微寒。归胃、肾经。

功效 养胃生津,滋阴除热。

应用

1. 用于热病伤津或胃阴不足,舌干口渴。本品善养胃阴,生津液。如《时病论》清热保津法附方,用鲜石斛配伍鲜生地、麦冬、花粉等养阴清热生津药,治热病津伤烦渴;祛烦养胃汤以本品与沙参、麦冬、玉竹等同用,治胃阴不足,津亏口渴。

2. 用于阴虚津亏,虚热不退。本品又能滋肾阴,清虚热。可配伍生地、白薇、麦冬等药同用。

此外,本品还有明目及强腰膝的作用。如石斛夜光丸,即以本品配伍菊花、菟丝子、枸杞子、熟地等药,治视力减退;配伍熟地、枸杞子、牛膝等药,可治肾阴亏损,腰膝软弱。

用量用法 6~15 g;鲜用 15~30 g。入汤剂宜先煎。

使用注意 本品能敛邪,使邪不外达,所以温热病不宜早用;又能助湿,如湿温尚未化燥者忌服。

文献摘要

《本经》:"主伤中,除痹,下气,补五脏虚劳羸瘦,强阴,久服厚肠胃。"
《药性论》:"主治男子腰脚软弱……补肾积精,腰痛,养肾气,益力。"
《本草纲目拾遗》:"清胃除虚热,生津,已劳损。以之代茶,开胃健脾。"

附注 鲜石斛清热生津之力较干石斛大,所以热病伤津,舌干口渴之证当用鲜石斛;一般阴虚口干可用干石斛。石斛又有各种不同品种,以茎圆外皮铁绿色者称为"铁皮石斛",作用最好;茎扁外皮黄绿色者,称为"金钗石斛",作用较差;产安徽霍山者名"霍山石斛",适用于老人虚人津液不足,不宜大寒者;以石斛的嫩尖加工,称为"耳环石斛",生津而不寒凉,可以代茶。

玉 竹
《本经》

为百合科多年生草本植物玉竹(葳蕤)*Polygonatum odoratum* (Mill.) Druce var. *pluriflorum* (Miq.) Ohwi 的根茎。我国大部分地区都有分布,而以河北及江苏产者质量最佳。夏、秋两季采挖,除去须根,晒干,或蒸过晒干。切段生用或炙制用。

别名 葳蕤 萎蕤

性味归经 甘,平。归肺、胃经。

功效 滋阴润肺,生津养胃。

应用 用于肺胃阴伤、燥热咳嗽、舌干口渴之证。玉竹甘平柔润,能养肺胃之阴而除燥热,虽作用缓和,但不滋腻敛邪。如加减葳蕤汤,以本品配伍薄荷、豆豉、白薇等同用,有滋阴解表作用,可治阴虚之体,感冒风热而发热咳嗽、咽痛口渴等症;玉竹麦冬汤,以本品配伍麦冬、沙参、甘草,治肺胃阴伤,燥热咳嗽、舌干少津;益胃汤,以之配伍沙参、麦冬、生地等,治温病后期,损伤胃阴而致口舌干燥、食欲不振。

用量用法 10~15 g。清热养阴生用,滋补养阴制用。

使用注意 本品虽性质和平,但毕竟为滋阴润燥之品,故脾虚而有湿痰者不宜服。

文献摘要

《本经》:"主中风暴热,不能动摇,跌筋结肉,诸不足。"

《本草纲目》:"主风温自汗灼热,及劳疟寒热。"

《本草新编》:"葳蕤性纯,其功甚缓,不能救一时之急,必须多服始妙。用之于汤剂之中,冀目前之速效难矣。且葳蕤补阴必须人参补阳,则阴阳有既济之妙,而所收之功用实奇……盖人参得葳蕤而益力,葳蕤得人参而鼓勇也。"

黄 精
《别录》

为百合科多年生草本植物黄精 *Polygonatum sibiricum* Redoute 或囊丝黄精 *P. cyrtonema* Hua.、金氏黄精 *P. kingianum* Coll et Hemsl.,以及同属若干种植物的根。产于河南、河北、内蒙古、山东、山西、江西、福建、四川等地。以秋季采挖者较好,除去须根,晒干,防霉,防蛀。生用切片或蒸熟用(蒸至油润为度);或加酒、黑豆等辅料蒸晒切片,称为制黄精。

性味归经 甘,平。归脾、肺、肾经。

功效 润肺滋阴,补脾益气。

应用

1. 用于肺虚燥咳。本品有滋阴润肺作用。可以单用熬膏服,或与沙参、知母、贝母等养阴清肺药同用。

2. 用于肾虚精亏所致腰痠、头晕、足软等证。本品有补肾益精的功效。如《奇效良方》以黄精、枸杞子等分,晒干研末蜜丸服,用治肾虚精亏之证。

3. 用于脾胃虚弱。本品既补脾气,又益脾阴。如脾胃气虚而倦怠无力、食欲不振、脉象虚软者,可以配伍党参、茯苓、白术等补气健脾药同用;如脾胃阴虚而致口干食少、饮食无味、大便干燥、舌红无苔者,可以本品配伍沙参、麦冬、谷芽等养阴开胃药同用。

此外,还可用于消渴证,多与黄芪、天花粉、麦冬、生地等益气养阴药同用。

用量 10~20 g;鲜者 30~60 g。

使用注意 本品味甘,性平,作用缓慢,故可作为久服滋补之品。又因性质滋腻,易助湿邪,凡脾虚有湿、咳嗽痰多以及中寒便溏者均不宜服。

文献摘要

《别录》:"补中益气……安五藏。"

《日华子本草》:"补五劳七伤,助筋骨……益脾胃,润心肺。"

《本草纲目》:"补诸虚……填精髓。"

《本草便读》:"此药味甘如饴,性平质润,为补养脾阴之正品。"

百 合
《本经》

为百合科多年生草本植物百合 *Lilium brownii* F. E. Brown var. *colchesteri* Wils. 和细叶百合 *Lilium pumilum* DC. 的肉质鳞茎。全国各地均产。于秋季茎叶枯萎时采挖,洗净,剥取鳞片,沸水烫过,或略蒸过,晒干或烘干。

性味归经 甘,微寒。归肺、心经。

功效 润肺止咳,清心安神。

应用

1. 用于肺热咳嗽、劳嗽咯血。百合甘而微寒,能清肺润肺而止咳嗽。如百花膏,即百合与款冬同用,治肺热久咳,痰中带血;百合固金汤即以百合配伍生地、玄参、贝母等,治劳热咳嗽,咽痛咯血。

2. 用于虚烦惊悸,失眠多梦。百合有清心安神的功效。如百合知母汤、百合地黄汤,即以本品与知母或地黄配伍,治热病后余热未清所致上述证候。

用量 10~30 g。

使用注意 本品为寒润之物,所以风寒咳嗽或中寒便溏者忌服。

文献摘要

《本经》:"主邪气腹胀,心痛,利大小便,补中益气。"

《日华子本草》:"安心,定胆,益智,养五脏。"

《本草纲目拾遗》:"清痰火,补虚损。"

枸 杞 子
《本经》

为茄科落叶灌木植物宁夏枸杞 *Lycium barbarum* L. 和枸杞 *L. chinense* Mill. 的成熟果实。以产于宁夏、河北、甘肃、青海等地的质量最好。夏至前后果实成熟时采摘,晾晒干燥。生用。

性味归经 甘,平。归肝、肾、肺经。

功效 滋补肝肾,明目,润肺。

应用

1. 用于肝肾阴虚、头晕目眩、视力减退、腰膝酸软、遗精消渴等证。本品为滋补肝肾、明目之良药,凡肝肾阴虚诸证,均可应用。如杞菊地黄丸,即以本品与菊花、地黄等同用,为治肝肾阴虚之头晕目眩、视力减退的常用方剂;《古今录验方》以本品配伍干地黄、天门冬、治肝肾阴虚之腰膝酸软、遗精;民间验方单用本品蒸熟嚼食,每次 10 g,一日二三次,治消渴。

2. 用于阴虚劳嗽。本品有滋阴润肺的功效。可配伍麦冬、知母、贝母等养阴清肺化痰药同用。

用量 5~10 g。

使用注意 因能滋阴润燥,故脾虚便溏者不宜服。

文献摘要

《本草经集注》:"补益精气,强盛阴道。"

《食疗本草》:"能益人,去虚劳。"
《汤液本草》:"主渴而引饮,肾病消中。"
《本草纲目》:"滋肾、润肺、明目。"

桑 椹
《新修本草》

为桑科落叶乔木桑树 Morus alba L.的成熟果穗。全国大部分地区均产,以南方育蚕区产量较大。4~6月果穗红熟时采收,洗净,拣去杂质,晒干。生用,或加蜜熬膏用。

性味归经 甘,寒。归心、肝、肾经。

功效 滋阴补血,生津,润肠。

应用

1. 用于阴亏血虚之眩晕、目暗、耳鸣、失眠、须发早白。本品有滋阴补血功效。可以单用水煎过滤取汁加蜂蜜熬膏服,或用干品研末蜜丸服;也可与何首乌、女贞子、旱莲草等滋补药同用,如首乌延寿丹。

2. 用于津伤口渴或消渴。本品能滋阴,生津止渴。多与麦冬、生地、天花粉等同用。

3. 用于阴亏血虚的肠燥便秘。本品有滋阴养血润肠功效。可配伍生首乌、黑脂麻、火麻仁等药同用。

用量用法 10~15 g。桑椹膏 15~30 g,温开水冲服。

使用注意 脾胃虚寒作泻者忌服。

文献摘要

《新修本草》:"单食,主消渴。"
《本草拾遗》:"利五脏、关节,通血气。"
《滇南本草》:"益肾脏而固精,久服黑发明目。"
《本草纲目》:"捣汁饮,解酒中毒;酿酒服,利水气,消肿。"
《随息居饮食谱》:"滋肝肾,充血液,祛风湿,健步履,息虚风,清虚火。"

墨 旱 莲
《新修本草》

为菊科一年生草本植物鳢肠(金陵草)Eclipta prostrata L.的全草。我国各省均有出产。初秋割取全草,鲜用或晒干切段用。

别名 旱莲草 鳢肠

性味归经 甘、酸,寒。归肝、肾经。

功效 滋阴益肾,凉血止血。

应用

1. 用于肝肾阴虚之头晕目眩、须发早白。本品能滋养肝肾之阴。多与女贞子同用,如二至丸。

2. 用于阴虚血热之吐衄尿血、便血、崩漏。本品性质寒凉,既可滋阴,又能凉血,而有止血功效。单用即有效;也常与生地、阿胶、蒲黄、白茅根等滋阴凉血止血药同用,以增强疗效。以本品鲜者捣烂或晒干研末外敷,还可止外伤出血。

用量 10~15 g;鲜者加倍。外用适量。

使用注意 脾胃虚寒,大便泄泻者不宜服。

文献摘要

《新修本草》:"主血痢。针灸疮发,洪血不可止者,敷之立已。汁涂发眉,生速而繁。"

《本草纲目》:"乌髭发,益肾阴。"

《本草从新》:"甘酸而寒。汁黑补肾,黑发乌须,赤痢变粪,止血,固齿,功善益血凉血。纯阴之质,不益脾胃。"

女 贞 子
《本经》

为木樨科常绿乔木植物女贞 *Ligustrum lucidum* Ait.的成熟果实。我国各地都有栽培。冬季果实熟时采收,蒸熟,晒干用。

性味归经 甘、苦,凉。归肝、肾经。

功效 补益肝肾,清热明目。

应用

1. 用于肝肾阴虚之头昏目眩、腰膝酸软、须发早白。本品能补益肝肾,为一味清补之品。如二至丸,即以之与旱莲草合用,可治上述证候;《简便方》在上方中加入桑椹,功效更著。

2. 用于阴虚发热,"阴虚生内热"。本品补益肝肾之阴,善清虚热。多配伍地骨皮、牡丹皮、生地等同用。

3. 用于肝肾阴虚导致视力减退、目暗不明。本品补益肝肾而有明目之效。可与熟地、菟丝子、枸杞子等补肝肾明目药同用,以治上证。

用量 10~15 g。

使用注意 本品虽补而不腻,但性质偏凉,如脾胃虚寒泄泻及阳虚者忌服。

文献摘要

《本经》:"味苦平,主补中,安五脏,养精神,除百病。"

《本草纲目》:"强阴健腰膝,变白发,明目。"

《本草经疏》:"盖肾本寒,因虚则热而软,此药气味俱阴,正入肾除热补精之要品。"

《本草备要》:"益肝肾,安五脏,强腰膝,明耳目,乌须发,补风虚,除百病。"

龟 板
《本经》

为龟科动物乌龟 *Chinemys reevesii*(Gray)的腹甲。产于浙江、湖北、湖南、安徽、江苏等地。全年均可捕捉。杀死剔去筋肉,取其腹甲,洗净晒干,称为"血板";如煮死后取出的腹甲,称为"烫板"。以砂炒炮用,或醋炙用。

性味归经 甘、咸,寒。归肝、肾、心经。

功效 滋阴潜阳,益肾健骨,养血补心。

应用

1. 用于阴虚阳亢或热病伤阴虚风内动。本品滋阴可以潜阳。配伍生地、石决明、菊花等药,能治肝阳上亢,头晕目眩;配伍阿胶、生地、牡蛎、鳖甲等药,能治热病伤阴,虚风内动,头昏目眩,心烦作恶,甚则痉厥。

2. 用于阴虚发热之证。本品滋阴可以清热。如大补阴丸,即以本品与熟地、知母、黄柏同用,治阴虚火旺、骨蒸劳热、咳嗽咯血、盗汗遗精。

3. 用于肾虚引起的腰脚痿弱、筋骨不健、小儿囟门不合。本品滋阴益肾健骨。如虎潜丸,以本品配伍熟地、黄柏、虎骨等药,治肾虚筋骨痿弱无力。

4. 用于心虚惊悸、失眠、健忘。本品有养血补心的功效。如孔圣枕中丹,即以本品与龙骨、菖蒲、远志同用,可治上述证候。

此外,因本品滋阴养血,故还可用于阴虚有血热的崩漏,或月经过多,有止血功效。

用量用法 10~30 g。先煎。

使用注意 脾胃虚寒者忌服。又古籍记载,本品能软坚祛瘀治难产,故孕妇慎用。

文献摘要

《本经》:"主漏下赤白,破癥瘕痎疟,五痔阴蚀,湿痹四肢重弱,小儿囟门不合。"

《本草衍义补遗》:"下甲补阴,主阴血不足……治劳倦四肢无力。"

《本草纲目》:"治腰脚酸痛,补心肾,益大肠,止久痢久泄,主难产,消痈肿,烧灰敷臁疮。""其甲以补心,补肾,补血,皆以养阴也。"

《本草通玄》:"龟甲……大有补水制火之功,故能强筋骨,益心智,止咳嗽,截久疟,去瘀血,止新血。大凡滋阴降火之药,多是寒凉损胃,惟龟甲益大肠,止泄泻,使人进食。"

《本草备要》:"滋阴益智。治阴血不足,劳热骨蒸,癥瘕崩漏,五痔难产,阴虚血弱之证。"

鳖　甲

《本经》

为鳖科动物鳖 Amyda sinensis (Wicgmann)的背甲。主产于河北、湖南、安徽、浙江等地。全年均可捕捉,去头置沸水中煮1~2小时,取出背甲,去净残肉,晒干。以砂炒炮用,或醋炙用。

性味归经 咸,寒。归肝经。

功效 滋阴潜阳,软坚散结。

应用

1. 用于热病伤阴,虚风内动。本品功能滋阴潜阳。如二甲复脉汤,以之配伍牡蛎、生地、阿胶等,治热病后期,阴伤虚风内动、脉沉数、舌干齿黑、手指蠕动,甚则痉厥。

2. 用于阴虚发热。本品能滋阴清热,其滋阴作用虽不及龟板,但清热作用较龟板强。如青蒿鳖甲汤,以本品配伍青蒿、生地、丹皮、知母等治热病伤阴而致夜热早凉、形瘦脉数、舌红少苔;清骨散,以本品配伍银柴胡、地骨皮、青蒿、知母等,治骨蒸劳热。

3. 用于久疟、疟母、经闭、癥瘕。本品有软坚散结功效。如鳖甲煎丸,即以本品与柴胡、䗪虫、丹皮等同用,治久疟、疟母致肝脾肿大,胁肋疼痛;鳖甲丸以鳖甲、大黄、琥珀所组成,可治经闭、癥瘕。

用量用法 10~30 g,先煎。滋阴潜阳宜生用,软坚散结宜醋炙用。

使用注意 脾胃虚寒,食少便溏及孕妇均忌服。

文献摘要

《本经》:"主心腹癥瘕坚积,寒热,去痞息肉,阴蚀痔恶肉。"

《别录》:"疗温疟,血瘕,腰痛,小儿胁下坚。"
《药性论》:"除骨热,骨节间劳热……妇人漏下五色,下瘀血。"
《本草纲目》:"除老疟、疟母。"
《本草汇言》:"鳖甲除阴虚热疟,解劳热骨蒸之药也。"

黑 脂 麻
《本经》

为脂麻科一年生草本植物脂麻 *Sesamum indicum* DC.的成熟种子。我国各地普遍有栽培。秋季果实成熟时采割植株,晒干,打下种子,除去杂质,再晒干。

别名 巨胜子

性味归经 甘,平。归肝、肾经。

功效 补益精血,润燥滑肠。

应用

1. 用于精血不足引起的须发早白、头晕眼花。本品功能补益精血。可以单用,蒸熟或炒香研末服,或与枣膏及蜂蜜为丸服;也可以与桑叶配成复方应用,即桑麻丸。

2. 用于血虚津亏引起的肠燥便秘。本品油润多脂,能养血润燥,滑肠通便。多与当归、肉苁蓉、柏子仁等养血润肠药同用。

用量用法 10~30 g。宜炒熟用。

使用注意 大便溏泻者不宜服。

文献摘要

《本经》:"主伤中虚羸,补五内,益气力,长肌肉,填脑髓。"
《本草备要》:"补肝肾,润五脏,滑肠。""明耳目,乌须发,利大小肠,逐风湿气。"

附注 《本经》原名胡麻,今商品误以亚麻子作胡麻用。又三角胡麻乃茺蔚子的别名,不可与胡麻混为一物,亦当注意。

18. 收 涩 药

凡以收敛固涩为主要作用的药物,称为收涩药,又称固涩药。

陈藏器说:"涩可去脱。"本类药物大多性味酸涩,分别具有敛汗、止泻、固精、缩尿、止带、止血、止嗽等作用,故适用于久病体虚、正气不固所致的自汗、盗汗、久泻、久痢、遗精、滑精、遗尿、尿频、久咳虚喘,以及崩带不止等滑脱不禁的证候。

收敛固涩药的运用,只是治病之标,为及时敛其耗散,防其因滑脱不禁而导致正气衰竭,变生他证。但滑脱证候的根本原因是正气虚弱,故需与相应的补益药配合应用,以期标本兼顾。如气虚自汗、阴虚盗汗,当分别与补气药、养阴药同用;脾肾虚弱所致的久泻、久痢及带下日久不愈,应与补益脾肾药同用;肾虚遗精、滑精、遗尿、尿频,当配伍补肾药;冲任不固、崩漏下血,当配伍补肝肾、固冲任药;肺肾虚损、久咳虚喘,当配伍补肺益肾纳气药等等。总之,当根据具体证候,寻求根本,选择配伍,才能增强疗效。

收涩药有敛邪之弊,故凡表邪未解,或内有湿滞,以及郁热未清,均不宜用。

五味子
《本经》

为木兰科多年生落叶木质藤本植物北五味子 Schisandra chinensis Baill. 和南五味子（华中五味子）S. sphenanthera Rehd. et Wils. 的成熟果实。北五味子为传统使用的正品。主产于东北、内蒙古、河北、山西等地。南五味子在西南及长江流域以南地区均有出产。秋季果实成熟时采收，除去果枝，晒干。生用或经醋、蜜拌蒸晒干用。

性味归经 酸，温。归肺、肾、心经。

功效 敛肺滋肾，生津敛汗，涩精止泻，宁心安神。

应用

1. 用于久咳虚喘。本品酸能收敛，性温而润，上敛肺气，下滋肾阴，故适用于肺虚久咳及肺肾不足之喘咳，有止咳平喘之效。如五味子丸，以之配罂粟壳，治肺虚久咳；都气丸，以之配伍六味地黄丸，治肾虚喘促。本品也可用于肺寒咳嗽，但需配伍辛温宣散之品，如五味细辛汤，以之与细辛、干姜等温肺化饮之品同用，治肺经受寒，咳嗽不已。

2. 用于津伤口渴，自汗盗汗。本品酸涩生津，又能敛汗，故适用于口渴多汗之证。如生脉散，即由人参、麦冬、五味子组成，治热伤气阴，心悸脉虚，口渴多汗；柏子仁丸，以之配伍柏子仁、人参、麻黄根、牡蛎等，用治阴虚盗汗及阳虚自汗。对于消渴证，也可应用本品，如黄芪汤，即以本品与黄芪、生地、麦冬、天花粉等益气生津药同用，治口渴多饮之消渴证。

3. 用于遗精、滑精、久泻不止。本品有补肾涩精、收敛止泻功效，如《医学入门》五味子膏，单用本品治梦遗虚脱；《世医得效方》以之配合桑螵蛸、龙骨等，治精滑不固；四神丸，以之配伍破故纸、吴茱萸、肉豆蔻等，治脾肾虚寒，五更泄泻。

4. 用于心悸、失眠、多梦。本品有宁心安神作用。如天王补心丹，以之配伍生地、麦冬、丹参、枣仁等，治心肾阴血亏损所致的虚烦心悸、失眠多梦。

此外，以本品研末内服，对慢性肝炎转氨酶升高者，有降低作用。

用量 2~6 g，研末服每次 1~3 g。

使用注意 本品酸涩收敛，凡表邪未解，内有实热，咳嗽初起，麻疹初发均不宜用。

文献摘要

《本经》："主益气，咳逆上气，劳伤羸瘦，补不足，强阴，益男子精。"

《用药法象》："生津止渴，治泻痢，补元气不足，收耗散之气，瞳子散大。""五味子收肺气，乃火热必用之药，故治嗽以之为君。但有外邪者，不可骤用，恐闭其邪气，必先发散而后用之乃良。"

《本草通玄》："固精，敛汗。"

《本草备要》："性温，五味俱备，酸咸为多，故专收敛肺气而滋肾水，益气生津，补虚明目，强阴涩精，退热敛汗，止呕住泻，宁嗽定喘，除烦渴。"

乌梅
《本经》

为蔷薇科落叶乔木植物梅树 Prunus mume (Sieb.) Sieb. et Zucc. 的未成熟果实（青梅）的加工熏制品。产于浙江、福建、云南等地，5月立夏节前后采收，低温焙至果肉呈黄褐色，呈皱皮,再焖至黑色,即成。去核生用或炒炭用。

性味归经 酸,平。归肝、脾、肺、大肠经。

功效 敛肺,涩肠,生津,安蛔。

应用

1. 用于肺虚久咳。本品能敛肺止咳,故可用于肺虚久咳。如《肘后方》以乌梅、粟壳等分为末,每服二钱,睡时蜜汤调下;一服散,以之与粟壳、半夏、杏仁、阿胶等配伍,均有敛肺治久咳之效。

2. 用于久泻久痢。本品能涩肠止泻。如固肠丸,以之配伍肉豆蔻、诃子、罂粟壳等,治久泻不止;《圣惠方》乌梅丸,以之配伍黄连,治天行下痢不能食者。

3. 用于虚热消渴。本品味酸,酸能生津,故有生津止渴之效。如《简要济众方》以乌梅加豆豉水煎服,治消渴烦闷;玉泉丸,以之配伍天花粉、麦冬、葛根、人参等,治虚热烦渴。

4. 用于蛔厥腹痛呕吐。蛔得酸则伏,本品味酸,故又有和胃安蛔之效。如《伤寒论》乌梅丸,以之配伍细辛、蜀椒、干姜、黄连等,治蛔虫引起的腹痛呕吐。

此外,用本品内服,还可止血,治崩漏下血;外敷能消疮毒,并治胬肉外突。

用量用法 3~10 g,大剂量可用至 30 g。外用适量,捣烂或炒炭研末外敷。止泻止血宜炒炭用。

使用注意 本品酸涩收敛,故外有表邪或内有实热积滞者均不宜服。

文献摘要

《本经》:"下气,除热烦满,安心,止肢体痛,偏枯不仁,死肌,去青黑痣,蚀恶肉。"

《别录》:"止下痢,好唾口干。"

《本草拾遗》:"止渴……止吐逆,除冷热痢。"

《本草纲目》:"敛肺涩肠,止久嗽泻痢……蛔厥吐利。"

《本经逢原》:"乌梅酸收,益精开胃,能敛肺涩肠,止呕敛汗,定喘安蛔……今治血痢必用之……血痢不止,以乌梅烧存性,米汤服之渐止。恶疮胬肉,亦烧灰研敷,恶胬自消,此即《本经》去死肌恶肉之验。"

附注 《本经》原名梅实。

五 倍 子
《本草拾遗》

为漆树科落叶灌木或小乔木植物盐肤木 *Rhus chinensis* Mill.或同属植物青麸杨 *R. potaninii* Maxim.等叶上寄生的虫瘿。我国大部分地区有分布,四川为主产地。9~10 月摘下虫瘿,煮死内中寄生虫,干燥。敲开,除去杂质,生用。

性味归经 酸、涩,寒。归肺、大肠、肾经。

功效 敛肺降火,涩肠,固精,敛汗,止血。

应用

1. 用于肺虚久咳。本品能敛肺降火,故可治肺虚久咳。常与五味子、粟壳等药同用。

2. 用于久泻久痢。本品能涩肠止泻,可单用,或与其他涩肠止泻药同用。如《本草纲目》方,单用五倍子半生半烧,为末制丸,治泻痢不止;玉关丸,以之配伍枯矾、诃子、五味子为丸服,治久泻便血等证。

3. 用于遗精滑精。本品收涩,有固精之效。如玉锁丹,以之配伍白茯苓、龙骨,治虚劳遗浊。

4. 用于自汗盗汗。本品能收敛止汗。如《本草纲目》方,单用本品研末,与荞麦面等分作饼,煨熟食之,治盗汗。又方以本品研末,每晚临睡前取3~10 g,用冷开水调敷脐窝,止自汗、盗汗也有良效。

5. 用于崩漏下血。本品有收敛止血功效,可以单味应用,也可入复方中。如上述玉关丸,既治久泻便血,也治妇女崩漏带下。

此外,本品外用,有解毒、消肿、收湿、敛疮、止血等功效,可治疮疖肿毒、湿疮流水、溃疡不敛、肛脱不收、子宫脱垂等,可单味研末外敷或煎汤熏洗,也可配合枯矾同用。

用量用法 1.5~6 g,入丸散剂用。外用适量;煎汤熏洗或研末撒敷。

使用注意 本品酸涩收敛,凡外感咳嗽或湿热泻痢均忌服。

文献摘要

《本草拾遗》:"肠虚泻痢,为末熟汤服之。"

《开宝本草》:"疗齿宣疳䘌,肺脏风毒流溢皮肤,作风湿癣疥痒脓水,五痔下血不止,小儿面鼻疳疮。"

《本草纲目》:"敛肺降火,化痰饮,止咳嗽,消渴,盗汗,呕吐,失血,久痢……治眼赤湿烂,消肿毒,喉痹,敛溃疮金疮,收脱肛子肠坠下。"又云:"其味酸咸,能敛肺止血,化痰止渴收汗;其气寒,能散热毒疮肿;其性收,能除泄痢湿烂。"

浮 小 麦
《本草蒙筌》

为禾本科一年生草本植物小麦 Triticum aestivum L.未成熟的颖果。各地均产。以水淘之,浮起者为佳。

性味归经 甘,凉。归心经。

功效 益气,除热,止汗。

应用

1. 用于自汗、盗汗。本品甘能益气,凉可除热,而有止汗功效,凡阳虚自汗、阴虚盗汗,均可应用。如《卫生宝鉴》单用本品,炒焦研末,每服二钱,频服,治盗汗及虚汗不止;牡蛎散,即以本品与牡蛎、麻黄根、黄芪同用,治体虚自汗不止。

2. 用于骨蒸劳热。本品有益气、除热、止汗作用,故也可用于退劳热,多与生地、麦冬、地骨皮等养阴清虚热药同用。

用量用法 15~30 g,煎汤服,或炒焦研末服。

文献摘要

《本草蒙筌》:"敛虚汗。"

《本草纲目》:"益气除热,止自汗盗汗,骨蒸劳热,妇人劳热。"

《本草备要》:"止虚汗盗汗,劳热骨蒸。"

《本经逢原》:"浮麦,能敛盗汗,取其散皮腠之热也。"

附药 小麦

即生长成熟的小麦。味甘,性凉。归心经。功能养心除烦。适用于妇女脏躁,悲伤欲哭之证。如甘麦大枣汤,即由甘草、小麦、大枣组成,可治妇女脏躁。用量30~60 g,煎汤服。

糯 稻 根 须
《本草再新》

为禾本科一年生草本植物糯稻 *Oryza sativa* L.的干燥根须。各省均有栽培。9~10月糯稻收割后,挖起根须,除去泥土,洗净晒干。

性味归经 甘,平。归心、肝经。

功效 益胃生津,止汗退热。

应用

1. 用于自汗、盗汗。本品能益胃生津止汗,故可治气虚自汗、阴虚盗汗,如兼口渴者尤为适用。可单用煎服,也可与浮小麦、红枣等同用。

2. 用于虚热不退。本品能益胃生津,退虚热。可与沙参、麦冬、地骨皮等养阴清虚热药同用。

用量 15~30 g。

文献摘要

《中国医学大辞典》:"养胃,清肺,健脾,退虚热。"

《药材资料汇编》:"止盗汗。"

《药材学》:"养胃津。"

麻 黄 根
《别录》

为麻黄科多年生草本状小灌木草麻黄 *Ephedra sinica* Stapf、木贼麻黄 *E. equisetina* Bge.或中麻黄 *E. intermedia* Schrenk et Mey.的根。立秋后采挖。剪去须根,洗净切段。

性味归经 甘,平。归肺经。

功效 止汗。

应用 用于自汗、盗汗。本品有收敛止汗功效,可随证配入复方中使用。如麻黄根散,即以本品为主,配伍当归、黄芪,煎汤内服,治自汗不止;《圣惠方》以本品配伍牡蛎,研细末外扑身上,治产后虚汗不止。治阴虚盗汗,常与生地、熟地、山萸肉、龙骨、牡蛎等滋阴收敛药同用。

用量用法 3~10 g。外用适量,研末作扑粉。

使用注意 本品功专止汗,有表邪者忌用。

文献摘要

《别录》:"止汗,夏月杂粉扑之。"

《药性论》:"麻黄根、节止汗。"

《本草纲目》:"麻黄发汗之气,骏不能御,而根节止汗,效如影响,物理之妙,不可测度如此。自汗有风湿、伤风、风温、气虚、血虚、脾虚、胃热、痰饮、中暑、亡阳、柔痓诸证,皆可随证加而用之。"

椿 皮
《新修本草》

为苦木科落叶乔木植物臭椿(樗)*Ailanthus altissima*(Mill.) Swingle.的根皮或树皮。

主产于山东、辽宁、河南、安徽等地。全年可采,剥取根皮或干皮,刮去外层粗皮,晒干,用时切段或再经麸炒,称炒椿皮。

别名 樗根皮 樗白皮

性味归经 苦、涩,寒。归大肠、胃、肝经。

功效 清热燥湿,涩肠,止血,止带,杀虫。

应用

1. 用于久泻、久痢、便血。本品既能清热燥湿,又可涩肠止血。如诃黎勒丸,以本品配伍诃子、母丁香,治休息痢;《丹溪心法》方,以本品配伍滑石,治湿气下痢、便血、白带;《证治准绳》单用本品研末,醋糊为丸服,治痔漏下血。

2. 用于崩漏、带下。本品有清热燥湿收涩功效,如固经丸,以之配伍龟板、香附、白芍、黄芩等,治妇女崩漏不止;樗树根丸,以之配伍黄柏、芍药、良姜同用,治湿热下注,赤白带下。

此外,椿皮还有杀虫功效,可治蛔虫病;有燥湿杀虫止痒作用,可外洗疮癣。

用量用法 3~5 g。外用适量,煎水洗或熬膏涂。

文献摘要

《食疗本草》:"主痔痢,杀蛔虫。""女子血崩及产后血不止,月信来多,亦止赤带下。"

《本草拾遗》:"主赤白久痢,疳虫,去疥䘌,主下血。"

《日华子本草》:"止泻及肠风,能缩小便。"

《本草备要》:"治湿热为病,泄泻,久痢,崩带,肠风,梦遗,便数。有断下之功。"

附注 古时称臭椿皮为樗皮,香椿皮为椿皮。目前大部分地区椿皮之商品药材多是臭椿皮。部分地区如四川、贵州等地则以楝科植物香椿 Toona sinensis (A. Juss) Roem. 的干皮和根皮入药用。

石 榴 皮
《别录》

为石榴科落叶灌木或小乔木石榴 Punica granatum L. 的果皮。我国大部分地区都有栽培。秋季果实成熟后收集果皮洗净,切小块晒干。

性味归经 酸、涩,温。归胃、大肠经。

功效 涩肠止泻,杀虫。

应用

1. 用于久泻、久痢、脱肛。本品酸涩收敛,用治久泻、久痢,可单用煎汤服或研末服,也可配成复方应用。如《滇南本草》方,单用本品同炒砂糖煨服,治日久水泻;黄连汤,以之配伍黄连、黄柏、当归等,治久痢不止。又《医钞类编》方,用石榴皮、陈壁土、白矾浓煎熏洗,再加五倍子炒研敷托,治脱肛。

2. 用于虫积腹痛。本品有杀虫作用,能治蛔虫等,可与槟榔配伍煎汤服或研末服。

此外,本品内服还可用于滑精、崩中带下等证,有收敛及止血功效;外用可治牛皮癣,以石榴皮炒炭研末,油调涂。

用量用法 内服 3~10 g,煎汤或入丸散。外用适量,研末调敷或煎水熏洗。

使用注意 泻痢初起忌服。

文献摘要

《别录》:"疗下痢,止漏精。"

《药性论》:"主涩肠,止赤白下痢。"

《本草拾遗》:"主蛔虫;煎服。"

《滇南本草》:"治日久水泻,同炒砂糖煨服,又治痢脓血,大肠下血。""同马兜铃煎,治小儿疳虫。"

《本草纲目》:"止泻痢,下血,脱肛,崩中带下。"

诃 子
《药性论》

为使君子科落叶乔木植物诃子 Terminalia chebula Retz.的成熟果实。原产印度、马来西亚、缅甸,现主产我国云南及广东、广西等地。于7~8月采收,晒干,生用或煨用。若用果肉则去核。

别名 诃黎勒

性味归经 苦、酸、涩,性平。归肺、大肠经。

功效 涩肠,敛肺,下气,利咽。

应用

1. 用于久泻、久痢、脱肛。本品能涩肠止泻,兼下气消胀。可根据证候的寒热不同而适当选择配伍。如诃子散,以之配伍黄连、木香、甘草,治久痢腹痛而有热者;诃子皮散,以之与干姜、罂粟壳、陈皮等配伍,治虚寒久泻或脱肛之证。

2. 用于肺虚喘咳或久咳失音。本品能敛肺下气止咳,又能清肺利咽开音。如诃子汤,以之配伍桔梗、甘草,治失音不能言语者;诃子饮,以之配伍杏仁、通草、煨姜治久咳,语言不出。

用量用法 3~10 g。敛肺清火开音宜生用,涩肠止泻宜煨用。

使用注意 凡外有表邪、内有湿热积滞者忌服。

文献摘要

《本草图经》:"治咳嗽咽喉不利,含三数枚。"

《本经逢原》:"诃子苦涩降敛,生用清金止嗽,煨熟固脾止泻。古方取苦以化痰涎,涩以固滑泄也。殊不知降敛之性,虽云涩能固脱,终非甘温益脾之比。然此仅可施之于久咳喘乏,真气未艾者,庶有劫截之能。又久嗽阴火上炎,久痢虚热下迫,愈劫愈滞,岂特风寒暴嗽、湿热下痢为禁剂乎。"

肉 豆 蔻
《药性论》

为肉豆蔻科高大乔木植物肉豆蔻树 Myristica fragrans Houtt.的成熟种仁。我国广东有栽培,国外印尼以及西印度群岛、马来半岛等地亦产。采收已成熟的果实,除去皮壳后干燥,同时以面裹煨去油。

别名 肉果 玉果

性味归经 辛,温。归脾、胃、大肠经。

功效 温中行气,涩肠止泻。

应用

1. 用于久泻不止。本品能温中行气,涩肠止泻,常与益气、助阳、固涩药同用。如养脏汤以之配伍党参、白术、肉桂、诃子等药,治脾胃虚寒,久泻不止;四神丸以之与补骨脂、吴茱萸、五味子等同用,治脾肾阳虚,五更泄泻。

2. 用于虚寒气滞,脘腹胀痛、食少呕吐。本品有温中行气开胃的功效。如《普济方》以之配伍木香、姜半夏为丸服,治胃寒食少呕吐及气滞胸脘作痛之证。

用量用法 3~10 g;丸、散剂 1.5~3 g。煨熟用可增强温中止泻作用。

使用注意 本品温中固涩,故湿热泻痢者忌用。

文献摘要

《药性论》:"能主小儿吐逆不下乳,腹痛;治宿食不消,痰饮。"

《日华子本草》:"调中下气止泻痢,开胃消食。"

《开宝本草》:"温中,治积冷心腹胀痛,霍乱中恶,呕沫,冷气,消食止泄,小儿乳霍。"

《本草纲目》:"暖脾胃,固大肠。"

《本草经疏》:"肉豆蔻辛味能散能消,温气能和中通畅,其气芬芳,香气先入脾,脾主消化,温和而辛香,故开胃,胃喜暖故也。"

《本草备要》:"治积冷心腹胀痛,又能涩大肠,止虚泻冷痢。"

赤 石 脂

《本经》

为单斜晶系的多水高岭土 Halloysite。产于福建、山东、河南等地。全年均可采挖,拣去杂石,研粉水飞或火煅水飞用。

性味归经 甘、酸、涩,温。归大肠、胃经。

功效 涩肠止泻,止血。外用收湿生肌,敛疮。

应用

1. 用于下焦不固,泻痢不止,便血脱肛。本品甘温调中,酸涩质重,善固涩下焦滑脱。如赤石脂禹余粮汤即以本品与禹余粮同用,治泻痢日久,滑泄不禁;桃花汤以之配伍干姜、粳米,治虚寒下痢,便脓血不止。

2. 用于崩漏带下。本品收敛固涩,又善止血。如赤石脂散即以本品配伍侧柏叶、乌贼骨,烧煅为末服,治妇人漏下,数年不瘥;又方以本品与白芍、干姜同用,治妇人赤白带下,日久不愈。

3. 用于溃疡不敛。本品外用有收湿、生肌、敛疮的功效。如八宝丹,即以本品与龙骨、炉甘石、血竭、乳香等同用,研细末,掺于疮口,治溃疡不敛。

此外,也可外用治湿疮流水、外伤出血等,可以收湿,止血。

用量用法 10~20 g,煎汤服,或入丸、散服。外用研细末撒患处或调敷。

使用注意 有湿热积滞者忌服。《别录》有治"难产胞衣不出"的记载,故孕妇慎用。

文献摘要

《本经》:"主泄痢,肠澼脓血,下血赤白。"

《别录》:"疗腹痛肠澼,下痢赤白,女子崩中漏下,难产胞衣不出。"

《本草纲目》:"补心血……厚肠胃,除水湿,收脱肛。"

《本经逢原》:"赤石脂功专止血固下。仲景桃花汤治下痢便脓血者,取石脂之重涩,入下焦血分而固脱……火热暴注,初痢有积滞者勿用……疗腹痛肠澼等疾,以其开泄无度,日久不止,故取涩以固之也。"

禹 余 粮
《本经》

为斜方晶系褐铁矿 Limonite 的一种天然粉末状矿石。主产于浙江、广东等地。研细水飞用。

别名 禹粮石　余粮石

性味归经 甘、涩,平。归胃、大肠经。

功效 涩肠止泻,收敛止血。

应用

1. 用于久泻久痢。本品质重下降,功专收涩。作用与赤石脂相似,常同用以治下焦不固、肠滑不禁的久泻久痢,如赤石脂禹余粮汤。对虚寒泄泻,还当配伍温阳益气的药同用,如《本草汇言》治脾虚所致的泄泻及老人虚泄,以之与补骨脂、白术、甘草等药配伍。

2. 用于崩漏带下。本品能收敛止血。如《备急方》以之配伍伏龙肝、乌贼骨、牡蛎、桂心等为末酒下,治崩漏下血;《胜金方》以之配伍干姜,治妇女带下不止。

用量 10~20 g。

使用注意 本品功专收涩,实证忌用。《本草纲目》记载有"催生"功效,故孕妇慎用。

文献摘要

《本经》:"主下赤白。"

《药性论》:"主崩中。"

《本草纲目》:"催生,固大肠。"又云:"禹余粮手足阳明血分重剂也,其性涩,故主下焦前后诸病。"

《本经逢原》:"重可以去怯。禹余粮之重,为镇固之剂,手足阳明血分药……其性涩,故主赤白带下,前后诸病。仲景治伤寒下利不止,心下痞鞕,利在下焦,赤石脂禹余粮丸主之。取重以镇痞逆,涩以固滑脱也。"

《本草求真》:"禹余粮功与赤石脂相同,而禹余粮之质,重于石脂,石脂之温,过于余粮,不可不辨。"

罂 粟 壳
《开宝本草》

为罂粟科一年生或二年生草本植物罂粟 Papaver somniferum L.的成熟蒴果的外壳。原产于国外,我国部分地区的药物种植场有少量栽培,以供药用。夏季采收,去蒂及种子,晒干,醋炒或蜜炙。

别名 米壳　御米壳

性味归经 酸、涩,平;有毒。归肺、大肠、肾经。

功效 敛肺,涩肠,止痛。

应用

1. 用于肺虚久咳。本品能敛肺止咳。如《世医得效方》单用本品,蜜炙研末服,治久咳不止,小百劳散以之配伍乌梅,治虚劳喘咳自汗。

2. 用于久泻久痢。本品能涩肠止痢。如《经验方》以之配伍乌梅肉、大枣肉水煎温服,治水泄不止;木香散以之配伍木香、黄连、生姜,治久痢及血痢。

3. 用于心腹筋骨诸痛。本品有良好的止痛功效。可单用或配入复方中用。

此外，本品还可用于肾虚不固引起的遗精滑泄等证，有固肾止遗的效果。

用量用法　3~10 g。止咳宜蜜炙，止泻、止痛宜醋炒。

使用注意　本品酸涩收敛，故咳嗽及泻痢初起忌服。本品有毒，不宜过量及持续服用。

文献摘要

《医学启源》："固收正气。"

《丹溪心法》："治嗽多用粟壳，不必疑，但要先去病根，此乃收后药也。治痢亦同。"

《滇南本草》："收敛肺气，止咳嗽，止大肠下血，止日久泻痢赤白。"

《本草纲目》："止泻痢，固脱肛，治遗精久咳，敛肺涩肠，止心腹筋骨诸痛。""酸主收涩，故初病不可用之。泄泻下痢既久，则气散不固，而肠滑肛脱；咳嗽诸病既久，则气散不收，而肺胀痛剧，故俱宜此涩之，固之，收之，敛之。"

《本草求真》："功专敛肺涩肠固肾，凡久泻、久痢脱肛、久嗽气乏，并心腹筋骨诸痛者最宜。"

莲　子
《本经》

为睡莲科多年生水生草本植物莲 Nelumbo nucifera Gaertn 的成熟种仁，中心部包裹着绿色胚芽，俗称莲子心。产于湖南（湘莲）、福建（建莲）、江苏（湖莲）、浙江及南方各地池沼湖溏中。8~9月采收成熟莲房，取出果实，除去果皮晒干。

性味归经　甘、涩，平。归脾、肾、心经。

功效　补脾止泻，益肾固精，养心安神。

应用

1. 用于脾虚久泻，食欲不振。本品甘平补益，涩能收涩，故有补脾止泻的功效。多与人参、白术、茯苓、山药等同用，如参苓白术散，可治上述证候。

2. 用于肾虚遗精、滑精。本品有补肾固精功效。如金锁固精丸，即以之配伍沙苑子、龙骨、牡蛎、莲须等同用，治遗精滑精等证。

3. 用于虚烦、惊悸失眠。本品能养心益肾，交通心肾，可配伍麦冬、茯神、柏子仁等清心安神药同用。

此外，还可用于妇女崩漏、白带过多等证，有养心、益肾、固涩的功效。

用量　6~15 g。

使用注意　大便燥结者不宜服。

文献摘要

《本经》："主补中，养神，益气力。"

《本草拾遗》："令发黑，不老。"

《食医心镜》："止渴，去热。"

《日用本草》："止烦渴，治泻痢，止白浊。"

《滇南本草》："清心解热。"

《本草纲目》："交心肾，厚肠胃，固精气，强筋骨，补虚损……止脾泄久痢，赤白浊，女人带下崩中诸血病。"

《本草备要》："大便燥者勿服。"

附药　莲须　莲子心　莲房　荷叶

1. 莲须　为莲花中的花蕊。味甘、涩，性平。功能清心固肾，涩精止血。可治梦遗滑精、遗尿尿频、吐血崩漏等证。常与沙苑子、芡实、龙骨、牡蛎等同用,如金锁固精丸。用量 1.5~5 g。

2. 莲子心　为莲子中的青嫩胚芽。味甘,性寒。功能清心,去热,止血,涩精。治温热病烦热神昏,可与玄参心、连心麦冬、竹叶卷心等同用,如清宫汤;治吐血、遗精等证,可单用研末服。用量 1.5~3 g。

3. 莲房　为莲的成熟花托,即莲蓬壳。味苦、涩,性温。功能消瘀止血。可治崩漏下血、尿血等证。炒炭用。用量 5~10 g。

4. 荷叶　为莲的叶片。味苦、涩,性平。功能清暑利湿,升阳止血。可用于暑热病证及脾虚泄泻和多种出血证。暑病常与金银花、扁豆花、西瓜翠衣等同用,如清络饮;出血证常与生地、侧柏叶等同用,如四生丸。用量 3~10 g。

芡　　实
《本经》

为睡莲科一年生水生草本植物芡 Euryale ferox Salisb. 的成熟种仁。主产湖南、江苏、安徽、山东等地。8月至9月采收。烂去其外之刺皮,压碎硬壳,取仁晒干;或再去掉红棕色内种皮后晒干。用时捣碎。

别名　鸡头实

性味归经　甘、涩,平。归脾、肾经。

功效　补脾去湿,益肾固精。

应用

1. 用于脾虚泄泻,日久不止。本品甘平补脾,兼可祛湿,涩能收敛。治脾虚久泻或久痢,多配伍党参、白术、山药、莲子等同用。

2. 用于肾虚遗精、小便不禁、白带过多。本品有益肾固精的功效。如金锁固精丸,以之与沙苑子、龙骨、牡蛎、莲子等同用,治遗精、滑精;水陆二仙丹即以芡实与金樱子同用,治遗精、尿频、白带过多等证。

用量　10~15 g。

文献摘要

《本经》:"主治湿痹腰脊膝痛,补中,除暴疾,益精气,强志,令耳目聪明。"

《日华子本草》:"开胃助气。"

《本草纲目》:"止渴益肾,治小便不禁,遗精白浊带下。"

《本草求真》:"味甘补脾,故能利湿,而使泄泻腹痛可治……味涩固肾,故能闭气,而使遗带小便不禁皆愈。功与山药相似,然山药之补,本有过于芡实,而芡实之涩,而有胜于山药,且山药兼补肺阴,而芡实则止于脾肾,而不及于肺。"

山　茱　萸
《本经》

为山茱萸科落叶小乔木植物山茱萸 Cornus officinalis Sieb. et Zucc. 除去果核的果肉。主产于浙江、安徽、河南、陕西、山西等地。10~11月间,果实成熟时采摘,用文火烘焙或置沸水中略烫,及时挤除果核,晒干或烘干备用。

别名 枣皮

性味归经 酸,微温。归肝、肾经。

功效 补益肝肾,收敛固涩。

应用

1. 用于肝肾亏虚,头晕目眩、腰膝痠软、阳痿等证。本品补益肝肾,既能补精,又可助阳。如六味地黄丸,即以本品配伍熟地、山药、泽泻等,为治肝肾阴亏、头晕目眩、膝腰痠软等证的基本方。又如草还丹,以之配伍补骨脂、当归、麝香,治肾阳不足、阳痿、滑精等证。

2. 用于遗精滑精、小便不禁、虚汗不止。本品有良好的收敛固涩作用。如上述六味地黄丸即可用于阴虚遗精,草还丹又可用于阳痿滑精。如治小便不禁,当配伍桑螵蛸、覆盆子、益智仁、沙苑子等同用。又以本品配伍人参、附子、龙骨、牡蛎等药治大汗不止,体虚欲脱之证,也有良好的功效。

此外,还可用于收敛止血。如固冲汤,即以本品配伍乌贼骨、茜草炭、棕皮炭等,治妇女崩漏及月经过多。

用量用法 5~10 g,煎汤服或入丸散;大剂量可用 30 g。

使用注意 本品温补收敛,故命门火炽,素有湿热及小便不利者不宜用。

文献摘要

《别录》:主"耳聋,面疱,温中,下气,出汗,强阴,益精,安五脏,通九窍,止小便利,明目,强力。"

《雷公炮炙论》:"壮元气,秘精。"

《药性论》:"止月水不定,补肾气,兴阳道,添精髓,疗耳鸣……止老人尿不节。"

《日华子本草》:"暖腰膝,助水脏。"

《珍珠囊》:"温肝。"

《汤液本草》:"滑则气脱,涩剂所以收之,山茱萸止小便利,秘精气,取其味酸涩以收滑也。"

金 樱 子

《蜀本草》

为蔷薇科常绿攀缘灌木植物金樱子 Rosa laevigata Michx.的成熟的假果或除去瘦果的成熟花托(金樱子肉)。产于广东、四川、云南、湖北、贵州等地。9~10月果实成熟时采收,擦去刺,剥去核,洗净晒干。

性味归经 酸、涩,平。归肾、膀胱、大肠经。

功效 固精,缩尿,涩肠止泻。

应用

1. 用于遗精滑精、遗尿尿频、白带过多。本品酸涩收敛,功专固涩,故适用于体虚下焦不固引起的上述证候。如《明医指掌》金樱子膏,即单用本品熬膏服,可治遗精、滑精、尿频等证;水陆二仙丹,即用本品与芡实为丸服,治遗精、尿频、白浊、白带过多等证。

2. 用于久泻久痢。本品有涩肠止泻功效,可单味煎服,也可配伍益气健脾药党参、白术、山药等同用。如《寿亲养老新书》金樱子煎,即单味煎服治脾虚下利;《泉州本草》以之配伍党参煎服,治久虚泄泻下痢。

此外,还可用于脱肛、子宫下垂、崩漏等证,皆取其收涩作用。

用量用法 6~18 g,煎汤、熬膏或为丸服。

使用注意 本品功专收敛,故有实火、实邪者不宜用。

文献摘要

《别录》:"止遗泄。"

《蜀本草》:"主治脾泄下痢,止小便利,涩精气。"

《本草备要》:"酸涩,入脾肺肾三经,固精秘气,治梦泄遗精,泄痢便数。"

《本草求真》:"生者酸涩,熟煮甘涩,用当用其将熟之际,得微酸甘涩之妙,取其涩可止脱,甘可补中,酸可收阴,故能善理梦遗崩带遗尿。"

桑 螵 蛸
《本经》

为螳螂科昆虫大刀螂 *Paratenodera sinensis* Saussure 和小刀螂 *Statilia maculata* Thun., 或薄翅螳螂 *Mantis religiosa* L., 或巨斧螳螂 *Hierodula patellifera* Serville 的卵鞘。全国大部分地区均产。深秋至第二年春季均可采收,除去树枝和泥土,置沸水浸杀其卵,或蒸透,晒干。

性味归经 甘、咸,平。归肝、肾经。

功效 补肾助阳,固精缩尿。

应用 用于肾虚阳衰引起的遗精、滑精、遗尿、尿频、白带过多等证。本品有补肾固涩的功效,遗尿尿频尤为常用。如《产书方》单用桑螵蛸捣为散,米汤送服,治妊娠尿频不禁;《外台秘要》以之配伍龙骨为末,盐汤送服,治遗精白浊、盗汗虚劳;桑螵蛸散以本品为主药,配伍远志、菖蒲、龙骨等,治肾虚遗尿白浊、小便频数、遗精滑泄、心神恍惚之证。

本品也可用于阳萎,有补肾助阳功效。当与鹿茸、苁蓉、菟丝子等同用。

用量 3~10 g。

使用注意 本品助阳固涩,故阴虚多火,膀胱有热而小便频数者忌服。

文献摘要

《本经》:"主伤中,疝瘕,阴痿,益精生子,女子血闭腰痛,通五淋,利小便水道。"

《别录》:"疗男子虚损,五脏气微,梦寐失精,遗溺。"

《药性论》:"炮熟空心食之,止小便利。""男子身衰精自出及虚而小便利者,加而用之。"

《本草纲目》:"桑螵蛸,肝肾命门药也,古方盛用之。"

《本经逢原》:"肝肾命门药也,功专收涩,故男子虚损,肾衰阳痿,梦中失精,遗溺白浊方多用之。"

覆 盆 子
《别录》

为蔷薇科落叶灌木植物掌叶覆盆子 *Rubus chingii* Hu.的未成熟果实。分布于华北地区。于6~8月果实尚青时采摘,入沸水中略浸过,晒干。

性味归经 甘、酸,微温。归肝、肾经。

功效 益肾,固精,缩尿。

应用 用于肾虚不固,遗精、滑精、遗尿、尿频等证。本品既能补益肝肾,又能收敛固涩。如《千金方》治梦遗滑精,以之配伍沙苑子、山茱萸、芡实等同用。治遗尿、尿频,常与桑螵蛸、益智仁、金樱子等同用。

又本品还有助阳、明目的功效,也可用于肾虚阳痿及肝肾不足之目暗不明。如五子衍宗丸,以之配伍枸杞子、菟丝子、五味子、车前子,治肾虚阳痿、精滑不固及不育等证。用治目暗不明,当配伍熟地、枸杞子、女贞子等补益肝肾、明目药同用。

用量 3~10 g。

使用注意 肾虚有火,小便短涩者不宜服。

文献摘要

《别录》:"益气轻身,令发不白。"

《药性论》:"男子肾精虚竭阴痿,能令坚长,女子食之有子。"

《本草衍义》:"益肾脏,缩小便。"

《本草图经》:"强肾无燥热之偏,固精无凝涩之害。"

《本草备要》:"益肾脏而固精,补肝虚而明目,起阳痿,缩小便。"

乌 贼 骨
《本经》

为乌鲗科动物曼氏无针乌鲗 Sepiella maindroni de Rochebrune. 或金乌鲗 Sepia esculenta Hoyle 的内贝壳。产于我国辽宁、江苏、浙江等省沿海。4~8月捕捞,取其内壳洗净,日晒夜露至无腥味,生用。

别名 海螵蛸

性味归经 咸、涩,微温。归肝、肾经。

功效 收敛止血,固精止带,制酸止痛,收湿敛疮。

应用

1. 用于崩漏下血、肺胃出血、创伤出血。本品咸能入血;微温而涩,有收敛止血功效。治妇女崩漏下血,多配伍茜草、棕炭、五倍子等同用,如固冲汤;治肺胃出血,常与白及等分为末服,即乌及散。单用研末外敷,可止创伤出血。

2. 用于遗精、带下。本品功能收敛,故可固精止带。治遗精,当配伍山萸肉、菟丝子、沙苑子等益肾固精药同用;治妇女赤白带下,可配伍白芷、血余炭同用,如白芷散。

3. 用于胃痛吐酸。本品有制酸止痛功效。多与贝母同用,即乌贝散。

4. 用于湿疮湿疹及溃疡多脓。本品外用能收湿敛疮。治湿疮湿疹,可与黄柏、青黛等研末外敷;治溃疡多脓,可单用研末外敷,也可配伍煅石膏、煅龙骨、枯矾、白芷、红升、冰片同用,共研细末,撒敷患处。

用量用法 6~12 g。如研末吞服,每次 1.5~3 g。外用适量,研末撒或调敷。

使用注意 本品性微温,能伤阴助热,故阴虚多热者不宜服。

文献摘要

《本经》:"主女子赤白漏下经汁,血闭,阴蚀肿痛,寒热癥瘕,无子。"

《别录》:"止疮多脓汁不燥。"

《日华子本草》:"疗血崩。"

《本草纲目》:"主女子血枯病,伤肝,唾血,下血,治疟,消瘿。研末敷小儿疳疮,痘疮臭烂,丈夫阴疮,汤火伤,跌伤出血……同鸡子黄涂小儿重舌,鹅口;同蒲黄末敷舌肿血出如泉;同槐花末吹鼻,止衄血……同麝香吹耳,治聤耳有脓及耳聋。"

《现代实用中药》:"为制酸药。"

附注 《本经》原名乌贼鱼骨。

刺 猬 皮
《本经》

为刺猬科动物刺猬 Erinaceus europaeus L.的皮。主产于河北、江苏、山东、河南、陕西、吉林、湖北等省。全年均可捕捉，捕得后，用刀纵剖腹部，将皮剥下，翻开，撒上一层石灰，于通风处阴干。切片，炒用。

性味归经 苦，平。归胃、大肠、肾经。

功效 收敛止血，固精缩尿。

应用

1. 用于便血、痔漏。本品炒用，有收敛止血功效。前者可配伍木贼草，研末酒服，即猬皮散；后者可与当归、槐角子同用，研末蜜丸服，即猬皮丸。

2. 用于遗精、遗尿。本品能固精缩尿。治上述病证，可单用，炒研末服；也可配伍益智仁、龙骨等收敛固涩药同用。

此外，本品苦能泄降，有化瘀止痛作用。可单用，研末服，用治气滞血瘀而引起的胃脘疼痛。

用量用法 3~10 g。研末服每次 1.5~3 g。

文献摘要

《本经》："主五痔阴蚀下血，赤白五色血汁不止。"

《中药大辞典》引孟诜语："烧灰酒服治胃逆，又煮汁服止反胃。"

《随息居饮食谱》："煅研服，治遗精。"

附注 《本经》原名猬皮。

19. 涌 吐 药

凡以促使呕吐为主要作用的药物，叫涌吐药，又称催吐药。

《内经》说："在上者涌之"，是指人体上部（如咽喉、胸脘）有毒物、宿食、痰涎等，均可应用吐法，以达到祛邪治病的目的。故凡误食毒物，停留胃中，未被吸收；或宿食停滞不化，尚未入肠，脘部胀痛；或痰涎壅盛，阻碍呼吸；以及癫痫发狂等证，均可使用涌吐药来治疗。

涌吐药作用强烈，大都具有毒性，且呕吐是剧烈的动作，可以影响内脏，如使用不当，能令患者产生不良后果。故涌吐药只适用于气壮邪实之证，如体质虚弱或老人、小儿、妇女胎前产后，以及素患失血、头眩、心悸、劳嗽喘咳等证，均当忌用。

在使用涌吐药时，还当注意用量、用法和解救。一般服用涌吐药，可用小量渐增的方法，以防中毒或涌吐太过；且服药后宜多饮热开水，以助药力，或用鸡翎扫喉探引以助吐。如呕吐不止，当及时解救。张子和曾指出解救的方法说："吐至昏眩，慎勿惊疑……如发头眩，可饮冰立解，如无冰时，新汲水亦可。"又说："如藜芦吐者，不止，以葱白汤解之；以石药吐者，不止，以甘草、贯众解之；诸草木吐者，可以麝香解之。"

吐后当休息，不宜马上进食，俟肠胃功能恢复，再饮流质或食易消化的食物，以养胃气。

瓜 蒂
《本经》

为葫芦科一年生草质藤本甜瓜 *Cucumis melo* L.的果蒂。全国各地均产。在甜瓜盛产期，将尚未老熟的果实摘下，切取果蒂，阴干入药。

别名 瓜丁　苦丁香

性味归经 苦，寒；有毒。归胃经。

功效 内服涌吐热痰、宿食；外用研末吹鼻，可引去湿热。

应用

1. 用于热痰、宿食。本品有涌吐功效，凡痰热郁于胸中，而为癫痫发狂、喉痹喘息、烦躁不眠，或宿食停留于胃，而致胸脘胀痛等证，均可用之催吐。如《圣惠方》治热痰内扰，发狂欲走；《经验后方》治风痫、缠喉风等证见痰涎涌盛、呼吸困难者，均单用本品，研末服取吐。《伤寒论》方，以本品配伍赤小豆研末，香豉煎汤送服催吐，可治痰涎堵塞胸中或宿食停留胃脘之证。

2. 用于湿热黄疸，湿家头痛。本品研末吹鼻，能引去湿热。如《千金翼方》瓜丁散，用瓜丁细末，一大豆许，内鼻中，令病人深吸取入，鼻中黄水出，治黄疸目黄不除；《类证活人书》方，用瓜蒂末，口含水，嗜一字许入鼻中，出黄水，治湿家头中寒湿、头疼鼻塞而烦者。

此外，用本品内服，也有行水湿、退黄疸的功效，如《金匮要略》一物瓜蒂汤，即以瓜蒂煎汤内服，治夏月伤冷水，水行皮中，身热疼重而脉微弱，又治诸黄。又近人方，用瓜蒂 5 g，开水 100 ml，浸泡 10 日过滤，经高压灭菌 3~4 小时后服用，成人每次服 5 ml，日服 2~3 次，食后服；或用瓜蒂焙黄研末，每包 0.1~1.5 g，用时将一包分 4~6 份，于晨起空腹时每隔 20~30 分钟，从两鼻孔各吸入一等份，每隔 5~7 天用一包，4 包为一疗程。此法用治黄疸有效。

用量用法 2.5~5 g；入丸散 0.3~1.0 g。外用小量，研末嗜鼻，待鼻中流出黄水即停药。

使用注意 体虚、失血及上部无实邪者忌服。服药后含沙糖一块，下咽，能增强药力。如中毒剧烈呕吐不止，用麝香 0.1~0.15 g，开水冲服即可解。

文献摘要

《本经》："咳逆上气，及食诸果，病在胸腹中，皆吐下之。"

《别录》："疗黄疸。"

《本草纲目》："吐风热痰涎，治风眩头痛，头目有湿气。"

《本草正》："甜瓜蒂能升能降，其升则吐，善涌湿热顽痰积饮，去风热头痛、癫痫、喉痹、头目眩晕，胸膈胀满，并诸恶毒在上者，皆可除之。其降则泻，善逐水湿痰饮，消浮肿水膨，杀蛊毒、虫毒。凡积聚在下者，皆能下之。盖其峻而急，不以上出，即从下出也。"

常 山
《本经》

为虎耳草科落叶小灌木植物黄常山 *Dichroa febrifuga.* Lour 的根。分布于长江以南各省区和甘肃、陕西南部及四川等地。秋季挖取根部，除去须根，晒干，切片。生用或酒炒。

别名 鸡骨常山

性味归经 苦、辛,寒;有毒。归肺、心、肝经。

功效 涌吐痰饮,截疟。

应用

1. 用于胸中痰饮。常山善上行涌吐。如《千金方》以常山与甘草、蜜同用,煎汤服,有较强的涌吐作用,可治胸中痰饮积聚。

2. 用于疟疾。本品辛开苦泄,寒能清热,既有截疟之功,又能上行吐胸中痰饮,下行去胁下痰饮。古人说"无痰不成疟",故用治疟疾有良效。如截疟七宝饮,即由本品与草果、槟榔、青皮等组成,用水酌加酒煎,于疟发前2小时服,可治疟疾久发不止。

用量用法 5~10 g。涌吐可生用,截疟宜酒炒用。

使用注意 本品作用强烈,能损正气,体虚者慎用。

文献摘要

《本经》:"主伤寒寒热,热发温疟……胸中痰结,吐逆。"

《药性论》:"治诸疟,吐痰涎。"

《本草纲目》:"常山、蜀漆,有劫痰截疟之功,须在发散表邪,及提出阳分之后,用之得宜,神效立见,用失其法,真气必伤。""常山、蜀漆,生用则上行必吐,酒蒸炒熟用则气稍缓,少用亦不至吐也。"

附药 蜀漆

即常山的嫩枝叶。性味、归经、功效、应用与常山略同,而涌吐之力较常山为强。蜀漆散即以本品配伍云母、龙骨,治寒多热少之牝疟;千金汤以本品配伍牡蛎,煎汤服,能涌吐痰涎,治小儿暴惊昏厥。用量3~6 g。禁忌与常山同。

胆 矾

《本经》

为硫化铜矿氧化分解形成或人工制成的含水硫酸铜($CuSO_4 \cdot 5H_2O$)。主产于云南。研末或煅后研末用。

别名 鸭嘴绿胆矾

性味归经 酸、辛,寒;有毒。归肝、胆经。

功效 内服涌吐风痰、毒物;外用解毒收湿,蚀疮去腐。

应用

1. 用于风痰壅塞、喉痹、癫痫、误食毒物。本品有强烈的涌吐作用。如《谭氏小儿方》以之为末,温醋汤调下,用吐风痰;二圣散,即以之与僵蚕同用,研末吹喉吐涎,治喉痹;如误食毒物,单用本品,温水化服,即能催吐。

2. 用于风眼赤烂、口疮、牙疳。胆矾小量外用,可以解毒收湿。如《明目经验方》以之烧研,泡汤洗目,治风眼赤烂;胆矾散,以之同儿茶、胡黄连研末,敷治牙疳。

3. 用于肿毒不破或胬肉疼痛。本品用量稍大,有蚀疮去腐作用。如《仁斋直指方》治肿毒不破;《圣济总录》方,治胬肉疼痛,均以本品研末外用。

用量用法 内服0.3~0.6 g,温汤化服。外用适量,研末撒或调敷,或以水溶化外洗。

使用注意 体虚者忌服。

文献摘要

《本经》:"明目,目痛,金疮,诸痫痉,女子阴蚀痛。"

《别录》:"散癥积,咳逆上气,及鼠瘘恶疮。"
《嘉佑本草》:"入吐风痰药最快。"
《日华子本草》:"治虫牙,鼻内瘜肉。"

附注 《本经》原名石胆。

藜 芦
《本经》

为百合科多年生草本植物黑藜芦 Veratrum nigrum L.的根茎。主产于山西、河北、河南、山东、辽宁等省。夏季抽花茎前采挖根部,洗净,晒干入药。

性味归经 辛、苦,寒;有毒。归肺、胃、肝经。

功效 涌吐风痰,杀虫。

应用

1. 用于中风、癫痫、喉痹证见痰涎涌盛。本品善吐风痰。如《经验方》以之与郁金同用研末,温浆水和服探吐,治诸风痰饮;《经验后方》以之配伍南星,研末为丸,温酒下,治中风不语,痰涎壅盛;三圣散,即藜芦、瓜蒂、防风三药组成,功能涌吐风痰,治中风痰壅,癫狂烦乱,不省人事,或误服毒物,尚未吸收者。

2. 用于疥癣秃疮。本品外用,有杀虫止痒功效。如《斗门方》以之研细末,生油调敷,治疥癣;《补缺肘后方》以之研末,猪脂调涂,治白秃头疮。

此外,以本品研末外掺,有灭虱功效。又近人用以杀灭蚊蝇及其幼虫,也作农药杀虫剂及兽医作催吐药使用。

用量用法 0.3~0.9 g,为丸、散服。外用研末,油调涂。

使用注意 本品毒性强烈,内服宜慎。体弱、素有失血及孕妇均忌服。反细辛、芍药及五参。服之吐不止,饮葱汤可解。

文献摘要

《本经》:"主蛊毒……头疡,疥瘙,恶疮,杀诸虫毒。"
《药性论》:"治恶风疮,疥癣,头秃,杀虫。"
《本草图经》:"大吐上膈风涎,暗风痫病,小儿鰕鮈。"
《本草纲目》:"吐药不一,常山吐疟痰,瓜蒂吐热痰,乌附尖吐湿痰,莱菔子吐气痰,藜芦则吐风痰也。"

20. 外用药及其他

外用药是指常以外用为主的一部分药物。

外用药分别具有解毒消肿、化腐排脓、生肌敛疮、杀虫止痒等功效,适用于痈疽疮疖、疥癣、外伤、蛇虫咬伤以及五官疾患等。由于上述疾病发生的部位及表现不同,所以用药的形式和方法是多种多样的,如膏贴、涂搽、熏洗、吹喉、滴鼻、点眼等。其中有些药物也可视证情需要用以内服。

本类药大都具有不同程度的毒性,使用时应慎重,如外用,需经过配制后用;可内服的药也宜制成丸、散剂服。均当注意控制用量,防止发生中毒。

此外,有部分药物,因数量少而难编成一章,故列于本章之末介绍,所以本章称为"外用药及其他"。

硫　　黄
《本经》

为天然硫黄矿 Sulphur 的提炼加工品。主产于山西、山东、河南等省。供内服的硫黄须与豆腐同煮至豆腐呈黑绿色为度,然后除去豆腐,阴干。用时研末。

性味归经　酸,温;有毒。归肾、大肠经。

功效　外用杀虫止痒;内服壮阳通便。

应用

1. 用于疥癣、湿疹、皮肤瘙痒。硫黄外用杀虫止痒有良效,故多用于上述疾患。如《肘后方》以硫黄研末,麻油调涂治疥疮;《圣济总录》方,以硫黄配伍风化石灰、铅丹、腻粉研末,生油调涂治一切干湿癣;《中药大辞典》引《浙江中医》方,以硫黄一钱烧烟熏,每次一小时,每日或隔日一次,治阴囊或阴唇湿痒。

2. 用于肾火衰微,下元虚冷诸证。硫黄能补火壮阳。多与附子、肉桂、黑锡等配伍,如黑锡丹,可治肾阳不足,不能纳气的寒喘;配伍鹿茸、补骨脂等,可治火衰阳痿,小便频数、腰膝冷痛等证。

3. 用于虚冷便秘。本品能壮阳通便。如半硫丸,以之与半夏同用,可治上述证候。

用量用法　外用适量,研末撒,或油调涂,或烧烟熏。内服 1~3 g,入丸散。

使用注意　阴虚火旺及孕妇忌服。

文献摘要

《本经》:"主妇人阴蚀,疽痔,恶血,坚筋骨,除头秃。"

《别录》:"疗心腹积聚,邪气冷癖在胁,咳逆上气,脚冷疼弱无力,及鼻衄恶疮,下部䘌疮,止血,杀疥虫。"

《药性论》:"能下气,治脚弱腰肾久冷,除冷风顽痹。""生用治疥癣及疗寒热咳逆。炼服主虚损泄精。"

《海药本草》:"主风冷虚惫,肾冷上气,腿膝虚羸,长肌肤,益气力,遗精痔漏,老人风秘等,并宜烧炼服。"

《本草图经》:"主命门火衰,阳气暴绝,阴证伤寒,阳道痿弱,老人虚秘,妇人血结,虚寒久痢,心腹积聚。秉纯阳之精,益命门之火,热而不燥,能润肠结,亦救危补剂……但中病则便已,不可尽剂。"

附注　《本经》原名石硫黄。

雄　　黄
《本经》

为含砷的结晶矿石雄黄 Realgar(二硫化二砷 As_2S_2)。主产于湖南、贵州、云南、四川等地。质量最佳者称为"雄精",其次为"腰黄"。采挖后去杂质,研细或水飞用。

别名　明雄黄　雄精　腰黄

性味归经　辛、苦,温。归心、肝、胃经。

功效　解毒,杀虫。

应用

1. 用于痈疽疗疮、疥癣、虫毒蛇伤。雄黄解毒杀虫有良效,故多用于上述疾患。如醒消丸,以之与乳香、没药、麝香同用,为丸内服,消痈疽肿硬疼痛;《千金方》治疗疮恶肿,刺四边及中心,以雄黄末外敷;二味拔毒散,即雄黄与白矾研末,外用治风湿诸疮红肿痛痒及疥癣等;《中药大辞典》引《山东医刊》方,以雄黄、生五灵脂各一两,共研细末,每服二钱,日服四至八次,另用雄黄末二两、香油一两调涂患处,每日更换二三次,治毒蛇咬伤。

2. 用于虫积腹痛。因本品能杀虫,故也可用于蛔虫等寄生虫病。可与槟榔、牵牛等驱虫药配伍,如牵牛丸。

此外,还可用于哮喘、疟疾、惊痫等证。有燥湿去痰、截疟、定惊等功效。

用量用法 外用适量,研末敷,调敷或烧烟熏。内服 0.3~0.9 g,入丸散。

使用注意 孕妇忌服。切忌火煅,煅烧后即分解氧化为三氧化二砷(As_2O_3),有剧毒。雄黄能从皮肤吸收,故局部外用亦不能大面积涂搽及长期持续使用。

文献摘要

《本经》:"主寒热鼠瘘恶疮,疽痔死肌,杀百虫毒。"

《别录》:"疗疥虫䘌疮,目痛,鼻中息肉。"

《日华子本草》:"主疥癣,风邪癫痫,岚障,一切虫兽伤。"

《本草纲目》:"治疟疾寒热,伏暑泄痢,酒饮成癖,惊痫,头风眩晕。"

砒 石
《开宝本草》

为砷矿中的砷华 Arsenolite 矿石的加工品。主产于湖南、江西、广东、四川等地。除极少部分来自天然砷矿的氧化物外,大多由砷矿石烧炼升华或使雄黄氧化升华而成。商品分"红砒"与"白砒"两种。白砒(砒霜)为较纯的氧化砷(As_2O_3);红砒尚含有少量硫化砷(As_2S_3)。用时研细,或与绿豆煮后用。

别名 信石 砒霜 白砒 红砒

性味归经 辛,大热;有大毒。归肺、肝经。

功效 外用蚀疮去腐,内服祛痰平喘。

应用

1. 用于溃疡腐肉不脱、癣疮、瘰疬、牙疳、痔疮。砒石外用有强烈的蚀疮去腐功效,故可用于上述疾患。如《圣惠方》用砒石配伍硫黄等药治恶疮久治不愈及癣疾;《灵苑方》治瘰疬,以本品为末,合浓墨汁为丸,如梧桐子大,用针破瘰,将药半丸,贴之自落,蚀尽为度;《普济方》以枣去核,包裹砒石,煅炭研末,外敷走马牙疳;枯痔散,以砒石、白矾、硼砂、雄黄等药制成,外用治痔疮。

2. 用于寒痰哮喘。砒石有劫痰平喘功效,故可用于寒痰哮喘久治不愈者。如紫金丹,即以砒石与淡豆豉为丸服,治多年哮喘。

3. 用于疟疾。砒石截疟,疗效可靠,但只能暂服,不可持续或大量服用。如《卫生宝鉴》方,用本品同醋煮硫黄、绿豆等分为末,作丸,空腹服,治疟疾。

用量用法 外用适量,研末撒,调敷或入膏药中贴之。内服每次 0.002~0.004 g,入丸散。

使用注意 不能持续服用,孕妇忌服。又不能作酒剂服用。外用也不宜过多,以防局部吸收中毒。

文献摘要

《开宝本草》:"疗诸疟,风痰在胸膈,可作吐药;不可久服,伤人。"

《本草纲目》:"除齁喘积痢,烂肉,蚀瘀腐瘰疬。""蚀痈疽败肉,枯痔杀虫。"

《本草图经》:"大热大毒,主老痰诸疟,齁喘癖积,蚀瘀腐瘰疬……炼成霜其毒尤烈,人服至七八分即死,得酒倾刻杀人,虽绿豆冷水亦难解矣。入丸药中,劫齁喘痰疟,诚有立地奇功,须冷水吞之,不可饮食,静卧一日即不作吐,少物引发即作吐也。惟宜生用,不可经火。"

轻　粉
《本草拾遗》

为水银、明矾、食盐等用升华法制成的汞化合物(Hg_2Cl_2)。主产于山西、陕西、湖南、贵州、四川等地。避光保存。研细用。

别名　汞粉　水银粉

性味　辛,寒;燥烈有毒。

功效　外用攻毒杀虫,内服利水通便。

应用

1. 用于疥癣、梅毒、疮疡溃烂。本品能攻毒杀虫,多外用。如神捷散,以本品配伍吴茱萸、硫黄等研末,油调涂治疥疮;《岭南卫生方》以本品与大风子肉等分为末外涂治梅毒疮癣;生肌玉红膏,以本品与血竭、当归、紫草、白蜡、麻油等制成药膏,贴患处,能生肌敛疮,治疮疡溃烂。也有以本品内服治梅毒者,如《杨诚经验方》即以轻粉配伍槐花、胡桃仁等治杨梅疮毒,但燥烈有毒,内服宜慎。

2. 用于水肿臌胀,二便不利。轻粉内服能通利二便,逐水退肿。如舟车丸,即以本品与大黄、牵牛、甘遂、大戟、芫花等同用,治水肿便秘。

用量用法　外用适量,研末调涂或干撒。内服 0.1~0.2 g,入丸散。

使用注意　本品毒性强烈,内服不能过量,也不可持续服用,以防中毒;服后要及时漱口,以免口腔糜烂。孕妇忌服。

文献摘要

《本草拾遗》:"通大肠,转小儿疳并瘰疬,杀疮疥癣虫及鼻上酒皶,风疮瘙痒。"

《本草纲目》:"治痰涎积滞,水肿臌胀,毒疮。"

《本草图经》:"其气燥烈……若服之过剂及用之失宜,则毒气被逼窜入经络筋骨莫之能出,变为筋挛骨痛,发为痈肿疳漏,经年累月,遂成废疾。因而夭枉,用者慎之。"

升　药
《外科图说》

为水银、火硝、明矾各等分混合升华而成。红色者称红升,黄色者称黄升。各地均有生产,以河北、湖北、湖南、江苏等地产量较大。研细末入药,陈久者良。

别名　升丹　三仙丹

性味　有毒。

功效　拔毒去腐。

应用　用于痈疽溃后,脓出不畅,或腐肉不去,新肉难生。本品有良好的拔毒去腐功效,常配伍煅石膏研细末外用。煅石膏与升药的比例为 9∶1 者称九一丹,拔毒力较轻;1∶1 者称五五丹,拔毒力较强;1∶9者称九转丹,拔毒力更强。可根据病情要选用,掺于患处,也可将药黏附于纸捻上插入脓腔中。

用量用法 不作内服。外用适量,多与煅石膏配伍研末外用,不用纯品。

使用注意 本品拔毒去腐作用强烈,故外疡腐肉已去或脓水已净者,不宜用。

文献摘要

《沈氏经验方》:"治痈疽烂肉未清,脓水未净。"

铅 丹
《本经》

为铅的氧化物(Pb_3O_4)。主产于广东、河南、福建等地。原药用或炒用。

别名 黄丹 广丹 东丹

性味归经 辛,微寒;有毒。归心、肝经。

功效 外用解毒止痒,收敛生肌。内服截疟。

应用

1. 用于黄水湿疮,疮疡溃烂。本品有良好的解毒止痒、收敛生肌功效,故为外科常用之药。多与煅石膏研末外用,如桃红散。又为膏药的原料,以之与植物油熬成膏药,供外科外贴之用。

2. 用于疟疾。本品有截疟作用。如刘涓子《鬼遗方》单用内服治疟疾;也可配成复方使用,如《存仁堂方》以本品与青蒿研末内服。

此外,古方尚以本品作镇惊坠痰之用,但易蓄积中毒,故近代已少应用。

用量用法 外用适量。内服0.3~0.6 g,入丸散。

使用注意 不宜过量或持续内服,以防蓄积中毒。

文献摘要

《本经》:"主吐逆胃反,惊痫癫疾。"

《药性论》:"煎膏用止痛生肌。"

《本草衍义》:"治疟及久积。"

《日华子本草》:"镇心安神,疗反胃,止吐血及嗽,傅金疮长肉及汤火疮。"

《本草纲目》:"坠痰杀虫。"

炉 甘 石
《本草纲目》

为天然的菱锌矿石 Smithsonite(碳酸锌 $ZnCO_3$)。常存在于铅锌矿的氧化带。主产于广西、湖南、四川等地。采挖后除去泥土杂石,制用,称为"制炉甘石",有火煅、醋淬及火煅后用三黄汤(黄连、黄柏、大黄)淬等制法,晒干研末,水飞后用。

别名 甘石

性味归经 甘,平。归肝、胃经。

功效 明目去翳,收湿生肌。

应用

1. 用于目赤翳障、烂弦风眼。炉甘石功能明目退翳,且可收湿,故多作眼科外用药。如

《御药院方》以之与风化硝等分,化水点眼,治目暴赤肿;《宣明论方》用炉甘石、青矾、朴硝等分,沸水化开,温洗,治目生翳膜;《本草纲目》方以炉甘石、海螵蛸、硼砂等分研末,点眼治多种目疾。

2. 用于溃疡不敛、皮肤湿疮。炉甘石有收湿生肌的作用。如《秘传经验方》以炉甘石一两、孩儿茶三钱为末,麻油调敷,治下疳阴疮;《仁斋直指方》用炉甘石一分、真蚌粉半分,研末扑之,治阴汗湿痒。

用量用法 外用适量,水飞点眼,研末撒或调敷。

文献摘要

《本草纲目》:"止血,消肿毒,生肌,明目,去翳退赤,收湿除烂;同龙脑点治目中一切诸病。""治目病为要药。"

硼 砂
《日华子本草》

为硼砂矿石 Borax 提炼出的结晶体。主产于西藏、青海等地。须置于密闭容器中防止风化。生用或火煅用。

别名 蓬砂 月石

性味归经 甘、咸,凉。归肺、胃经。

功效 外用清热解毒,内服清肺化痰。

应用

1. 用于口舌生疮、咽喉肿痛、目赤翳障。本品外用清热解毒,而有消肿防腐之效。如治鹅口疮的四宝丹,即由硼砂、雄黄、冰片、甘草组成,共为细末,用蜜水调涂或干掺。冰硼散,以之配伍冰片、玄明粉、朱砂,研细末,吹搽患处,治咽喉口牙肿痛。对于目赤肿痛或生翳膜者,可用本品水溶液洗眼,也可与炉甘石、冰片、玄明粉等配成点眼剂,如白龙丹。

2. 用于痰火壅滞,痰黄黏稠,咳吐不利。本品内服有清肺化痰功效。可配伍贝母、瓜蒌等药同用,以增强清肺化痰作用。

用量用法 外用适量,研细末撒或调敷。内服 1.5~3 g。

使用注意 多作外用,内服宜慎。

文献摘要

《日华子本草》:"消痰止嗽,破癥结喉痹。"

《本草纲目》:"治上焦痰热,生津液,去口气,消障翳,除噎膈反胃,积块结瘀肉,阴癀,骨鲠,恶疮及口齿诸病。"

《本草汇言》:"硼砂化痰结,通喉闭,去目中翳障之药也。此剂淡渗清化,如诸病属气闭而呼吸不利,痰结、火结者,用此立清。"

明 矾
《本经》

为明矾石 Alunite 的提炼品。产于湖北、安徽、浙江、福建等地。生用或火煅研末用。

别名 白矾 枯矾

性味归经 酸,寒。归肺、肝、脾、胃、大肠经。

功效 解毒杀虫,燥湿止痒,止血止泻;清热消痰。

应用

1. 用于疮疡疥癣、湿疹瘙痒。本品有解毒杀虫,燥湿止痒功效。如二仙散,以白矾、黄丹各等分研末外敷,治疗肿恶疮;白矾散,以枯矾、朱砂研末,外敷舌上,治小儿鹅口疮;《本草原始》方以枯矾、熟松香、黄丹等分研末,麻油调涂患处,治黄水疮。治疥癣,湿疮瘙痒,常配伍硫黄、雄黄等药外用。又本品内服,亦有消疮解毒之效,如蜡矾丸,由白矾、黄蜡所组成,酒送服,可治一切痈肿恶疮;加雄黄名雄矾丸,还可治一切虫毒蛇犬所伤。

2. 用于吐衄下血、泻痢不止。本品有收敛止血止泻等功效。如《中药大辞典》方,以白矾配伍儿茶,研末内服或外用,治吐衄下血及外伤出血;《圣惠方》以枯矾配伍煨诃子,研末内服,治老人久泻不止;以枯矾配伍硝石、硫黄,研末内服,治休息痢日久不止。

3. 用于癫痫发狂。本品有清热消痰之效。如化痰丸,以白矾、细茶研末,蜜丸服,治风痰痫病;白金丸,以白矾、郁金二药为丸服,治痰热内郁,发为癫狂。

此外,单用白矾研末内服,可治湿热黄疸,有去湿热,退黄之效。

用量用法 外用适量,研末撒或调敷或化水洗。内服 1~3 g,入丸散。

使用注意 体虚胃弱及无湿热痰火者忌服。

文献摘要

《本经》:"主寒热泄痢,白沃,阴蚀,恶疮,目痛,坚骨齿。"

《药性论》:"生含咽津,治急喉痹。""疗鼻衄。"

《日华子本草》:"消痰……治中风失音。"

《本草纲目》:"矾石之用有四:吐利风热之痰涎,取其酸苦涌泄也;治诸血痛,脱肛,阴挺,疮疡,取其酸涩而收也;治痰饮,泄利,崩带,风眼,取其收而燥湿也;治喉痹阴疽,中蛊,蛇虫伤螫,取其解毒也。"

附注 《本经》原名矾石。

皂 矾

《新修本草》

为硫酸盐类矿物水绿矾 Melanterite 的矿石或化学合成品。产山东、湖南、甘肃、新疆、陕西等地。采得后,除去杂质,密闭贮藏,防变色或受潮。生用或醋煅用。

别名 青矾 绛矾 绿矾

性味归经 酸,凉。归肝、脾经。

功效 解毒燥湿,杀虫补血。

应用

1. 用于疮毒疥癣。皂矾外用有解毒燥湿、止痒杀虫等功效。如《摘元方》用枣子去核,包绿矾煅研,油调外敷,治耳生烂疮;《万氏家抄方》用绿矾三分、雄黄七方、硼砂五分,研末吹口治喉疮毒盛;《良方汇录》用绿矾、花椒、冰片、樟脑煅研末,治疥疮,湿者干掺,干者菜油调涂,《普济方》用皂矾配楝树子,烧研外搽,治头癣。

2. 用于黄肿病、钩虫病。绿矾内服有燥湿、杀虫、补血等功效。如绛矾丸,即以之与红枣、苍术、厚朴等同用,治中满腹胀黄肿有效。用治钩虫病,可单用本品煅透研末服,或与绿豆粉同用,加米饭为丸服。

用量用法 外用适量,研末撒或调敷,或为溶液涂洗。内服每次 0.8~1.6 g,煅用,入丸散。

使用注意 内服有时能引起呕吐、腹痛、泄泻、头晕等不良反应,凡有胃病及3个月内有呕血史者不宜服,孕妇禁用。服药期间忌饮茶。

文献摘要
《新修本草》:"疗疳及诸疮。"
《日华子本草》:"治喉痹,蛀牙,口疮及恶疮,疥癣。"
《本草纲目》:"消积滞,燥脾湿,化痰涎,除胀满黄肿,疟利,风眼,口齿诸病。"
《现代实用中药》:"用其小量,能补血。"

毛 茛
《本草拾遗》

为毛茛科植物毛茛 *Ranunculus japonicus* Thunb.的全草及根。全国各地均有生长。夏秋采取。一般鲜用。

别名 老虎脚迹草

性味 辛,温;有毒。

功效 外用发泡,杀蛆和孑孓。

应用

1. 用于鹤膝风。用鲜毛茛根杵烂,如黄豆大一团,敷于膝眼穴,待发生水泡,以消毒针刺破,放出黄水,再以清洁纱布敷之。

2. 用于牙痛。用鲜毛茛根,和食盐少许杵烂,取黄豆大,敷于经渠穴,右边牙痛敷左手,左边牙痛敷右手,待起泡即去之。

3. 用于偏头痛。用鲜毛茛捣烂,团成丸如黄豆大,缚臂上,夜即起泡,用针刺破,放出黄水。

此外,还可用于风湿关节痛、疟疾、疥癣、胃痛等证。杀蛆或孑孓,可用毛茛全草捣烂撒粪坑内,或撒在滋生孑孓的泄溏内。

用量用法 外用适量,捣敷或煎水洗。

文献摘要
《本草拾遗》:"主恶疮痈疽疼痛未溃,捣叶敷之,不得入疮,令人肉烂。主疟,令病者取一握微碎,缚臂上。"
《民间常用草药汇编》:"外用治癣癞。"
《江西民间草药》:"治偏头痛……黄疸,鹤膝风。"

大 蒜
《本草经集注》

为百合科多年生草本植物大蒜 *Allium sativum* L.的鳞茎。全国各地均产。五月叶枯时采挖,晾干入药。

性味归经 辛,温。归脾、胃、肺经。

功效 消肿,解毒,杀虫。

应用

1. 用于痈疖肿毒、癣疮。大蒜有消肿、解毒、杀虫功效。如《食物本草会纂》方,用独头蒜三四枚,捣烂,入麻油和研,厚贴肿处,干再易之,可消一切肿毒;《外科精要》治痈肿初发,用独头蒜切片贴肿处,再以艾火灸之,能增强消肿作用。又治头癣,用蒜切片外擦或捣烂外敷,均有效。

2. 用于肺痨、顿咳、痢疾、泄泻。大蒜解毒作用甚强,临床用治上述病证有一定疗效。治肺痨可用紫皮蒜去皮 30 g,放入沸水中煮 1~1.5 分钟捞出,将粳米 30 g 放入煮蒜水中煮成稀粥,再将蒜放入粥中;另用白及粉 3 g 和入蒜粥同吃。以上为一次量,每日早晚各 1 次,可连服 3 个月。治疗顿咳,用紫皮蒜 30 g,捣烂,加两倍凉开水,泡 12 小时,滤汁,服时加白糖适量,每服一汤匙(5 岁以下小儿减半),每日 3 次,连服 10~15 天。治痢疾、泄泻,可以食生蒜,也可煎汤服,或用 10%的大蒜浸液 100 ml 作保留灌肠,每日 1 次,连用 6 日。

3. 用于钩虫、蛲虫病。大蒜有杀虫作用,可配伍槟榔、鹤虱、苦楝皮等驱虫药以增强疗效。对钩虫病,本品还可作预防用,在下田劳动前,将大蒜捣烂,涂于四肢;对蛲虫病,本品又可作为外用,将大蒜捣烂,加入菜油少许,临睡前涂于肛门周围。

此外,还可用本品防治流感,治疗食蟹中毒等。

用量用法 外用适量,捣敷,切片擦或隔蒜灸。内服 3~5 枚,生食、煎汤、煮食均可,或制成糖浆服。

使用注意 阴虚火旺及有目疾,舌、喉、口齿诸疾均不宜服。本品外敷能引起皮肤发红、灼热、起泡,故不可敷之过久。灌肠法孕妇不宜用。

文献摘要

《别录》:"散痈肿蠿疮,除风邪,杀毒气。"

《新修本草》:"下气,消谷,化肉。"

《随息居饮食谱》:"生者辛热,熟者甘温。除寒湿,辟阴邪,下气暖中,消谷化肉,破恶血,攻冷积,治暴泻腹痛,通关格便秘,辟秽解毒,消痞杀虫。外灸痈疽,行水止衄。"

斑 蝥
《本经》

为芫青科昆虫南方大斑蝥 *Mylabris phalerata* Pall.或黄黑小斑蝥 *M.cichorii* L.的虫体。主产于辽宁、河南、山东、江苏等地。于夏秋在晨露未干时捕捉,置器中闷死,晒干。用时去头、足、翅,生用;或与糯米同炒至黄黑色,去米,研末用。

别名 斑蚝 花斑毛

性味 辛,寒;有毒。

功效 攻毒蚀疮,破血散结。

应用

1. 用于痈疽、顽癣、瘰疬、狂犬咬伤。斑蝥毒性很大,外用能使皮肤发赤起泡,故有攻毒蚀疮之效。如《仁斋直指方》治痈疽肿硬不破,用斑蝥研末,和蒜捣膏,以少许贴之,脓出即去药;《外台秘要》治顽癣方,以斑蝥微炒为末,蜜调敷;生肌干脓散,以之与白砒、白矾、青黛等同用研末,干掺疮上,治瘰疬瘘疮;《医方大成论》用斑蝥二十一枚、糯米一勺,分三次炒,去斑蝥,以米为粉,空腹冷水调服,治狂犬咬伤。

2. 用于经闭、癥瘕。斑蝥能破血通经,消癥散结。如《济阴纲目》方,以之配伍桃仁、大黄为丸服,治经闭不通。近人用以治疗多种癌肿有一定疗效,如《中药大辞典》方,用鸡蛋叩一小孔,放入去头、足、翅的斑蝥 1 至 3 只,烤熟去斑蝥,食蛋,每天 1 只,治肝癌、胃癌。

此外,用本品酒浸液擦斑秃,能促进毛发生长;研末外贴颈项第二骨节处有截疟功效。

用量用法 外用适量,研末敷贴发泡,或酒醋浸涂。内服 0.03～0.06 g,作丸散服。

使用注意 本品外涂皮肤,即令发赤起泡,故内服宜慎。体弱及孕妇忌服。

文献摘要

《本经》:"主寒热邪痒,蛊毒,鼠瘘恶疮疽,蚀死肌,破石癃。"

《别录》:"血积,伤人肌,治疥癣,堕胎。"

《本草纲目》:"治疝瘕,解疔毒、猘犬毒、沙虱毒、轻粉毒。""专主走下窍,直至精溺之处,蚀下败物,痛不可当。"

蟾 酥
《药性论》

为蟾蜍科动物中华大蟾蜍 *Bufo bufo gargarizans* Cantor 和黑眶蟾蜍 *B. melanostictus* Schneider 的耳后腺所分泌的白色浆液,经收集干燥而成。蟾蜍全国大部分地区有分布。多在夏季捕捉,采集其腺体中的白色分泌物,涂于玻璃板、竹箬上或圆形的模型中晒干贮存。用时以碎块置酒或牛奶中溶化,然后风干或晒干研细。

性味 甘、辛,温;有毒。

功效 解毒消肿,止痛开窍。

应用

1. 用于痈疽疔疮、咽喉肿痛、龋齿作痛。本品内服外用均有较强的解毒消肿、止痛功效。如成药六神丸,即以之配伍朱砂、麝香、牛黄等组成,用治痈疽疔疮、咽喉肿痛有良效;《本草正》方治龋齿作痛,用少许蟾酥点之,止痛功效也很显著。

2. 用于痧胀腹痛吐泻,甚则昏厥。本证多由夏伤暑湿秽浊不正之气及饮食不洁所引起。蟾酥有开窍醒神、辟秽止痛等功效。常与茅术、麝香、丁香、雄黄、朱砂等药同用,如蟾酥丸。

用量用法 外用适量,研末调敷或入膏药内贴患外。内服 0.015～0.03 g,入丸散。

使用注意 孕妇忌服,外用不可入目。

文献摘要

《药性论》:"端午日取眉脂,以朱砂、麝香为丸如麻子大,治小孩子疳瘦,空心服一丸;如脑疳,奶汁调,滴鼻中,甚妙。"

《日华子本草》:"同牛酥或吴茱萸苗汁调,摩腰眼阴囊,治腰肾冷,并助阳气,又疗虫牙。"

《本草纲目》:"疗发背疔疮,一切恶肿。"

《本草求真》:"蟾酥味辛气温有毒,能拔一切风火热毒之邪,使之外出……盖辛主散,温主行,使邪尽从汗发,不留内入,而热自可以除矣。"

《本草便读》:"蟾酥善开窍辟恶搜邪,惟诸闭证救急方中用之以开其闭。然服食总宜谨慎,试以少许置皮肤,顿时起泡蚀烂,其性可知。研末时鼻闻之,即嚏不止,故取嚏药中用之。此药止可外用,散痈疽,消疔毒,杀虫疮,却有功效耳。"

附药 蟾皮

为蟾蜍的皮。性味辛、凉;微毒。功能清热解毒,利水消胀。适用于痈疽肿毒、疳积腹胀等证。近人亦有用治喘咳痰多及肿瘤者。内服 3～6 g,煎汤。外用可剥取蟾皮,以外皮着肉贴患处。

马　钱　子
《本草纲目》

为马钱科常绿乔木植物马钱 Strychnos mux-vomica L. 及同科木质大藤本皮氏马钱（云南马钱）S. pierriana A. W. Hill 的成熟种子。马钱的种子又称番木鳖。马钱主产于印度、越南、泰国；皮氏马钱产于云南、广东海南岛等地。夏秋摘取成熟果实，取出种子，洗净附着的果肉，晒干。经炮制后入药，主要炮制方法为：① 取砂子放锅内炒热后，再放入马钱子，待马钱子炒至外面呈棕黄色并膨胀时取出。② 马钱子用水煮沸，水浸后切片晾干。③ 以麻油置锅内烧热，入马钱子炸至膨胀焦黄，取出滤净油。研末用。

别名　番木鳖

性味归经　苦，寒；有毒。归肝、脾经。

功效　通络散结，消肿定痛。

应用

1. 用于痈疽或跌打损伤肿痛。马钱子有通络散结、消肿定痛作用，青龙丸，即由马钱子、炮山甲、制僵蚕三药组成，研末米糊为丸服，可治痈疽及跌打损伤等证。亦有以本品用于局部消肿止痛者，如《医方摘要》治喉痹作痛，以之配伍山豆根、青木香等分研末吹喉。

2. 用于风湿痹痛或拘挛麻木。本品有通络止痛功效，可与麻黄、苍术、全蝎、僵蚕、乳香、没药等祛风湿、通经络药同用，以治上述病证。

此外，今临床上用治多种癌肿，虽有一定疗效，但尚在试用中。

用量用法　外用适量，研末吹喉或调涂。内服 0.3～0.9 g，作丸散服。

使用注意　本品有毒，服用过量，可引起肢体颤动、惊厥、呼吸困难，甚至昏迷等中毒症状，故须严格控制用量，注意炮制。孕妇忌服。

文献摘要

《本草纲目》："伤寒热病，咽喉痹痛，消痞块，并含之咽汁，或磨水噙咽。"

《本经逢原》："治热病喉痹作痛，和山豆根、青木香磨汁咽之。"

《本草从新》："治咽喉痹痛，消痞块。"

《医学衷中参西录》："开通经络，透达关节之力，远胜于它药。"

蛇　床　子
《本经》

为伞形科一年生草本植物蛇床 Cnidium monnieri (L.) Cusson 的果实。我国各地均产，以广东、广西、江苏、安徽等地为多。夏秋季果实成熟时割取全株，晒干，打下果实，筛净。生用。

性味归经　辛、苦，温。归肾经。

功效　温肾壮阳，散寒祛风，燥湿杀虫。

应用

1. 用于阳痿、宫冷不孕。本品有温肾壮阳功效。如三子丸，即以本品配伍五味子、菟丝子各等分研末，作蜜丸服，用治上述病症。

2. 用于寒湿带下、湿痹腰痛。本品有散寒祛风燥湿作用。如《方脉正宗》治寒湿带下方,即用本品配伍山萸肉、南五味子、车前子、香附等同用;治湿痹腰痛,可配伍桑寄生、杜仲、秦艽等益肾祛风湿药同用。

3. 用于阴部湿痒、湿疹、湿疮、疥癣。本品外用能燥湿杀虫止痒。如单用本品煎汤洗,可治阴囊湿疹;《频湖集简方》以本品一两加白矾二钱,煎汤熏洗,治妇人阴痒;又蛇床子散,用本品研末加白粉少许,和匀为丸如枣大,棉裹纳阴道中治妇人阴寒。现用本品 15 g 水煎,灌洗阴道(《江西中草药手册》),或用本品 30 g、黄柏 10 g,以甘油明胶为基质,做成 2 克重的栓剂,每日用一枚置阴道内(内蒙古《中草药新医疗法资料选编》),治滴虫性阴道炎有效。

用量用法 内服 3~10 g,煎汤服,或入丸散。外用 15~30 g,水煎洗或研末敷,也可研末做成坐药(栓剂)。

使用注意 阴虚火旺或下焦有湿热者不宜内服。

文献摘要

《本经》:"主男子阴痿湿痒,妇人阴中肿痛,除痹气,利关节,癫痫,恶疮。"

《别录》:"温中下气,令妇人子脏热,男子阴强。"

《日华子本草》:"去阴汗,湿癣,齿痛,赤白带下。煎汤浴大风身痒。"

《本草经疏》:"蛇床子苦能除湿,温能散寒,辛能润肾,甘能益脾,故能妇人男子一切虚寒湿所生病,寒湿既除,则病去身轻。性能益阳,故能已疾而又有补益也。"

露 蜂 房
《本经》

为胡蜂科昆虫大黄蜂 *Polistes mandarinus* Saussure 的巢,或连蜂蛹在内的巢。我国各地均有,南方地区尤多。随时可采。采集时烧烟熏散蜂群,然后取下蜂房,晒干或略蒸过,取出死蛹、死蜂,剪成小块。生用或炒用。

性味归经 甘,平;有毒。归胃经。

功效 攻毒,杀虫,祛风。

应用

1. 用于痈疽、瘰疬、牙痛、癣疮。露蜂房有攻毒杀虫功效,可内服,亦可外用。如《中药大辞典》引《中医杂志》方治乳痈初起,用本品焙焦黄研末,每服 3 g,日服 3 次,连服 3 到 6 日即消;治痈疽溃烂,可以本品水煎液冲洗疮口;蜂房膏,以本品配伍玄参、黄芪、蛇蜕等药熬膏外贴,治瘰疬脓水不干;《日华子本草》方,以本品煎水漱牙,治风虫牙痛;《全展选编·皮肤科》方,以之配伍蜈蚣、明矾、置瓦片上文火烤焦研末,油调外擦治头癣。

2. 用于风湿痹痛、瘾疹瘙痒。本品有祛风功效,如《乾坤生意秘韫》方,以之配伍独头蒜、百草霜外敷,治风痹疼痛;《姚僧坦集验方》以之配蝉衣内服,治瘾疹瘙痒。

此外,还可用于多种癌肿,常与全蝎、僵蚕、山慈姑等药同用。

用量用法 外用适量,研末调敷或煎水冲洗。内服煎汤 6~12 g;研末 1.5~3 g。

使用注意 气血虚弱者不宜服。

文献摘要

《别录》:"合乱发、蛇皮烧灰,以酒日服二方寸匕,治恶疽附骨痛。"

《日华子本草》:"煎水漱牙齿,止风虫疼痛。"

《本草纲目》:"露蜂房阳明药也。外科齿科及他病用之者,亦皆取其以毒攻毒,兼杀虫之功耳。"

木芙蓉叶
《本草图经》

为锦葵科植物落叶灌木或小乔木木芙蓉 Hibiscus mutabilis L.的叶(花与根也入药用)。全国各地均有分布,主产于浙江等地。夏、秋两季剪下叶片,晒干。研末用。

性味 辛,平。

功效 凉血解毒,消肿止痛。

应用 适用于痈疽肿毒、丹毒、烫伤、跌打损伤等证。单用本品研末外敷,有凉血解毒、消肿止痛之效。如治痈疽肿毒,不论已溃未溃,均可单用研末,蜜水调敷肿处四周,中间留头,干则换敷;初起者可以消肿止痛,已成者可使脓聚毒出。又以本品研末调敷丹毒、烫伤、跌打损伤等证,干则频换,亦有良效。

用量用法 外用适量,研末调敷;也可用鲜叶捣烂外敷。

使用注意 阴疽不红不肿者忌用。

文献摘要

《本草图经》:"敷贴肿毒。"

《本草纲目》:"清肺凉血,散血解毒。治一切大小痈疽肿毒恶疮,消肿排脓止痛。"

血竭
《新修本草》

为棕榈科常绿藤本植物麒麟竭 Daemonorops draco Bl.及同属植物的果实和树干渗出的树脂。主产于广东、台湾及印尼、马来西亚等地。夏季果实成熟时采集鳞片间分泌出的树脂,经加热蒸压成团;或煮果实取汁浓缩;或取茎干渗出的树脂,制为成品。用时捣碎研末。

别名 麒麟竭

性味归经 甘、咸,平。归心、肝经。

功效 外用止血生肌敛疮,内服活血散瘀止痛。

应用

1. 用于外伤出血,溃疡不敛。本品外用有止血生肌敛疮之效。治外伤出血,可单用或配伍蒲黄等分,研末外敷;治溃疡不敛,可与乳香、没药、儿茶研末外敷,即腐尽生肌散。

2. 用于跌打损伤,瘀血肿痛。本品内服能活血散瘀止痛,如七厘散,以之配伍乳香、没药、儿茶、冰片等同用,内服外敷,均有散瘀止痛功效。

此外,因本品能活血散瘀止痛,故也可用于妇女瘀血经闭、痛经、产后瘀阻腹痛,以及一切瘀血阻滞心腹刺痛等证。

用量用法 外用适量,研末敷。内服每次 1~1.5 g,入丸散。

使用注意 无瘀血者不宜服。

文献摘要

《新修本草》:"疗心腹卒痛,金疮出血,破积血,止痛,生肌。"

《海药本草》:"伤折打损,一切疼痛,血气搅刺,内伤血聚……并宜酒服。"

《日华子本草》:"敷一切恶疮疥癣久不合者。"

《本草纲目》:"散血滞诸痛。""乳香、没药虽主血病,而兼入气分,此则专入血分。"

樟 脑
《本草品汇精要》

为樟科常绿乔木樟 Cinnamomum camphora (L.) Presl 的枝、干、根、叶,经用水蒸气蒸馏法提取挥发油,再用分馏法从挥发油中提取的樟脑。樟树主产台湾、长江以南及西南。全年皆可采集,加工提取,但叶以秋冬季采者含脑量较高;树干含脑量随树龄而增长,一般选 30 年以上的老树供提制樟脑用。樟脑为半透明挥发性结晶块,常温下易挥发,应密封保存。

别名 潮脑 脑子

性味归经 辛,热;有毒。归心经。

功效 外用除湿杀虫,温散止痛;内服开窍辟秽。

应用

1. 用于疥癣、牙痛、跌打损伤。本品外用有除湿杀虫、止痒止痛功效。如樟脑散,以之配伍硫黄、川椒、枯矾为末,麻油调外用,治疥疮有脓者;《简便单方》以本品一钱、脂麻二两、花椒二钱研末,洗后涂之,治小儿头癣;《神效方》以之配朱砂各一钱,研末治牙痛,每以少许搽痛处;以樟脑酒浸外涂,治跌打损伤,可以散瘀止痛。

2. 用于神志昏迷或痧胀腹痛。本品辛香走窜,有类似冰片的芳香开窍、辟秽化浊、温散止痛等作用,故可用于上述证候。可配制成散剂或酒剂应用。如《本草正义》方以樟脑一分、没药二分、乳香三分,研末,每服二厘;《现代实用中药》方,以樟脑 10 g,高粱酒 50 ml 浸一日,溶解后,每服 1 ml,均可治痧胀腹痛,甚至昏厥。

用量用法 外用适量,研末撒或调敷。内服 0.1~0.2 g,入散剂,或用酒溶化服。

使用注意 本品有毒,内服宜慎,并当控制剂量,以防中毒。孕妇忌服。

文献摘要

《本草品汇精要》:"主杀虫,除疥癣,疗汤火疮,敌秽气。"

《本草纲目》:"通关窍,利滞气,治邪气,霍乱,心腹痛,寒湿脚气,疥癣,风瘙,龋齿,杀虫,着鞋中去脚气。"

大 风 子
《本草衍义补遗》

为大风子科常绿乔木泰国大风子树 Hydnocarpus anthelmintica Pier. 的成熟种子。我国产于台湾。印度、泰国、越南及印尼等出产较多。夏秋果实成熟时采摘,取出种子晒干。研末,或炒炭;或取油用,为大风子油。

性味 辛,热;有毒。

功效 祛风燥湿,攻毒杀虫。

应用 用于麻风、梅毒、疥癣。本品能祛风燥湿,攻毒杀虫。因辛热有毒,作用强烈,多外用。如《岭南卫生方》以大风子煅存性,加轻粉研末,麻油调涂,治麻风及梅毒;大风丹,以大风子肉配伍硫黄、雄黄、枯矾、研末油调涂,治癣痒诸疮。也有内服本品治麻风者,如《普济方》以大风子油配伍苦参末,酒糊为丸服,治大风诸癞。

用量用法 外用适量,捣敷或煅存性研末调敷。内服一次量 0.3~1.0 g。

使用注意 本品毒烈,内服宜慎,阴虚血热者忌服。又因内服本品,易致呕吐、恶心及胸腹疼痛等不良反应,甚则损伤肝肾,故勿过量或持续服用。

文献摘要

《本草纲目》:"主风癣疥癫,杨梅诸疮,攻毒杀虫。"

《本草经疏》:"味辛、苦,气热有毒。辛能散风,苦能杀虫燥湿,温热能通行经络,世人用以治大风疠疾及风癣疥癫诸疮,悉此意耳。"

木 槿 皮
《本草拾遗》

为锦葵科落叶灌木木槿 *Hibiscus syriacus* L.的根皮或茎皮。全国各地均有栽培,南方有野生,四川产者名川槿皮。夏秋剥取根皮。切片,晒干。

性味 甘、苦,凉。

功效 清热,杀虫,止痒。

应用 用于皮肤疥癣。本品清热杀虫止痒,多外用,为治皮肤疥癣良药。如《王仲勉经验方》以槿树皮为末,醋调敷治钱癣;《简便单方》以槿皮浸汁,磨雄黄擦之治癣疮。

内服可治带下泻痢等证。

用量用法 外用适量,酒浸搽擦或煎水熏洗。内服3~10 g。

使用注意 无湿热者不宜服。

文献摘要

《本草拾遗》:"止肠风泻血,痢后热渴。"

《本草纲目》:"治赤白带下,肿痛疥癣。"

《本草经疏》:"味苦气寒,清热滑利之药";"苦寒能除诸热,滑利能导积滞。"

《本草纲目拾遗》:"杀虫,为治癣良药。"

附药　土槿皮

为松科植物金钱松 *Pseudolarix kaempferi* Gord.的树皮或根皮。味辛,性温;有毒。功专杀虫止痒,治皮肤疥癣。外用适量,浸酒涂擦或研末调敷。

丝 瓜 络
《本草纲目》

为葫芦科一年生攀援草本植物丝瓜 *Luffa cylindricd* (L.) Roem.的果络(成熟果实中的维管束)。我国各地均有栽培。秋季摘取成熟果实,搓去外皮及果肉,剪去两端,去掉种子,切碎。

性味 甘,平。

功效 去风通络,解毒化痰。

应用

1.用于风湿痹痛、筋脉拘挛或胸胁疼痛,以及乳汁不通等证。本品能去风通络。治痹痛拘挛,当与桑枝、秦艽、海风藤等祛风通络药配伍;治胸胁疼痛,多与瓜蒌皮、桔梗、枳壳等宽胸理气药同用。《简便单方》以之烧存性研末酒服,可治妇女血脉壅滞,乳汁不通。

2. 用于痈疽疮肿等证。本品有解毒消肿功效。当配伍金银花、蒲公英等清热解毒药同用；也可用鲜品捣汁外涂。

3. 用于痰多咳嗽。本品能化痰止嗽。如《摄生众妙方》以之烧存性为末，枣肉为丸，温酒送服，痰多咳嗽。

用量 10～15 g。外用适量。

文献摘要

《本草纲目》："能通人脉络脏腑，而去风解毒，消肿化痰，祛痛杀虫，及治诸血病也。"

松 香
《本经》

为松科植物马尾松 Pinus massoniana Lamb.或其同属植物树干中取得的油树脂，经蒸馏除去挥发油后的遗留物。产广东、广西、福建、湖南、江西、浙江、安徽等地。夏、秋两季采收，加水蒸馏，除去杂质，研末用。

性味归经 苦、甘，温。归肝、脾、肺经。

功效 燥湿杀虫，拔毒生肌。

应用

1. 用于疥癣湿疮。松香有燥湿杀虫止痒功效。如刘涓子《鬼遗方》以之和入少量轻粉研末，油调涂擦，治疥癣湿疮；《集简方》以松香、黄丹各五钱、轻粉三钱，研细末，菜油调涂，治小儿白秃。

2. 用于痈疽疖疔。松香有拔毒生肌作用。如千捶膏，以本品粉剂 300 g，蓖麻子肉 150 g，轻粉 30 g，杏仁霜 60 g，东丹、银朱各 60 g，茶油 48 g，制成药膏，贴患处，治痈疽疖疔，能消肿止痛，拔毒去腐；《外科全书》方，以本品 30 g，乳香、没药各 15 g（焙去油），樟脑 3 g，共研细末，外掺患处，治痈疽肿毒破溃，脓水淋漓，能拔毒生肌。

此外，古方用本品内服治风湿痹痛，能祛风燥湿；近人用治久咳气喘，能止咳平喘。但内服少用，多作外用。

用量用法 外用适量，研末撒或调敷。内服每次 0.5～1.0 g，入丸散或浸酒。

使用注意 有内热实火者忌服。

文献摘要

《本经》："主痈疽恶疮，头疡白秃，疥瘙风气。"

《药性论》："杀虫，用之主耳聋；牙有蛀孔，少许咬之不落，能贴诸疮脓血，煎膏生肌止痛，祛风。"

《本草汇言》："松脂如入疡科敷贴料中，可去脓拔毒，腐秽初作或初溃者可用，如久溃脓血已尽，气虚血寒，肉泛而不敛者，用此不惟不能生新肌，反增溃烂，延流及肉，损人筋脉，不可胜言，用者当细审之。"

《本草备要》："祛风去湿，化毒杀虫。"

附注 《本经》原名松脂。

孩 儿 茶
《饮膳正要》

为豆科落叶乔木植物儿茶 Acacia catechu（L.）Willd.的枝干及心材煎汁浓缩而成，称儿茶膏、黑儿茶。产云南西双版纳傣族自治州；广西等地也有栽培。另一种为茜草科常绿藤本植物儿茶钩藤 Uncaria gambier Roxb.的带叶嫩枝煎汁浓缩而成，称方儿茶、棕儿茶。盛产印尼及中南半岛诸国。用时研细。

性味归经 苦、涩，凉。归肺经。

功效 收湿敛疮，生肌止血。

应用 用于湿疮流水、溃疡不敛、牙疳口疮、下疳，以及外伤出血等证。本品能收湿敛疮，生肌止血。如以之配伍煅龙骨、冰片、轻粉外用，可治湿疮流水；腐尽生肌散以之配伍血竭、乳香、没药等，研末外用，治疮疡不敛；《本草纲目》方以之配伍硼砂等分为末搽，治牙疳口疮；《纂要奇方》以之配伍珍珠、冰片研末外敷，治下疳；《实用正骨学》用本品配伍煅龙骨、血竭、白及等研末外敷，治外伤出血。

此外，本品内服有清肺化痰、生津、止血、止泻等功效，可治肺热咳嗽、暑热伤津口渴、内伤出血，以及泻痢不止等证，但近代临床上用作内服者甚少。

用量用法 外用适量，研末撒或调敷。内服 0.1~1 g，入丸散。

文献摘要

《饮膳正要》："去痰热，止渴，利小便，消食下气，清神少睡。"

《本草纲目》："清上膈热，化痰生津，涂金疮、一切诸疮，生肌定痛，止血，收湿。"

《本草求真》："味苦微涩，性凉无毒，功专清上膈热，化痰生津，收湿，凉血，生肌，凡一切口疮喉痹，时行瘟瘴，烦躁口渴，并一切吐血、衄血、便血、尿血、血痢及妇人崩淋，经血不止，阴疳痔肿者，服之立能见效。"

瓦 楞 子
《别录》

为软体动物蚶科泥蚶 Arca granosa L. 和毛蚶 A. subcrenata Lischke. 或魁蚶 A. inflata Reeve 的贝壳。主产于浙江、江苏、山东、广东及辽宁等地的海滨地带。当涨潮时被冲到海滩上，退潮时拾取洗净，入沸水中略煮，去肉留壳，干燥。碾碎或碾粉，或煅碎入药。

性味归经 咸，平。归肺、胃、肝经。

功效 消痰化瘀，软坚散结。

应用

1. 用于瘰疬、瘿瘤等证。本品有消痰软坚之功，常与海藻、昆布等配伍，以治上述病证，如含化丸。

2. 用于癥瘕痞块。本品能化瘀散结以消痞块，可单用煅、醋淬为丸服，即瓦楞子丸；也可与行气活血、散结消痞的莪术、三棱、鳖甲等配成复方应用。近年来也有用于肝脾肿大及消化道肿瘤者。

此外，煅用可治胃痛吐酸，有制酸止痛功效，可与乌贼骨、陈皮等配伍，研末服。

用量用法 10~30 g，宜久煎。研末服每次 1~3 g。消痰散结宜生用，制酸止痛宜煅用。

文献摘要

《日华子本草》："烧过醋淬，醋丸服，治一切血气，冷气，癥癖。"

《丹溪心法》："能消血块，次消痰。"

《医林纂要》："去一切痰积，血积，气块，破癥瘕，攻瘰疬。"

《山东中草药手册》："制酸止痛，治溃疡病。"

附注 《别录》原名魁蛤。

守 宫
《本草纲目》

为壁虎科动物无蹼壁虎 *Gekko suinhouna* Günther 或其他几种壁虎的全体。产江苏、浙江、安徽等地。夏、秋两季捕捉烘干。

别名 天龙 壁虎

性味 咸,寒;有小毒。

功效 散结止痛,祛风定惊。

应用

1. 用于瘰疬、痈疮、癌肿。本品有散结止痛之功。用于瘰疬,可以单用研末服,也可与昆布、海藻、牡蛎、元参等配伍应用;对于痈疮作痛,《医方摘要》用本品研末油调敷之,有消肿止痛作用;近人用治食道癌,每日用壁虎一条,米适量炒至焦黄,研成细粉,分二三次以少量黄酒调服,有一定疗效。

2. 用于风痹疼痛、瘫痪、破伤风、惊痫。本品有祛风定惊之效。如《医学正传》方,以之与乳香、没药、御米壳等同用,治痛痹瘫痪;《圣惠方》以之配伍白附子、天南星等药为丸服,治破伤风角弓反张,筋脉拘急,口噤;用治惊痫,可配伍朱砂、全蝎等药应用。

用量用法 外用适量,研末调敷。内服,煎汤 2~5 g;研末吞服,每次 1~1.5 g。

使用注意 血虚气弱者不宜服。

文献摘要

《本草纲目》:"治中风瘫痪,手足不举,或疠节风,及风痰惊痫,小儿疳痢,血积成痞,厉风瘰疬;疗蝎螫。"

《四川中药志》:"驱风,破血积包块,治肿瘤。"

附 篇

主要本草著作简介

(一) 神农本草经

《神农本草经》,简称《本经》,是我国现存最早的一部药学专著。其著作年代及作者问题,由于《帝王世纪》有"炎帝神农氏……尝味草木,宜药疗疾,著本草四卷"之说,故使人认为《本经》作者是神农。如北齐颜之推《家训》即谓"本神农所述"。但神农在历史上是传说中的人物,况神农时代,尚未有文字,因此不能认为是神农所著。据梁代陶弘景在《本草经集注》序中谓:"本经所出郡县,乃后汉时制,疑系仲景、元化等所记。"宋代掌禹锡在《嘉祐补注本草》序中谓:"上世未著文字,师学相传,谓之本草。两汉以来名医益众,张机、华佗辈始因古学,附以新说,通为编述,《本经》由是见于经录。"南宋王应麟在《困学纪闻》中谓:"神农作本草非也。三五之世,朴略之风,史氏不繁,纪录无见。斯实后医工知草木之性,托名炎帝耳。"近代梁启超在《古书真伪及其年代》中说:"此书在东汉三国间已有之,至宋、齐间则已立规模矣。著者之姓名虽不能确指,著者之年代则不出东汉末讫宋、齐之间。"故现代学者,一般都认为《本经》为东汉末年(约公元 200 年)之作品,非一人之手笔,是集体所创作,而托名于神农。正如《淮南子·修务训》所说"世俗之人,多尊古而贱今,故为道者必托之于神农、黄帝,而后始能入说",所以《本经》上冠以神农二字,亦即此故。

《本经》载药 365 种,其中有植物药 252 种,动物药 67 种,矿物药 46 种(此据顾观光辑本统计之数,其他各本,互有出入)。根据药物的性能和使用目的,分为上、中、下三品。上品 120 种,无毒。大多属于滋补强壮之品,如人参、甘草、地黄、大枣等,可以久服。中品 120 种,无毒或有毒,其中有的能补虚扶弱,如百合、当归、龙眼、鹿茸等;有的能祛邪抗病,如黄连、麻黄、白芷、黄芩等。下品 125 种,有毒者多,能祛邪破积,如大黄、乌头、甘遂、巴豆等,不可久服。

《本经》对每味药所记载的内容,有性味、主治、异名及生长环境,如"当归味甘温,主咳逆上气,温疟寒热洗洗在皮肤中,妇人漏下,绝子,诸恶疮疡金疮,煮饮之。一名干归。生川谷"。这些内容以当时的水平来衡量,是比较切实的。

《本经》不仅记载着 365 种药的性味、主治等内容,还在其《序录》中简要地提出"药有酸咸甘苦辛五味,又有寒热温凉四气及有毒无毒""疗寒以热药,疗热以寒药,饮食不消以吐下药……各随其所宜"等基本理论及用药原则。并总结了"药有君臣佐使""有单行者,有相须者,有相使者,有相畏者,有相恶者,有相反者,有相杀者"等药物配伍方法。为了保证药物质量,还指出要注意药物的产地,采集药物的时间、方法、真伪。制成各种剂型,要随药性而定。用毒药应从小剂量开始,随病情的发展而递增。服药时间应按病位所在确定在食前、食后或早晨、睡前服药。如此等等,对临床用药都有一定的指导意义。

《本经》是汉以前劳动人民在实践中所积累的用药经验的总结,它将药物分为上、中、下三品,是中药学按功用分类之始。它所述的药物主治大部分是正确的,有一定的科学价值。如水银治疥疮,麻黄平喘,常山治疟,黄连治痢,牛膝治堕胎,海藻治瘿瘤等。不但确有实效,而且有一些还是世界上最早的记载。如用水银治皮肤疾病,要比阿拉伯和印度早 500~800 年。

《本经》的问世,对我国药学的发展影响很大。历史上具有代表性的几部《本草》,如《本草经集注》、《新修本草》、《证类本草》、《本草纲目》等,都渊源于《本经》而发展起来的。但由于历史条件的限制,其中未免掺杂了少数荒诞不稽之说。如朴消"炼饵服之,轻身神仙",太一余粮"久服轻身飞行千里神仙",泽泻"久服能行水上",水银"久服神仙不死"等。这些唯心之说,与当时迷信方士(《辞海》1979 年版方士条:"中国古代好讲神仙方术的人")有一定的关系。对此,当本着去芜取精的精神,批判地继承其正确的内容。

《本经》原本早已散佚。现所见者,大多是从《证类本草》、《本草纲目》等书所引用的《本经》内容而辑成的。由于重辑者的着眼点和取材不同,因而各种辑本的形式和某些内容有一定的差异。常见的辑本有:

1. 卢复辑《神农本经》三卷(公元 1602—1616 年,明万历三十~四十四年)。是从《证类本草》和《本草纲目》中摘出所引的《本经》原文编辑而成。

2. 孙星衍、孙冯翼同辑《神农本草经》三卷(公元 1799 年,清嘉庆四年)。是从《证类本草》上的白字辑出。并在每条正文之后,引用了《吴普本草》、《名医别录》、《淮南子》、《抱朴子》、《太平御览》、《尔雅》、《说文》等古书,详加考证,引证翔实,资料丰富,是较好的一种辑本。

3. 顾观光辑《神农本草经》四卷(公元 1844 年,清道光二十四年)此书分序录、上品、中品、下品四部分。药品次序是依照《本草纲目》卷二所载《神农本草经》目录排列的。经文均依《证类本草》。唐、宋类书所引有出于《证类本草》之外的,也一并辑入。

4. 森立之(日本人)辑《神农本草》四卷(公元 1854 年,日本嘉永七年,清咸丰四年)。依据《千金方》、《医心方》、《唐本草》、《证类本草》、《本草和名》等重辑而成。别作"考异",附之于后。

5. 王闿运辑《神农本草经》三卷(公元 1885 年,清光绪十一年)。是从《证类本草》辑出。王氏对医学和考据学都不是内行,所以此书内容是比较草率的。

6. 姜国伊辑《神农本经》一册,未分卷(公元 1892 年,清光绪十八年)。是根据《本草纲目》等辑成。

上述六种辑本,以孙、顾的辑本流行较广。这些辑本经重辑者的研究考证,基本上已接近原来的面目。

(二) 本草经集注

《本草经集注》(公元 480—498 年)是南北朝梁代陶弘景所编著。

陶氏认为《本经》自"魏晋以来,吴普、李当之等更复损益,或五百九十五,或四百四十一,或三百一十九,或三品混糅,冷热舛错,草石不分,虫兽无辨,且所主治,互有得失,医家不能备见"等问题,于是给予整理、作注。又从《名医别录》中选取 365 种药与《本经》合编,用红、黑二色分别写《本经》与《别录》的内容,名之为《本草经集注》。

本书共 7 卷,载药 730 种,分玉石、草木、虫兽、果、菜、米食、有名未用 7 类,这是药物分类的一个进步,但每类之中仍分三品。又创"诸病通用药",如治风通用药有防风、防己、秦艽、芎䓖等,治黄疸通用药有茵陈、栀子、紫草等。这对临床选择用药,有很大的助益。对药物的产地、采集时间、炮制、用量、服法、药品真伪等与疗效的关系,均有所论述。本书问世后有很大的影响,唐代的《新修本草》就是在此书基础上补充修订而成的。

本书原书已佚,现仅存有敦煌石室所藏的残本。但原书中的主要内容,还可从《证类本草》和《本草纲目》之中见到。

(三) 新 修 本 草

《新修本草》(公元 657—659 年,唐显庆二~四年)是苏敬等所编著。世称《唐本草》。

唐代的文化,在当时是居于世界文化的前列,医药亦属文化的一种,当然也不例外。就药物而言,品种不断增加,内容日益丰富。而当时医家奉为用药指南的《本草经集注》,在内容方面存在着"闻见阙于殊方……诠释拘于独学……秋采榆人,冬收云实。谬粱米之黄白,混荆子之牡蔓。异繁蒌于鸡肠,合由跋于鸢尾。防葵狼毒,妄曰同根;钩吻黄精,引为连类。铅锡莫辨,橙柚不分"等问题。而此后之医家,"更相祖述,罕能厘改","承疑行妄,曾无有觉"。这些存在问题,如不解决,势必以误传讹。因此,苏敬于唐显庆二年表请修定本草,得到唐高宗的批准,并命李勣等组织二十二人修定,实际上是由苏敬负责。于显庆四年修定完毕,名曰《新修本草》。这是世界上最早的一部药典。它比世界上有名的欧洲纽伦堡药典要早 800 余年。

本书有本草20卷,目录1卷,又有药图25卷,图经7卷,计53卷。载药844种,比《本草经集注》增加114种。所增加的药物中,有一部分外来药品,如安息香、龙脑香、胡椒、诃黎勒、底野迦(鸦片制品)等。分玉石、草、木、人、兽禽、虫、鱼、果、菜、米谷、有名未用11类。

本书在编写中对《本经》保存原貌,同时在学术上能采纳群众意见,做到"上禀神规,下询众议"。收集的资料范围比较广泛,"普颁天下,营求药物,羽毛鳞介,无远不臻;根茎花实,有名咸萃"。对药物的功用,详细探讨,多方考订,做到"详探秘要,博综方术。《本经》虽阙,有验必书;《别录》虽存,无稽必正。考其同异,择其去取"。从而改变辗转抄录的编书陋习,其学术性是较强的。本书有文、有图,图文对照,便于学者学习。这种编写方法,开创了药学著作的先例。所以唐朝政府规定为学医者必读之书。它对我国药学的发展起有推动作用,流传达300年之久,直到宋代的《开宝本草》问世后才代替了它在医药界的位置。在国外也有一定的影响。如公元713年日本就有此书的传抄本。日本律令《延喜式》记载:"凡医生皆读苏敬新修本草。""凡读医经者,《太素》限四百六十日,《新修本草》三百一十日。"这也说明本书对日本医药事业影响之深远了。

本书原著已不全,现仅有本草部分残卷的影印本;但原书的主要内容,还可从《证类本草》、《本草纲目》中见到。现有复辑本问世,名之曰《唐·新修本草》。

(四)本 草 拾 遗

《本草拾遗》(公元741年,唐开元二十九年)是陈藏器所编著。

陈氏认为《本经》问世以后,虽有陶弘景、苏敬等注解、修订、补充,但还有被遗漏而未载于本草的药品。"故别为序录一卷;拾遗六卷,解纷三卷,总曰《本草拾遗》,共十卷"。

本书原著早已散佚,但从《证类本草》中看,引用本书所载的药物就有447种之多。《本草纲目》引用诸家本草的药物,也以引用本书所载的药物为多,有368种。

本书编著成功,进一步充实了本草的内容,对医药学的发展有一定的贡献。所以李时珍对其极为推崇,评价它说:"其所著述,博极群书,精核物类,订绳谬误,搜罗幽隐,自本草以来,一人而已。"

(五)蜀 本 草

《蜀本草》(公元935—960年,五代后蜀明德二年~广政二十三年间)是韩保昇等编著。

本书是五代后蜀之主孟昶命翰林学士韩保昇等,将《新修本草》增补注释,尤其是对药物图形的解说,更详于以前的本草。计有20卷。本书基本内容是在《新修本草》的基础上重新增补扩大而成。而《新修本草》是英国公李勣负责修定的,故本书原名《重广英公本草》。韩氏精于医药,正如《古今医统大全·历世圣贤名医姓氏》云:"韩保昇精医,详察药品,释本草甚功。所以深知药性,施药辄神效。"故后人编本草时常引用本书的内容。

本书原本已经散佚,其内容还可从《证类本草》、《本草纲目》中见到。

(六)日华子诸家本草

《日华子诸家本草》,简称《日华子本草》或《日华本草》。著作年代不详。本书的作者,据宋代的掌禹锡说本书是:"国初开宝中四明人撰,不著姓氏,但云日华子大明序集诸家本草近世所用药,各以寒、温、性、味、华、实、虫、兽为类,其言功用甚悉,凡廿卷。"明代李时珍认为《千家姓》有大姓,"日华子盖姓大名明也",故本书又称为《大明本草》。

据上所述,可知本书是将诸家本草结合当时所常用的药物编纂而成。对每药的性状、功用序述比较全面。本书早已散佚,但其内容,还可从《证类本草》、《本草纲目》中见到。

(七)开 宝 本 草

《开宝本草》(公元973—974年,宋开宝六~七年)是刘翰、马志等编著。

自《新修本草》问世后,历 300 余年,由于社会的发展,药品数量的增加,该书已不适应形势的需要。因此,宋开宝六年诏刘翰、马志等九人取《新修本草》、《蜀本草》加以详校,参以《本草拾遗》,"刊正别名,增益品目"。计 20 卷。名曰《开宝新详定本草》。翌年又进行重修增加品种,订正分类。收载新旧药物 983 种,共 21 卷。名曰《开宝重定本草》。

本书早已散佚,但其内容还可从《证类本草》、《本草纲目》中见到。

(八) 嘉祐补注本草、本草图经

《嘉祐补注本草》(公元 1057—1060 年,宋嘉祐二~五年),简称《嘉祐本草》,是掌禹锡、林亿、苏颂等编著。

本书是掌禹锡、林亿、苏颂等奉命以《开宝重定本草》为蓝本,参以诸家本草及经史百家所载的药学知识,并搜罗为当时医家所常用而未载于本草的药物,以补充其内容并作注解。共载新旧药品 1 082 种,比《开宝本草》增加 99 种。共分 21 卷。

《本草图经》(公元 1058—1061 年,宋嘉祐三~六年)是苏颂编著。

本书的编著是鉴于唐代《新修本草》中的"图经"和"药图"已经散佚,加之新药品种日益增多,真伪难辨。因此,当时的政府下令各地,将该地所产药物,一律绘图,并注明开花、结实、收采季节以及功用。如系进口者,询问关税机关和客商,辨清来源,取一二枚或一二两作样品,派人送京,供绘图之用。所有资料,由苏颂加以编辑,共 21 卷。名曰《本草图经》,亦图《图经本草》。本书考证详明,是其所长,但亦有所短。正如李时珍对其评价说:"考证详明,颇有发挥,但图与说异,两不相应,或有图无说,或有物失图,或说是图非……亦其小小疏漏耳。"

《嘉祐本草》和《本草图经》原各自刊行。四川阆中医生陈承"尝患二书传者不博,而学者不兼有也,乃合为一,又附以古今论说,与己所见闻,列为 23 卷,名曰《重广补注神农本草并图经》"。然而无论是各自刊行本或陈氏的合订本,均早已散佚,但主要内容还可从《证类本草》、《本草纲目》中见到。

(九) 经史证类备急本草

《经史证类备急本草》(公元 1082 年,宋元丰五年)简称《证类本草》,是唐慎微编著。

唐氏鉴于《嘉祐本草》、《本草图经》问世以后,"而世之医师方家,田父里妪,犹时有以单方异品,效见奇捷,而前书不载,世未知者"。所以他除了系统地集录自《神农本草经》以下唐宋各家医药名著外,还收辑"经史传记""佛书道藏"等书中有关药物的资料,编为 30 卷,载药 1 558 种,附方 3 000 余首,有图和炮制方法。因此,本书可称是集宋以前本草学之大成。在明代《本草纲目》问世之前 500 多年时间,一直是研究本草学的重要文献。它取材广泛,故后世有许多已经失传或散佚的古书,可从其引文中略窥梗概。所以李时珍对它的评价是:"使诸家本草及各药单方,垂之千古,不致沦没者,皆其功也。"它不但具有很高的学术价值和实用价值,而且还具有很大的文献价值。

本书在宋代曾几次修订,在大观二年(公元 1108 年)经医官艾晟等重修之后,被作为官定本而刊行,遂改名为《经史证类大观本草》。至政和六年(公元 1116 年),又经医官曹孝忠重加校订,再次改名为《政和新修证类备用本草》。绍兴二十九年(公元 1159 年)又作校定,名为《绍兴校定经史证类备急本草》。后于淳祐九年(公元 1249 年),有平阳张存惠将寇宗奭的《本草衍义》随文散入书中,作为增订,因又改名为《重修政和经史证类备用本草》。

(十) 本 草 衍 义

《本草衍义》(公元 1116 年,宋政和六年)是寇宗奭编著。

寇氏编著此书的目的和方法正如他在本书序录中所说"本草二部,其间撰著之人,或执用已私,失于商校,致使学者检据之间,不得无惑。今则并考诸家之说参之实事,有未尽厥理者,衍之以臻其理。隐避不断者,伸之以见其情。文简误脱者,证之以明其义。讳避而易名者,原之以存其名。使是非归一,治疗有源,检用之际,晓然无惑。是以搜求访缉者十有余年"编成此书。计20卷,载药472种。

本书把本草所载药物的功用、效验,作了补充,品种作了鉴别。他还强调了要按年龄老少,体质强弱,疾病新久等决定药量。这在临床上很有意义。所以李时珍评之曰:"参考事实,核其情理,援引辨证,发明良多。东垣、丹溪诸公亦多尊信之。"

(十一)珍 珠 囊

《珍珠囊》(公元1186年,宋淳熙十三年,金大定二十六年)是张元素编著。

本书1卷,药100味。对药物的气味、升降浮沉、归经、补泻,均有所述。李时珍称之为"深阐轩岐秘奥,参悟天人幽微,言古方新病不相能,自成家法,辨药性之气味、阴阳、厚薄、升降、浮沉、补泻、六气、十二经及随证用药之法,立为主治秘诀心法要旨,谓之《珍珠囊》,大扬医理,《灵素》之下,一人而已"。本书原著久已散佚,但其内容,尚可见于《本草纲目》、《济生拔萃》等书中。张氏弟子李杲(东垣)所著之《用药法象》;再传弟子王好古所著之《汤液本草》皆渊源于本书。

(十二)本草品汇精要

《本草品汇精要》(公元1505年,明弘治十八年)是刘文泰等撰辑。

唐宋两朝都有官修的本草,明代弘治朝亦思作此举,故敕命刘文泰撰辑本书。

本书所录药目,生要是取材于《本经》、《别录》、《本草拾遗》以及唐、宋本草。计分玉石、草、木、人、兽、禽、虫鱼、果、米谷、菜等十部。每部所载药品,按《本经》之例,分上、中、下三品,共载新旧药品1815种,计四十二卷。每部各药名下,首先朱书《本经》,次以墨书《别录》的内容;再次又分名、苗、地、时、收、用、质、色、味、性、气、臭、主、行、助、反、制、治、合、禁、代、忌、解、膺廿四项(廿四项非每药悉具),分别序述每药的异名、产地、采集、色质、制法、性味、功效、主治、配伍、禁忌、真伪等。各项的注释,都根据历代本草所述;其据诸家的注释而"不须逐一详名"者,题曰"别录"(非《名医别录》);对其近代用效而众论佥同,旧本欠发挥者,另加注解,则题曰"谨按"。

本书的优点是分项精确,叙述简明,使读者能有系统地了解每一种药物;其缺点是主要材料摘自历代本草,而不是作者从实际观察研究出来的论断,所以虽有增补,但发明不多。

本书撰辑成功,因明孝宗逝世,稿存内府而未刊行。其成书年代早于《本草纲目》,因未刊印流传,故在医药学史上未发生什么影响;但从中药发展史来看,对本书应予以重视。

本书有明代的绘写本及清代的重抄本。北京图书馆有残存的清代重抄本13册。至于明代的绘写本和清代重抄本的其余部分,是否存在,尚待查考。现所见到的是商务印书馆据散失前的清代重抄本晒蓝底本排版重印而发行者。

(十三)本 草 蒙 筌

《本草蒙筌》(公元1565年,明嘉靖四十四年)是陈嘉谟编著。

陈氏鉴于当时所流行的几部《本草》不能适合他授徒的需要,正如他在本书的自序中说:"如《大观》(即《大观本草》)则意重而寡要;如《集要》(《本草集要》公元1495年,明弘治八年,王纶编著)则词简不赅;至于《会编》(《本草会编》在公元1523—1528年,明嘉靖二~七年,汪机编著),喜其详略相因,工极精密矣,惜又杂采诸家而讫无的敢之论,均未足以语完书也。"因此,他在《本草集要》等书的基础上吸取诸家之长,结合自己的体会,加以修订,计12卷。经7年时间,五易其稿而成。

本书内容有药物的产地、采集时间、品种鉴别、炮制方法、药性四气五味、升降浮沉、归经及七情、服法等。其体裁是按声律写成对偶句,以便记诵。所以李时珍对本书的评价是:"颇有发明,便于初学,名曰蒙筌,诚称其实。"

(十四) 本 草 纲 目

《本草纲目》(公元1578年,明万历六年)是李时珍编著。

李氏认为"本草一书,历代都有著述,但其中舛谬差讹,遗漏不可枚数"。因此,"奋编摩之志",用三十年的时间,以《证类本草》为基础,参考历代本草、医籍方书、经史百家和有关书籍八百余种,使"复者芟之,阙者缉之,讹者绳之",结合自己在实践中的体会,于1578年编成《本草纲目》。

本书的特点是:"振纲分目""纲目分明"。分52卷。列水、火、土、金石、草、谷、菜、果、木、服器、虫、鳞、禽、兽、人16部(纲),每部又分若干类,共60类(目)。每类下列出该类所属药物。载药1 892种(其中新药370余种),附方11 096首,附图1 160幅。正方以前,先列实物图谱,次序"百病主治药",然后依纲分目序述各种药物的"释名"(注明该药的别名)、"集解"(说明药物的产地、形态和采集法)、"气味"、"主治"、"修治"(阐述炮制方法)、"发明"(分析药物的性味功用)、"正讹"(纠正旧本草的错误)、"附方"等项。论述范围广泛,内容非常丰富。

本书是一部伟大的药学巨著,在历史上有重大的贡献:

1. 总结了16世纪以前中国人民用药的经验和知识。首先是整理了历代诸家本草所载的药物,每药"发明"一项,其内容就是集前人和他自己对药性的论述及用药的经验。每味药后"附方"其目的是指明各种药的用法并证实其效用。这些附方的来源,不单是从医方中得来,有许多是民间验方。李氏整理了旧有药物;更增加了许多新药,如三七、山奈、半边莲、淡竹叶、紫花地丁、曼陀罗花等。此外,还将药物的炮制、鉴别、培植等知识充实到本书之中。内容非常丰富,故王世贞在本书的序言中称之"博而不繁,详而有要"。在医药学史上有承先启后的作用。

2. 以实事求是的科学态度,批判地继承前人对药物功用的论述。例如他说"水银乃至阴之精,禀沉著之性……入骨钻筋,绝阳蚀脑,阴毒之物,无似之者。而大明言其无毒,《本经》言其'久服神仙',甄权言其还丹元母,《抱朴子》以为长生之药。六朝以下贪生者服食,致成废笃,而丧厥躯,不知若干人矣。方士固不足道,本草其可妄言哉。水银但不可食尔,而其治病之功不可掩也。"这说明他对药物作用的认识,比前人是进步的、科学的。这对迷信于方士的炼丹术而求长生不死的人,是"当头棒喝"。

3. 本书的分类,是一大进步。例如:本书有"草"这一大类,分为十小类,其中芳草、毒草、蔓草、苔草等,是以性能、形态来区别;山草、隰草、水草、石草等,是以植物生长环境来区别。这一分类法是比较科学的。李氏还采取了"析族区类"的方法。如大戟、甘遂、泽漆、草茵茹、续随子的茎中都有白汁的(植物分类都属大戟科)排列在一起,这与现代植物学是符合的。本书比西方植物分类学的创始人林奈(1707—1778年,瑞典博物学家)在1735年出版的,仅有12页的《自然系统》,要早出半个世纪,内容也丰富得多。李氏在16世纪就能按科学原则,把各种植物加以比较系统、明晰的分类,可以说是一项了不起的成就。他如动物药、矿物药的分类,也都有一定的科学性。他对过去本草分类有错误的,通过实物对证,予以纠正,消除了许多药物互混的现象。

4. 李氏鉴于过去有些医药书籍的作者,是辗转传抄,纸上猜度而编成,难免谬误之处,这样会贻误后学。因而他旅行于湘、鄂、赣、苏、皖等省,向群众学习,向内行学习。再经自己的实践,从药物采、种、制、用等方面积累了许多第一手资料,充实到本书之中。

5. 本书问世后,不但国内广为流传,对国外也有很大影响。日本学者林罗山(名信胜或名林道春)就已于1607年(日本庆长十二年)从商埠长崎得到一部本书的明刊本,献给幕府首脑德川家康。这是《本草纲目》传入日本的最早记录。此书传到日本后,很快引起医药界人士的重视,把它当作重要参考书和教科书。1637年(日本宽永十四年)日本首次出现了《本草纲目》的翻刻本。本书在18世纪起曾被部分节译成法文、英文和德文等,而在本世纪上半叶被全部译成日文。

总之,本书编著于16世纪,在当时的社会条件下,能编著出这样一部伟大的巨著,直到现在还有实用价值,这是李时珍的伟大功绩。

（十五）本草汇言

《本草汇言》（公元1624年，明天启四年）是倪朱谟编等。

倪氏编著本书时，取材于历代主要的本草，如《本经》、《别录》、《唐本草》、《开宝本草》、《本草纲目》等40余种，兼收并列，"更加甄罗补订，删繁去冗"而成。计20卷。在编著过程中，作者"周游省直，于都邑市廛，幽严隐谷之间，遍访耆宿，登堂请益，采其昔所未详，今所屡验者，一一核载"。书中所收方剂，"必见诸古本有据，时贤有验者，方敢信从"。对方士的一切荒诞之谈能误人性命者，概弃之不录。本书对学医者有其实用价值。当时对之评价较高，如《浙江通志》称之曰："倪朱谟……集历代本草书，穷搜博询，辨疑证误，考订极其详核，名之曰《本草汇言》……行于世，世谓李之《本草纲目》得其详，此得其要，可并垺云。"

（十六）神农本草经疏

《神农本草经疏》（公元1625年，明天启五年），简称《本草经疏》是缪希雍编著。

缪氏在《梓行〈本草经疏〉题辞》中说："药性之道，具在本草，虽代有哲匠演其奥义，然去古弥远，寖失其旨"，因此，以《本经》为主，参以《别录》以后诸家本草以作注疏。计30卷，其中有论文30余首，"备列七方十剂及古人用药之要"。载药490味，分玉石、草、木、人、兽、禽、虫、鱼、果、米谷、菜等类。每味药列有"疏""主治参互""简误"等项。

本书是以注疏《本经》为主的著作。其特点，正如缪氏在本书自序中说"据经以疏义，缘义以致用，参互以尽其详，简误以防其失"，是有其独到之处的，直到清代才被医家重视。

（十七）本草备要（附：《本草从新》）

《本草备要》（公元1694年，清康熙三十三年）是汪昂编著。

汪氏认为古今本草有数百家之多，内容精详者，莫如《本草纲目》"考究渊博，指示周明"，但是它"卷帙浩繁，卒难究殚……携取为难，备则备矣，而未能要也"。而《明医指掌》中的药性歌，便于"初学之诵习，要则要矣，而未能备也"。再如《本草蒙筌》、《本草经疏》也都是当时学医者常读之书，但《本草蒙筌》"文拘对偶，辞太繁缛，而阙略尚多"。《本草经疏》的药物"未暇详地道，明制治，辨真赝，解处偶有傅会，常品时多芟黜"。这些都是美中不足之处。因此，从诸家本草中取适用者400余味，对每味药说明其性味、归经、功用、主治。"而以土产、修治、畏恶附于后，以十剂宣、通、补、泻冠于前。既著其功，亦明其过。使人开卷了然"。并附有药图400余幅，编为4卷。本书既备有常用之药，又突出这些药的使用要点，故订名为《本草备要》。问世之后，颇受初学者之欢迎。

〔附〕《本草从新》（公元1757年，清乾隆二十二年），吴仪洛编著。吴氏认为《本草备要》问世后颇受初学者欢迎，但该书作者汪氏"本非岐黄家，不临证而专信前人，杂采诸说，无所折中，未免有承误之失"。因此，将《本草备要》加以重订，补充一些新的内容，故订名曰《本草从新》。共6卷，载药720种。此书问世后，颇受医家称许，认为切合实用，直到现在还有一定的参考价值。

（十八）本经逢原

《本经逢原》（公元1695年，清康熙三十四年）是张璐编著。

张氏鉴于《本经》中载药不多，而且有些药物已很少使用，或已失传；另一方面是有些常用之药其中缺如。因此，张氏将《本经》作了适当的删节与补充，并据经文加以引申发明。凡性味、效用、诸家治法以及药物真伪优劣的鉴别，都扼要地作了叙述，其目的是使学者易于领会《本经》的要点。全书4卷，载药700余味。本书在当时来说，不仅是阐发《本经》，而且是指导初学者临床用药的一部药物学。

（十九）本草纲目拾遗

《本草纲目拾遗》（公元1765年，清乾隆三十年）是赵学敏编著。

本书是在《本草纲目》刊行 100 余年之后编著的。其目的是拾《本草纲目》之遗。全书共 10 卷,载药 921 种,其中《本草纲目》未收载的有 716 种,绝大部分是民间药,如冬虫夏草、鸦胆子、太子参等,还有一些外来药品,如金鸡勒(奎林)、日精油、香草、臭草等。本书除拾《本草纲目》之遗以外,并对《纲目》所载药物备而不详的,加以补充,错误处给予订正。本书体例与《纲目》相似,除未列入部外,另加藤、花两类,并把"金石"部分为两部。

本书是继李时珍《本草纲目》后,对药学的再一次总结。

(二十)本 草 求 真

《本草求真》(公元 1769 年,清乾隆三十四年)是黄宫绣编著。

黄氏认为诸家本草,对药物的形质气味,证治功能,虽然备载,但还存在着"理道不明,意义不疏……况有补不实指,泻不直说,或以隔一隔二以为附会,反借巧说以为虚喝,义虽可通,意难即悟"等问题。因此,他将"往昔诸书,细加考订",阐明意义,删除牵强附会之说,而成此书。分上、下两编,上编 7 卷,载药 520 种,按品性分为补、涩、散、泻、血、杂、食物 7 类,每类又各分若干子目。对每种药物,分述其气味、功能、禁忌、配伍和制法等,下编 3 卷,就药物与脏腑病症之关系,六淫偏胜之所宜,作了扼要的介绍。

本书之特点,正如作者在本书的凡例中说"余尚论药性,每从实处追求,既不泥古以薄今,复不厚今以废古,惟求理与病符,药与病对",这种求实精神,是非常可贵的。

(二十一)本 草 正 义

《本草正义》(公元 1920 年)是张山雷编著。

本书是张氏在兰溪中医学校任教时所编之教材。书中分草、木、果、蔬、金、石、鸟、兽、虫、鱼、人等类。每味药名之下,首列《本经》、《别录》原文,下列诸项有:"正义",是阐述原文之义。"广义",是《本经》、《别录》以后各家论药之功用。"发明",是张氏自己对该药的见解。还有"正讹"一项,是纠正诸家论药不切之说。本书内容,有其独到之处,可资参考。

本书有兰溪中医学校的油印本,还有 1932 年的排印本。此外,其内容还可从陈存仁主编的《中国药学大辞典》和江苏新医学院编的《中药大辞典》有关条目中见到。

[按] 清代张德裕曾辑有《本草正义》一书,于道光八年(1828 年)刊行,与本书名同实异,不能相混。

主要参考文献

1. 顾观光辑《神农本草经》人民卫生出版社影印本
2. 苏敬等撰《新修本草》(残卷)上海卫生出版社影印本
3. 唐慎微撰,张存惠增订《重修政和经史证类备用本草》人民卫生出版社影印本
4. 刘文泰等撰辑《本草品汇精要》商务印书馆出版
5. 李时珍《本草纲目》人民卫生出版社影印本
6. 冈西为人《宋以前医籍考》人民卫生出版社
7. 丹波元胤《中国医籍考》人民卫生出版社
8. 张寿颐《本草正义》兰溪中医学校油印本
9. 陈邦贤《中国医学史》商务印书馆 1957 年版
10. 龙伯坚《现存本草书录》人民卫生出版社
11. 北京中医学院《中药简史》科学出版社
12. 钟毅《李时珍与本草纲目》上海人民出版社
13. 北京中医学院等《中国医学史》上海科学技术出版社
14. 成都中医学院等《中药学》上海科学技术出版社
15. 南京中医学院《中药学讲义》
16. 北京中医学院《中药学》
17. 夏征农等《辞海》上海辞书出版社
18. 潘吉星《关于李时珍〈本草纲目〉外文译本的几个问题》,中医杂志,3:62,1980 年
19. 王筠默《本草经集注与证类本草》,浙江中医杂志,4:105,1980 年

引用方剂索引

凡由单味药组成的方剂,在正文中已经写明,不再列入索引。

一 画

一服散(《世医得效方》)
乌梅 罂粟壳 半夏 杏仁 阿胶 苏叶 生姜 甘草
主治 肺虚久咳。

二 画

二气汤(《圣济总录》)
牵牛子 甘遂
主治 水肿腹满。

二仙散(《卫生宝鉴》)
白矾 黄丹
主治 疔肿恶疮。

二冬膏(《张氏医通》)
麦冬 天冬 蜂蜜
主治 肺胃燥热,咳嗽痰黏。

二圣散(《济生方》)
胆矾 白僵蚕
主治 缠喉风、急喉痹。

二母散(《医方考》)
知母 贝母
主治 肺热咳嗽,或阴虚燥咳痰稠者。

二至丸(《证治准绳》)
女贞子 旱莲草
主治 肝肾阴虚,头晕目眩,失眠多梦,腰膝酸软,及阴虚出血,须发早白等。

二妙散(《丹溪心法》)
黄柏 苍术
主治 湿热下注所致的下肢痿软无力,或足膝红肿热痛,或湿热带下,或下部湿疮等。

二陈汤(《和剂局方》)
半夏 陈皮 白茯苓 甘草 生姜 乌梅
主治 湿痰咳嗽。症见咳嗽痰多色白,胸膈胀满,恶心呕吐,头眩心悸,舌苔白润,脉滑等。

二姜丸(《和剂局方》)
高良姜 干姜(炮黑)
主治 脘腹冷痛。

二甲复脉汤(《温病条辨》)
生鳖甲 生牡蛎 干地黄 阿胶 麦冬 生白芍 炙甘草 麻仁
主治 热病后期,阴伤,虚风内动,脉沉数,舌干齿黑,手指蠕动,甚则痉厥。

二味拔毒散(《医宗金鉴》)
雄黄 白矾
主治 痈肿疮毒及疥癣等疾。

十灰散(《十药神书》)
大蓟 小蓟 茅根 侧柏叶 荷叶 栀子 茜草根 大黄 棕榈皮 牡丹皮
主治 血热妄行所致的咯血、衄血、便血及崩漏等证。

十枣汤(《伤寒论》)
大戟 芫花 甘遂 大枣
主治 悬饮,胁下有水气及水肿腹胀,属于实证者。

十全大补汤(《和剂局方》)
熟地 当归 川芎 白芍 人参 白术 茯苓 甘草 黄芪 肉桂 大枣 生姜
主治 诸虚不足。症见面色萎黄,脚膝无力,不进饮食,或喘咳,遗精,失血,以及妇女崩漏,经候不调,痈疽溃久不敛等。

丁香柿蒂汤(《症因脉治》)
丁香 柿蒂 人参 生姜
主治 胃气虚寒,失于和降所致的呃逆、呕吐、食少等证。

七宝膏(《证治准绳》)
真珠 琥珀 龙脑 石决明 水晶 贝齿 空青 玛瑙
主治 目赤疼痛,混睛外障等。

七厘散(《良方集腋》)
血竭 儿茶 乳香 没药 冰片 红花 麝香

附　篇

朱砂

主治　跌打损伤,筋断骨折,瘀滞肿痛,或外伤出血。

七味白术散(《六科准绳》)

人参　白茯苓　白术　木香　葛根　藿香叶　甘草

主治　脾胃虚弱,发热,口渴,纳减,腹泻等。

七宝美髯丹(《医方集解》引邵应节方)

何首乌　当归身　枸杞子　菟丝子　补骨脂　白茯苓　牛膝

主治　精血亏虚,羸弱周痹,腰痠脚软,头晕眼花,须发早白,及肾虚无子。

八正散(《和剂局方》)

木通　车前子　栀子　滑石　瞿麦　萹蓄　大黄　炙甘草

主治　湿热下注,发为热淋、石淋。症见尿频涩痛,淋沥不畅,甚或癃闭不通,小腹胀满,口燥咽干等。

八宝丹(鲍相璈《验方新编》)

龙骨　炉甘石　血竭　乳香　没药　赤石脂　冰片　轻粉

主治　溃疡不敛。

八珍汤(《正体类要》)

人参　白术　白茯苓　甘草　熟地　当归　川芎　白芍　生姜　大枣

主治　气血两虚。症见面色苍白或萎黄,头目眩,四肢倦怠,气短懒言,心悸怔忡,食欲不振,舌质淡,苔薄白,脉细弱或虚大无力。

八厘散(《医宗金鉴》)

苏木　没药　乳香　自然铜　血竭　红花　番木鳖　丁香　麝香

主治　跌打损伤,瘀滞疼痛。

人参胡桃汤(《济生方》)

人参　胡桃　生姜

主治　肺肾不足的喘急胸满、不能睡卧。

人参养荣汤(《和剂局方》)

人参　白术　茯苓　炙甘草　熟地　当归　白芍　黄芪　桂心　五味子　远志　陈皮

主治　积劳虚损、气血衰少之证。

人参蛤蚧散(《卫生宝鉴》)

人参　蛤蚧　杏仁　甘草　知母　桑白皮　茯苓　贝母

主治　久病体虚,兼有肺热之气喘咳嗽,痰中带血,或面目浮肿等。

九味羌活汤(《此事难知》)

羌活　防风　苍术　细辛　川芎　白芷　生地黄　黄芩　甘草

主治　外感风寒湿邪。症见恶寒发热,无汗头痛,肢体痠疼,口苦微渴,舌苔白,脉浮。

三　画

三才汤(《温病条辨》)

天冬　生地　人参

主治　热病气阴两伤,舌干口渴,或津亏消渴。

三子丸(《千金方》)

五味子　菟丝子　蛇床子

主治　阳痿,宫冷不孕。

三仁汤(《温病条辨》)

白蔻仁　生苡仁　杏仁　滑石　白通草　竹叶　厚朴　半夏

主治　湿温初起。症见头痛身重,胸闷不饥,午后身热,苔白不渴,脉濡等。

三石汤(《温病条辨》)

生石膏　寒水石　飞滑石　杏仁　竹茹　金银花　金汁　白通草

主治　暑温蔓延三焦,邪在气分者。

三圣散(《儒门事亲》)

藜芦　瓜蒂　防风

主治　中风闭证及癫痫等有痰浊壅塞胸中,脉象浮滑者;或误服毒物,尚未吸收者。

三拗汤(《和剂局方》)

麻黄　杏仁　甘草　生姜

主治　风寒外束,肺气壅遏,鼻塞声重,胸满气喘,咳嗽多痰。

三妙丸(《医学正传》)

黄柏　苍术　牛膝

主治　湿热下注,足膝肿痛,或两脚麻痿,或如火烙。

三棱丸(《六科准绳》)

三棱　莪术　川芎　牛膝　延胡索　蒲黄　庵䕡　牡丹皮　芫花　白芷　当归　干地龙　干姜　大黄

主治　妇人经脉不通,气痛、带下、血瘕。

三子养亲汤(《韩氏医通》)

苏子　莱菔子　白芥子

主治　咳嗽喘逆,痰多胸痞,食少难消,舌苔白腻,脉滑等。

三甲复脉汤(《温病条辨》)
生龟板　生鳖甲　生牡蛎　阿胶　干地黄　麦冬　生白芍　炙甘草
主治　温热病后期,阴血亏损,肝风内动,手足心热,手指蠕动,瘛厥;或内伤杂病,阴虚阳亢,头晕目眩,耳鸣心悸等证。

三物备急丸(《金匮要略》)
巴豆　干姜　大黄
主治　寒邪食积,阻结肠道,卒然心腹胀痛,痛如锥刺,矢气不通,甚至气急暴厥者。

下瘀血汤(《金匮要略》)
大黄　桃仁　䗪虫(蜜丸)
主治　产妇腹痛,有瘀血著脐下;或血瘀而致经水不利等。

大安丸(《丹溪心法》)
山楂　神曲　莱菔子　半夏　陈皮　白术　茯苓　连翘
主治　食积而又脾虚者。

大风丹(《血证论》)
大风子肉　土硫黄　明雄黄　枯矾
主治　皮癣痒疮。

大乌头煎(《金匮要略》)
乌头　蜂蜜
主治　寒疝绕脐痛,汗出肢厥,脉沉紧者。

大半夏汤(《金匮要略》)
半夏　人参　白蜜
主治　反胃呕吐。

大补阴丸(《丹溪心法》)
熟地　龟板　知母　黄柏　猪脊髓　蜂蜜
主治　肝肾阴虚,虚火上炎。症见骨蒸潮热,盗汗,咳嗽咯血,或烦热易饥,足膝疼热等。

大建中汤(《金匮要略》)
蜀椒　人参　干姜　饴糖
主治　中阳衰弱,阴寒内盛。症见脘腹剧痛,呕不能食等。

大承气汤(《伤寒论》)
大黄　芒硝　厚朴　枳实
主治　阳明腑实证。症见热盛便秘,腹部胀满,疼痛拒按,烦躁谵语,舌苔焦黄起刺,脉沉实有力;或热结旁流,下利清水臭秽;或热厥、痉病、发狂之属于里热实证者。

大陷胸汤(《伤寒论》)
大黄　芒硝　甘遂
主治　水饮与热邪结聚所致的结胸证。

大陷胸丸(《伤寒论》)
大黄　芒硝　甘遂　葶苈子　杏仁　白蜜
主治　结胸证,项亦强,如柔痉状。

大黄䗪虫丸(《金匮要略》)
水蛭　䗪虫　桃仁　大黄　虻虫　干漆　蛴螬　干地黄　芍药　黄芩　杏仁　甘草
主治　五劳虚极羸瘦,干血内结,肌肤甲错,两目黯黑,妇女经闭不通。

大黄牡丹皮汤(《金匮要略》)
大黄　芒硝　牡丹皮　桃仁　冬瓜子
主治　肠痈初起。症见右少腹疼痛拒按,或右足屈而不伸,恶寒发热等。

千金散(《寿世保元》)
全蝎　天麻　胆星　直僵蚕　朱砂　冰片　牛黄　黄连　甘草
主治　小儿痰喘,急慢惊风欲死。

千金汤(《本草纲目》引阮氏方)
蜀漆　牡蛎
主治　小儿暴惊,卒死中恶。

千捶膏(录自《中国医学大辞典》)
蓖麻肉　松香　杏仁霜　银朱　广丹　轻粉　茶油
主治　一切痈疽、发背、对口疮、疔疮、小儿热疖等。

川芎散(《卫生宝鉴》)
川芎　菊花　石膏　白僵蚕
主治　偏头风。亦治外感风热头痛。

川芎茶调散(《和剂局方》)
川芎　白芷　防风　细辛　羌活　荆芥　薄荷　甘草　茶
主治　外感风邪,头目昏重,偏正头痛,或肢体疼痛等。

小黄丸(《中国医学大辞典》引张洁古方)
半夏　天南星　黄芩
主治　热痰咳嗽。

小半夏汤(《金匮要略》)
半夏　生姜
主治　胃寒或寒饮所致的呕吐。

小百劳散(《宣明论》)
乌梅　罂粟壳
主治　虚劳喘咳自汗。

小青龙汤(《伤寒论》)
　　麻黄　桂枝　细辛　干姜　五味子　半夏　芍药　甘草
　　主治　外感风寒,内停水饮。症见恶寒发热,喘咳痰多而清稀等。

小承气汤(《伤寒论》)
　　大黄　厚朴　枳实
　　主治　阳明腑证,热结便秘,腹痛胀满;或痢疾初起,腹痛胀满,里急后重者。

小建中汤(《伤寒论》)
　　桂枝　芍药　生姜　大枣　甘草　饴糖
　　主治　虚劳里急,腹中时痛,喜得温按,按之则痛减;或虚劳心中悸动,虚烦不宁,面色无华;或虚劳阳虚发热。

小活络丹(《和剂局方》)
　　制川乌　制草乌　制天南星　地龙　乳香　没药
　　主治　中风手足不仁,日久不愈,经络中有湿痰死血,而见腿臂间有一二点作痛;或风寒湿邪留滞经络,筋脉挛痛,肢体屈伸不利,或疼痛游走不定等。

小柴胡汤(《伤寒论》)
　　柴胡　黄芩　半夏　生姜　人参　大枣　甘草
　　主治　伤寒邪在少阳。症见寒热往来,胸胁苦满,口苦、咽干、目眩等;或妇人伤寒,热入血室;以及疟疾、黄疸等杂病见少阳证者。

小陷胸汤(《伤寒论》)
　　黄连　瓜蒌实　半夏
　　主治　痰热互结所致的小结胸证。症见胸脘痞闷,按之则痛等。

小蓟饮子(《济生方》)
　　小蓟　蒲黄　藕节　生地黄　木通　滑石　淡竹叶　当归　栀子　炙甘草
　　主治　下焦热结所致的血淋、尿血等症。

己椒苈黄丸(《金匮要略》)
　　防己　椒目　大黄　葶苈子
　　主治　肠间有水气。症见腹满、口舌干燥者;或水饮停聚所致的喘咳,肿满等症。

四　画

天麻丸(《普济方》)
　　天麻　川芎
　　主治　头晕欲倒,神昏多睡,偏正头痛,项急肩臂拘挛,肢节烦痛,皮肤痒等症。

天王补心丹(《摄生秘剖》)
　　生地黄　玄参　柏子仁　酸枣仁　远志　桔梗　五味子　当归身　天冬　麦冬　人参　丹参　白茯苓
　　主治　阴亏血少。症见虚烦心悸,睡眠不安,精神衰疲,梦遗健忘,不耐思虑等。

天台乌药散(《医学发明》)
　　天台乌药　茴香　木香　青皮　高良姜　槟榔　巴豆　川楝子
　　主治　寒凝气滞的小肠疝气,少腹痛引睾丸。

天麻钩藤饮(《杂病证治新义》)
　　天麻　钩藤　石决明　黄芩　栀子　川牛膝　杜仲　桑寄生　益母草　夜交藤　茯神
　　主治　肝阳上亢、肝风内动所致的头痛眩晕、耳鸣眼花、震颤失眠,甚或半身不遂等证。

木瓜煎(《本事方》)
　　木瓜　乳香　没药　生地
　　主治　筋急项强,不可转侧。

木香散(《本事方》)
　　木香　黄连　生姜　罂粟壳　麝香　甘草
　　主治　久痢、血痢。

木香槟榔丸(《儒门事亲》)
　　木香　槟榔　青皮　陈皮　大黄　莪术　黄连　黄柏　香附子　黑牵牛
　　主治　积滞内停。症见脘腹痞满胀痛,大便秘结,以及赤白痢疾,里急后重等。

五仁丸(《世医得效方》)
　　桃仁　杏仁　郁李仁　松子仁　柏子仁　陈皮
　　主治　肠燥便秘。

五皮饮(《麻科活人全书》)
　　茯苓皮　大腹皮　生姜皮　五加皮　陈橘皮
　　主治　水肿。

五皮散(一名五皮饮)(《华氏中藏经》)
　　茯苓皮　桑白皮　大腹皮　生姜皮　陈橘皮
　　主治　水肿。

五苓散(《伤寒论》)
　　茯苓　泽泻　猪苓　白术　桂枝
　　主治　外有表证,内停水湿,所致发热烦渴,水入则吐,小便不利;或水湿内停所致水肿,泄泻,小便不利;或水饮内停,脐下动悸等证。

五加皮散(《保婴撮要》)
　　五加皮　川牛膝　木瓜
　　主治　小儿行迟。

五味子丸(《卫生家宝方》)
　　五味子　罂粟壳　白饧
　　主治　肺虚久咳。

五子衍宗丸(《摄生众妙方》)
　　枸杞子　覆盆子　五味子　车前子　菟丝子
　　主治　肾虚阳痿,遗精滑精及不育等证。

五味细辛汤(《鸡峰普济方》)
　　五味子　细辛　干姜　白茯苓　甘草
　　主治　肺经受寒,咳嗽不已。

五味消毒饮(《医宗金鉴》)
　　蒲公英　野菊花　紫花地丁　紫背天葵子　金银花
　　主治　各种疔毒、痈疮、疖肿。

五虎追风散(山西省·史全恩家传方,录自广州中医学院主编《方剂学》)
　　全蝎　天南星　蝉蜕　僵蚕　天麻　朱砂
　　主治　破伤风。

不二散(《拔萃方》)
　　蜈蚣　雄黄　猪胆汁
　　主治　肿毒恶疮。

不忘散(《证治准绳》)
　　远志　人参　茯苓　茯神　菖蒲
　　主治　心神不安,失眠,健忘。

不换金正气散(《和剂局方》)
　　藿香　苍术　厚朴　陈皮　半夏　甘草
　　主治　湿阻中焦,兼有外感。症见脘腹胀满,食欲不振,恶心呕吐,泄泻,恶寒发热等。

瓦楞子丸(《万氏家抄方》)
　　瓦楞子　醋
　　主治　一切气血癥瘕。

止疟方(《治病活法秘方》)
　　青蒿　桂心
　　主治　疟疾寒热。

止痉散(经验方,录自广州中医学院主编《方剂学》)
　　全蝎　蜈蚣
　　主治　急慢惊风,中风面瘫,破伤风等痉挛抽搐之证。

止嗽散(《医学心悟》)
　　荆芥　桔梗　陈皮　紫菀　百部　白前　甘草
　　主治　风邪犯肺。症见咳嗽咽痒,恶风发热。

止痛灵宝散(《外科精要》)
　　皂角刺　瓜蒌　明乳香　没药　甘草　鬼系腰(即络石藤)
　　主治　肿疡毒气凝聚作痛。

内消散(《医宗金鉴》)
　　银花　贝母　皂角刺　穿山甲　知母　天花粉　乳香　半夏　白及
　　主治　痈疽发背,对口疔疮,乳痈,无名肿毒,一切恶疮。

内消瘰疬丸(《疡医大全》)
　　夏枯草　连翘　玄参　青盐　海粉　海藻　川贝母　薄荷叶　天花粉　白蔹　熟大黄　生甘草　生地黄　桔梗　枳壳　当归　硝石
　　主治　瘰疬。

牛郎丸(《普济方》)
　　牵牛子　槟榔
　　主治　蛔虫、绦虫等肠道寄生虫病。

牛黄散(《证治准绳》)
　　牛黄　朱砂　蝎尾　钩藤　天竺黄　麝香
　　主治　温热病及小儿惊风,壮热神昏,痉挛抽搐等证。

牛蒡汤(《证治准绳》)
　　薄荷　荆芥穗　牛蒡子　防风　大黄　甘草
　　主治　风热壅滞,咽喉肿痛,及咳嗽咯痰不利等证。

牛膝汤(《千金方》)
　　牛膝　当归　瞿麦　通草　滑石　冬葵子
　　主治　胞衣不下。亦可用于尿血,小便不利,尿道涩痛等证。

牛蒡子汤(《证治准绳》)
　　牛蒡子　升麻　桔梗　玄参　犀角　黄芩　木通　甘草
　　主治　风热上壅,咽喉肿痛。

牛黄解毒丸(录自《常用中成药》)
　　牛黄　黄芩　生大黄　生石膏　雄黄　冰片　桔梗　甘草
　　主治　热毒郁结所致的咽喉肿痛溃烂,牙龈肿痛,口舌生疮,痈疽疔毒等证。

手拈散(《医学心悟》)
　　没药　五灵脂　延胡索　香附
　　主治　血瘀气滞之胃痛。

升麻葛根汤(《小儿药证直诀·阎氏小儿方论》)
　　升麻　葛根　芍药　甘草
　　主治　麻疹未发,或发而未透。症见发热恶风,目赤流泪等;亦治温疫。

化虫丸(《医方集解》)

使君子　槟榔　鹤虱　苦楝根皮　芜荑　铅粉
枯矾
　　主治　诸虫积。症见腹痛时作,痛剧时呕吐清水,或吐蛔。

化血丹(《医学衷中参西录》)
　　三七　花蕊石　血余炭
　　主治　咳血、吐衄及二便下血而有瘀滞者。

化斑汤(《温病条辨》)
　　犀角　玄参　石膏　知母　粳米　生甘草
　　主治　温热病,热毒炽盛,气血两燔。症见神昏谵语,身热发斑。

化痰丸(《卫生杂兴》)
　　生白矾　细茶
　　主治　风痰痫病。

化癥回生丹(《温病条辨》)
　　桃仁　三棱　苏木　干漆　人参　大黄　水蛭
　　蛀虫　乳香　没药　鳖甲胶　益母膏　熟地
　　白芍　当归尾　公丁香　杏仁　麝香　阿魏
　　川芎　两头尖　姜黄　肉桂　川椒炭　藏红花
　　五灵脂　降真香　香附　吴茱萸　延胡索　小
　　茴香炭　良姜　艾叶炭　苏子霜　蒲黄炭
　　主治　瘀滞癥瘕,经闭,及跌仆损伤,瘀滞疼痛等证。

乌贝散(录自《中药文献研究摘要》)
　　乌贼骨　贝母
　　主治　胃痛吐酸。

乌及散(录自《中医方剂手册新编》)
　　乌贼骨　白及
　　主治　胃溃疡出血。

乌药汤(《济阴纲目》)
　　乌药　香附　当归　木香　甘草
　　主治　妇女经行腹痛。

乌梅丸(《伤寒论》)
　　乌梅　细辛　当归　附子　桂枝　蜀椒　干姜
　　黄连　黄柏　人参
　　主治　蛔厥。症见腹痛时作,手足厥逆,烦闷呕吐,吐蛔。又治久痢。

乌梅丸(《圣惠方》)
　　乌梅　黄连　蜡
　　主治　天行下痢不能食。

丹参饮(《医宗金鉴》)
　　丹参　白檀香　砂仁
　　主治　血瘀气滞所致的心腹胃脘疼痛。

六一散(《伤寒标本》)
　　滑石　甘草
　　主治　感受暑湿。症见身热,心烦口渴,小便不利,或呕吐泄泻。亦治膀胱湿热,小便赤涩,以及砂淋等证。

六味汤(《咽喉秘集》)
　　桔梗　僵蚕　荆芥穗　薄荷　防风　生甘草
　　主治　风热壅盛所致的咽喉肿痛。

六味地黄丸(《小儿药证直诀》)
　　熟地黄　干山药　山茱萸　牡丹皮　白茯苓
　　泽泻
　　主治　肾阴不足。症见腰膝痠软,头晕目眩,耳鸣耳聋,潮热盗汗,遗精,消渴等。

火府丹(《本事方》)
　　黄芩　生地　木通
　　主治　心经蕴热,小便赤少,五淋涩痛。

巴戟丸(《和剂局方》)
　　高良姜　肉桂　吴茱萸　紫金藤　青盐　巴戟天
　　主治　肾阳不足,腰胯沉重,百节痠疼,四肢无力,及妇女子宫久冷,月经不调,或多或少,赤白带下。

双解贵金丸(《医宗金鉴》)
　　白芷　生大黄　连须葱　黄酒
　　主治　背疽初起,便秘,脉实者。

水陆二仙丹(《仁存堂经验方》)
　　芡实　金樱子
　　主治　遗精,白浊,尿频,白带过多。

孔圣枕中丹(《千金方》)
　　败龟板　龙骨　菖蒲　远志
　　主治　健忘,神志不宁,夜寐多梦等。

五　画

玉女煎(《景岳全书》)
　　石膏　知母　熟地黄　麦冬　牛膝
　　主治　胃热阴虚。症见头痛牙痛,齿松牙衄,口舌生疮,烦热口渴等。

玉关丸(《景岳全书》)
　　枯矾　诃子　五味子　文蛤　白面
　　主治　肠风血脱,崩漏带下,及泻痢滑泄等。

玉灵膏(《随息居饮食谱》)
　　龙眼肉　白糖
　　主治　气血不足之证。

玉泉丸(《沈氏尊生书》)

麦冬　天花粉　葛根　人参　茯苓　乌梅　甘草　生黄芪　蜜黄芪

主治　消渴证及热病伤津,口渴多饮。

玉泉散(《百代医宗》)

葛根　天花粉　五味子　生地　麦冬　甘草　糯米

主治　消渴证,烦渴多饮。

玉壶丸(《和剂局方》)

生半夏　生南星　天麻(生姜汤下)

主治　风痰吐逆,头痛目眩,及咳嗽痰盛,呕吐涎沫。

玉真散(《外科正宗》)

防风　白芷　羌活　天麻　南星　白附子

主治　破伤风。

玉液汤(《医学衷中参西录》)

生黄芪　葛根　知母　天花粉　生山药　生鸡内金　五味子

主治　消渴。

玉锁丹(《和剂局方》)

五倍子　白茯苓　龙骨

主治　心气不足,思虑太过,肾精虚损,真阳不固,漩有遗沥,小便白浊如膏。

甘松汤(《普济方》)

甘松　荷叶心　藁本　(煎汤洗足)

主治　湿脚气。

甘麦大枣汤(《金匮要略》)

甘草　小麦　大枣

主治　妇人脏躁,喜悲伤欲哭,像如神灵所作。

甘草附子汤(《金匮要略》)

甘草　附子　桂枝　白术

主治　风湿相搏,骨节疼烦掣痛,不得屈伸,近之则痛剧,汗出短气,小便不利,恶风不欲去衣,或身微肿者。

甘遂通结汤(录自天津市南开医院编《中西医结合治疗急腹症》)

甘遂末(冲服)　大黄　厚朴　木香　桃仁　赤芍　生牛膝

主治　重型肠梗阻,肠腔积液较多者。

甘露消毒丹(《温病条辨》)

滑石　黄芩　茵陈　石菖蒲　川贝母　木通　藿香　射干　连翘　薄荷　白豆蔻

主治　湿温时疫,邪在气分,湿热并重之证。

左金丸(《丹溪心法》)

黄连　吴茱萸

主治　肝经火旺。症见胁肋胀痛,呕吐吞酸等。

石韦散(《圣济总录》)

石韦　槟榔　(姜汤送服)

主治　咳嗽。

石决明丸(《证治准绳》)

石决明　菟丝子　熟地黄　知母　山药　北细辛　五味子

主治　肝虚血少,日久目昏等证。

石斛夜光丸(《原机启微》)

石斛　菊花　菟丝子　青葙子　枸杞子　生地黄　熟地黄　草决明　天门冬　人参　茯苓　五味子　麦门冬　杏仁　干山药　牛膝　蒺藜　苁蓉　川芎　炙甘草　枳壳　防风　黄连　乌犀角　羚羊角

主治　神水宽大渐散,昏如雾露中行,渐睹空中有黑花,睹物成二体,久则光散不收,及内障神水淡绿色、淡白色者。

龙胆泻肝汤(录自《医方集解》)

龙胆草　柴胡　黄芩　栀子　木通　泽泻　车前子　生地黄　当归尾　甘草

主治　肝胆实火上炎所致的胁痛,头痛,口苦,目赤,耳聋,耳肿;及肝经湿热下注之阴肿阴痒,带下,小便淋浊等。

平胃散(《和剂局方》)

苍术　厚朴　陈皮　甘草　生姜　大枣

主治　湿浊中阻所致的脘腹胀满,不思饮食,体重倦怠,呕恶吞酸,大便溏薄,舌苔厚腻等。

甲乙归藏汤(《医醇賸义》)

真珠母　白芍　生地　龙齿　夜交藤　柴胡　薄荷　当归身　丹参　柏子仁　夜合花　沉香　红枣

主治　肝阴不足、肝阳上亢所致的头痛眩晕,耳鸣,烦躁失眠等证。

四生丸(《妇人良方》)

生地黄　生柏叶　生荷叶　生艾叶

主治　血热妄行所致的吐血、衄血、咯血等。

四妙丸(《成方便读》)

苍术　黄柏　牛膝　苡仁

主治　湿热下注所致的下肢痿软无力,或足膝红肿热痛,或湿热带下,或下部湿疮等。

四苓散(《明医指掌》)

茯苓　泽泻　猪苓　白术

主治　内伤饮食,有湿而见小便赤少,大便溏泄。亦可用于水肿小便不利。

四物汤(《和剂局方》)
　　当归　川芎　熟地　白芍
　　主治　营血虚滞。症见惊惕头晕,目眩耳鸣,唇爪无华,妇人月经量少,或经闭,痛经等。

四宝丹(《疡医大全》)
　　硼砂　雄黄　冰片　甘草
　　主治　鹅口疮。

四逆汤(《伤寒论》)
　　附子　干姜　炙甘草
　　主治　少阴病。症见四肢厥逆,恶寒踡卧,吐利腹痛,下利清谷,神疲欲寐,脉沉微细。亦可用于亡阳证,冷汗自出,四肢厥逆,脉微欲绝。

四神丸(《内科摘要》)
　　补骨脂　肉豆蔻　五味子　吴茱萸　生姜　大枣
　　主治　脾肾虚寒之久泄,五更泄泻等。

四君子汤(《和剂局方》)
　　人参　白术　茯苓　炙甘草
　　主治　脾胃气虚。症见面色萎白,倦怠乏力,食少便溏等。

四妙勇安汤(《验方新编》)
　　金银花　玄参　当归　甘草
　　主治　脱疽。

生脉散(《内外伤辨惑论》)
　　人参　麦冬　五味子
　　主治　热伤气阴,口渴多汗,体倦气短,脉弱者。亦治久咳伤肺,气阴两伤,干咳短气,自汗之证。

生肌干脓散(《证治准绳》)
　　白砒　白矾　青黛　斑蝥　黄连　草乌头　麝香
　　主治　瘰疬瘘疮,脓汁不干者。

生肌玉红膏(《外科正宗》)
　　白芷　当归　血竭　白蜡　轻粉　甘草　紫草　麻油
　　主治　疮疡、湿疹、阴痒及烫伤、火伤等诸般溃烂证。

失笑散(《和剂局方》)
　　五灵脂　蒲黄　醋
　　主治　瘀血停滞所致的月经不调,少腹急痛,痛经,产后恶露不行,心腹疼痛。亦治瘀滞胸痛,脘腹疼痛等。

仙灵脾散(《圣惠方》)
　　仙灵脾　威灵仙　苍耳子　桂心　川芎
　　主治　行痹走注疼痛,或肢体麻木。

仙方活命饮(《校注妇人良方》)
　　金银花　甘草节　赤芍　穿山甲　皂角刺　白芷　贝母　防风　当归尾　天花粉　乳香　没药　陈皮
　　主治　疮疡肿毒初起,红肿焮痛。

白龙丹(《证治准绳》)
　　硼砂　炉甘石　冰片　玄明粉
　　主治　一切火热眼,及翳膜胬肉。

白芷散(《妇人良方》)
　　白芷　血余炭　海螵蛸
　　主治　妇女赤白带下。

白矾散(《圣惠方》)
　　白矾　朱砂
　　主治　小儿鹅口疮。

白虎汤(《伤寒论》)
　　石膏　知母　粳米　甘草
　　主治　伤寒阳明经热盛,或温病邪在气分,壮热、烦渴、脉洪大等实热亢盛之证。

白金丸(《本事方》)
　　白矾　川郁金
　　主治　痰气壅阻、闭塞心窍所致的惊痫、癫狂等。

白前汤(《千金方》)
　　白前　紫菀　半夏　大戟
　　主治　咳喘浮肿,喉中痰鸣,属于实证者。

白通汤(《伤寒论》)
　　附子　干姜　葱白
　　主治　少阴病,下利,脉微者。

白蔹散(《鸡峰普济方》)
　　白蔹　白及　络石藤
　　主治　疮疡溃后不敛者。

白薇汤(《本事方》)
　　白薇　人参　当归　甘草
　　主治　产后血虚发热,昏厥。

白花蛇酒(《濒湖集简方》)
　　白花蛇　全蝎　羌活　天麻　防风　独活　白芷　升麻　当归　五加皮　赤芍　甘草
　　主治　诸风无新久,手足缓弱,口眼㖞斜,语言蹇涩,或筋脉挛急,肌肉顽痹,皮肤瘙痒,骨节疼痛,或生恶疮、疥癞等疾。

白头翁汤(《伤寒论》)
　　白头翁　黄连　黄柏　秦皮

主治　湿热泻痢,热毒血痢,发热腹痛,下痢脓血,里急后重等。

白芥子散(《证治准绳》)
白芥子　木鳖子　没药　桂心　木香
主治　营卫循行失度,痰滞经络,肩臂肢体疼痛麻痹。

白蒺藜散(《张氏医通》)
白蒺藜　菊花　蔓荆子　草决明　炙甘草　连翘　青葙子
主治　肝肾虚热生风,目赤多泪。

白僵蚕散(《证治准绳》)
白僵蚕　荆芥　桑叶　木贼　甘草　细辛　旋覆花
主治　风热头痛,迎风泪出。

白及枇杷丸(《证治准绳》)
白及　枇杷叶　藕节　阿胶　鲜生地汁
主治　肺阴不足,干咳咯血之证。

白虎加人参汤(《伤寒论》)
石膏　知母　粳米　甘草　人参
主治　热病气津两伤。症见身热,烦渴不止,汗多,脉大无力。

瓜蒌薤白白酒汤(原名栝楼薤白白酒汤)(《金匮要略》)
瓜蒌实　薤白　白酒
主治　胸痹喘息咳唾,胸背痛,短气,寸口脉沉而迟,关上小紧数者。

瓜蒌薤白半夏汤(原名栝楼薤白半夏汤)(《金匮要略》)
瓜蒌　薤白　半夏　白酒
主治　胸痹不得卧,心痛彻背者。

冬瓜丸(《杨氏家藏方》)
冬瓜去瓤,入赤小豆用泥封固火煨,去泥焙干,刮冬瓜令净,研末制丸,冬瓜子汤送服。
主治　水肿喘满。

玄麦甘桔汤(录自《中药成药制剂手册》)
玄参　麦冬　甘草　桔梗
主治　内热所致的口渴,咽喉干痒肿痛,咳嗽。

玄参升麻汤(《类证活人书》)
玄参　升麻　甘草
主治　热病发斑,甚则烦躁、谵语。兼治喉闭肿痛。

归脾汤(《济生方》)
龙眼肉　酸枣仁　茯神　白术　炙甘草　黄芪
人参　木香　生姜　大枣　当归　远志　(后二味乃《校注妇人良方》补入)
主治　思虑过度,劳伤心脾。症见心悸怔忡,健忘失眠,及妇女月经超前,量多色淡,或淋沥不止等。

半硫丸(《和剂局方》)
半夏　硫黄
主治　心腹痃癖冷气,及高年风秘、冷秘,或泄泻等。

半夏干姜散(《金匮要略》)
半夏　干姜
主治　胃寒停饮,干呕,吐逆,吐涎沫。

半夏厚朴汤(《金匮要略》)
半夏　厚朴　苏叶　茯苓　生姜
主治　痰气郁结,咽中如有物阻的梅核气。亦治湿痰咳嗽或呕吐等证。

半夏秫米汤(《灵枢经》)
半夏　秫米
主治　胃有痰浊,胃不和而卧不安之证。

半夏白术天麻汤(《医学心悟》)
半夏　白术　茯苓　天麻　橘红　甘草　生姜　大枣
主治　风痰所致的眩晕、头痛等证。

加味地黄丸(《医宗金鉴》)
鹿茸　五加皮　熟地黄　山药　山茱萸　茯苓
牡丹皮　泽泻　麝香
主治　精血不足,筋骨无力,或小儿发育不良,骨软行迟,囟门不合等证。

加味逍遥散(《女科撮要》)
丹皮　栀子　柴胡　白芍　当归　茯苓　白术
甘草　生姜　薄荷
主治　肝气郁结,胁肋胀痛,或头痛,月经不调,痛经等证。

加减葳蕤汤(《重订通俗伤寒论》)
生葳蕤　生葱白　淡豆豉　薄荷　桔梗　白薇
甘草　红枣
主治　阴虚之体,感冒风热。症见发热咳嗽,痰稠难出,咽干口渴等。

加减葛根汤(《疫痧草》)
葛根　蝉蜕　荆芥　牛蒡子　连翘　桔梗　枳壳
薄荷　香豉　防风　马勃　赤芍　焦栀　甘草
主治　无汗痧瘾,舌白脉郁,喉烂不甚者。亦可用于麻疹初期,或风热外束肌表而疹发不畅者。

六 画

地榆丸(《证治准绳》)
地榆 黄连 木香 乌梅 诃子肉 当归 阿胶
主治 泻痢或血痢经久不愈。

地骨皮汤(《圣济总录》)
地骨皮 知母 鳖甲 柴胡 秦艽 贝母 当归
主治 虚劳,阴阳不和,有偏胜,早晚潮热。

芍药汤(《医学六书》)
芍药 木香 槟榔 黄连 黄芩 当归 甘草 大黄 官桂
主治 湿热痢。症见腹痛,里急后重,便脓血,肛门灼热等。

芍药甘草汤(《伤寒论》)
芍药 甘草
主治 脘腹挛急作痛,或四肢拘挛作痛。

夺命丹(《外科全生集》)
金银花 黄连 蚤休 赤芍 甘草 细辛 蝉蜕 僵蚕 防风 泽兰 羌活 独活 青皮
主治 痈肿疔毒。

夺命散(《济生方》)
水蛭 大黄 黑牵牛
主治 伤损,瘀血内阻,心腹疼痛,大、小便不通。

百花膏(《济生方》)
百合 款冬花 蜜
主治 久咳不已,或痰中带血。

百合地黄汤(《金匮要略》)
百合 生地黄
主治 热病后,余热未清,虚烦惊悸,失眠多梦,神思恍惚等。

百合固金汤(《慎斋遗书》)
百合 熟地黄 生地黄 玄参 贝母 桔梗 生甘草 麦冬 芍药 当归
主治 肺肾阴亏,虚火上炎。症见咽喉燥痛,咳嗽气喘,痰中带血等。

百合知母汤(《金匮要略》)
百合 知母
主治 热病后,余热未清,虚烦惊悸,失眠多梦,神思恍惚,莫名所苦等。

托里消毒散(《医宗金鉴》)
生黄芪 当归 金银花 皂角刺 白芷 川芎 白芍 桔梗 人参 白术 茯苓 甘草
主治 痈疽脓已成,因气血不足而内溃迟滞者。

托里黄芪汤(《圣济总录》)
黄芪 当归 人参 桂心 茯苓 远志 麦冬 五味子
主治 诸疮溃后,脓多内虚。

至宝丹(《和剂局方》)
生乌犀屑 生玳瑁屑 琥珀 朱砂 雄黄 龙脑 麝香 牛黄 安息香 金箔 银箔
主治 中暑、中恶、中风及温病因于痰浊内闭所致的神昏,以及小儿惊厥属于痰浊内闭者。

当归散(《金匮要略》)
白术 当归 芍药 川芎 黄芩
主治 妊娠小便不利之证。

当归六黄汤(《兰室秘藏》)
当归 生地黄 熟地黄 黄连 黄柏 黄芩 黄芪
主治 阴虚有热。症见发热盗汗,五心烦热,面赤口干,舌红苔黄,脉数者。

当归龙荟丸(《医学六书》)
当归 龙胆草 栀子 青黛 黄连 黄柏 黄芩 大黄 芦荟 木香 麝香 (蜜丸,生姜汤下)
主治 肝胆实火之头晕头痛,目赤肿痛,烦躁易怒,及抽搐等。

当归红花饮(《麻科活人全书》)
当归 红花 牛蒡子 连翘 葛根 甘草 (一书有升麻,一书有生白芍、桔梗)
主治 疹已出而复收。或热郁血滞,斑疹色暗者。

当归补血汤(《内外伤辨惑论》)
当归 黄芪
主治 劳倦内伤,血虚气弱。症见肌热面赤,烦渴欲饮,脉洪大而虚,重按无力,以及妇女产后血虚发热,头痛,或疮疡溃后,久不愈合者。

当归建中汤(《千金翼方》)
当归 桂枝 甘草 大枣 芍药 生姜 饴糖
主治 产后虚羸不足,腹中疼痛不止,或少腹拘急,痛引腰背,不能饮食等属于营血内虚之证。

当归贝母苦参丸(《金匮要略》)
当归 贝母 苦参
主治 妊娠小便不利之证。

当归生姜羊肉汤(《金匮要略》)
当归 生姜 羊肉
主治 寒疝腹中痛,及胁痛里急者。

肉苁蓉丸(《证治准绳》)
　　肉苁蓉　熟地黄　菟丝子　五味子　山药
　　主治　肾虚精亏、肾阳不足之阳痿、尿频等。

朱砂安神丸(《医学发明》)
　　朱砂　黄连　炙甘草　当归　生地
　　主治　心火亢盛、灼伤阴血所致的心神不安、胸中烦热、惊悸怔忡、失眠多梦等证。

竹叶柳蒡汤(《先醒斋医学广笔记》)
　　淡竹叶　柽柳　牛蒡子　蝉衣　荆芥穗　玄参　麦冬　薄荷叶　葛根　知母　甘草
　　主治　痧疹透发不出,烦闷躁乱,喘咳及咽喉肿痛者。

自然铜散(《张氏医通》)
　　自然铜　乳香　没药　当归身　羌活　(骨伤,用骨碎补,酒浸捣绞取汁冲服)
　　主治　跌仆骨折,瘀阻肿痛。

舟车丸(《景岳全书》录刘河间方)
　　大黄　黑牵牛　甘遂　大戟　轻粉　芫花　青皮　陈皮　木香　槟榔
　　主治　水肿水胀,形气俱实,大小便秘者。亦用于胸胁积液等证。

合欢饮(《景岳全书》)
　　白蔹　合欢皮
　　主治　肺痈久不敛口。

冰硼散(《外科正宗》)
　　冰片　硼砂　玄明粉　朱砂
　　主治　咽喉口齿肿毒碎烂,及痰火久嗽,音哑咽痛等证。

安神定志丸(《医学心悟》)
　　石菖蒲　远志　茯苓　龙齿　茯神　人参
　　主治　惊恐不安,失眠健忘,梦中惊跳怵惕等。

安宫牛黄丸(《温病条辨》)
　　牛黄　麝香　犀角　郁金　黄芩　黄连　雄黄　栀子　朱砂　梅片　珍珠　金箔
　　主治　温热病,热邪内陷心包,痰热壅闭心窍所致高热烦躁,神昏谵语,或舌蹇肢厥,以及中风窍闭、小儿惊厥属于痰热内闭者。

异功散(《小儿药证直诀》)
　　人参　白术　茯苓　炙甘草　陈皮
　　主治　脾胃虚弱而兼气滞。症见饮食减少,消化不良,大便溏薄,胸脘痞闷不舒等。

导气汤(《医方简义》)
　　川楝子　小茴香　淡吴茱萸　木香
　　主治　寒疝,以及偏坠,小肠疝痛。

导赤散(《小儿药证直诀》)
　　木通　生地　甘草梢　竹叶
　　主治　心经有热。症见口舌生疮,心胸烦热,渴欲饮冷,或心移热于小肠,小便短赤而涩,尿时刺痛等。

导赤散(《医方简义》)
　　木通　车前子　生地黄　淡竹叶　生甘草
　　主治　心移热于小肠,口糜淋痛。

导痰汤(《济生方》)
　　陈皮　半夏　茯苓　枳实　南星　生姜　甘草
　　主治　痰涎壅盛,胸膈留饮。症见咳嗽恶心,发热背寒,饮食少思,及中风痰盛,语涩眩晕等。

阳和汤(《外科全生集》)
　　鹿角胶　肉桂　姜炭　熟地黄　麻黄　白芥子　甘草
　　主治　一切阴疽、贴骨疽、流注、鹤膝风等属于阴寒之证。

阳起石丸(《济生方》)
　　阳起石　鹿茸
　　主治　虚寒之极,崩中不止,及宫冷、阳痿等。

防己黄芪汤(《金匮要略》)
　　防己　白术　黄芪　生姜　大枣　甘草
　　主治　风水或风湿。症见汗出恶风,肝体面目浮肿,小便不利等。

如意金黄散(《外科正宗》)
　　天花粉　黄柏　姜黄　白芷　大黄　紫厚朴　陈皮　甘草　苍术　南星
　　主治　外科一切顽恶肿毒,如痈疽、发背、疔肿、跌仆损伤、湿痰流毒、大头时肿、漆疮、火丹、风热天泡、肌肤赤肿、干湿脚气、乳痈、小儿丹毒等。

红藤煎(录自山西省中医研究所《中医方药手册》)
　　红藤　紫花地丁　连翘　金银花　没药　乳香　丹皮　延胡　甘草　(一方有大黄)
　　主治　肠痈。

七　画

寿胎丸(《医学衷中参西录》)
　　川续断　桑寄生　菟丝子　阿胶
　　主治　肝肾不足,滑胎。

远志丸(《济生方》)
　　远志(甘草汤泡去骨)　茯神　朱砂　龙齿　人参

石菖蒲　白茯苓(一作枣仁)
主治　因事有所大惊,梦寐不宁,登高涉险,神不守舍,心志恐怯;及心肾不足,梦遗滑精。

杏苏散(《温病条辨》)
杏仁　紫苏　陈皮　生姜　苦桔梗　茯苓　半夏　甘草　前胡　枳壳　大枣
主治　外感凉燥,痰湿内阻。症见头微痛,恶寒无汗,咳嗽痰稀,鼻塞嗌塞等。亦可用于外感风寒,发热恶寒,头痛鼻塞,咳嗽胸闷之证。

杜仲丸(《圣济总录》)
杜仲　枣肉（糯米汤下）
主治　妇人胞胎不安。

杞菊地黄丸(《医级》)
枸杞子　菊花　熟地黄　山茱萸　干山药　泽泻　牡丹皮　白茯苓
主治　肝肾阴虚而眼花羞明,或枯涩疼痛者。

苇茎汤(《千金方》)
苇茎　冬瓜子　薏苡仁　桃仁
主治　肺痈。症见咳吐腥臭黄痰脓血,胸中隐隐作痛,咳时尤甚等。

苍耳散(《济生方》)
苍耳子　辛夷　香白芷　薄荷叶（用葱、茶清调服）
主治　鼻渊头痛,不闻香臭,时流浊涕等症。

芦根饮(《千金方》)
生芦根　生姜　青竹茹　粳米
主治　伤寒后,干呕哕,不下食。

苏合香丸(《和剂局方》)
苏合香油（入安息香膏内）　麝香　丁香　白术　青木香　乌犀屑　香附子　朱砂　诃子　白檀香　安息香　沉香　荜茇　龙脑　熏陆香
主治　寒邪或痰湿闭塞气机所致的闭证。如中风昏迷,痧胀昏厥,或时疫霍乱导致昏迷等。

苏子降气汤(《和剂局方》)
紫苏子　厚朴　陈皮　半夏　前胡　肉桂　川当归　炙甘草　生姜　大枣　薄荷
主治　上实下虚,痰涎壅盛,咳喘上气,胸膈满闷等。

苏长史茱萸汤(《千金方》)
吴茱萸　木瓜
主治　脚气入腹,困闷欲死,腹胀。

赤石脂散(《圣惠方》)
赤石脂　侧柏叶　乌贼骨
主治　妇人漏下,数年不瘥。

赤石脂禹余粮汤(《伤寒论》)
赤石脂　禹余粮
主治　泻痢日久,滑泻不禁。

更衣丸(《先醒斋医学广笔记》)
芦荟　朱砂
主治　热结便秘而见烦躁易怒,失眠者。

连须葱白汤(《类证活人书》)
连须葱白　生姜
主治　伤寒已发汗或未发汗,头疼如破。

吴茱萸汤(《伤寒论》)
吴茱萸　人参　生姜　大枣
主治　胃中虚寒,食谷欲呕,胃脘作痛,吞酸嘈杂;或厥阴头痛,干呕吐涎沫;或少阴病吐利,手足厥冷,烦躁欲死等。

牡蛎散(《和剂局方》)
牡蛎　麻黄根　黄芪　小麦
主治　体虚卫外不固。症见自汗,夜卧更甚,心悸惊惕,短气烦倦等。

何人饮(《景岳全书》)
何首乌　人参　当归　陈皮　煨生姜
主治　疟疾久发不止,气血两虚者。

何首乌散(《外科精要》)
何首乌　防风　薄荷　苦参
主治　遍身疮肿痒痛。

皂荚丸(《金匮要略》)
皂荚（刮去皮,酥炙,作蜜丸,以枣膏和汤送下）
主治　咳逆上气,时时唾浊不得眠。

含化丸(《证治准绳》)
海藻　昆布　海蛤　海带　瓦楞子　文蛤　诃子　五灵脂　猪靥
主治　瘿瘤、痰核等证。

含巴绛矾丸(录自《血吸虫病防治研究文集》)
绛矾　巴豆霜
主治　晚期血吸虫病肝硬化腹水。

谷精龙胆散(《证治准绳》)
谷精草　荆芥　龙胆草　赤芍　生地黄　红花　木通　甘草　白茯苓　牛蒡子　灯心
主治　肝经风热,目赤肿痛,羞明多泪,及目生翳膜。

沉香四磨汤(《卫生家宝》)
沉香　乌药　木香　槟榔
主治　冷气攻冲,心腹作痛。

沙参麦冬汤(《温病条辨》)

沙参　麦冬　天花粉　玉竹　生扁豆　生甘草　冬桑叶

主治　燥伤肺胃,津液亏损,而见咽干口渴,干咳少痰,舌红少苔等证。

羌活胜湿汤(《内外伤辨惑论》)

羌活　独活　藁本　防风　甘草　川芎　蔓荆子

主治　风湿在表。症见头痛头重,一身尽痛,难以转侧,恶寒微热,苔白脉浮等。

诃子散(《伤寒六书·素问病机》)

诃子　黄连　木香　甘草　(白术、芍药汤调下)

主治　久痢腹痛而有热者。

诃子汤(《宣明论》)

诃子　桔梗　甘草

主治　失音不能言语者。

诃子饮(《济生方》)

诃子　杏仁　通草　煨生姜

主治　久咳,语声不出。

诃子皮散(《兰室秘藏》)

诃子　干姜　罂粟壳　橘皮

主治　脱肛日久,复下赤白脓痢,作里急后重,白多赤少。

诃黎勒丸(《脾胃论》)

诃子　母丁香　椿根白皮

主治　休息痢。

补肺汤(《永类钤方》)

黄芪　五味子　桑白皮　熟地黄　人参　紫菀

主治　肺气亏虚,气短喘咳,语言无力,声音低弱,及劳嗽潮热,盗汗。

补骨脂丸(录自《本草纲目》)

补骨脂　菟丝子　胡桃肉　沉香　乳香　没药

主治　下元虚败,脚手沉重,阳痿。

补中益气汤(《脾胃论》)

黄芪　人参　白术　当归　橘皮　炙甘草　升麻　柴胡

主治　脾胃气虚,中气下陷。症见身热有汗,头痛恶寒,渴喜热饮,少气懒言,四肢乏力,及脱肛,子宫下垂,胃下垂,久泻久痢等。

补阳还五汤(《医林改错》)

黄芪　当归尾　川芎　赤芍　桃仁　红花　地龙

主治　中风后,气虚血滞。症见半身不遂,口眼㖞斜,语言蹇涩等。

补肺阿胶汤(原名阿胶散,又名补肺散)(《小儿药证直诀》)

阿胶　马兜铃　牛蒡子　炙甘草　杏仁　糯米

主治　肺虚火盛,喘咳咽干痰少,或痰中带血。

良附丸(《良方集腋》)

高良姜　香附　生姜汁

主治　肝郁气滞、胃有寒凝之胃脘疼痛、胸闷胁痛、痛经等。

附子理中丸(《和剂局方》)

附子　干姜　人参　白术　炙甘草

主治　脉微肢厥,昏睡露睛,或寒中内脏之霍乱吐利、转筋、口噤、四肢强直等脾肾阳虚之阴寒重证。

附桂理中丸(《三因方》)

附子　肉桂　干姜　白术　人参　炙甘草

主治　脉微肢厥,昏睡露睛,或寒中内脏之霍乱吐利、转筋、口噤、四肢强直等脾肾阳虚之阴寒重证。

鸡鸣散(《证治准绳》)

木瓜　吴茱萸　陈皮　槟榔　紫苏叶　桔梗　生姜

主治　寒湿郁结所致的湿脚气。症见足胫肿重无力,行动不便,麻木冷痛,或挛急上冲,甚至胸闷泛恶,以及风湿流注,发热恶寒,脚足痛不可忍,筋浮肿者。

驱尿石汤(《北京中草药制剂选编》)

王不留行　金钱草　海金沙　冬葵子　车前子　石韦　怀牛膝　泽泻　滑石　枳壳

主治　泌尿系结石。

八　画

青龙丸(《外科方外奇方》)

番木鳖　炒甲片　白僵蚕

主治　一切疔疮肿毒,贴骨痈疽颈项瘰疬,及乳串结核,痰气凝滞,硬块成毒,小儿痘后痈疽等。

青皮丸(《沈氏尊生书》)

青皮　山楂　麦芽　神曲　草果

主治　食痛饱闷,噫败卵气。

青娥丸(《和剂局方》)

杜仲　补骨脂　胡桃

主治　肾虚腰痛脚弱,腰间重坠,起坐困难。

青州白丸子(《和剂局方》)

天南星　半夏　白附子　川乌

主治　手足顽麻,半身不遂,口眼㖞斜,痰涎壅盛,及小儿惊风,大人头风等证。

青蒿鳖甲汤(《温病条辨》)
　　青蒿　鳖甲　细生地　丹皮　知母
　　主治　温病后期,邪热未尽,深伏阴分,阴液已伤。症见夜热早凉,热退无汗,舌红少苔,脉数等。亦可用于慢性病,由于阴虚内热所致的潮热证。

青黛石膏汤(《重订通俗伤寒论》)
　　青黛　鲜生地(捣汁)　生石膏　升麻　黄芩　焦栀子　葱头
　　主治　热郁阳明,热极而发紫黑斑,脉洪数者。亦治血热妄行的吐血、咯血、衄血等证。

青黛海石丸(《症因脉治》)
　　青黛　瓜蒌仁　川贝母　海石
　　主治　热咳气急痰稠之证。

苓桂术甘汤(《金匮要略》)
　　茯苓　桂枝　白术　炙甘草
　　主治　脾虚不运,水湿停蓄,或停饮所致的头眩、心悸、咳嗽等证。

苎根汤(《小品方》)
　　苎麻根　干地黄　当归　阿胶　芍药　甘草
　　主治　胎动,腰腹痛下血。

郁李仁汤(《圣济总录》)
　　郁李仁　桑白皮　赤小豆　白茅根　陈橘皮　紫苏
　　主治　水肿胸满气急。

虎潜丸(《丹溪心法》)
　　熟地黄　白芍药　知母　黄柏　龟板　锁阳　虎骨　干姜　陈皮
　　主治　肝肾阴亏,精血不足。症见筋骨痿软,腰膝酸楚,腿足瘦弱,步履乏力等。

虎潜丸(《全国中药成药处方集》)
　　熟地　龟板　锁阳　虎骨　知母　黄柏　陈皮　白芍　当归　牛膝　羊肉
　　主治　肝肾阴虚,精血不足。症见筋骨痿弱,腰膝酸软,腿足瘦弱,步履乏力等。

虎骨木瓜酒(《全国中药成药处方集》)
　　虎骨　木瓜　川芎　川牛膝　当归　天麻　五加皮　红花　续断　白茄根　玉竹　秦艽　防风　桑枝
　　主治　风寒湿气,流入经络。症见筋脉拘挛,骨节疼痛,四肢麻木,口眼㖞斜,山岚瘴气,历节风痛等。

昆布丸(《广济方》)
　　昆布　海藻　海蛤　通草　羊靥
　　主治　气瘿。症见胸膈满塞,咽喉颈项渐粗。

易黄汤(《傅青主女科》)
　　黄柏　芡实　山药　车前子　白果
　　主治　脾虚湿热带下。症见带下黏稠量多,色白兼黄,其气腥臭,头眩且重,乏力等。

固冲汤(《医学衷中参西录》)
　　生黄芪　白术　海螵蛸　茜草　龙骨　牡蛎　山茱萸　生杭芍　棕边炭　五倍子
　　主治　冲脉不固,脾胃虚弱。症见血崩或月经过多,色淡质稀,心悸气短等。

固肠丸(《证治准绳》)
　　乌梅肉　肉豆蔻　诃子肉　罂粟壳　苍术　人参　茯苓　木香
　　主治　久泻不止。

固经丸(《妇人大全良方》)
　　樗根白皮　龟板　香附　白芍　黄芩　黄柏
　　主治　血虚有热,经水不止,崩漏紫黑成块。

知柏地黄丸(《医宗金鉴》)
　　知母　黄柏　熟地黄　山茱萸　干山药　白茯苓　泽泻　牡丹皮
　　主治　阴虚火旺。症见骨蒸潮热,盗汗梦遗等。

金刚丸(《张氏医通》)
　　川草薢　肉苁蓉　杜仲　菟丝子　鹿胎　紫河车　巴戟肉
　　主治　肾虚骨痿,不能起动。

金沸草散(《类证活人书》)
　　旋复花　生姜　半夏　细辛　前胡　荆芥　赤芍药　甘草　枣子
　　主治　伤寒,中脘有痰,令人壮热,项强筋急,时发寒热。

金铃子散(《圣惠方》)
　　金铃子　延胡索
　　主治　肝气郁滞、气郁化火所致的胸腹胁肋疼痛,或痛经,疝气痛,时发时止等证。

金锁固精丸(《医方集解》)
　　沙苑蒺藜　芡实　莲须　龙骨　牡蛎　莲子粉
　　主治　肾虚不固。症见遗精滑泄,神疲乏力,四肢疫软,腰痛耳鸣等。

金箔镇心丸(《万病回春》)
　　金箔　朱砂　琥珀　胆南星　天竺黄　牛黄

雄黄　珍珠　麝香
主治　一切惊悸。

钓痰膏（《圣惠方》）
皂角　半夏　明矾　柿饼
主治　胸中痰结。

狗脊饮（验方）（录自《中国医学大辞典》）
狗脊　杜仲　续断　川牛膝　桂枝　秦艽　海风藤　宣木瓜　桑枝　松节　当归身　虎骨胶　熟地
主治　气血亏虚，兼感风湿。症见手足麻木，行动不利等。

肥儿丸（《医宗金鉴》）
人参　白术　茯苓　黄连　胡黄连　使君子肉　神曲　麦芽　山查肉　炙甘草　芦荟
主治　小儿疳积，腹痛，面色萎黄，消瘦。

炙甘草汤（《伤寒论》）
炙甘草　人参　阿胶　干地黄　桂枝　麦门冬　麻仁　生姜　大枣
主治　气虚血少。症见虚羸少气，心悸心慌，脉结代或虚数等。

疝气内消丸（《北京市中药成方选集》）
小茴香　吴茱萸　橘核　川楝子　荔枝核　沉香　肉桂　甘草　白术　丝瓜炭　炮姜　青皮　大茴香　补骨脂　制附子
主治　厥阴肝经寒凝气滞所致的小肠疝气。

河车大造丸（录自《中国医学大辞典》）
熟地黄　龟板　黄柏　天冬　麦冬　紫河车　人参　杜仲　牛膝
主治　虚损劳瘵，神志失守，内然水亏。

泻心汤（《金匮要略》）
黄连　黄芩　大黄
主治　心胃火炽，迫血妄行，以致吐衄便秘；或三焦积热，目赤口疮，牙龈肿痛；或外科痈肿属于热毒炽盛者。

泻白散（《小儿药证直诀》）
桑白皮　地骨皮　炙甘草　粳米
主治　肺热咳嗽气喘。

泽泻汤（《金匮要略》）
泽泻　白术
主治　痰饮所致的眩晕。亦治泄泻。

泽漆汤（《金匮要略》）
半夏　紫参（一作紫菀）　桂枝　人参　泽漆　生姜　白前　甘草　黄芩
主治　咳嗽，脉沉。

定命散（《圣济总录》）
白花蛇　乌梢蛇　蜈蚣
主治　破伤风，项颈紧硬，身体强直。

定喘汤（《摄生众妙方》）
黄芩　桑白皮　白果　麻黄　苏子　甘草　款冬花　杏仁　半夏
主治　风寒外束，痰热内蕴所致的哮喘证。症见痰多气急，痰稠色黄，或有表证，恶寒发热等。

建瓴汤（《医学衷中参西录》）
生地黄　生牡蛎　生龙骨　怀牛膝　生赭石　生山药　生杭芍　柏子仁
主治　肝阳上亢引起的头痛眩晕，耳鸣目胀，心悸健忘，梦多失眠，脉弦硬而长等。

参附汤（《校注妇人良方》）
人参　附子
主治　元气大亏，阳气暴脱。症见出现手足厥逆，汗出，呼吸微弱，脉微等。

参苓白术散（《和剂局方》）
人参　白术　白茯苓　甘草　山药　莲子肉　白扁豆　缩砂仁　薏苡仁　桔梗　大枣
主治　脾胃气虚挟湿。症见四肢无力，形体虚羸，饮食不化，或吐或泻，胸脘痞塞，面色萎黄等。

参茸固本丸（验方）（录自《中国医学大辞典》）
人参　当归身　熟地黄　枸杞子　鹿茸　白芍药　小茴香　陈皮　白术　黄芪　牛膝　桂心　巴戟肉　菟丝子　山药　茯神　肉苁蓉　炙甘草
主治　诸虚百损，五劳七伤，元气不足。症见畏寒肢冷，腰痛耳鸣，四肢痿软，形体瘦弱，精神疲乏，阳痿早泄，宫冷不孕，小便频数等。

参赭镇气汤（《医学衷中参西录》）
党参　山茱萸　生赭石　生芡实　苏子　生山药　生龙骨　生牡蛎　生杭芍
主治　阴阳两虚，喘逆迫促，有将脱之势。亦治肾虚不摄，冲气上干，致胃气不降而作满闷。

驻景丸（《和剂局方》）
菟丝子　熟地黄　车前子
主治　肝肾亏虚，眼昏生翳。

九　画

珍珠散（《张氏医通》）
珍珠　炉甘石　血竭　象皮　赤石脂　琥珀　龙骨　钟乳石（甘草汤煮）　朱砂　冰片
主治　外证溃烂不长肉。

枯痔散(录自广东中医学院主编《外伤科学》)
　　白砒　白矾　硼砂　雄黄　硫黄
　　主治　痔疮。

枳术丸(《脾胃论》引张洁古方)
　　枳实　白术
　　主治　脾胃虚弱，饮食停滞。症见脘腹痞满，不思饮食等。

枳实导滞丸(《内外伤辨惑论》)
　　枳实　大黄　黄连　黄芩　神曲　白术　茯苓　泽泻
　　主治　积滞内阻，蕴湿生热。症见胸腹痞满，下痢，泄泻，腹痛后重，或大便秘结，小便短赤等。

枳实消痞丸(《兰室秘藏》)
　　枳实　厚朴　半夏曲　白术　干生姜　炙甘草　麦芽　白茯苓　人参　黄连
　　主治　脾胃虚弱、寒热互结所致的心下痞满，不欲饮食，体弱倦怠，或胸腹痞胀，食少不化，大便不畅者。

枳实栀子豉汤(《伤寒论》)
　　枳实　栀子　豆豉
　　主治　病后劳复，身热，心下痞闷者。

枳实薤白桂枝汤(《金匮要略》)
　　枳实　薤白　桂枝　瓜蒌　厚朴
　　主治　胸痹，气结在胸，心中痞满，气从胁下上逆抢心者。

柏子仁丸(《本事方》)
　　柏子仁　人参　牡蛎　五味子　半夏曲　白术　麻黄根　枣肉　净麸
　　主治　虚烦不眠，惊悸怔忡，盗汗。

栀子豉汤(《伤寒论》)
　　栀子　淡豆豉
　　主治　外感热病，身热懊憹，虚烦不眠，胸脘痞闷等证。

栀子柏皮汤(《伤寒论》)
　　肥栀子　黄柏　甘草
　　主治　肝胆湿热郁结所致的黄疸，发热，小便短赤等证。

柿蒂汤(《济生方》)
　　柿蒂　丁香　生姜
　　主治　胸满呃逆不止，属寒呃而胃气不虚者。

胡芦巴丸(《和剂局方》)
　　吴茱萸　川楝子　巴戟天　茴香　川乌　胡芦巴
　　主治　疝气，偏坠阴肿，小腹有形如卵，上下来去痛不可忍，或绞结绕脐攻刺，呕恶闷乱等。

胡芦巴丸(《杨氏家藏方》)
　　胡芦巴　补骨脂　木瓜
　　主治　寒湿脚气，腿膝冷痛，行步无力。

胡芦巴丸(《圣济总录》)
　　胡芦巴　附子　硫黄
　　主治　肾脏虚冷，腹胁胀满。

荆防败毒散(《摄生众妙方》)
　　荆芥　防风　羌活　柴胡　前胡　川芎　枳壳　独活　茯苓　桔梗　甘草
　　主治　外感风寒湿邪，以及时疫疟疾、痢疾、疮疡具风寒湿表证者。

草还丹(《扶寿精方》)
　　山茱萸　破故纸　当归　麝香
　　主治　肾阳不足阳痿，滑精，腰疼神疲。

茵陈蒿汤(《伤寒论》)
　　茵陈　栀子　大黄
　　主治　湿热黄疸。

茵陈五苓散(《金匮要略》)
　　茵陈　猪苓　泽泻　白术　茯苓　桂枝
　　主治　湿热黄疸，湿邪偏重，小便不利显著者。

茵陈四逆汤(《玉机微义》)
　　茵陈　附子　干姜　炙甘草
　　主治　寒湿阴黄。症见手足逆冷，脉沉微细等。

茯菟丸(《和剂局方》)
　　白茯苓　菟丝子　石莲子
　　主治　肾虚遗精，白浊，或尿有余沥。

荔香散(《景岳全书》)
　　荔枝核　木香
　　主治　心腹胃脘久痛，屡触屡发者。

牵牛丸(《沈氏尊生书》)
　　槟榔　牵牛　大黄　雄黄
　　主治　蛔虫等肠道寄生虫病。

牵正散(《杨氏家藏方》)
　　白附子　僵蚕　全蝎
　　主治　中风面瘫，口眼㖞斜，甚或面部肌肉抽动。

骨碎补散(《圣惠方》)
　　骨碎补　自然铜　虎胫骨　败龟板　没药　胡桃仁
　　主治　金疮伤筋断骨，痛不可忍。

钩藤饮(《医宗金鉴》)
　　钩藤钩　天麻　羚羊角　全蝎　人参　炙甘草
　　主治　小儿急惊。症见牙关紧闭，手足抽搐，惊悸壮热,眼目窜视等。

香苏散(《和剂局方》)
紫苏叶　香附子　陈皮　炙甘草
主治　外感风寒,内有气滞。症见形寒身热,头痛无汗,胸脘痞闷,不思饮食等。

香连丸(《兵部手集方》)
木香　黄连(与吴茱萸同炒,去吴茱萸)
主治　湿热痢疾,脓血相兼,腹痛,里急后重等证。

香参丸(《沈氏尊生书》)
木香　苦参　甘草
主治　湿热泻痢。

香桂散(《张氏医通》)
麝香　肉桂
主治　胎死腹中,或胞衣不下。

香橘散(《张氏医通》)
小茴香　橘核　山楂肉
主治　睾丸偏坠胀痛。

香薷散(《和剂局方》)
香薷　白扁豆　厚朴(姜制)
主治　暑月乘凉饮冷,外感于寒,内伤于湿所致恶寒发热,头重头痛,无汗,胸闷,或四肢倦怠,腹痛吐泻,舌苔白腻等。亦治夏伤暑湿,脾胃失和之吐泻。

香砂枳术丸(《摄生秘剖》)
木香　砂仁　枳实　白术
主治　脾虚食少,或有宿食不消,胸脘痞闷等症。

香砂六君子丸(录自《中国医学大辞典》)
人参　白术　茯苓　炙甘草　法半夏　陈皮　木香　砂仁　生姜　大枣
主治　中虚气滞,痰湿内阻。症见胸中满闷,食难运化,呕恶,腹疼,肠鸣,泄泻等。

香砂六君子汤(录自《中国医学大辞典》)
人参　白术　茯苓　甘草　砂仁　木香　半夏　陈皮　生姜
主治　气虚痰饮,呕恶痞闷,纳减消瘦,及脾胃不和,变生诸证。

复元活血汤(《医学发明》)
大黄　桃仁　红花　当归　炮山甲　柴胡　瓜蒌根　甘草
主治　跌打损伤,瘀血留于胁下,痛不可忍者。

复方土茯苓汤(录自卫生部编《中医临床经验资料汇编》)
土茯苓　金银花　白鲜皮　甘草　威灵仙
主治　梅毒或因梅毒服汞剂而致肢体拘挛者。

保和丸(《丹溪心法》)
莱菔子　山楂　神曲　陈皮　半夏　茯苓　连翘
主治　食积停滞。症见胸脘痞满,腹胀时痛,嗳腐吞酸,厌食恶心,或大便泄泻。

保赤丸(录自一九七七年版《中华人民共和国药典》)
巴豆霜　六曲　天南星　朱砂
主治　小儿冷积,停乳停食,腹部胀满,大便秘结,痰多,惊悸不安。

禹功散(《儒门事亲》)
黑牵牛　茴香　木香　生姜汁
主治　停饮肿满。

独活寄生汤(《千金方》)
独活　桑寄生　干地黄　杜仲　牛膝　细辛　秦艽　茯苓　肉桂心　防风　川芎　人参　甘草　当归　芍药
主治　痹证日久,肝肾两亏,气血不足。症见腰漆冷痛,肢节屈伸不利,痠软气弱,或麻木不仁,畏寒喜温等。

胆矾散(《沈氏尊生书》)
胆矾　儿茶　胡黄连
主治　牙疳。

活络效灵丹(《医学衷中参西录》)
丹参　乳香　没药　当归
主治　气血凝滞所致的心腹疼痛,腿臂疼痛,及风湿痹痛,跌打肿痛,癥瘕积聚及疮疡初起等。

宣痹汤(《温病条辨》)
防己　薏苡仁　滑石　杏仁　连翘　栀子　半夏　晚蚕砂　赤小豆皮
主治　湿热痹证。症见寒战热炽,骨节烦疼,面目痿黄,小便短赤等。

宣郁通经汤(《傅青主女科》)
白芍　黄芩　柴胡　当归　牡丹皮　黑栀子　白芥子　香附　川郁金　生甘草
主治　肝郁有热,经前腹痛。

养心汤(《证治准绳》)
柏子仁　酸枣仁　五味子　茯苓　人参　黄芪　茯神　半夏曲　当归　川芎　远志　辣桂　甘草
主治　心虚血少,惊惕不宁。

养脏汤(《和剂局方》)
人参　白术　肉桂　白芍药　木香　诃子　当归　肉豆蔻　炙甘草　罂粟壳(蜜炙)
主治　泻痢日久,脾胃虚寒,滑脱不禁,甚至脱肛。

前胡散(《证治准绳》)
前胡　桑白皮　贝母　杏仁　麦门冬　炙甘草　生姜
主治　咳嗽涕唾稠黏,心胸不利,时有烦热。

前列腺汤(《北京市中草药制剂选编》)
王不留行　赤芍　红花　败酱草　丹参　泽兰叶　桃仁
主治　慢性前列腺炎。

首乌延寿丹(《世补斋医书》)
何首乌　女贞子　旱莲草　豨莶草　菟丝子　杜仲　牛膝　桑叶　金银花　生地　桑椹　金樱子　黑脂麻
主治　阴虚血虚,腰膝酸软,眩晕目暗,耳鸣,失眠,须发早白。

祛烦养胃汤(《医醇賸义》)
鲜石斛　南沙参　麦冬　山药　玉竹　熟石膏　天花粉　茯苓　广皮　半夏　甘蔗
主治　胃阴不足,津亏口渴。

神术散(《和剂局方》)
苍术　白芷　川芎　藁本　细辛　羌活　甘草
主治　四时瘟疫,发热憎寒,头痛项强,身体疼痛。

神应丸(《证治准绳》)
威灵仙　桂心　当归
主治　风湿或跌打损伤,腰痛如折,牵引背膂,俯仰艰难。

神消散(《证治准绳》)
木贼　蝉蜕　谷精草　黄芩　蛇蜕　炙甘草　苍术
主治　风热目赤翳障。

神捷散(《圣济总录》)
轻粉　吴茱萸　石硫黄　赤小豆　白蒺藜　白芫荑
主治　疥疮。

神效托里散(《外科精要》)
忍冬藤叶　黄芪　当归　甘草节
主治　痈疽发背,肠痈乳痈,无名肿毒,焮毒肿痛,憎寒发热。

冠心苏合丸(录自《中药知识手册》)
苏合香　檀香　冰片　乳香　青木香
主治　冠心病心绞痛。

绛矾丸(原名枣矾丸)(《医方考》)
绛矾　红枣　苍术　厚朴　陈皮　甘草
主治　中满腹胀黄肿。

十　画

珠黄散(《上海市药品标准》)
珍珠　西黄
主治　咽喉肿痛,腐烂,牙疳,口疳,口舌破碎等证。

蚕矢汤(《霍乱论》)
蚕砂　薏苡仁　黄连　陈吴萸　黄芩　大豆黄卷　陈木瓜　制半夏　通草　焦栀子
主治　湿热内蕴,霍乱吐泻。症见腹痛转筋,口渴烦躁等。

秦艽鳖甲散(《卫生宝鉴》)
秦艽　青蒿　鳖甲　知母　地骨皮　柴胡　当归　乌梅
主治　骨蒸壮热,肌肉消瘦,唇红颊赤,气粗,四肢困倦,夜有盗汗。

桂枝汤(《伤寒论》)
桂枝　白芍　炙甘草　生姜　大枣
主治　外感风寒表虚证。症见发热头痛,汗出恶风,或鼻鸣干呕,舌苔薄白,脉浮缓等。

桂附八味丸(录自《医方集解》)
肉桂　附子　熟地　山茱萸　山药　茯苓　泽泻　牡丹皮
主治　肾阳不足,腰膝酸痛,少腹拘急,水肿,小便不利;或阳痿,尿频遗尿,尺脉微弱,以及痰饮喘咳,或肾不纳气,喘急欲脱等。亦治消渴,脚气。

桂枝附子汤(《金匮要略》)
桂枝　附子　生姜　甘草　大枣
主治　风湿相搏,身体疼烦,不能自转侧。

桂枝茯苓丸(《金匮要略》)
桂枝　茯苓　桃仁　丹皮　芍药
主治　妇人小腹有癥块,及血瘀经闭,痛经。

桔梗汤(《金匮要略》)
桔梗　甘草
主治　肺痈,时出浊唾腥臭,久久吐脓如米粥。亦治咽喉肿痛,咳嗽有痰等症。

桔梗白散(录自《金匮要略》)
桔梗　巴豆　贝母
主治　肺痈,咳而胸满,时出浊唾腥臭,久久吐脓如米粥。亦治寒实结胸无热证者。

桃花汤(《伤寒论》)

赤石脂　干姜　粳米

主治　少阴病，下利便脓血。

桃花散(《全国中药成药处方集》)

煅石膏　东丹　轻粉　冰片

主治　痈疽疮疡溃烂，脓水淋漓，久不收口者。

桃红四物汤(《医宗金鉴》)

桃仁　红花　熟地黄　当归　川芎　白芍

主治　瘀血阻滞引起的月经不调及癥瘕。亦治损伤瘀痛等证。

都气丸(《医宗己任编》)

熟地黄　山茱萸　干山药　泽泻　牡丹皮　白茯苓　五味子

主治　肾阴虚而喘，面赤呃逆者。

破故纸丸(《魏氏家藏方》)

破故纸　茴香

主治　肾气虚冷，小便无度。

真武汤(《伤寒论》)

附子　白术　茯苓　生姜　芍药

主治　脾肾阳虚，水气内停。症见小便不利，肢体沉重疼痛，恶寒腹痛，下利，或肢体浮肿，以及大汗伤阳、寒水内动所致的心悸头眩，身体振振动摇等证。

柴胡散(《本事方》)

柴胡　炙甘草

主治　伤寒，时疾，中暍，伏暑。邪入经络，体瘦肌热。

柴胡疏肝散(《景岳全书》)

柴胡　芍药　陈皮　香附　川芎　枳壳　炙甘草

主治　肝气郁结，胁肋疼痛，寒热往来。

柴葛解肌汤(《伤寒六书》)

柴胡　葛根　黄芩　石膏　芍药　甘草　羌活　白芷　桔梗　生姜　大枣

主治　感冒风寒，寒郁化热。症见恶寒渐轻，而身热增盛，头痛肢楚，目痛鼻干，心烦不眠，眼眶痛等。

逍遥散(《和剂局方》)

柴胡　芍药　当归　白术　茯苓　生姜　炙甘草　薄荷

主治　肝郁血虚所致的两胁作痛，头痛目眩，口燥咽干，神疲食少，或见往来寒热，或月经不调，乳房作胀等。

鸭掌散(《摄生方》)

银杏　麻黄　炙甘草

主治　哮喘痰嗽。

透脓散(《外科正宗》)

生黄芪　当归　川芎　穿山甲　皂角刺

主治　痈疽诸毒，内脓已成，不溃者。

射干汤(《幼幼新书》)

射干　升麻　马勃　芒硝

主治　咽喉肿痛，难下饮食，兼有热痰壅盛者。

射干兜铃汤(《痧胀玉衡》)

射干　桑白皮　马兜铃　桔梗　贝母　玄参　花粉　金银花　菊花　甘草　薄荷

主治　肺热咳嗽，痰黄稠者。

射干麻黄汤(《金匮要略》)

射干　麻黄　生姜　细辛　紫菀　款冬花　五味子　大枣　半夏

主治　痰饮，咳而上气，喉中有水鸣声者。

胶艾汤(《金匮要略》)

干地黄　当归　芍药　甘草　阿胶　艾叶　川芎

主治　妇女冲任虚损所致的崩漏下血，月经过多，产后或小产损伤冲任，下血不止，或妊娠下血，腹中疼痛者。

凌霄花散(《证治准绳》)

凌霄花　黄连　白矾　雄黄　羊蹄根　天南星（生姜汁调药）

主治　风湿热，诸癣久不愈。

凉惊丸(《中国医学大辞典》引钱乙方)

龙胆草　青黛　龙脑　麝香　钩藤钩　黄连　牛黄　防风

主治　小儿惊风，发热痉挛等证。

消乳汤(《医学衷中参西录》)

知母　穿山甲　瓜蒌　丹参　生明乳香　金银花　连翘　生明没药

主治　乳痈肿痛。

消瘰丸(《医学心悟》)

玄参　贝母　牡蛎

主治　瘰疬痰核。

消瘿汤(《中药临床手册》引浙江中医研究所方)

海藻　牡蛎　黄药子　昆布　土贝母

主治　甲状腺机能亢进，甲状腺肿。

海浮散(《中国医学大辞典》引外科十法方)

乳香　没药

主治　痈疽肿毒溃后，腐肉已化，新肉渐生，或溃久不敛，气血凝滞者。

海金沙散(《医学发明》)

海金沙　牵牛子　甘遂
主治　脾湿太过,通身肿满,喘不得卧,腹胀如鼓。

海藻玉壶汤(《医宗金鉴》)
海藻　陈皮　连翘　川芎　当归　甘草　昆布　贝母　青皮　半夏　独活　海带
主治　瘿瘤。

润肠丸(《济生方》)
肉苁蓉　沉香　麻子仁汁
主治　发汗利小便,亡津液,大便秘结。

益胃汤(《温病条辨》)
麦冬　细生地　玉竹　冰糖　沙参
主治　热病伤津,或病退胃阴未复,舌干口渴,食欲不振。亦可用于消渴证。

益血润肠丸(《沈氏尊生书》)
火麻仁　当归　熟地　杏仁　荆芥　枳壳　苁蓉　苏子　蜂蜜
主治　老人、产妇及体弱者,因津枯血少所致的肠燥便秘。

举元煎(《景岳全书》)
人参　黄芪　白术　升麻　炙甘草
主治　气虚下陷,血崩血脱,亡阳垂危等证。

宽胸丸(《中药临床应用》引中医研究院西苑医院方)
檀香　荜茇　延胡索　细辛　高良姜　冰片
主治　冠心病心绞痛。

调胃承气汤(《伤寒论》)
大黄　芒硝　甘草
主治　阳明燥热内结。症见恶热,口渴便秘,腹痛拒按等。亦治肠胃积热引起的发斑,口齿喉痛及疮疡等。

通关散(《丹溪心法附余》)
细辛　猪牙皂
主治　中恶客忤或痰厥所致猝然口噤气塞,人事不省,牙关紧闭,痰涎壅盛属闭证、实证者。

桑杏汤(《温病条辨》)
桑叶　杏仁　象贝　沙参　香豉　栀皮　梨皮
主治　外感温燥。症见头痛身热,口渴,干咳无痰,或痰少而黏,舌红,苔薄白而燥,脉浮数等。

桑菊饮(《温病条辨》)
桑叶　菊花　杏仁　桔梗　连翘　薄荷　芦根　甘草
主治　外感风热及温病初起。症见发热头昏头痛,咳嗽,及咽喉肿痛等。

桑麻丸(《医级》)
嫩桑叶　黑胡麻子　白蜜
主治　肝阴不足,眼目昏花,咳久不愈,肌肤甲错,麻痹不仁。

桑螵蛸散(《本草衍义》)
桑螵蛸　远志　菖蒲　龙骨　茯神　人参　龟板　当归
主治　心神恍惚,健忘,小便频数。

十一画

理中丸(《伤寒论》)
人参　干姜　白术　炙甘草
主治　脾胃虚寒。症见脘腹冷痛,泄泻,呕吐,腹满不食。或阳虚失血,及小儿慢惊,病后喜唾涎沫,以及胸痹等证由中焦虚寒而致者。

理中汤(《伤寒论》)
人参　干姜　白术　炙甘草
主治　脾胃虚寒。症见脘腹冷痛,泄泻,呕吐,腹满不食。或阳虚失血,及小儿慢惊,病后喜唾涎沫,以及胸痹等证由中焦虚寒而致者。

菖蒲郁金汤(《温病全书》)
鲜石菖蒲　竹沥　炒栀子　竹叶　丹皮　连翘　广郁金　菊花　滑石　牛蒡子　姜汁　玉枢丹末
主治　湿温病,湿热酿痰,蒙蔽心包。症见身热不甚,胸脘痞闷,时或神昏谵语等。

萆薢分清饮(《丹溪心法》)
川萆薢　益智仁　石菖蒲　乌药
主治　膏淋白浊。症见小便频数,混浊不清,白如米泔,积如膏糊。

菟丝子丸(《世医得效方》)
菟丝子　鹿茸　附子　肉苁蓉　桑螵蛸　五味子　牡蛎　鸡内金
主治　肾虚小便多,或小便不禁。

黄土汤(《金匮要略》)
灶心黄土　干地黄　附子　阿胶　白术　黄芩　甘草
主治　脾阳不足所致的大便下血,以及吐血,衄血,妇人血崩,血色黯淡,四肢不温等。

黄龙汤(《伤寒六书》)
人参　当归　大黄　芒硝　厚朴　枳实　甘草
主治　里实热结而气血虚者。

黄芪汤(录自《医部全录》)
黄芪　生地　麦冬　栝楼根　茯苓　五味子

炙甘草
主治　诸渴疾。

黄连汤(《千金方》)
黄连　黄柏　干姜　当归　阿胶　炙甘草　酸石榴皮
主治　赤白痢，久痢不止。

黄芩滑石汤(《温病条辨》)
黄芩　滑石　通草　白蔻仁　茯苓皮　猪苓　大腹皮
主治　湿温邪在中焦，湿热并重。症见发热身痛，汗出热解，继而复热，渴不多饮，或竟不渴等。

黄连阿胶汤(《伤寒论》)
黄连　黄芩　白芍　阿胶　鸡子黄
主治　阴虚火旺，心中烦热，失眠；或热病后期，余热未清，阴液亏损，虚烦不得眠；以及心火亢盛，迫血妄行所致的吐血、衄血等证。

黄连解毒汤(《外台秘要》引崔氏方)
黄连　黄芩　黄柏　栀子
主治　三焦热盛，症见大热烦扰，口燥咽干，错语不眠，或吐衄发斑，以及外科痈肿疔毒等。

黄连解毒汤(《外科正宗》)
黄连　黄芩　黄柏　栀子　连翘　牛蒡子　甘草　灯心
主治　疔毒攻心，内热口干，烦闷恍惚，脉实者。

黄芪桂枝五物汤(《金匮要略》)
黄芪　桂枝　白芍　生姜　大枣
主治　血痹证。症见身体不仁，如风痹状。

黄连橘皮竹茹半夏汤(《温热经纬》)
黄连　橘皮　竹茹　半夏
主治　胃热呕哕。

控涎丹(《三因方》)
甘遂　大戟　白芥子(淡姜汤下)
主治　痰涎伏在胸膈上下，忽然胸背、颈项、腰胯痛不可忍，筋骨牵引钓痛，走易不定，或手足冷痹，或令头痛不可忍，或神志昏倦多睡，或饮食无味，痰唾稠黏，夜间喉中痰鸣，多流涎唾等证。

救逆汤(即桂枝去芍药加蜀漆牡蛎龙骨救逆汤的简称，《伤寒论》)
桂枝　炙甘草　生姜　牡蛎　龙骨　大枣　蜀漆
主治　伤寒脉浮，医者以火迫劫之，亡阳，惊狂，卧起不安者。

蛇床子散(《金匮要略》)
蛇床子　白粉
主治　妇人阴寒。

银翘散(《温病条辨》)
金银花　连翘　薄荷　桔梗　淡竹叶　生甘草　荆芥穗　淡豆豉　牛蒡子　芦根
主治　外感风热及温病初起。症见头痛，发热，微恶风寒，无汗或有汗不畅，头痛口渴，或兼见咳嗽咽喉肿痛，脉浮数等。

猪苓汤(《伤寒论》)
猪苓　茯苓　泽泻　滑石　阿胶
主治　水热互结，小便不利，发热，口渴欲饮，或见心烦不寐，或兼咳嗽、呕恶等。亦治淋疾尿血。

旋覆花汤(《圣济总录》)
桔梗　桑白皮　大黄　鳖甲　柴胡　槟榔　旋覆花　甘草
主治　支饮，胸膈实痞，呼吸短气。

旋覆代赭汤(《伤寒论》)
旋覆花　半夏　生姜　人参　代赭石　甘草　大枣
主治　胃气虚弱、痰浊内阻、胃气上逆而致心下痞鞕，噫气不除，反胃呕吐，吐涎沫等。

麻黄汤(《伤寒论》)
麻黄　桂枝　杏仁　甘草
主治　外感风寒表实证。症见恶寒发热，头痛身疼，无汗而喘，脉浮紧等。

麻子仁丸(《伤寒论》)
麻子仁　大黄　厚朴　枳实　杏仁　芍药
主治　肠胃燥热，大便鞕，小便数。

麻黄根散(《圣惠方》)
麻黄根　当归　黄芪
主治　产后虚汗不止。

麻黄杏仁甘草石膏汤(《伤寒论》)
麻黄　杏仁　甘草　石膏
主治　热邪壅肺而致喘咳者。

麻黄杏仁薏苡甘草汤(《金匮要略》)
麻黄　杏仁　薏苡仁　炙甘草
主治　汗出当风，或久伤取冷所致之风湿。症见一身尽疼，发热，日晡所剧者。

麻黄细辛附子汤(《伤寒论》)
麻黄　细辛　附子

主治　阳虚外感,恶寒发热,脉反沉者。

清肠饮(《疡医大全》)

金银花　地榆　麦门冬　玄参　薏苡仁　黄芩　当归　生甘草

主治　肠痈。

清胃汤(《医宗金鉴》)

石膏　黄连　生地黄　牡丹皮　黄芩　升麻

主治　胃中实火上炎,牙缝出血,牙龈肿痛,口舌生疮等证。

清骨散(《证治准绳》)

银柴胡　地骨皮　青蒿　胡黄连　知母　秦艽　鳖甲　甘草

主治　虚劳骨蒸,或低热日久不退。症见唇红颧赤,形瘦盗汗等。

清络饮(《温病条辨》)

鲜金银花　鲜扁豆花　西瓜翠衣　鲜荷叶边　鲜竹叶心　丝瓜皮

主治　暑伤肺经气分之轻证,或暑温病经发汗后,余邪未解。症见身热,口渴不甚,但头目不清,昏眩微胀等。

清宫汤(《温病条辨》)

玄参心　连心麦冬　莲子心　竹叶卷心　连翘心　犀角尖

主治　外感温病,发汗而汗出过多,耗伤心液,以致邪陷心包,出现神昏谵语等证。

清凉散(《万病回春》)

山豆根　连翘　桔梗　牛蒡子　黄芩　黄连　栀子　薄荷　防风　贝母　甘草

主治　热毒壅结,咽喉肿痛。

清营汤(《温病条辨》)

犀角　生地黄　玄参　竹叶心　麦冬　丹参　黄连　金银花　连翘

主治　温热病,邪热初入营分。症见身热夜甚,口渴或不渴,时有谵语,心烦不眠;或斑疹隐隐,舌绛而干,脉细数等。

清气化痰丸(录自《医方考》)

黄芩　胆南星　枳实　瓜蒌仁　陈皮　杏仁　茯苓　半夏　(姜汁为丸)

主治　痰热内结。症见咳嗽痰黄,黏稠难咯,胸膈痞满,甚则气急呕恶等。

清热保津法附方(《时病论》)

鲜石斛　鲜生地　麦冬　天花粉　连翘　参叶

主治　温热有汗,风热化火,热病伤津,温疟舌苔变黑等。

清瘟败毒饮(《疫疹一得》)

生石膏　小生地　栀子　桔梗　赤芍　鲜竹叶　犀角　牡丹皮　玄参　知母　黄连　黄芩　连翘　甘草

主治　温热病,肺胃热毒壅盛,气血两燔。症见大热烦躁,渴饮干呕,头痛如劈,昏狂谵语;或有吐衄斑疹;或痉厥并见,舌绛唇焦,脉洪数等。

清燥救肺汤(《医门法律》)

杏仁　麦冬　桑叶　石膏　甘草　人参　胡麻仁　真阿胶　枇杷叶

主治　温燥伤肺。症见头痛,身热,干咳无痰,气逆而喘,咽喉干燥,鼻燥,心烦口渴,舌干无苔等。

羚羊角散(《和剂局方》)

羚羊角　决明子　黄芩　龙胆草　升麻　甘草　车前子　栀子仁

主治　大人小儿一切风热毒,上攻眼目,暴发赤肿;或生疮疼痛,隐涩羞明。

羚角钩藤汤(《通俗伤寒论》)

羚羊角　霜桑叶　双钩藤　滁菊花　鲜生地　京贝母　生白芍　生甘草　淡竹茹　茯神木

主治　热病邪传厥阴,壮热神昏,烦闷躁扰,手足搐搦,发为痉厥等。

密蒙花散(《和剂局方》)

密蒙花　菊花　木贼　石决明　杜蒺藜　羌活

主治　风气攻注,两眼昏暗,羞明多泪,隐涩难开,渐生翳膜;及久患偏头疼,牵引两眼,渐觉细小,昏涩隐痛,并暴赤肿痛等。

续断丸(《扶寿精方》)

续断　杜仲　牛膝　萆薢　木瓜　破故纸

主治　腰痛并脚酸腿软。

续断丸(《妇人良方》)

川续断　黄芪　熟地黄　当归　乌贼骨　五味子　龙骨　赤石脂　半角腮　甘草　地榆　艾叶　附子　干姜　川芎

主治　妇人经水不止,口干心烦,四肢羸乏,饮食减少。

续随子丸(《圣济总录》)

续随子　腻粉(即轻粉)　青黛(糯米饭粘合成丸)

主治　积聚癥块及涎积等。

十 二 画

琥珀散(《灵苑方》)
　　琥珀　当归　莪术　乌药
　　主治　妇人心膈迷闷,腹脏撮痛,气急气闷,经水不通。

琼玉膏(《医方集解》录申氏方)
　　地黄　茯苓　人参　白蜜
　　主治　诸虚百损,虚劳干咳。

款冬花汤(《圣济总录》)
　　款冬花　杏仁　贝母　知母　桑白皮　五味子　炙甘草
　　主治　暴发咳嗽。

葛根芩连汤(《伤寒论》)
　　葛根　黄芩　黄连　炙甘草
　　主治　外感表证未解,热邪入里。症见身热下利,胸脘烦热,口干作渴等。

葛花解酲汤(《脾胃论》)
　　葛花　人参　白蔻仁　橘皮　青皮　木香　猪苓　白茯苓　神曲　泽泻　干生姜　白术　砂仁
　　主治　饮酒太过,呕吐痰逆,心神烦乱,胸膈痞塞,手足战摇,饮食减少,小便不利。

葱豉汤(《肘后备急方》)
　　葱白(连须)　淡豆豉
　　主治　外感风寒轻证。

葶苈大枣泻肺汤(《金匮要略》)
　　葶苈　大枣
　　主治　痰涎壅盛,咳喘胸满。

葵子茯苓散(《金匮要略》)
　　葵子　茯苓
　　主治　妊娠有水气,身重,小便不利,洒淅恶寒,起即头眩。

越婢汤(《金匮要略》)
　　麻黄　生姜　石膏　炙甘草　大枣
　　主治　风水证。症见发热或无大热,汗出或无汗,恶风,或渴,一身悉肿,脉浮等。

雄矾丸(《医方集解》)
　　白矾　雄黄　黄蜡
　　主治　一切痈肿恶疮,或毒虫、蛇、犬咬伤。

紫金锭(《惠直堂经验方》)
　　雄黄　朱砂　山慈姑　山文蛤　千金子　当门子　红芽大戟
　　主治　瘟疫瘴疟,神志不清;或误食毒物,呕吐恶心,腹痛,泄泻;以及痈疽发背,疔肿恶疮等。

紫金丹(《本事方》)
　　信石　淡豆豉
　　主治　多年喘急哮嗽,夕不得卧。

紫菀汤(《医方集解》录王海藏方)
　　紫菀　知母　贝母　阿胶(蛤粉炒)　桔梗　人参　茯苓　五味子　甘草
　　主治　肺虚劳热久嗽,吐痰吐血。

紫雪丹(《和剂局方》)
　　犀角屑　羚羊角屑　石膏　寒水石　磁石　滑石　青木香　沉香　玄参　升麻　甘草　朱砂　丁香　朴消　硝石　麝香　黄金
　　主治　温热病,邪热内陷心包而致的高热烦躁,神昏谵语,痉厥,以及小儿热极惊厥等。

紫葳散(《沈氏尊生书》)
　　紫葳　当归　红花　赤芍　延胡索　刘寄奴　肉桂　白芷　牡丹皮
　　主治　血滞经闭,发热腹胀。

紫草快斑汤(《张氏医通》)
　　紫草　蝉蜕　赤芍　甘草　木通
　　主治　血热毒盛而致斑疹不畅,色不红活之证。

紫草消毒饮(《张氏医通》)
　　紫草　牛蒡子　连翘　山豆根　荆芥　甘草
　　主治　痘疹血热咽痛。

黑锡丹(《和剂局方》)
　　附子　肉桂　黑锡　硫黄　阳起石　破故纸　胡芦巴　金铃子　木香　肉豆蔻　沉香　茴香
　　主治　真元不足,上盛下虚,痰壅气喘,汗出肢厥,脉沉微;或寒疝腹痛,男子阳痿精冷,女子血海虚寒等。

稀涎散(《传家秘宝》)
　　晋矾(即明矾)　猪牙皂荚
　　主治　风涎潮于上膈,痹气不通。

舒筋汤(《妇人良方》)
　　羌活　海桐皮　当归　芍药　姜黄　白术　甘草
　　主治　风湿所伤,肩臂作痛,经络不利,及腰下作痛。

猬皮散(《杨氏家藏方》)
　　白刺猬皮　木贼草
　　主治　肠风下血。

猬皮丸(《寿世保元》)
　　刺猬皮　当归　槐角子　黄连　地骨皮　核桃

乳香　甘草

主治　痔漏。

痛泻要方(《景岳全书》引刘草窗方)

防风　白术　陈皮　白芍

主治　肝郁脾虚。症见肠鸣腹痛，大便泄泻，泻必腹痛。

温经汤(《金匮要略》)

当归　芎䓖　吴茱萸　生姜　芍药　人参　桂枝　阿胶　牡丹皮　半夏　麦门冬　甘草

主治　冲任虚寒瘀血阻滞之月经不调，或前或后；或逾期不止；或1个月再行，傍晚发热，手心发热，唇口干燥；或小腹冷痛；或久不受孕等。

温胆汤(《千金方》)

半夏　陈皮　茯苓　枳实　竹茹　生姜　大枣　甘草

主治　痰热上扰，胆胃不和，虚烦不眠，眩晕心悸，痰多呕吐等。

温脾汤(《千金方》)

人参　附子　干姜　大黄　甘草

主治　冷积便秘，或久痢赤白，腹痛，手足不温，脉沉弦。

滑石散(《圣济总录》)

木通煎汤，送服滑石粉。

主治　热淋，小便赤涩热痛。

滋血汤(《和剂局方》)

当归　牡丹皮　川芎　马鞭草　荆芥穗　赤芍药　枳壳　肉桂

主治　妇人血热气虚，经候涩滞不通，致使血聚，肢体麻木，肌热生疮，浑身痛倦，将成劳瘵等。

普济消毒饮(《医方集解》录李东垣方)

黄芩　黄连　陈皮　柴胡　桔梗　板蓝根　连翘　牛蒡子　玄参　马勃　薄荷　僵蚕　升麻　甘草

主治　大头瘟。症见恶寒发热，头面红肿焮痛，咽喉不利，舌燥口渴等。

遂心丹(《济生方》)

甘遂　辰砂　猪心

主治　风痰迷心癫痫。

寒降汤(《医学衷中参西录》)

生赭石　生杭芍　竹茹　牛蒡子　清半夏　瓜蒌仁　粉甘草

主治　因热而胃气不降，吐血、衄血等。

犀黄丸(《外科全生集》)

犀黄　麝香　乳香　没药　黄米饭

主治　乳癌，横痃，瘰疬，痰核，流注，痈毒等。

犀角大青汤(《伤寒活人书括》)

犀角　大青叶　栀子　淡豆豉

主治　温热病，热毒入于血分。症见壮热神昏，烦躁，发斑疹，其色紫暗，或兼咽喉肿痛等。

犀角地黄汤(《千金方》)

犀角　生地黄　牡丹皮　赤芍药

主治　热甚动血，血热妄行所致的吐衄、尿血、便血，斑色紫黑，舌绛起刺，或蓄血发狂等。

疏凿饮子(《济生方》)

泽泻　赤小豆　茯苓皮　槟榔　羌活　秦艽　商陆　大腹皮　生姜皮　椒目　木通

主治　遍身水肿，喘息口渴，二便不利者。

十 三 画

蒿芩清胆汤(《重订通俗伤寒论》)

青蒿脑　淡竹茹　仙半夏　赤茯苓　青子芩　生枳壳　陈广皮　碧玉散

主治　少阳湿热痰浊证。症见寒热如疟，寒轻热重，口苦膈闷，吐酸苦水，或呕吐黄涎而黏，甚则干呕呃逆，胸胁胀痛等。

蒲黄散(《证治准绳》)

蒲黄　冬葵子　生地

主治　膀胱热甚，血淋涩痛。

暖肝煎(《景岳全书》)

肉桂　沉香　乌药　当归　枸杞　小茴香　茯苓　生姜

主治　肝肾阴寒，小腹疼痛，疝气等。

蜀漆散(《金匮要略》)

蜀漆　云母　龙骨

主治　寒多热少之牝疟。

蜂房膏(《圣惠方》)

露蜂房　玄参　黄芪　蛇蜕皮　杏仁　乱发　黄丹

主治　瘰疬脓水不干。

十 四 画

酸枣仁汤(《金匮要略》)

酸枣仁　知母　茯苓　川芎　甘草

主治　虚劳虚烦不得眠。

截疟七宝饮(《杨氏家藏方》)

常山　草果　槟榔　厚朴　青皮　陈皮　炙甘草

主治　疟疾数发不止,痰湿甚而体壮者。

磁朱丸(《千金方》)

磁石　朱砂　六曲

主治　心肾不交所致的心悸失眠,耳鸣耳聋,视物昏花。亦治癫痫。

蜡矾丸(《医方集解》)

白矾　黄蜡

主治　痈肿恶疮及毒虫蛇犬所伤。

蝉花散(《一草亭目科全书》)

蝉蜕　菊花　木贼　谷精草　羌活　甘草　蒺藜　草决明　防风　栀子　川芎　蒙花　荆芥穗　蔓荆子　黄芩

主治　肝经风热,目赤,目翳,多泪等证。

腐尽生肌散(《医宗金鉴》)

儿茶　血竭　乳香　没药　冰片　麝香　旱三七

主治　疮疡不敛。

缩泉丸(《校注妇人良方》)

益智仁　山药　乌药

主治　下元虚冷,小便频数,及小儿遗尿。

豨桐丸(《养生经验合集》)

豨莶草　臭梧桐

主治　感受风湿,或嗜饮冒风,内湿外邪,以致两脚软酸疼痛,不能步履,或两手牵绊不能仰举,状似风瘫。亦治中风手足不遂。

十 五 画

增液汤(《温病条辨》)

生地　玄参　麦冬

主治　阳明温病,津液不足。症见大便秘结,口渴,舌干红,脉细稍数或沉而无力。

增液承气汤(《温病条辨》)

生地　玄参　麦冬　大黄　芒硝

主治　阳明温病,热结阴亏,燥屎不行,下之不通者。

樗树根丸(《摄生众妙方》)

黄柏　芍药　良姜　樗树根皮

主治　湿热下注,带下赤白,淋漓腥臭。

樟脑散(《不知医必要》)

樟脑　硫黄　川椒　枯矾

主治　疥疮有脓者。

撮风散(《证治准绳》)

蜈蚣　蝎梢　钩藤　直僵蚕　朱砂　麝香

主治　小儿撮口,手足抽搐。

震灵丹(《和剂局方》)

代赭石　禹余粮　赤石脂　紫石英　五灵脂　朱砂　乳香　没药

主治　妇女崩漏或白带久不止,眩晕腰疼者。亦可用于久泻久痢无湿热者。

镇肝息风汤(《医学衷中参西录》)

生赭石　生牡蛎　生龙骨　生杭芍　怀牛膝　生龟板　玄参　天冬　川楝子　生麦芽　茵陈　甘草

主治　阴虚阳亢、肝风内动所致的眩晕头痛,目胀耳鸣,或肢体不利,口眼㖞斜,或眩晕颠仆,昏不知人等。

镇惊丸(录自《医部全录》)

珍珠　真琥珀　辰砂　青皮　生甘草　雄黄　青黛　真礞石　芦荟　柴胡　天麻　乳香　胆星　天竺黄(甘草膏为丸)(慢惊参术汤下,急惊薄荷姜蜜汤下)

主治　急、慢惊风。

十 六 画

橘皮汤(《金匮要略》)

橘皮　生姜

主治　胃失和降,恶心呕哕。

橘皮竹茹汤(《金匮要略》)

橘皮　竹茹　生姜　人参　大枣　甘草

主治　胃虚有热而哕逆者。

醒脾散(《古今医统》)

天麻　僵蚕　全蝎　白附子　人参　白术　茯苓　木香　生姜　大枣　甘草

主治　小儿吐泻不止,作慢惊。

醒消丸(《外科全生集》)

乳香　没药　麝香　雄精

主治　红肿痈毒。

薏苡附子败酱散(《金匮要略》)

薏苡仁　附子　败酱草

主治　肠痈脓已成者。

整骨麻药方(《医宗金鉴》)

川乌　草乌　风茄子(即曼陀罗)　姜黄　羊踯躅　麻黄

主治　骨折,外敷镇痛。

十七画及以上

蕾术丸(《僧深集方》)
　　香薷　白术
　　主治　暴水、风水、气水,通身皆肿。

礞石滚痰丸(《养生主论》)
　　青礞石(与焰硝同煅)　沉香　黄芩　大黄
　　主治　实热顽痰,咳喘胸痞,大便秘结,以及癫狂等证。

藿香正气散(《和剂局方》)
　　藿香　紫苏　白芷　半夏曲　厚朴(姜汁炙)
　　大腹皮　茯苓　白术　陈皮　苦桔梗　生姜
　　大枣　炙甘草
　　主治　外感风寒,内伤湿滞。症见发热恶寒,头痛,胸膈满闷,脘腹疼痛,恶心呕吐,肠鸣泄泻,舌苔白腻等。

藿朴夏苓汤(《医原》)
　　藿香　半夏　厚朴　赤苓　淡豆豉　杏仁　生苡仁　白蔻仁　猪苓　泽泻
　　主治　湿温病初期。症见身热不渴,肢体倦怠,胸闷口腻,舌苔白滑,脉濡缓者。

鳖甲煎丸(《金匮要略》)
　　鳖甲　乌扇　桃仁　大黄　䗪虫　丹皮　柴胡
　　黄芩　鼠妇　干姜　芍药　葶苈　石韦　厚朴
　　瞿麦　紫葳　阿胶　蜂蜜　赤硝　蜣螂　半夏
　　人参　桂枝
　　主治　久疟、疟母,肝脾肿大,胁肋疼痛。

鳖甲丸(《圣惠方》)
　　鳖甲　川大黄　琥珀
　　主治　经闭,癥瘕。

蟾酥丸(《绛囊撮要》)
　　蟾酥　上西黄　真茅术　朱砂　明雄黄　麝香
　　丁香
　　主治　诸般疹证。

麝香汤(《圣济总录》)
　　麝香　木香　桃仁　吴茱萸　槟榔
　　主治　厥心痛。

蠲痛散(《妇人良方》)
　　香附子　荔枝核
　　主治　血气刺痛。

蠲痹汤(《百一选方》)
　　羌活　防风　姜黄　当归　黄芪　赤芍　炙甘草
　　主治　风痹。症见项背拘急,急肘臂痛,举动艰难等。

蠲痹汤(《医学心悟》)
　　羌活　秦艽　当归　桂心　海风藤　独活　川芎　木香　乳香　桑枝　炙甘草
　　主治　风寒湿痹,肢体关节疼痛,或沉重麻木,得热则减,遇寒冷则加剧者。

中文名索引

一　画

一见喜 ································ 53

二　画

丁香 ································ 113
七叶树 ······························ 126
七叶一枝花 ·························· 54
八月札 ······························ 127
八月炸 ······························ 127
八角茴香 ···························· 115
八屈茴香树 ·························· 115
人参 ································ 209
人胞 ································ 228
人参叶 ······························ 210
人工牛黄 ···························· 53
儿茶 ································ 277

儿茶膏 ······························ 277
儿茶钩藤 ···························· 278
九香虫 ······························ 128
九节菖蒲 ···························· 207
刀豆 ································ 125

三　画

三七 ································ 144
三棱 ································ 154
三仙丹 ······························ 265
三叶木通 ························ 99,127
三花龙胆 ···························· 43
三角帆蚌 ······················ 196,197
三叶鸡血藤 ·························· 157
三角叶黄连 ·························· 42
干姜 ································ 109
干膝 ································ 167

干地黄 ······························ 45
土元 ································ 161
土牛膝 ······························ 160
土地龙 ······························ 203
土茯苓 ······························ 56
土槿皮 ······························ 276
土藿香 ······························ 91
土鳖虫 ······························ 161
土青木香 ···························· 124
大艾 ································ 206
大麦 ································ 130
大豆 ································ 27
大枣 ································ 216
大黄 ································ 70
大麻 ································ 73
大戟 ································ 75
大蒜 ································ 269

大蓟	138	川木通	99	开心果	126
大刀螂	257	川贝母	175	天龙	279
大力子	26	川牛膝	159	天冬	238
大风子	275	川白芷	21	天虫	203
大血藤	60	川防风	21	天麻	199
大麦蘖	131	川赤芍	47	天门冬	238
大皂荚	171	川羌活	21	天师栗	126
大青叶	51	川黄柏	42	天竹黄	176
大果榆	136	川续断	223	天名精	135
大茴香	115	川楝子	122	天花粉	35
大黄蜂	273	川楝树	133	天竺黄	176
大麻仁	73	广丹	266	天南星	169
大腹子	134	广角	44	天荞麦	64
大腹皮	134	广木香	120	天台乌药	121
大风子油	275	广地龙	203	天然牛黄	53
大风子树	275	广防己	81	元参	46
大叶麦冬	237	广豆根	57	元明粉	72
大叶钩藤	199	广陈皮	116	元胡索	151
大叶海藻	179	广藿香	91	无梗五加	86
大叶紫珠	140	广东紫珠	141	无蹼壁虎	279
大豆黄卷	27	广西莪术	152,153	无柄果钩藤	199
大金钱草	100	广东金钱草	100	云连	42
大树紫珠	141	女贞	243	去木香	120
大菟丝子	228	女贞子	243	云防风	21
大颓马勃	58	小麦	248	云母片岩	178
大三叶升麻	31	小蓟	138	云南马钱	272
大叶蛇总管	155	小刀螂	257	木瓜	83
大连湾牡蛎	195	小木通	99	木香	120
寸冬	238	小茴香	114	木贼	32
山杏	182	小秦艽	81	木通	99
山药	214	小根蒜	124	木槿	276
山桃	157	小通草	100	木防己	81
山栀	37	小葫芦	104	木芙蓉	274
山楂	129	小叶海藻	179	木笔花	23
山合欢	193	小米口袋	51	木槿皮	276
山羊角	195	小金钱草	100	木芙蓉叶	274
山豆根	57	小叶白蜡树	59	木贼麻黄	16,249
山苍子	113	马勃	58	木通马兜铃	99
山鸡椒	113	马钱	272	五加皮	85
山茱萸	255	马鹿	219	五步蛇	86
山慈姑	64	马蓝	51	五灵脂	159
山鸡血藤	157	马麝	205	五味子	246
山猫宝贝	198	马尾松	89,277	五倍子	247
千年健	89	马齿苋	58	太子参	211
千金子	78	马钱子	272	瓦楞子	278
川乌	108	马兜铃	123,186	车前	97
川芎	149	马蹄金	100	车前子	97
川军	70			车前草	98
川椒	112	四 画		巨胜子	245
川楝	122	王不留	165	巨斧螳螂	257
川木香	120	王不留行	165	少棘巨蜈蚣	202

中麻黄 16,249	文蛤 178	龙眼肉 236
中华蜜蜂 217	方儿茶 278	龙眼树 236
中华大蟾蜍 271	方解石 39	龙脑冰片 206
内蒙黄芪 212	火麻仁 73	平车前 97
贝子 198	心叶淫羊藿 221	平地木 186
贝母 175	巴豆 76	东丹 266
牛 53	巴戟天 220	东北龙胆 43
牛虻 162	双边栝楼 174	东亚钳蝎 201
牛胆 181	水牛 45	东北天南星 169
牛黄 53	水蛭 162	东北铁线莲 80
牛蒡 26	水牛角 45	北大黄 70
牛膝 159	水菖蒲 208	北五加 86
牛蒡子 26	水银粉 265	北乌头 108
毛茛 269	水绿矾 268	北玄参 47
毛姜 224		北豆根 58
毛蚶 278	五 画	北芫花 76
毛山药 214		北苍术 90
毛钩藤 199	玉兰 23	北沙参 237
毛慈姑 64	玉竹 239	北细辛 111
毛果赤芍 47	玉果 251	北柴胡 30
毛梗豨莶 82	玉金 152	北鹤虱 135
毛曼陀罗 188	玉苏子 184	北马兜铃 123,186
毛底石决明 195	艾 147	北五味子 246
毛叶地瓜儿苗 163	艾片 206	北刘寄奴 166
升丹 265	艾叶 147	北葶苈子 185
升药 265	艾纳香 206	卡氏乳香树 150
升麻 31	甘石 266	申姜 224
长牡蛎 195	甘松 126	田七 145
长叶紫珠 140	甘草 215	四季青 64
长萼堇菜 51	甘遂 75	生姜 18
化州柚 117	甘松香 126	生地黄 45
化食丹 166	甘肃贝母 175	生首乌 233
化橘红 116	甘肃黄芩 41	生姜皮 19
爪哇犀 45	石韦 101	代赭石 198
公丁香 113	石竹 106	仙茅 221
月石 267	石花 177	仙灵脾 221
月季 164	石虎 110	仙鹤草 135,142
月月红 164	石胆 262	白及 143
月季花 164	石斛 239	白丑 77
丹参 154	石榴 250	白术 213
丹砂 189	石膏 34	白芍 234
风藤 88	石生蓼 55	白芷 21
风茄花 188	石决明 195	白芥 171
乌头 108	石菖蒲 207	白苏 18
乌龟 243	石硫黄 263	白矾 267
乌药 121	石榴皮 250	白果 187
乌梅 246	龙齿 191	白参 209
乌贼骨 258	龙骨 190	白砒 264
乌梢蛇 87	龙胆 43	白前 173
乌贼鱼骨 259	龙芽草 135,142	白菖 208
六神曲 130	龙胆草 43	白犀 45
	龙脑香 206	

白蔹 62	半夏 168	尖叶番泻 72
白鲜 63	半边莲 55	光山药 214
白蜜 218	头痛花 76	光慈姑 64
白薇 68	头序杯苋 159	光皮木瓜 83
白木香 122	宁夏枸杞 241	光西洋参 210
白木通 99,127	凹叶厚朴 90	光底石决明 195
白头翁 59	皮硝 72	当归 232
白豆蔻 93	皮氏马钱 272	当门子 205
白花蛇 86	对叶百部 183	刚子 77
白芥子 171	台乌药 121	肉果 251
白附子 170	辽杏 182	肉桂 109
白附片 108	辽宁藁木 22	肉豆蔻 251
白茅花 141	丝瓜 276	肉苁蓉 220
白茅根 141	丝瓜络 276	肉桂心 109
白胡椒 115	母丁香 114	肉豆蔻树 251
白茯苓 95	**六 画**	竹叶 36
白扁豆 215	地龙 203	竹沥 177
白梅花 128	地肤 103	竹油 177
白蒺藜 200	地黄 45,233	竹茹 176
白鲜皮 63	地榆 139	竹黄 176
白僵蚕 203	地鳖 161	竹叶麦冬 38
白檀香 125	地苏木 146	朱砂 189
白花败酱 61	地肤子 103	乔木紫珠 141
白花前胡 174	地骨皮 68	伏龙肝 147
白花堇菜 51	地锦草 65	华细辛 111
白曼陀罗 188	地鳖虫 161	华钩藤 199
白颈蚯蚓 204	地瓜儿苗 163	华紫珠 141
白棠子树 140	朴硝 72	华南龙胆 51
白毛天胡荽 100	机制冰片 206	华中五味子 246
白毛夏枯草 66	芍药 47,234	延胡 151
白花蛇舌草 61	芒硝 38,72	延胡索 151
瓜丁 260	芎劳 150	自然铜 165
瓜蒂 260	吉林参 209	血竭 274
瓜蒌 174	老勿大 186	血余炭 144
瓜蒌仁 174	老鸦瓣 64	全虫 202
瓜蒌皮 174	老鼠花 76	全蝎 201
印度犀 45	老虎脚迹草 269	全瓜蒌 174
冬瓜 103	耳叶蓼 55	合欢 193
冬青 64	耳环石斛 239	合萌 100
冬葵 107	亚腰葫芦 104	合欢皮 193
冬三七 145	西洋参 210	合欢花 193
冬瓜子 103	西南黄芩 41	合浦珠母贝 196,197
冬瓜皮 103	西洋人参 210	杂色鲍 195
冬葵子 107	西伯利亚杏 182	多水高岭土 252
冬虫夏草 226	百合 241	刘寄奴 166
冬虫夏草菌 226	百部 183	灯心草 106
玄参 46	百射干 57	决明 201
玄明粉 72	有柄石韦 101	决明子 201
玄胡索 151	过路黄 100	冰片 206
汉防己 81	尖吻蝮 86	冰片脑 206
兰草 92		江子 77

江西金钱草	100	豆蔻壳	93	旱莲草	242
江苏金钱草	100	汞砂	189	园参	209
守宫	279	汞粉	265	园荽	24
安南子	180	芫花	76	牡丹	47
羊胆	181	芫花叶白前	173	牡蛎	195
羊蹄	148	芫荽	136	牡蒿	67
羊栖菜	179	苣荬菜	61	牡丹皮	47
关木通	99	花椒	112	牡狗阴茎	231
关白附	171	花乳石	147	何首乌	233
关黄柏	42	花斑毛	270	佛手	118
米壳	253	花蕊石	146	佛手花	119
米口袋	51	芥	171	皂矾	268
兴安升麻	31	苍术	90	皂荚	171
兴安白芷	21	苍耳	22	皂角刺	172
祁州漏芦	63	苍耳子	22	皂荚树	171
寻骨风	88	苍耳虫	23	近江牡蛎	195
异叶败酱	61	苍耳草	23	余粮石	253
异叶天南星	169	芡	255	含蛇纹石大理岩	146
异叶假繁缕	211	芡实	255	谷芽	131
阳春砂	92	苎麻	140	谷精草	39
阳起石	231	苎麻根	140	饭赤豆	104
阳起石石棉	231	芦苇	35	卵叶芍药	47
阴行草	166	芦荟	73	龟板	243
阴阳莲	155	芦根	35	辛夷	23
防己	81	芦巴子	222	库拉索芦荟	73
防风	20	苏子	184	庐山石韦	101
好望角芦荟	73	苏木	167	怀山药	214
红豆	105	苏梗	18	怀牛膝	159
红花	158	苏方木	167	怀庆地黄	45
红枣	216	苏合香	206	灶心土	147
红参	209	苏罗子	126	沙参	237
红砒	264	苏合香树	206	沙苑子	229
红藤	60	苏门答腊犀	45	沙苑蒺藜	229
红石膏	39	赤芍	47	没药	151
红梅花	128	赤豆	104	没药树	151
红紫珠	141	赤箭	200	沉香	122
红芽大戟	75	赤小豆	104	沉水香	122
七　画		赤爪实	130	羌活	21
麦冬	238	赤石脂	252	诃子	251
麦芽	130	赤茯苓	95	诃黎勒	251
麦糵	131	赤铁矿	198	补骨脂	225
麦门冬	237	杏	182	阿胶	235
麦蓝菜	165	杏仁	182	阿拉伯胶贝	198
远志	192	杏叶沙参	237	阿尔泰银莲花	207
坎气	228	辰砂	189	陈皮	116
坎㿲	228	连轺	50	附子	108
杠柳	86	连翘	49	忍冬	49
杜仲	222	连钱草	100	忍冬藤	49
杜虹花	140	连翘心	50	鸡	132
杜鹃兰	64	别直参	209	鸡胆	181
		吴茱萸	110	鸡内金	132

鸡头实 …… 255	茅术 …… 90	狗脊 …… 224
鸡舌香 …… 114	茅根 …… 141	狗鞭 …… 230
鸡血藤 …… 157	茅苍术 …… 90	饴糖 …… 217
鸡血藤膏 …… 157	枣皮 …… 256	鱼腥草 …… 56
鸡骨常山 …… 260	枣树 …… 216	於术 …… 213
鸡肫胵里黄皮 …… 132	矾石 …… 268	刻叶刺儿菜 …… 138
驴 …… 235	郁李 …… 74	京三棱 …… 154
驴皮胶 …… 235	郁金 …… 152,153	京大戟 …… 75
	郁李仁 …… 74	京葫芦 …… 104
八 画	奇蒿 …… 166	夜交藤 …… 234
玫瑰 …… 127	抱木神 …… 95	炉甘石 …… 266
玫瑰花 …… 127	披针叶钩藤 …… 199	河朔荛花 …… 76
青皮 …… 117	轮叶沙参 …… 237	油松 …… 89
青矾 …… 268	欧李 …… 74	沿阶草 …… 237
青梅 …… 246	欧曼陀罗 …… 188	泥蚶 …… 278
青蒿 …… 40	鸢尾 …… 57	泽兰 …… 163
青翘 …… 49	虎 …… 86	泽泻 …… 96
青蛤 …… 178	虎杖 …… 155	泽漆 …… 105
青椒 …… 112	虎骨 …… 86	单叶蔓荆 …… 29
青蒿 …… 67	虎掌 …… 170	单芽狗脊 …… 137
青黛 …… 52	虎胫骨 …… 86	官桂 …… 109
青木香 …… 123	明矾 …… 267	建曲 …… 130
青皮竹 …… 176	明天冬 …… 238	降香 …… 163
青秆竹 …… 176	明矾石 …… 267	降香檀 …… 163
青麸杨 …… 247	明雄黄 …… 263	降真香 …… 163
青葙子 …… 40	败酱草 …… 61	参三七 …… 145
青礞石 …… 178	昆布 …… 179	参环毛蚓 …… 203
林麝 …… 205	罗布麻 …… 204	细辛 …… 111
枇杷 …… 185	知母 …… 34	细叶百合 …… 241
枇杷叶 …… 185	制首乌 …… 233	细柱五加 …… 85
板蓝根 …… 52	垂盆草 …… 55	贯仲 …… 137
松节 …… 89	使君子 …… 133	贯众 …… 137
松香 …… 277	侧柏 …… 142,192	
松脂 …… 277	侧柏叶 …… 142	**九 画**
杭白芷 …… 21	佩兰 …… 92	玳瑁 …… 197
刺桐 …… 87	乳香 …… 150	珍珠 …… 196
刺猬 …… 259	金乌鲗 …… 258	珍珠母 …… 197
刺儿菜 …… 138	金沸草 …… 173	珊瑚菜 …… 237
刺五加 …… 86	金荞麦 …… 64	春三七 …… 144
刺猬皮 …… 259	金钱松 …… 276	枯矾 …… 267
刺蒺藜 …… 200	金钱草 …… 100	相思子 …… 105
直立百部 …… 183	金铃子 …… 122	柚 …… 117
苦参 …… 44	金陵草 …… 242	枳 …… 117
苦丁香 …… 260	金银花 …… 49	枳壳 …… 118
苦杏仁 …… 182	金樱子 …… 256	枳实 …… 117
苦胆草 …… 53	金礞石 …… 178	柏实 …… 192
苦葫芦 …… 104	金毛狗脊 …… 224	柏子仁 …… 192
苦楝皮 …… 133	金氏黄精 …… 240	栀子 …… 37
苦枥白蜡树 …… 59	金钗石斛 …… 239	枸杞 …… 68,241
苘实 …… 107	狐尾蓼 …… 55	枸橘 …… 117,119
苘麻 …… 107	狗骨 …… 86	枸橼 …… 119

枸杞子	241	砒霜	264	前胡	174
枸橘李	119	砂仁	92	首乌藤	234
柳叶牛膝	160	砂仁壳	93	宣木瓜	83
柳叶白前	173	牵牛子	77	穿山甲	160
柳叶蚂蝗	162	厚朴	90	穿心莲	53
柿树	125	厚朴花	91	姜	18,109
柿蒂	125	威灵仙	80	姜黄	152,153
柽柳	25	轻粉	265	类钩藤	199
胡桃	227	鸦胆子	60	神曲	130
胡荽	24	韭	231	神仙对座草	100
胡麻	245	韭子	231	扁豆	215
胡椒	115	贴梗海棠	83	扁豆衣	215
胡芦巴	222	虻虫	162	扁豆花	215
胡桃肉	227	蚂蟥	162	扁蒲扇	57
胡黄连	69	骨碎补	224	扁茎黄芪	229
荆芥	20	钩藤	199	蚤休	54
荆三棱	154	香附	120	柔枝槐	57
南瓜	134	香园	119	孩儿参	211
南大黄	70	香堇	51	孩儿茶	277
南瓜子	134	香椿	250	绛矾	268
南苍术	90	香橼	117,119	络石	83
南沙参	237	香薷	19	络石藤	83
南柴胡	30	香加皮	86		
南鹤虱	135	香椿皮	250	**十　画**	
南五加皮	85	香花崖豆藤	157	珠芽蓼	55
南五味子	246	复带虻	162	秦艽	81
南刘寄奴	166	复齿鼯鼠	159	秦皮	59
南葶苈子	185	重楼	54	秦椒	112
南方大斑蝥	270	重齿毛当归	79	蚕矢	88
茜草	145	信石	264	蚕沙	87
荜茇	112	禹白附	170	桂枝	17
荜拨	113	禹余粮	253	桂圆肉	236
荜澄茄	113	禹粮石	253	桔梗	172
草乌	108	禹州漏芦	63	栝楼	32,175
草果	94	食蚁鲮鲤	160	栝楼根	35
草大青	51	狭叶香蒲	146	桃	157
草豆蔻	93	狭叶柴胡	30	桃仁	157
草河车	55	狭叶番泻	72	壶卢	104
茵陈蒿	102	独活	79	莱菔	131
茴香	114	独行根	124	莱菔子	131
茯苓	95	独行菜	185	莲	148,254
茯神	95	独角莲	170	莲子	254
茯苓皮	95	独蒜兰	64	莲房	254
茺蔚	157	胆矾	261	莲须	254
茺蔚子	157	胆南星	170	莲子心	254
茹藘	146	胖大海	180	莪术	152,153
荔枝树	123	胎盘	228	荷叶	254
荔枝核	123	炮姜	109	莎草	120
药鱼草	76	活血丹	100	盐附子	108
药用大黄	70	洋金花	188	盐肤木	247
砒石	264	将军	70	恶实	26

砒华 … 264	浮海石 … 177	黄檗 … 42
破故纸 … 225	粉防己 … 81	黄皮树 … 42
夏枯草 … 37	粉背薯蓣 … 102	黄芫花 … 76
厚麝 … 205	益智 … 225	黄花蒿 … 67
原皮西洋参 … 210	益母草 … 156	黄芥子 … 171
柴胡 … 30	益智仁 … 225	黄狗肾 … 230
党参 … 211	宽叶甘松 … 126	黄药子 … 180
鸭胆 … 181	宽叶远志 … 192	黄铁矿 … 165
鸭跖草 … 39	宽叶羌活 … 21	黄常山 … 260
鸭嘴绿胆矾 … 261	家蚕 … 203	黄花乌头 … 171
圆穗蓼 … 55	家蚕蛾 … 87	黄花败酱 … 61
圆叶牵牛 … 77	拳参 … 54	黄黑小斑蝥 … 270
铁皮石斛 … 239	娑罗子 … 126	常山 … 260
铃茵陈 … 166	桑叶 … 28	蛇床 … 272
铅丹 … 266	桑枝 … 84	蛇胆 … 181
射干 … 57	桑树 … 28,84,184,242	蛇蜕 … 87
臭椿 … 249	桑椹 … 242	蛇床子 … 272
臭橘 … 119	桑白皮 … 184	野菊 … 29
臭梧桐 … 82	桑寄生 … 85	野山参 … 209
徐长卿 … 84	桑螵蛸 … 257	野山楂 … 129
豹骨 … 86	桑上寄生 … 85	野台党 … 211
拿子 … 127	通草 … 99	野荞麦 … 64
脊突苔虫 … 177	通脱木 … 99	野菊花 … 29
脂麻 … 245	绣球藤 … 99	野胡萝卜 … 135
脐带 … 228		野洋金花 … 188
胶饴 … 217	**十一画**	曼陀罗 … 188
脑子 … 275	梗通草 … 100	曼氏无针乌鲗 … 258
皱皮木瓜 … 83	梅 … 128	银杏 … 187
留行子 … 165	梅片 … 206	银杏叶 … 187
高良姜 … 114	梅实 … 247	银花藤 … 49
畜蓣子 … 127	梅树 … 246	银环蛇 … 87
唐古特大黄 … 70	梅花鹿 … 219	银柴胡 … 69
凌霄 … 164	菱锌矿石 … 266	甜瓜 … 260
凌霄花 … 164	菥蓂 … 61	甜牛膝 … 159
浙贝母 … 175	菘蓝 … 51	甜杏仁 … 182
海带 … 179	萝卜子 … 132	犁头草 … 51
海藻 … 179	菱莪 … 239	假苏 … 20
海风藤 … 88	草薢 … 102	兜铃根 … 124
海金沙 … 101	菟丝子 … 228	盘大鲍 … 195
海浮石 … 177	菊 … 28	猪 … 181
海南子 … 134	菊花 … 28	猪苓 … 96
海南砂 … 92	菊叶三七 … 145	猪骨 … 86
海桐皮 … 87	黄丹 … 266	猪牙皂 … 171
海蛤壳 … 178	黄芩 … 41	猪胆汁 … 181
海蒿子 … 179	黄芪 … 212	猫儿眼睛草 … 105
海螵蛸 … 258	黄连 … 42	脱力草 … 142
海州香薷 … 19	黄狗 … 230	脱皮马勃 … 58
海州常山 … 82	黄柏 … 42	旋覆花 … 173
海金沙藤 … 101	黄独 … 180	旋覆梗 … 173
浮萍 … 31	黄翘 … 50	商陆 … 78
浮小麦 … 248	黄精 … 240	麻仁 … 74

麻黄 …… 16	葛根 …… 29	番泻叶 …… 72
麻子仁 …… 73	葱 …… 24	猬皮 …… 259
麻牛膝 …… 159	葱白 …… 24	猴骨 …… 86
麻黄根 …… 249	葶苈子 …… 185	猴姜 …… 224
麻花秦艽 …… 81	萹蓄 …… 105	腊瓜 …… 127
鹿角 …… 219	喜马拉雅旌节花 …… 100	童参 …… 211
鹿茸 …… 219	越桃 …… 37	温郁金 …… 154
鹿角胶 …… 219	雄黄 …… 263	温莪术 …… 154
鹿角霜 …… 219	雄精 …… 263	滑石 …… 98
淮通马兜铃 …… 99	硫黄 …… 263	寒水石 …… 38
淫羊藿 …… 221	裂叶牵牛 …… 77	犀角 …… 44
淡竹 …… 36,176	紫苏 …… 18,184	疏毛吴茱萸 …… 110
淡大芸 …… 220	紫参 …… 54	
淡竹叶 …… 38	紫草 …… 48	**十 三 画**
淡豆豉 …… 27	紫珠 …… 140	瑇瑁 …… 197
羚羊角 …… 194	紫萁 …… 137	椿皮 …… 249
粗毛牛膝 …… 160	紫萍 …… 31	楝实 …… 123
粗茎秦艽 …… 81	紫菀 …… 183	楝树 …… 133
粗茎鳞毛蕨 …… 137	紫堇 …… 51	槐米 …… 141
密花豆 …… 157	紫葳 …… 165	槐花 …… 141
密蒙花 …… 40	紫贝齿 …… 198	槐角 …… 142
密蒙树 …… 40	紫丹参 …… 155	槐树 …… 141
续断 …… 223	紫金牛 …… 186	墓头回 …… 61
续随子 …… 78	紫河车 …… 228	蓬砂 …… 267
绵草薢 …… 102	紫花地丁 …… 51	蓬莪术 …… 154
绵毛马兜铃 …… 88	紫花前胡 …… 174	蓬莪茂 …… 154
绿豆 …… 66	紫颏马勃 …… 58	蒺藜 …… 200
绿矾 …… 268	紫花曼陀罗 …… 188	蒲黄 …… 146
绿豆衣 …… 66	棠棣子 …… 130	蒲公英 …… 50
绿梅花 …… 128	掌叶大黄 …… 70	硼砂 …… 267
绿萼梅 …… 128	掌叶覆盆子 …… 257	硼砂矿石 …… 267
绿蝙蝠蛾 …… 226	蛤蚧 …… 227	雷丸 …… 135
绿泥石片岩 …… 178	蛤粉 …… 178	雷丸菌 …… 135
	景天三七 …… 145	暗紫贝母 …… 175
十 二 画	黑丑 …… 77	蜈蚣 …… 202
琥珀 …… 191	黑蚱 …… 26	蛾眉蕨 …… 137
斑蚝 …… 270	黑犀 …… 45	蜂蜜 …… 217
斑蝥 …… 270	黑熊 …… 62	路边青 …… 51
棱砂贝母 …… 175	黑儿茶 …… 277	蜀椒 …… 112
椒目 …… 112	黑三棱 …… 154	蜀漆 …… 261
棉团铁线莲 …… 80	黑胡椒 …… 115	锦纹 …… 70
棕熊 …… 62	黑顺片 …… 108	锦蛇 …… 87
棕儿茶 …… 278	黑脂麻 …… 245	矮地茶 …… 186
棕榈树 …… 144	黑藜芦 …… 262	鼠粘子 …… 26
棕榈炭 …… 144	黑眉锦蛇 …… 87	魁蚶 …… 278
款冬 …… 184	黑眶蟾蜍 …… 271	魁蛤 …… 278
款冬花 …… 184	锁阳 …… 230	腰黄 …… 263
葫芦 …… 104	筋骨草 …… 66	腺毛黄芩 …… 41
葳蕤 …… 239	御米壳 …… 253	腺梗豨莶 …… 82
葛 …… 29	番木鳖 …… 272	新会皮 …… 116
葛花 …… 30	番红花 …… 159	新疆紫草 …… 48

意大利蜂 …… 217	樗根皮 …… 250	冀地鳖 …… 161
滨蒿 …… 102	槲厥 …… 224	凝水石 …… 39
裸花紫珠 …… 140	槲寄生 …… 85	潞党参 …… 211
缟蚯蚓 …… 203	樟 …… 275	糙叶五加 …… 86
	樟脑 …… 275	糙叶败酱 …… 61
十 四 画	蕺菜 …… 56	褶纹冠蚌 …… 196,197
榧子 …… 136	蕲蛇 …… 86	壁虎 …… 279
榧实 …… 136	播娘蒿 …… 185	
榧树 …… 136	蝴蝶花 …… 57	**十 七 画**
槟榔 …… 134	蝙蝠葛 …… 58	檀香 …… 125
榠楂 …… 83	墨旱莲 …… 242	藏红花 …… 159
酸枣 …… 191	暹罗角 …… 44	藁本 …… 22
酸橙 …… 118	稻 …… 131	穞豆衣 …… 201
酸枣仁 …… 191	箭叶淫羊藿 …… 221	蟅虫 …… 161
蔓荆 …… 29	僵蚕 …… 203	
蔓荆子 …… 29	僵蛹 …… 203	**十 八 画**
蔓生白薇 …… 68	熟地 …… 233	藕节 …… 148
蔓生百部 …… 183	潮脑 …… 275	藜芦 …… 262
蔓草菟丝子 …… 228	潼蒺藜 …… 229	覆盆子 …… 257
蕨菜 …… 188	寮刁竹 …… 84	礞石 …… 178
蓼蓝 …… 51	鹤虱 …… 135	瞿麦 …… 106
磁石 …… 189	鹤草芽 …… 135	
磁铁矿 …… 189	阔叶沙参 …… 237	**十 九 画**
豨莶 …… 82		藿香 …… 91
豨莶草 …… 82	**十 六 画**	蟾皮 …… 271
蜚虻 …… 163	靛花 …… 52	蟾酥 …… 271
蝉衣 …… 27	靛沫花 …… 52	麒麟竭 …… 274
蝉退 …… 27	橘 …… 116,117	鳖 …… 244
蝉蜕 …… 26	橘叶 …… 116	鳖甲 …… 244
罂粟 …… 253	橘皮 …… 116	
罂粟壳 …… 253	橘络 …… 116	**二 十 画**
膝树 …… 167	橘核 …… 116	糯稻 …… 249
漏芦 …… 63	瓢瓜 …… 104	糯稻根须 …… 249
赛加羚羊 …… 194	薤 …… 124	
赛谷精草 …… 39	薤白 …… 124	**二 十 一 画**
褐铁矿 …… 253	薯蓣 …… 214	露蜂房 …… 273
熊胆 …… 62	薏苡 …… 97	鳢肠 …… 242
缩砂 …… 92	薏苡仁 …… 97	麝香 …… 205
	薄荷 …… 25	
十 五 画	薄翅螳螂 …… 257	**二 十 二 画**
樗白皮 …… 250	霍山石斛 …… 239	囊丝黄精 …… 240